国外经典医学名著译丛

玻璃体显微手术学
Vitreous Microsurgery

（第 6 版）

国外经典医学名著译丛

玻璃体显微手术学
Vitreous Microsurgery

（第6版）

原　著　Steve Charles
Stephen Huddleston
Byron Wood

主　审　王文吉

主　译　徐格致

副主译　常　青　姜春晖　江　睿　黄　欣

北京大学医学出版社

BOLITI XIANWEI SHOUSHUXUE（DI 6 BAN）

图书在版编目（CIP）数据

玻璃体显微手术学：第 6 版 /（美）斯蒂夫·查尔斯（Steve Charles），（美）斯蒂芬·赫德尔斯顿（Stephen Huddleston），（美）拜伦·伍德（Byron Wood）原著；徐格致主译 . —北京：北京大学医学出版社，2024.2

书名原文：Vitreous Microsurgery

ISBN 978-7-5659-3032-4

Ⅰ.①玻…　Ⅱ.①斯…②斯…③拜…④徐…　Ⅲ.①玻璃体疾病－显微外科学　Ⅳ.① R779.6 ② R776.4

中国国家版本馆 CIP 数据核字（2023）第 214160 号

北京市版权局著作权合同登记号：图字：01-2022-3909

Vitreous Microsurgery，6/e

Steve Charles，Stephen Huddleston，Byron Wood

ISBN：978-1-9751-6835-3

玻璃体显微手术学（第 6 版）

主　　译：徐格致
出版发行：北京大学医学出版社
地　　址：（100191）北京市海淀区学院路 38 号　北京大学医学部院内
电　　话：发行部 010-82802230；图书邮购 010-82802495
网　　址：http://www.pumpress.com.cn
E-mail：booksale@bjmu.edu.cn
印　　刷：北京金康利印刷有限公司
经　　销：新华书店
责任编辑：张李娜　　**责任校对：**靳新强　　**责任印制：**李　啸
开　　本：889 mm×1194 mm　1/16　　**印张：**15　　**字数：**460 千字
版　　次：2024 年 2 月第 1 版　2024 年 2 月第 1 次印刷
书　　号：ISBN 978-7-5659-3032-4
定　　价：160.00 元

译校者名单

主　　审

王文吉　复旦大学附属眼耳鼻喉科医院

主　　译

徐格致　复旦大学附属眼耳鼻喉科医院

副 主 译

常　青　复旦大学附属眼耳鼻喉科医院
姜春晖　复旦大学附属眼耳鼻喉科医院
江　睿　复旦大学附属眼耳鼻喉科医院
黄　欣　复旦大学附属眼耳鼻喉科医院

翻译统筹

张　婷　复旦大学附属眼耳鼻喉科医院

语法核对

舒秦蒙　复旦大学附属眼耳鼻喉科医院

译校者名单（按姓氏笔画排序）

干德康　复旦大学附属眼耳鼻喉科医院
王　鑫　复旦大学附属眼耳鼻喉科医院
王克岩　复旦大学附属眼耳鼻喉科医院
庄　宏　复旦大学附属眼耳鼻喉科医院
孙中萃　复旦大学附属眼耳鼻喉科医院
邹　宸　复旦大学附属眼耳鼻喉科医院
张　婷　复旦大学附属眼耳鼻喉科医院
张　萌　复旦大学附属眼耳鼻喉科医院
陈　玲　复旦大学附属眼耳鼻喉科医院
陈　涵　复旦大学附属眼耳鼻喉科医院
周　旻　复旦大学附属眼耳鼻喉科医院
宗　媛　复旦大学附属眼耳鼻喉科医院
秦要武　复旦大学附属眼耳鼻喉科医院
顾瑞平　复旦大学附属眼耳鼻喉科医院
倪颖勤　复旦大学附属眼耳鼻喉科医院
龚若文　复旦大学附属眼耳鼻喉科医院
蒋婷婷　复旦大学附属眼耳鼻喉科医院
韩如意　复旦大学附属眼耳鼻喉科医院
雷博雅　复旦大学附属眼耳鼻喉科医院

策　划　赵　楠
统　筹　黄大海

主译简介

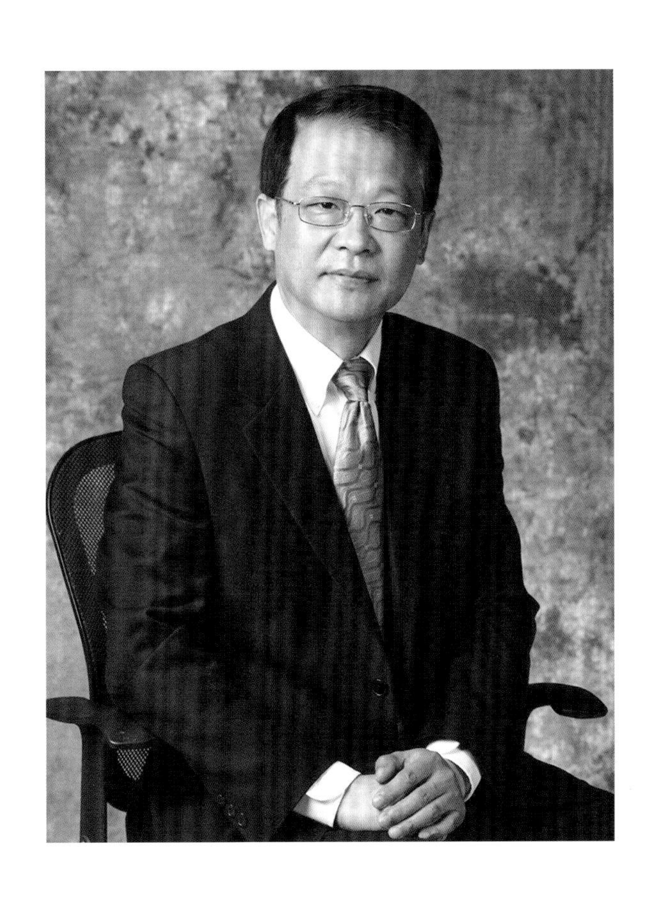

徐格致，主任医师，博士生导师，二级教授，于上海医科大学（现复旦大学上海医学院）及香港中文大学完成基础医学教育和眼科学培训，师从王文吉教授和曹安民教授。现任复旦大学附属眼耳鼻喉科医院副院长、中华医学会眼科学分会眼底病学组副组长、《中华眼底病杂志》副主编、上海市视觉损害与重建重点实验室主任等职务，获上海市领军人才、上海市优秀学科带头人称号，享受国务院政府特殊津贴。长期从事玻璃体视网膜疾病的临床诊治、研究和教学工作，发表研究论文百余篇。个人完成两万余例复杂视网膜手术，在国内首先引入国际上最先进的3D数字可视化系统和术中光学相干断层扫描（OCT）技术，是目前世界上在3D平视技术下完成视网膜显微手术最多的医生之一。带领医院视网膜学科每年完成40%的全上海视网膜疾病手术量。作为主要参与者，参与制定年龄相关性黄斑变性、特发性息肉状脉络膜视网膜病变和葡萄膜炎临床诊疗专家共识，中国早产儿视网膜病变筛查指南，糖尿病视网膜病变临床诊疗指南和视网膜静脉阻塞临床诊疗指南等工作。

中文版序

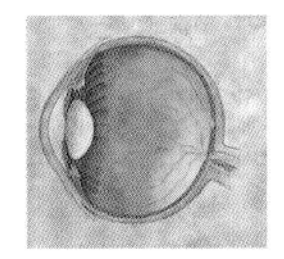

Steve Charles 医生是美国一位备受尊重的玻璃体视网膜手术医生、工程师及教育工作者。他拥有机械工程师与电子工程师双重称号。这就使他能与 Alcon 公司的工程师团队不断探索，研发与改进玻璃体手术仪器与器械，并在全球得到广泛使用。他热心教学，在繁忙的白天门诊或手术之后，利用晚上或周末时间抽空去其他国家或地区讲学或示范手术。他是一位资深的玻璃体视网膜外科医生，从事玻璃体视网膜手术几十年，也是他不断探索与改进玻璃体手术理论与技巧的几十年。从他的这本著作中，我们能体验到玻璃体视网膜手术的发展历程，看到前人们为此付出的心血和做出的贡献。

我们怀着敬意将此书译成中文，在翻译过程中深深感受到，正如作者自述，本书不是文献汇集或病例的收集，而是作者数十年来手术经验和教训的总结，并向我们传授他不断改进的技术和手术技巧。如黄斑裂孔一章中，作者详尽地介绍了裂孔的愈合机制，从裂孔愈合机制中，我们看到了玻璃体切除、内界膜剥除、气泡填塞以及俯卧体位在黄斑闭合中所起的作用，从而了解这些操作的意义及其对手术成功的重要性。按步骤认真操作，从而提高裂孔的闭合率。

增殖性糖尿病视网膜病变也一样，作者发明了用弯剪进行由内至外的增殖膜的截断与分离，并结合术前、术后抗血管内皮生长因子（VEGF）药物与全视网膜光凝（PRP）的应用，提高了增殖性糖尿病视网膜病变手术成功率并减少了并发症。

Charles 医生在书中曾提到，对极其复杂和困难的手术，外科医生的使命是尽量救治患者，不能为了提高手术成功率而放弃。

总之，出于对 Charles 医生的敬意和本书翔实的内容、科学的理论基础、细致的手术操作描述以及其可操作性，我们愿意将此中文译本献给国内的玻璃体视网膜手术医生，为提高我国的玻璃体视网膜手术水平做出贡献。

王文吉

2024 年 2 月于上海

译者前言

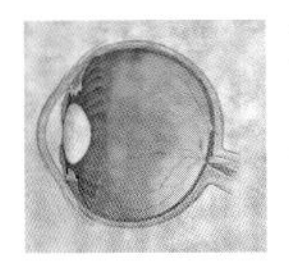

玻璃体视网膜手术是眼科领域最复杂的手术之一，表现在疾病复杂，面对场景复杂，操作步骤多样且易变，时需前后段联合手术，术中需多种辅助材料应用等。术者除需要具备专业知识外，还应有流体气体动力学、空间几何等基本物理学概念。视网膜薄如蝉翼，操作如履薄冰。谨慎仔细的视网膜手术医生可留下患者的光明，反之则可让患者不幸滑入黑暗的深渊。

优秀的外科医生应该有很强的逻辑思维能力，理解疾病的病理生理，双手灵活稳定，善于总结成功经验、汲取失败教训。在上级医生指导下规范手术，观摩他人手术，多操作、多积累都是成长中不可或缺的。系统阅读一本经典的手术教材更有助于深入理解其中的奥秘。

Steve Charles 医生的 *Vitreous Microsurgery* 第 1 版是我起步视网膜手术时细细研读过的唯一书籍。作者在著作中系统讲解了疾病、手术操作和原理、设备和器械。读完此书，特别是原理部分，你会体会到手术不仅有“刀光剑影”，更有数理的唯美。这位来自美国田纳西州外表酷似牛仔、操着难懂的美国南部口音的视网膜医生是众多视网膜外科医生（也包括我）的偶像。每当该书再版时，我都会再次翻阅此宝典，再品其中的真谛。

外科手术教科书多只能描述原则与大体步骤，许多技术细节难以用语言表达。本书中的所有精美插图均来自与 Steve Charles 合作多年的摄像师兼画家 Byron Wood，他传神的手工画完美表现了疾病本身和术者的操作技术，这是科学技术与艺术结合的魅力所在，正如法国作家福楼拜所说：“科学与艺术在山脚分手，又在山顶结合。”

作为经典教科书，2022 年问世的第 6 版增加了许多新的内容，全面深入地讲解了各类视网膜疾病的当今手术技术，也包括现代的设备和器械，诸如术中 OCT、27 G、10 K、3D 平视系统等。在美国少见但中国医生感兴趣的高度近视牵引性黄斑疾病等领域的手术涉及偏少，但瑕不掩瑜，实际上玻璃体黄斑界面的手术原理都相差无几。

复旦大学附属眼耳鼻喉科医院玻璃体视网膜学科是国内最早开展玻璃体视网膜手术的单位之一。年手术量万余台，多属复杂病例，团队积累了丰富的手术经验，建立了高质量手术管理体系。正如王文吉教授所言，这一次，团队怀着对 Steve Charles 的敬意，翻译最新版本供同行学习借鉴，这也是我们团队自己温故知新的过程。

受技术与语言的掌握程度、文化差异以及习惯表达等因素影响，译著总不能百分百再现原著，不足或错误之处期待读者反馈指正与批评。

复旦大学附属眼耳鼻喉科医院　徐格致

2024 年 2 月　于上海

原著献词

以此献给这个充满希望、和平、仁慈，而又多样化、
充满科学思维的健康世界。

原著前言

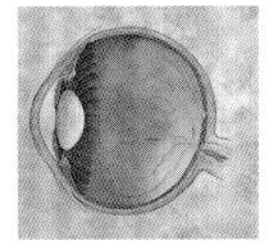

与前几版一致，本书第6版仍是一本讨论手术技术与技巧的专著，而非对文献、研究综述或病例与图片的系列报道做学术性分析。本书的重心将投注于手术技术与技巧的每个细微之处。

自第5版问世以来，手术的理念和模式都有了极大的变化。因此第6版新纳入了3D数字可视化系统（“抬头手术”）、术中OCT、内镜技术以及内路睫状体光凝等新章节。我的前同事Jonathan Brugger医生则主笔了全新的超声乳化联合玻璃体手术一章。

25 G无缝合玻璃体切割术所特有的大量技巧和参数在本书中都有详尽讨论。本书著者目前将25 G无缝合技术用于所有患者。25/27 G微创玻璃体切割术也将继续在全球范围内进一步推广。

黄斑裂孔一章的内容有了极大扩充，新内容主要讲述利用自体视网膜移植（autologous retinal transplant，ART；黄斑植片）及其他方式治疗传统手术后无改善的巨大黄斑裂孔。

本版在视网膜脱离和视网膜巨大裂孔章节中阐述了适时重水填充这一实用技术的诸多细节。

早产儿视网膜病变一章由Stephen Huddleston医生全部重写，并由Paul Runge医生修订。本章新增内容包括新兴的检查技术、激光治疗指南、抗VEGF药物的应用以及对手术指征的审慎评估。

葡萄膜炎一章也由Stephen Huddleston医生全部重写，同样由我们的同事Paul Runge医生负责修订。

所有章节、参考文献和插图都有若干新资料补入和更新。

Steve Charles，MD

致谢

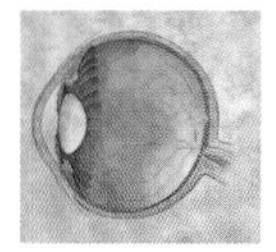

本书能得以出版，一部分须归因于本书第5版的各种译本广销于全世界，如中文、葡萄牙语、土耳其语及俄语等多个语种国家，Wolters Kluwer由此决定推出第6版。在此我要感谢全世界所有购买了本书上一版的医生、学术机构和图书馆。我们也非常有幸能与Wolters Kluwer的美术设计和编辑等共事，努力让此书与时俱进。

特别要感谢的是我那两位了不起的合著者——Stephen Huddleston医生与Byron Wood。Byron Wood已连续为本书前3版作图，此次继续担此重任。他绘制的插图不仅细节丰富，外科解剖角度看来亦极为精准，更难能可贵的是还颇具艺术美感。我的副手Paul Runge医生为早产儿视网膜病变与葡萄膜炎等章节做了大量的修订工作。我们同时精简了参考文献的数量，以保证每条参考文献都能在PubMed及其他文库平台上溯源。

我还要感谢我的门诊和手术团队成员们，他们勤勉、忠诚又高效，不遗余力地支持我的临床工作，使我得以在过去45年内每年完成超过700台玻璃体切割手术，为本书的问世打下坚实的基础。

感谢与我共事多年的Alcon实验室，本书中提及的多种精妙器械和操作系统大多为我们合作期间所研发。有这些杰出的工程师、技术员和管理团队的助力，外科医生才得以尽其所能地救助患者。

我还要感谢我那三位最棒的女儿——Kelli Ross医生，Kerri Charles医生、法学博士，还有Marci Charles——谢谢她们对每天都忙得马不停蹄的老父亲的不离不弃的爱和耐心。

目录

第一部分

术前评估与影像学检查

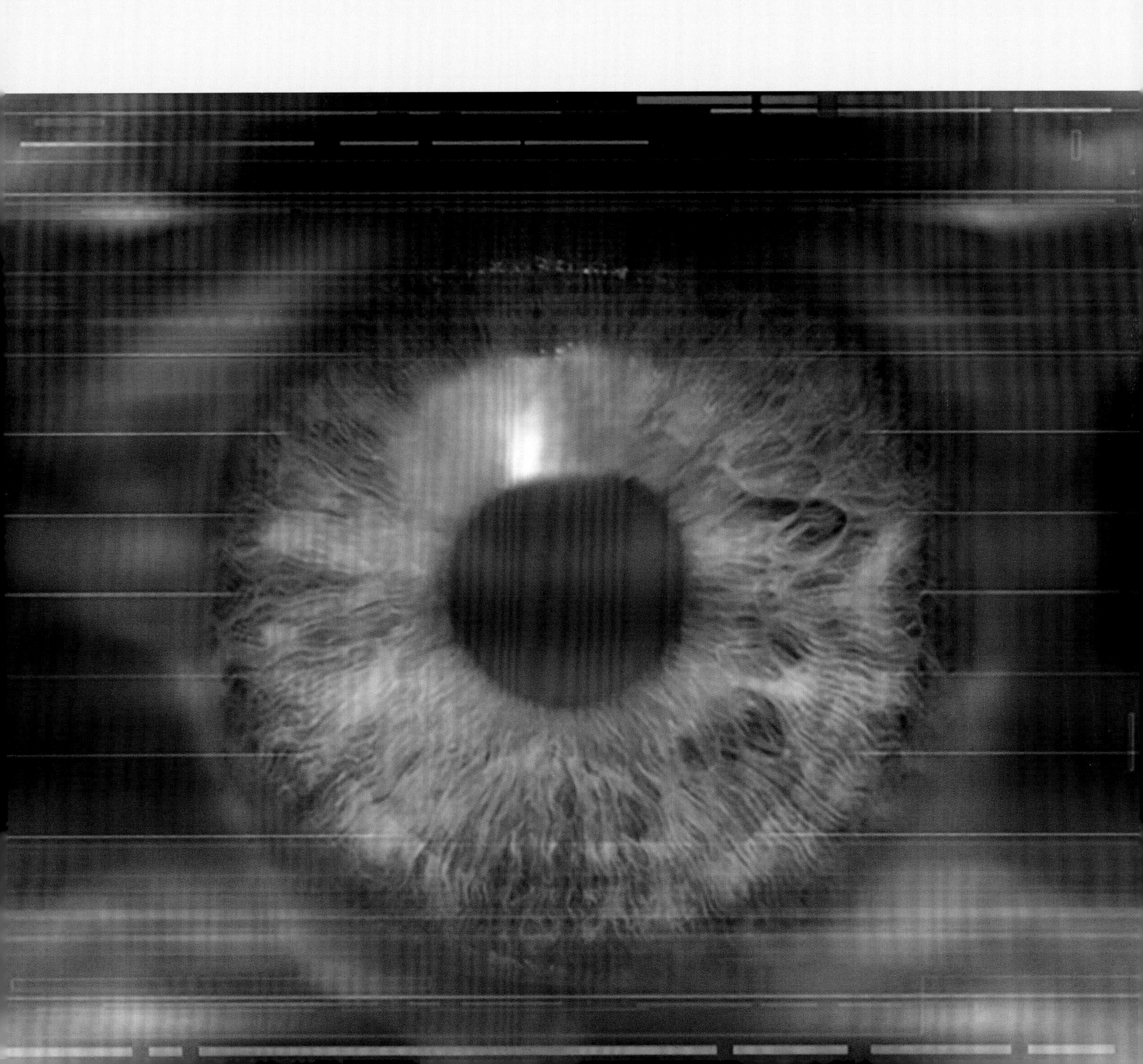

第1章

术前评估与决策

（孙中萃　译　常青　审校）

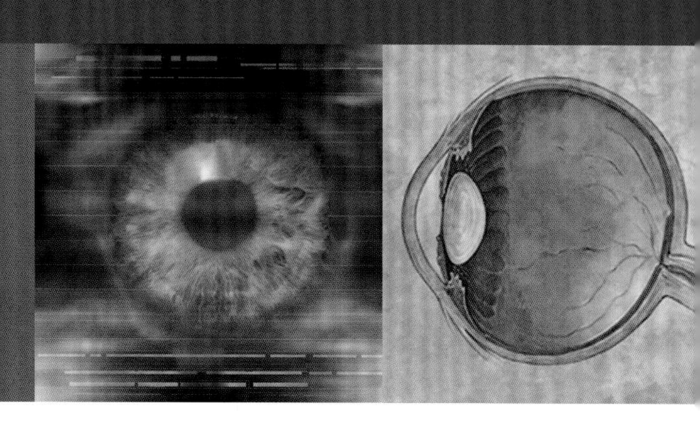

玻璃体手术是成功治疗许多眼科疾病的有效手段。对于手术医生而言，术前必须充分考虑微生物感染、全身疾病、手术技巧及技术等颇具挑战性的问题。手术并非为了仅治疗那些预估效果较好或轻症的患者，而是为了避免发生双眼视力受损或永久视力损害这类严重后果。失明和（或）全身疾病往往会给玻璃体视网膜手术的患者带来严重的社会经济问题。只有充分了解患者的病情及其社会经济状况，才能真正改善患者的身心健康。

自本书第1版问世，玻璃体显微手术的适用范围已大大扩展。起初，玻璃体切割术只用于治疗最严重和复杂的患者。目前所使用的25/27 G玻璃体切割术（玻切术）安全性高、不适感轻微，更重要的是手术并发症较前显著减少，使得玻切术可以用于治疗术前视力相对较好的黄斑疾病患者，减轻他们的症状，改善视功能，这些在几十年前是不可能的。

手术医生术前应当亲自对患者进行双眼检查，全面了解病情。在决定手术之前，医生须与患者充分沟通、相处和睦。术前谈话内容应包含相似患者大致的手术预后，而不是讨论具体手术细节。相比“手术效果很好”或“手术效果差”等定性的描述，用“手术成功率”作为谈话的措辞更利于医患沟通。谈话中还须提及可能发生的重要并发症以及术后视力恢复的大致范围。全部患者家属、主刀医师、手术助手、相关技术人员、助理或护士应全部在场。相比完成一份严密、合法的手术知情同意书，与患者建立坦诚、人性化、相互理解的个人沟通更为重要。术前谈话还应告知患者与手术相关的注意事项，包括术后体位、疼痛感、大致手术时长、麻醉方式、术后复查的必要性，以及术后活动限制。

手术医生须负责为经济有困难的患者寻求援助，减免相关治疗费用。不得以患者经济状况无法负担医疗费为由拒绝诊治。

手术医生应负责合理安排诊疗过程，避免因术前检查或相关流程造成手术延迟而影响预后。应优先安排治疗严重视力丧失的患者。如果在首次检查后的几天内即进行手术，手术医生术中可更快速、清晰地回忆起患者病史、临床表现和影像学表现等重要信息。

全身情况

年龄

对于年龄过小或过大的患者需格外关注。虽然不能只凭年龄大小判断能否手术，但有严重肺部疾病的新生儿和有多器官系统疾病的老年人的麻醉风险显然更高。早产儿需待肺功能改善、体重增加之后再行手术，此时麻醉更安全。目前大多数玻璃体视网膜手术在局部麻醉联合麻醉监护下进行，而儿童和部分成人仍须全身麻醉。

视力受损所致形觉剥夺可使某些老年患者出现定向障碍和易怒情绪。单眼视力丧失对于一些工作和娱乐需求不高的老年患者影响较小，但会增加他们跌倒致髋骨骨折的风险。手术医生有责任确定眼部疾病的严重程度以及治疗的必要性，会诊和麻醉评估可以协助明确患者全身情况及风险。

糖尿病

糖尿病在玻切术患者中十分常见，因此玻璃体手术医生必须熟练掌握有关糖尿病的多种全身并发症。手术标准应结合糖尿病患者个体情况而定，而非套用手术指征。全身感染是玻切术的禁忌证。除眼内感染或急性青光眼必须尽快处理，所有眼科疾病都应在全身感染控制后再治疗。

终末期糖尿病肾病患者预期寿命降低是一个严重的社会经济和医疗问题。尽管免疫抑制药物可能略微增加术后感染的风险，玻切术仍可在病情稳定的肾移植患者中顺利进行。透析患者全身麻醉风险和术中出血风险增加。尽管终末期肾病患者更倾向于保守治疗，玻切术仍可以改善大多数患者的视功能。

心肺疾病

对于合并心肺疾病的患者，玻切术指征应根据患者个体情况并结合药剂师和麻醉医师的建议综合而定，而非只遵循固定的手术标准。尽管安全性高于全身麻醉，局部麻醉仍然存在一定的风险，麻醉医师术前须进行详细的医学评估和监测，术中需由麻醉医师或注册麻醉护师（registered nurse anesthetist，CRNA）监护。术中必须进行血氧饱和度、心电图、持续血压监测和多次血糖检测。

近年来玻切术有从配备医疗和手术顾问的医院手术室向门诊手术中心（ambulatory surgery center，ASC）转移的趋势，这要求手术医生重视每位患者的麻醉风险。高危患者仍需在医院手术。

肥胖和阻塞性睡眠呼吸暂停综合征

近年来肥胖及其相关阻塞性睡眠呼吸暂停的发病率不断升高。这类患者需要用到能承受超高体重的手术床。单个中央底座设计的手术床无法承受过度肥胖患者的体重，容易发生倾倒。肥胖患者由于存在端坐呼吸而无法在术中保持平躺姿势，因而非必要手术可推迟到患者减重至足以安全手术后再进行，或者术中将患者的头抬高到不影响正常呼吸的位置，但此时手术医生常不得不以别扭的姿势进行操作。爱尔康 NGENUITY 数字化可视系统可改善手术医生的头位，提高舒适度。

过度肥胖的 Pickwickian 综合征患者可出现术后低氧血症。为了改善患者端坐呼吸症状，麻醉医师会提高术中的吸氧浓度，此举可抑制患者氧驱动呼吸动力（慢性高碳酸血症降低了 CO_2 化学感受器的敏感性）并导致术后迅速发生低氧血症。

眼部因素

玻璃体视网膜手术患者的术前常规检查与其他眼科疾病大致相同，但侧重点不同。以问题为导向、着重决定手术指征的术前检查要比“常规”检查更有效。

视功能检查

玻切术前视功能检查纷繁复杂，须正确处置。仔细、准确的视功能评估比其他检查更能反映病情的严重程度。

视力

视力属于主观检查项目，需由技术熟练的检查者随机反复指出视力表上的字母。“光感”检查的要点在于患者必须以整个手掌完全覆盖对侧眼，而非仅用手指抵在鼻梁以手掌遮挡对侧眼。检查者需特别注意避免向患者提出“你能看到光线吗”之类的问题，而应该问“告诉我灯什么时候亮”。检查有无“手动”视力时须嘱患者指出手动所在的方位。由于患者可能碰巧猜对视力结果，多次反复测试可提高结果的可靠性。视力检测结果的准确度可能会受到患者神经 / 心理状况和教育水平的干扰。

“光感”检查至关重要，除少数患者为了避免感染扩散或为了美观和保眼球而进行手术，无光感一般意味着已失去玻切术的必要。对于非常致密屈光间质混浊的患者，“光感”检查需用到高亮度照明灯，如间接检眼镜的光源。

由于不同检查者手指粗细、位置和肤色不同以及环境光照度差异较大，“指数”视力误差很大。建议使用印有 20/200 大小“E”字的白色卡片进行检查。该卡片以随机方向、反复多次向患者出示，视力的高低可通过卡片与患者的距离不同以分数的形式记录（例如，1/200）。视力不足 1/200 通常缺乏功能性视觉，视力达到 5/200 通常可以步行，而达到 9/200 以上可以使用放大镜阅读大字，把上述患者的视力统一记为“指数”并不准确。

相比传统投影仪视力表，计算机平板显示器视力表对于视力 20/400 及以上患者的检查准确度和效率更高[1]。糖尿病视网膜病变早期治疗研究（Early Treatment of Diabetic Retinopathy Study，EDTRS）[2]中所使用的带有特定照明的印刷字母的视力表虽然视力检测精准，但过程繁琐，并不适合临床使用。

裸眼视力达到 20/400 及以上的患者须检查矫正视力。视网膜疾病患者不适合进行针孔视力检查，因针孔可降低对比敏感度而使视力结果被低估。遗传性近视、晶体核硬化性近视以及巩膜环扎术后近视的患者必须检查近视力。

对比敏感度

对比敏感度是评估黄斑功能的重要指标。由于真实生活场景基本都处于低对比度的状态，相比更侧重高对比度的视力检查，患者视功能的改变更多体现在对比敏感度的变化。对比敏感度检查多用于科研项目，临床检查并不常用。另一方面，即使不进行标准的对比敏感度监测，临床医生也可通过充分询问病史了解患者在明、暗环境下的视功能状况，从而决定是否需要手术。

视物变形

Amsler 方格检查有助于解释黄斑前膜（epimacular membranes，EMM）和其他玻璃体黄斑疾病患者的视力主诉，作为是否手术的判断依据。尽管目前尚无视物变形的客观检查手段，但通过详细询问病史和 Amsler 方格检查可以判断视物变形是否已严重影响患者视力及是否可以通过手术改善。我们不推荐仅凭视力结果决定是否需要进行黄斑手术，因为许多视功能要求较高的玻璃体黄斑疾病患者即使视力相对较好，视物变形症状也会影响他们的正常生活。

光定位和视野检查

显著的屈光间质混浊可引起光线散射，使实际无光定位的患者出现光定位存在的假象。早期视网膜脱离患者往往光定位正常而无需检查光定位。偶可见仅存颞侧视岛的晚期青光眼患者，由于屈光间质混浊引起光线散射而使他们自觉视野范围增大。

内视现象

嘱患者闭眼，将光源（透照器）抵在眼睑皮肤上，此时患者可以看到视网膜血管的阴影。须注意避免灯泡发热灼伤皮肤。可先将灯泡接触皮肤后开灯检查，并且选择完整无破损的皮肤作为接触面，热量可及时消散，避免灼伤。后极部 30°范围内视网膜贴附的患者往往可以看到类似树叶或裂缝形状的阴影，但许多患者虽然视网膜正常却表示看不到血管阴影。因此，内视现象的临床价值很有限。

色觉分辨力

早期视网膜全脱离和许多视网膜长期低度脱离的患者能很好地分辨较大物体的颜色。由于 90% 的视锥细胞位于黄斑外，黄斑区大片瘢痕的患者也能正常辨别较大物体的颜色。标准色觉检查要求患者视力达到 20/200 及以上，因此并不适合屈光间质混浊的患者。浓密的玻璃体积血的作用就像红光滤镜一样，使患者色觉分辨力出现偏差。

马氏杆

屈光间质混浊的患者术前能辨别马氏杆的方向提示视力预后较好。而早期视网膜全脱离、晚期青光眼，甚至一些已失去手术指征的患者仍可以准确分辨马氏杆方向，使马氏杆检查的临床价值大大降低。

两点分辨力

两个点光源（透照器）从最初接触向两侧横移至 1 m 的距离。如果患者光源在距离很近时（小于 2.5 cm）即能分辨两者，则表示视网膜功能较好。早期或部分视网膜脱离患者两点分辨力可正常，但屈光间质混浊引起的光线散射可致假阴性结果，大大限制了该项检查判断视力预后的价值。

激光干涉检查

致密的白内障和玻璃体积血可影响激光干涉条纹的观察。虽然激光干涉检查可以用于评估轻度屈光间质混浊的患者，但测量的是视敏度（Vernier-type）视力，与 Snellen 视力结果的相关性不高。

心理物理检查的临床应用

一般来说，前述诸项心理物理检查结果好的患者视力预后也较好，相反，检查结果不佳者通常预后也较差[3]。然而，由于这些检查本质上是主观检查，假阳性和假阴性结果不能除外，限制了其临床价值。医生可通过这些检查手段筛选出预后好的患者，部分患者可能并不需要手术，而很多视网膜脱离患者检查结果不佳，须尽快行玻切术治疗。笔者主要通过视力和病史来评估手术的必要性。

瞳孔检查

闪光灯摆动试验是评估术前是否存在传入性瞳孔阻滞十分重要的手段。青光眼、视网膜脱离、缺血性视神经病变和视神经损伤是瞳孔对光反射异常最常见的原因。瞳孔检查适用于单眼传入神经（视网膜和视神经）和传出神经（第 3 对脑神经、睫状神经节，虹膜括约肌）完整的患者。双眼虹膜疾病的患者检查瞳孔对光反射没有意义。与心理物理检查类似，视网膜脱离患者不伴传入性瞳孔阻滞可能提示手术预后较好。大片黄斑盘状瘢痕可伴有轻度传入性瞳孔阻滞。

裂隙灯检查

以问题为导向的检查远比“常规”检查有效得多。一些特殊、细微的临床表现往往对手术判断有重大影响。

角膜

角膜上皮脱落常见于糖尿病和近期接受手术的患者。角膜水肿可影响玻切术中的眼底观察。术前存在角膜小滴（Guttata）和内皮细胞计数减少的患者术后更易发生角膜水肿，应更严格把握玻切术指征。广泛角膜血染、瘢痕或水肿是穿透性角膜移植术、角膜后弹力层剥除联合深板层内皮移植术（DSEK）、角膜后弹力层内皮移植术（DMEK）或眼内镜手术的指征。玻切术中的眼底观察常需绕开角膜或晶状体中央的混浊方可进行。

虹膜和前房

充分散瞳对于玻切术中保留晶状体十分重要。急诊玻切术为了清除前房积血或纤维渗出，有时不得不切除透明晶状体。

检查发现早期细微的虹膜和小梁网新生血管极其重要。应在扩瞳之前使用高倍镜仔细检查虹膜及瞳孔括约肌表面。虹膜表面大血管、瞳孔缘葡萄膜色素外翻和虹膜周边前粘连（peripheral anterior synechia，PAS）都是晚期改变，非诊断虹膜新生血管所必需。虹膜或小梁网表面出现毛细血管是疾病活动的表现，毛细血管消退而较大血管会持续存在。有红绿辨色障碍的医生很难辨认虹膜新生血管，因而不适合从事玻璃体视网膜手术。去氧肾上腺素滴眼可使虹膜新生血管收缩，以此可与白内障术中虹膜损伤或人工晶状体刺激所引起的虹膜间质血管扩张或血管裸露相鉴别。

尽管并不常见，但有时可见虹膜新生血管轻微而小梁网新生血管十分明显。由于房角镜检查耗时且可能损伤角膜上皮，虹膜新生血管通常作为眼前段新生血管的标志。然而，房角镜下见到小梁网新生血管才是前房血管内皮生长因子（vascular endothelial growth factor，VEGF）水平最敏感和相关的标志。玻切患者术前检查常可见前房细胞和闪辉，属于相对手术禁忌证。前房纤维蛋白综合征是玻切术的绝对禁忌证，除非因眼内炎需行急诊玻切术。

晶状体混浊

为了术中视野足够清晰，可能需要摘除晶状体或人工晶状体，从而彻底清除沉积在晶状体前、后表面的积血或色素。玻璃体积血患者常并发后囊下白内障，如混浊明显，应摘除晶状体，既可获得清晰术野，又能避免术后晶状体混浊快速加重。晶状体皮质混浊如不严重，可暂时予以保留。中等程度的晶状体核硬化由于采用眼内照明，仍可有较清晰的视野。

眼压

临床上已不再使用压陷式（Schiotz）眼压计测量眼压（intraocular pressure，IOP）。压平眼压是理想的测量方法，但对不规则角膜的测量准确性较低。Tonopen 测量不规则角膜和眼球硬度异常更准确，角膜损伤更少，还可避免泪膜和前房荧光素残留。相比压平眼压，Tonopen 更适合测量严重眼睑痉挛和配戴角膜接触镜的患者。

低眼压一直被认为是预后差的标志，而事实并非如此。眼球伤口漏或视网膜脱离导致房水经葡萄膜–巩膜途径流出增多是低眼压最常见的原因，缝合伤口、复位视网膜可恢复眼压。低眼压本身并不会造成眼球萎缩；相反，眼球萎缩可出现低眼压。眼球萎缩最常见于睫状膜形成所引起的眼球塌陷。术前低眼压并不影响玻切术按计划进行。理论上睫状体休克可导致低眼压，但只在冷冻、超声、激光或感染导致严重睫状上皮破坏时才会发生，无需过度解读。

导致眼压升高的原因很多，非本书的讨论范围。房水引流错向（恶性青光眼）、溶血性（红细胞性）和晶状体溶解性青光眼均是玻切指征。抗 VEGF 药物、全视网膜光凝（panretinal photocoagulation，PRP）或术中复位视网膜可降低眼内 VEGF 水平，避免玻切术后新生血管性青光眼（neovascular glaucoma，NVG）加重。

裂隙灯生物显微镜检查视网膜

玻切术术前评估患者玻璃体的解剖结构及其与视网膜的力学关系非常重要。玻璃体的形态一般无从辨认，可通过观察视网膜轮廓推测玻璃体牵引的存在，术中可以更清晰地观察到玻璃体。裂隙灯生物显微镜是观察视网膜裂孔、黄斑裂孔、黄斑前膜和新生血管的理想手段。屈光间质混浊可影响观察。相比 78 ～ 90 D 前置镜，含抗反射涂层的平凹接触镜（Goldman）不仅横向分辨率更高，还可消除不规则角膜的影响。此外，虽然非接触镜（如 78 ～ 90 D 前置镜）使用更方便且舒适度更高，但平面或三面接触镜轴向分辨率更高，景深和立体视觉更佳。

间接检眼镜

在制订治疗计划前，手术医生必须充分了解玻璃体结构及其与视网膜的力学关系。检查者不应只把注意力放在玻璃体“条索”上，而是将玻璃体前皮质（anterior vitreous cortex，AVC）和玻璃体后皮质（posterior vitreous cortex，PVC）作为一个整体看待，并通过视网膜的轮廓改变判断玻璃体牵引的特点。

间接检眼镜具有立体视觉、宽广视野和屈光间质清晰度要求低等优点，是检查玻璃体视网膜的重要工具。检查时亮度常规设置到最高。28D 相比 20D 前置镜更适合用于大部分玻璃体视网膜患者术前检查。检查应在暗室中进行，检查者充分暗适应，患者充分散瞳。相比每次检查都需重新等待暗适应，整个检查过程都在暗室中进行（持续暗适应）更便捷。检查过程中改变前置镜的位置，通过棱镜效应可以观察周边部视网膜，减轻散光的影响，并且绕开屈光间质混浊部分观察眼底。玻璃体积血患者的眼底检查应从上方周边部开始，此处视网膜相比视神经更靠近检查者，而下方积血常十分致密，影响观察。只要确认视网膜所在平面，就可以进一步检查后极部视网膜。

玻璃体的结构

在使用间接检眼镜检查眼底时，检查者应尽量聚焦于玻璃体，而非透过玻璃体仅观察视网膜。通过观察不透明或半透明的玻璃体，可获得大量有关玻璃体结构的信息。因屈光间质混浊而难以观察视网膜通常记录为“眼底窥不见”“视网膜细节窥不清”或“见眼底红光反射”。

玻璃体由透明质酸及悬浮其中的三维胶原纤维网共同组成。正常玻璃体大致呈球形，前方有一凹陷容纳晶状体。玻璃体最外层的连续多层结构（玻璃体皮质）是极其重要的外科解剖标志。玻璃体基底部是玻璃体与视网膜紧密粘连的区域，非实体结构，位于 AVC 和 PVC 的连接处。

玻璃体后脱离（posterior vitreous detachment/separation，PVD）的发生率约为 70%。PVD 虽是生理过程，却是许多玻璃体视网膜疾病的病因之一。白内障手术、屈光晶状体置换术、眼外伤、玻璃体疾病、近视、年龄和遗传因素都会诱导 PVD 发生。玻璃体皱缩是指玻璃体内形成液化腔隙而发生“塌陷”，玻璃体皮质随后与视网膜内界膜（internal limiting membrane，ILM）分离。另一种更好理解的解释是局部视网膜与玻璃体胶原黏附力下降，中央玻璃体胶原纤维相互交联和聚集，扫视运动促使玻璃体与视网膜分开。玻璃体液化腔由玻璃体胶原纤维聚集所致。玻璃体胶原在含透明质酸和高含水量（98%）的玻璃体中呈中性悬浮状态，因而玻璃体塌陷本身对视网膜产生的牵引力很微弱。

退行性病变、出血、炎症、热效应、细胞迁移和增殖等因素均可引起玻璃体表面收缩，称为“少细胞性玻璃体收缩”。致密玻璃体积血常被误称为玻璃体“机化”，更准确的名称应是玻璃体“混浊”。“机化”特指成纤维细胞增殖，通常只见于严重的眼外伤或视网膜坏死的患者。

透明玻璃体可产生足够的牵引力诱发牵引性视网膜全脱离（traction retinal detachment，TRD）。玻璃体视网膜病理检查常见“玻璃体条索”这一描述。玻璃体散在条索仅见于眼外伤，本质是 PVC 中的不透明的部分，而连续透明的 PVC 才是对视网膜产生较大牵引的原因。因此，玻璃体“条索”的命名并不准确，手术目的是去除玻璃体条索的说法也不妥当。

玻璃体细胞与胶原纤维共同作用引起玻璃体收缩，PVC 与后部视网膜分离，而玻璃体基底部始终与视网膜黏附。生理情况下，玻璃体在视乳头、黄斑和视网膜血管处粘连紧密；病理情况下，新生血管、脉络膜瘢痕、外伤伤道和视网膜光凝等区域粘连紧密。这些区域在玻璃体收缩时始终保持粘连，继而牵拉 PVC 呈圆锥形结构。视网膜前膜（epiretinal membranes，ERM）不仅见于这些粘连区域，也可见于不粘连的区域，表现为增殖性玻璃体视网膜病变（proliferative vitreoretinopathy，PVR）星形皱襞、黄斑前膜，或增殖性糖尿病视网膜病变和早产儿视网膜病变（retinopathy of prematurity，ROP）中所见到的嵴样或片状视网膜前膜。玻璃体常在某些区域与视网膜表面分离，未分离区域之间由 PVC 相连。黄斑区表面 PVC 可呈环形，中央有一孔洞。玻璃体与后极部视网膜分离后，原本黏附在视乳头处的浓缩 PVC 可在玻璃体腔内形成一个椭圆形环状组织，即 Weiss 环。玻璃体与后极部视网膜分离并不彻底，即使 PVD 明确存在，视网膜表面也常有一层或多层玻璃体皮质残留。无论超声或 OCT 检查都无法确定 PVD 是否存在，即 PVC 与视网膜完全分离。

通过眼球扫视运动和改变头位，可以鉴别 PVC 是对视网膜无牵引力的松弛状态还是有牵引力的紧绷状态。扫视运动产生的“动态牵引力”可导致视网膜裂孔而不会引起视网膜全脱离，本章节中提到的牵引力更确切地是指“静态牵引力”。

糖尿病性玻璃体积血、视网膜全脱离或眼球穿通伤中 PVC 的圆锥形表面可出现一个或多个锥状凸起与视网膜粘连。单个顶点的 PVC 圆锥顶端最多见于视神经。双顶点 PVC 圆锥顶端多位于视神经和血管弓。必须明确的是，这些视网膜粘连区域之间有连续的 PVC 桥接。PVC 圆锥顶端粘连于鼻侧通常不会牵引导致黄斑脱离。这些顶端可以是锐角，也可以是宽的平面，取决于玻璃体视网膜粘连区域的大小。如果玻璃体紧绷，PVC 顶端的形态与牵引性视网膜脱离的形态呈镜像对称表现。PVC 单顶点牵引视网膜形成单个圆锥形牵引性视网膜脱离。沿血管弓和视盘的环形牵引可导致环形牵引性视网膜脱离。广泛粘连并收缩可致平顶形牵引性视网膜脱离。必须再次明确的是，PVC 在这些粘连区域之间是连续存在的。如果部分区域视网膜可见而邻近部分区域不可见，通过可见区域视网膜脱离的形态可以推测不可见区域视网膜的形态以及是否存在视网膜脱离。

玻璃体透明度

应对玻璃体出血的病程做出评估。散在血凝块经过溶栓和分散阶段后才能被机体清除。潜在玻璃体后脱离伴视网膜前出血的清除速度比玻璃体出血快得多，应相应描述和处理。透过血性玻璃体常常可以看到视网膜。玻璃体出血程度可以分级为 1+ 到 4+，或分为透明、半不透明和不透明，这样可使检查者评估出血的清除速度。新鲜出血呈鲜红色；陈旧出血的颜色暗红，最终转变成灰黄色。

视网膜的形态

随着手术方式逐渐由巩膜扣带术向玻切术转变，临床检查要点也随之改变。寻找视网膜裂孔的必要性部分被明确视网膜牵引力所取代。眼内液通过视网膜裂孔进入视网膜下，抵消了正常跨视网膜压力差（0.8 mmHg），导致视网膜呈球形隆起，即孔源性视网膜脱离。视网膜色素上皮（retinal pigment epithelium，RPE）泵功能损伤或血管通透性增加也会消除跨视网膜压力差，导致同样呈球形隆起的渗出性视网膜脱离。与之相反，在跨视网膜压力差的作用下，牵引性视网膜脱离呈帐篷样外观；若同时伴有一个或多个裂孔，提示压力差和玻璃体牵引同时存在。视网膜呈球形隆起但未发现裂孔，提示一定是孔源性或渗出性视网膜脱离。

观察视网膜的轮廓变化是确定其是否受到近垂直或斜向牵引力的最好方法。PVC 点状粘连并牵引脱离的视网膜可导致视网膜轮廓陡峭，而更大面积的粘连导致视网膜脱离呈平台样（形似平顶山）。视网膜表面嵴样改变由玻璃体或视网膜前膜牵引所致。星形皱襞和黄斑前膜源于向心性牵引力，而黄斑裂孔和劈裂源于 ILM、视网膜前膜和（或）残余玻璃体所产生的离心性牵引力。视网膜嵌顿于伤口或引流口造成视网膜缩短，必须切开视网膜才可能复位视网膜。

机制	视网膜脱离形态
渗出性	球形
孔源性	球形
牵引性	帐篷样
切向牵引力的方向	**视网膜表面形态**
向内（向心性）	星形皱襞，黄斑前膜
向外（离心性）	黄斑裂孔

视网膜裂孔

术前对视网膜裂孔进行定量和定位有助于制订手术方案，但在玻璃体混浊时并不容易做到。与巩膜扣带术不同，玻切术中眼内照明比巩膜手术眼外照明视野更清晰。因视野不清导致检查时间延长会增加患者的不适和医生的疲劳。

视网膜裂孔常出现在视网膜轮廓显著改变的区域附近，与玻璃体牵引有关。玻切术中必须找到并封闭所有视网膜裂孔，即使最小的裂孔也会导致术后视网膜脱离复发。视网膜裂孔还常见于眼内气泡顶压处的后缘，或因局部玻璃体嵌顿于巩膜切口而在其后方出现裂孔。术前应绘图记录所有视网膜裂孔的位置，术前或术中再次确认，以免遗漏。我们过多强调了糖尿病视网膜病变并发所谓牵引性合并孔源性视网膜脱离的较差预后。

视网膜新生血管

活动性视盘新生血管（neovascularization of the disk，NVD）或“其他部位”新生血管（neovascularization of elsewhere，NVE）是玻璃体腔 VEGF 水平升高的标志。评估新生血管非常重要，新生血管引起术中出血通常容易控制，棘手的问题在于新生血管可引起术后 NVG 和 AVC 纤维血管增殖。视网膜新生血管是开始 / 补充 PRP 和（或）抗 VEGF 药物治疗的绝对适应证。由于存在血液流变力，即使经 PRP 和抗 VEGF 药物治疗后 VEGF 水平显著降低、新生血管消退，较大的血管仍然持续存在。相比毛细血管，大血管外观更明显，但面对眼内 VEGF 水平升高更不容易渗漏和出血。

视网膜前膜

玻璃体“纤维化”并不多见，仅见于创伤或严重的炎症。在糖尿病视网膜全脱离时，视网膜前膜通常与粘连视网膜的 PVC 相连续。视网膜前膜因成分不同而颜色各异：棕色提示视网膜色素上皮来源，白色多为胶质成分或无色素去分化的视网膜色素上皮细胞。必须明确视网膜前膜与视网膜脱离区域之间的联系。视网膜前膜面积越大，引起视网膜脱离越广泛。

继发于 PVR 的视网膜前膜相比继发于糖尿病视网膜全脱离或早产儿视网膜病变的视网膜前膜更为透明且难以辨认，临床上常被误认为“视网膜僵硬”。大多数疾病中视网膜僵硬由透明的视网膜前膜或视网膜下增殖膜引起。所有视网膜固定褶皱或星形皱襞，除先天发育疾病外，都是由视网膜前膜、视网膜下增殖膜或视网膜嵌顿所致。在明确增殖膜具体位置后方可计划手术，切除增殖膜的明确适应证详见相关疾病章节。

异物定位

定位眼内异物（intraocular foreign body，IOFB）是眼外伤诊治的目标之一。玻璃体手术从根本上改变了 IOFB 患者的诊疗方式。在大多数患者中，术前异物定位的重要性在下降。大部分眼底窥不清的患者接受玻切术治疗，术中能准确定位异物并取出。CT 分辨率为 1 mm，大于巩膜的厚度，因而术前较难准确定位近球壁的异物，往往导致术式选择的错误。

确认伤情有助于异物定位。大多数铁质异物源于敲击动作，但异物速度有限，贯通伤十分罕见，因而术前可以基本假定异物位于眼内，拟玻璃体切割和眼内镊取出。相反，枪伤时的高速弹片大多导致贯通伤，即使眼内有弹片残留，也不必急诊取出。CT 价格不菲却准确度有限，MRI 的磁场效应可突然移动铁质异物造成安全隐患，因而禁用于异物定位。不使用接触镜定位异物极不准确，结果往往误差很大。而使用接触镜可增加感染和眼内容受压脱出的风险。尽管超声检查准确度更高，但对邻近球壁的异物定位不佳，这将在“超声诊断”部分中进一步讨论。眼眶正侧位 X 线摄片对于确定 IOFB 及其数量很有价值，但定位不准确。

超声诊断

超声检查显著提高了屈光间质混浊患者的诊断效率。该检查最好由手术医师亲自操作，而不是仅由技师完成。手术医师对疾病有全面的理解，可更有针对性地检查。门诊诊室内配备超声设备可极大地提高检查效率，必要时可免费检查。眼科超声检查不能仅由技术员执行。

临床声学物理

理解超声能量和生物组织之间相互作用的物理原理对于确诊至关重要。眼科超声基于脉冲-回声反射超声的工作原理。短脉冲超声能量的中心频率为 10 MHz，以 1 ～ 5 kHz 的频率反复发出，间隔期间由发射超声的同一传感器接收反射回声。根据超声能量在组织中的平均传播速度（约 1540 m/s）可以实时计算并以 2D 形式显示传感器和回声组织之间的距离。声波在两种声学密度不同的组织界面上发生反射和折射现象（图 1.1）。

如果超声探头压电换能器表面的曲率半径较小，则探测焦距短、探测深度不足。需延长焦距以适应眼球轴长（约 25 mm）。较宽的声束（6 dB 焦距处的宽度为 3 mm）横向分辨率较差（图 1.2）：物体距离太近显示为双影，而距离太远物体的声影横向增宽。除非使用环形相控阵技术这一新技术才可避免这种情况

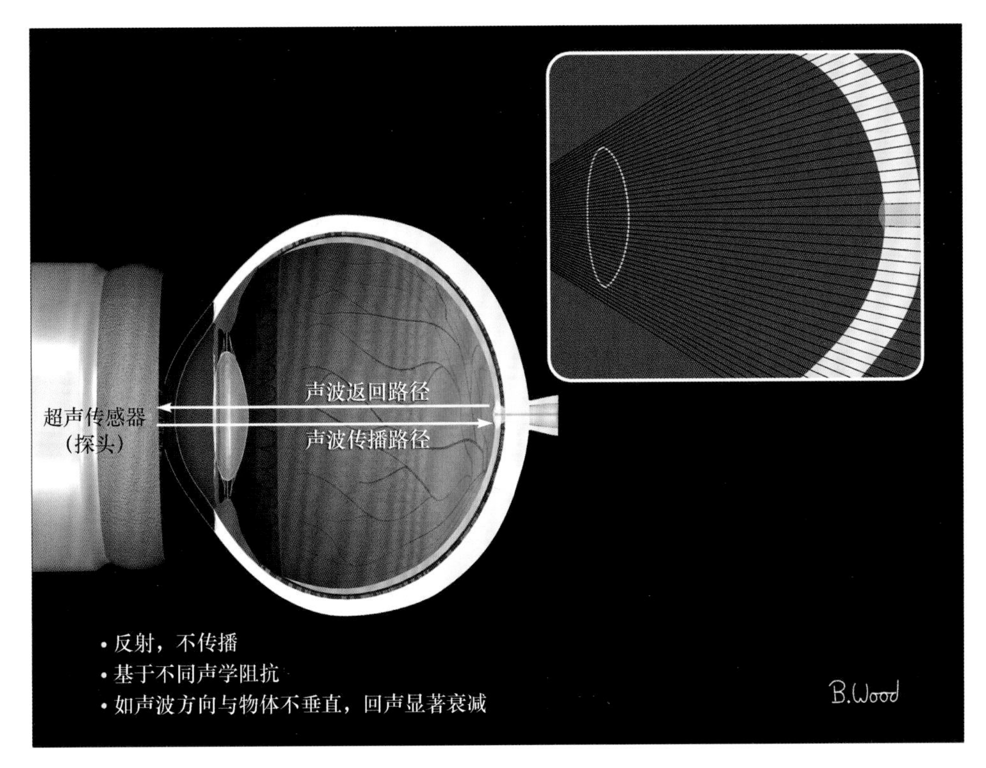

图 1.1 ■ 声波在两种声学密度不同的组织界面上发生反射和折射现象

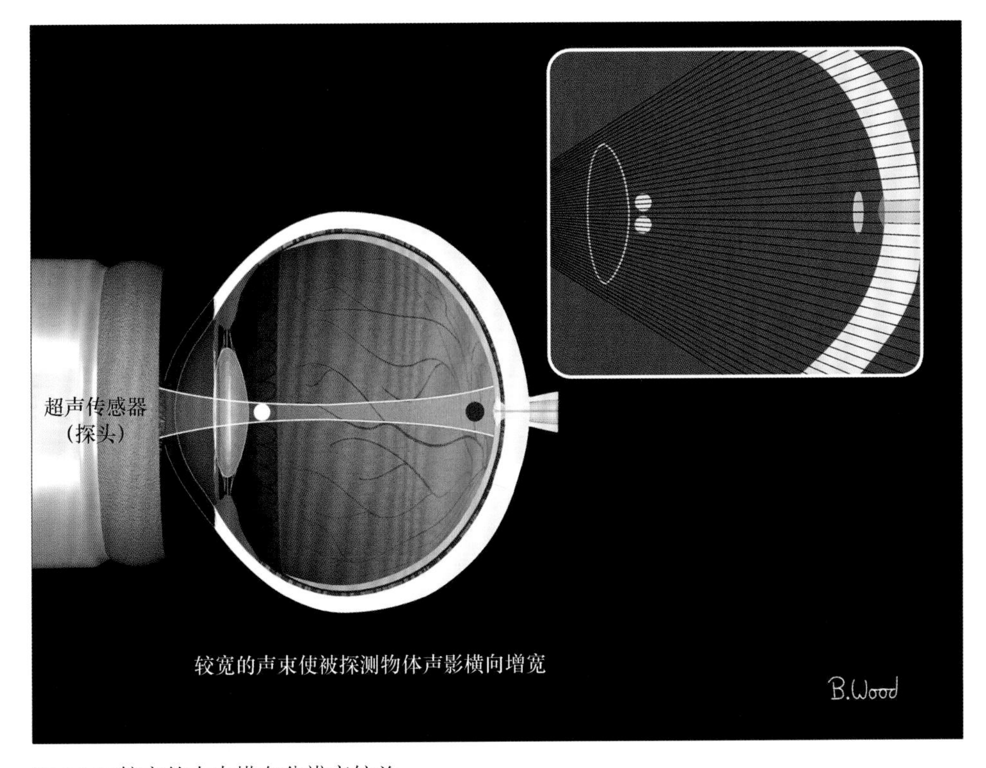

图 1.2 ■ 较宽的声束横向分辨率较差

的发生。

轴向分辨率由声波频率决定，频率越高，轴向分辨率越高，但更容易被组织吸收而衰减，需要提高超声能量以获得同等探测效果，而能量过高又有诱发白内障的风险。临床上频率常规设定为 10 MHz，轴向分辨率 0.15 mm，较横向分辨率高出一个数量级（图 1.3）。声束遇到诸如视网膜全脱离最高处等曲面时，反射回波因散射而减少，轴向分辨率降低。

当声学界面几乎与超声声束方向垂直时，可产生最强的反射回波。赤道部眼球壁与声束方向几乎平

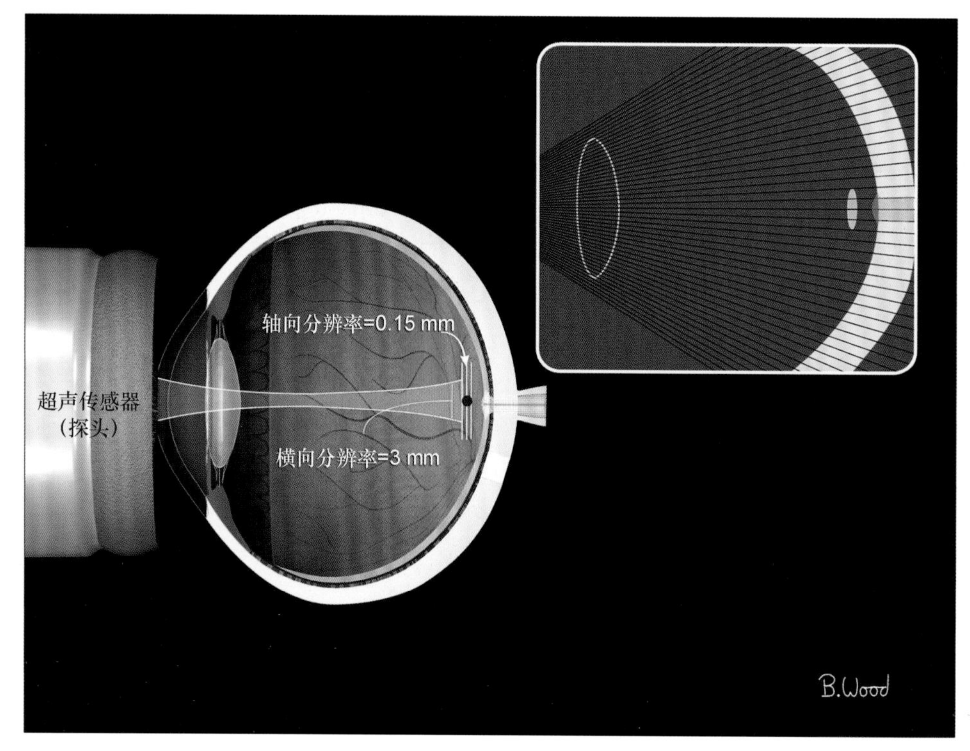

图 1.3 ■ 10 MHz 超声轴向分辨率是横向分辨率的 10 倍

行，因而超声反射也较弱。即使精确调整回波振幅仍不能显示整个眼球的横截面。

声速在致密组织（如晶状体）中传播速度更快，超声图中晶状体后的组织显示位置较实际位置距离更近，晶状体边缘还可产生折射现象（图 1.4）。超声波在通过晶状体、人工晶状体、眼内异物及巩膜扣带等致密物体时在物体内部发生多次反射，并在物体后方显示多个平行且强度递减的假回声影（图 1.5）。这些

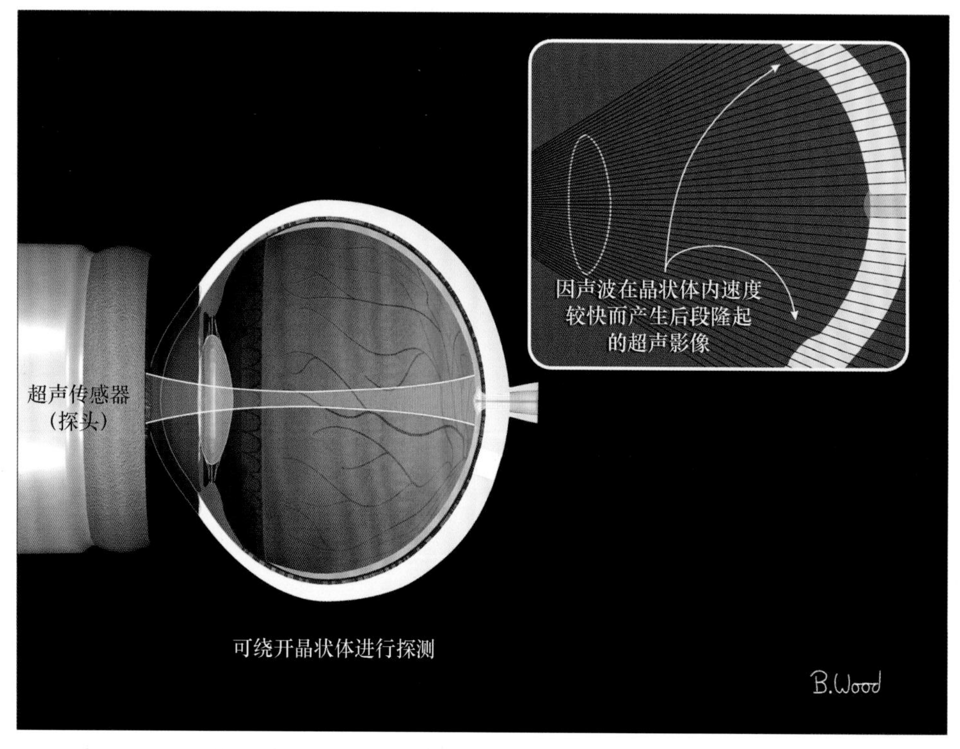

图 1.4 ■ 由于声波在致密组织中传播速度更快，超声图中晶状体后的组织显示位置较实际位置距离更近

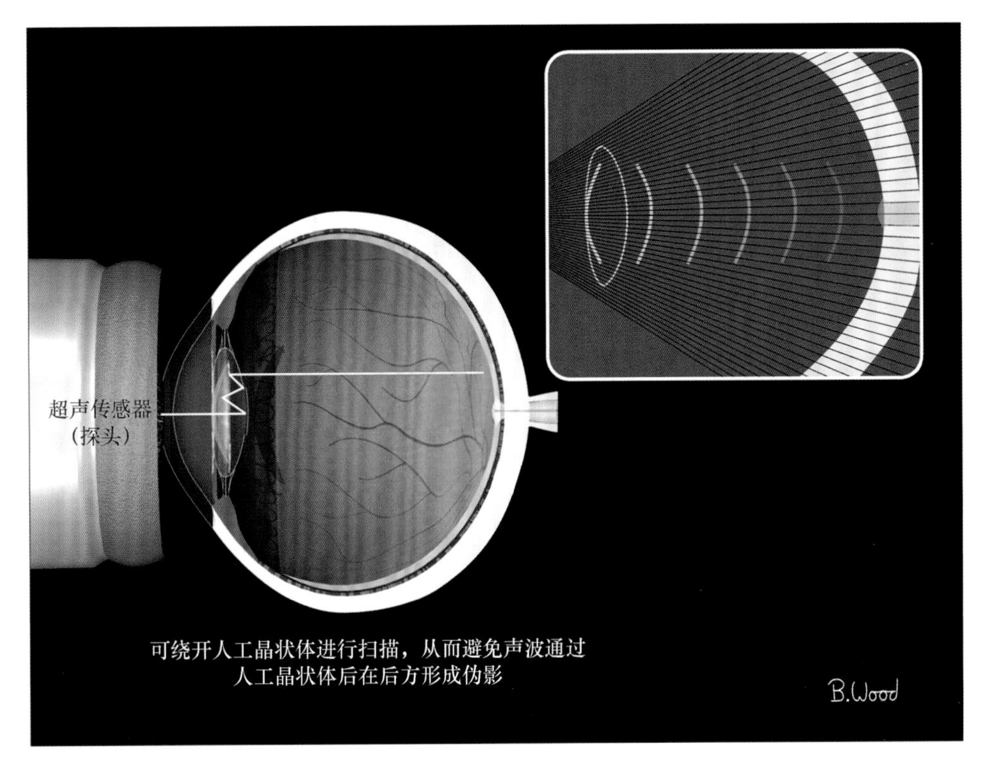

图 1.5 ■ 超声波内反射引起人工晶状体后方多个平行且强度递减的假回声

假回声随超声探头的移动而同步移动，以此可以与真实组织回声鉴别。钙化的睫状膜、人工晶状体和异物等致密物体后方可产生明显的低回声阴影，这同样与超声能量被这些物体吸收和物体内反射有关。

声波两次通过组织（检测波与反射回波）后能量减弱，表现为远端组织回声降低。可通过电子调增远端组织增益的方式予以补偿，称为时变增益。

自动分割算法不能准确显示角膜、晶状体囊膜、视网膜和巩膜等界面。提高振幅并减弱峰值可显示这些界面，但所有显示的回声强度趋于相同，这样很难区分玻璃体和视网膜，晶状体、玻璃体、视网膜下液、脉络膜上腔及肿瘤瘤体内的低回声也无法显示。

A 超与 B 超

时间振幅超声检查（A 超）是最早的超声检查方式，但无法用于屈光间质混浊。作为一维扫描，A 超的模式类似"大海捞针"。即使是最有经验的 A 超专家能空间化地整合这些一维数据，所获信息的价值也很有限，对于临床医生来说更是晦涩难懂。定量 A 超的诊断价值没有想象中那么高。A 超的声波振幅很大程度上取决于被检组织与声波之间的角度，角度倾斜则回声强度显著降低。视网膜脱离时视网膜高度卷曲，A 超可见高低交替出现的回声。由此可见，A 超的检查误差较大。

B 超

与 A 超的一维线性扫描不同，扇形 B 超扫描是一类以组织声学切片形式呈现的二维扫描模式。回声强弱以像素亮度高低的形式显示。与 A 超扫描相似之处在于，垂直于超声波的组织呈现最强回声。角膜、晶状体前后表面、后极部视网膜和巩膜表面显示最为清晰。巩膜赤道部和晶状体显示欠清，但在眼球转动或探头角度改变时清晰度提高。因此，转动眼球和改变探头角度是 B 超检查非常重要的技巧。

实时成像

实时成像是指在每秒 10 ～ 30 次的扫描频率下，肉眼所见动态的检查图像与操作同步显示。术前实时超声检查对于制订手术方案有诸多优势。与数字静态图像不同，实时成像可以移动超声探头的同时进行检查。检查人员移动超声探头，同时观察屏幕，根据探头方向和眼位可将眼内组织的二维扫描图像在脑海中整合成三维印象。不连续的静态超声图像很难提供如此准确的信息。

实时超声在判断眼部结构硬度或活动度方面具有重要价值。PVD 时从视网膜表面分离的 PVC 以及点状粘连于视网膜的玻璃体均具有很好的活动度，而视网膜全脱离时玻璃体固定、紧绷，活动度降低。孔源性视网膜脱离时脱离视网膜的活动度不如PVD时的PVC，但仍可在眼球转动时呈现明显波浪样运动。相比单纯孔源性视网膜脱离，PVR可导致视网膜活动度明显降低[4]。巨大裂孔视网膜脱离时视网膜活动度较好[5]。

实时超声检查非常适合用于检查眼球震颤和固视困难患者。事实上，检查时眼球向各方向的重复运动不仅有利于减少二维扫描的采样误差，还有利于判断眼部结构的硬度和活动度。

视网膜前出血具有较好的流动性，脱位晶状体、植入物和异物随着眼球转动、眼位变化及体位改变（仰卧位或坐位）而移动。实时超声检查在原有三维图像的基础上增加了第四维度（时间）的信息。即使已发生玻璃体后脱离，患者仰卧位时玻璃体后皮质可仍与视网膜相贴。实时超声检查时嘱患者转动眼球即可判断玻璃体与视网膜的贴附是否仅为重力作用所致。眼球转动时视网膜前出血随之运动的特征可与盘状瘢痕相鉴别。

灰度显示

灰度B超扫描将回波振幅的高低（声波反射率或吸收率）在显示器上以特定像素的亮度高低显示。扇形扫描的矢量位置数据在屏幕上显示为一个扇形区域，高反射的回波在屏幕上显示为高亮白点，较低反射的回波显示为较暗白点，无回波显示为黑色。简单地说，眼部结构反射的声波越多，屏幕上相应位置的亮度也越高。早期的超声设备采用双稳态阴极射线管进行静态扫描，因而无法显示二维回波振幅。A超扫描仅可显示一维回波振幅。如果A超斜向扫描到视网膜，可能无法与玻璃体相鉴别。然而，检查者可通过灰度B超扫描将高反射区域之间的虚线相连，从而提高识别能力。借助降噪和高动态范围信号处理，可清晰显示玻璃体腔中弥漫血细胞以及正常玻璃体。长期视网膜脱离导致视网膜萎缩、回声降低，仅通过回声强度无法与玻璃体细胞增殖膜相鉴别。

灰度与实时动态数据耦合（S. Charles，J. Griffith，W. Lindgren，未发表，1974）可更好地显示视网膜结构，从而通过模式识别方式而非个人经验得出诊断结果。有学者认为实时灰度B超扫描是屈光间质混浊患者的必要检查项目[6-7]。

技术局限性

超声诊断具有一定局限性：

1. 半聚焦B超传感器产生2～3 mm宽的声束，导致目标超声影像相比实际形状横向拉宽。
2. 轴向分辨率取决于超声频率，而高频超声易被组织吸收，如需在维持灵敏度不变的条件下检查眼后段组织，则需要将高超声能量强度提高到安全范围以上，安全的能量强度仅限于检查眼前段结构。10 MHz是超声频率最佳选择。
3. 声束方向与反射“表面”不垂直可明显减少反射回波。正由于这种声束倾斜导致回声减弱的现象存在，超声检查无法对玻璃体视网膜疾病进行定量分析。
4. 高密度组织如硬核白内障、人工晶状体或钙化等在吸收声波的同时还提高了声波的传播速度。由于组织距离由特定介质中的声波速度换算而来，因此高密度组织后方组织的回声位置相比实际位置更靠前。
5. 显示器仅有20～30 dB的动态刷新率，而眼部超声提供60～100 dB的动态刷新率。因此，检测极少量玻璃体积血或正常玻璃体视网膜界面时需调高增益，而为了避免诸如人工晶状体所引起的回声过饱和，则需要适当调低增益。

图像存档和查看

超声图像或实时视频应导入电子病历系统进行保存，作为医疗报销或司法调查的资料证明。此外，还可将当前检查图像与先前存档图像相比较，以便判断病情变化。须再次强调，超声是临床检查的关键项目，并非仅用于测试、存档或拍照记录。

检查方法

玻切术前，屈光间质混浊患者通过眼睑接触的方式进行超声检查。检查时先将高黏度超声耦合剂涂抹于超声探头表面，随后将探头贴附于眼睑皮肤表面。嘱患者向各方向转动眼球，常规先正对晶状体进行前后方向的扫描，之后再绕过晶状体扫描以提高眼后段组织的显示分辨率，从而提供眼球结构的三维空间信息。超声检查最好在配备超声设备的检查室内进行。超声设备放置于轮式手推车上以方便使用。鉴于视网膜疾病病情变化较快，所有屈光间质混浊的患者每次就诊均需进行超声检查[8-9]。

眼部相干断层扫描

光学相干断层扫描（optical coherence tomography，OCT）[10]是一种高分辨率光学反射率截面成像技术。它是基于低相干干涉测量法的原理，通过眼部各组织结构反射信号的相位延迟，确定各组织的相对位置。OCT 系统通过发光二极管发射近红外光波构建图像，与 B 超扫描类似。谱域 OCT 可以实现约 7 μm 光学轴向分辨率和 3.5 μm 数字深度分辨率。早期时域 OCT 通过参考臂中参考镜的移动采集图像，所需时间更长，扫描线更少，眼球非静止时所采图像更模糊。扫描线减少降低了图像质量而增加了伪影。谱域 OCT 系统（傅里叶域）通过快速傅里叶变换分析光谱仪采集图像，而非参考镜移动。近年来扫频 OCT 的出现使得高速密集 OCT 扫描成为可能。

OCT 图像可以横截面图像或地形图的形式显示。尽管自动分割算法可以生成单个视网膜层次或视网膜色素上皮地形图，但除在临床试验随访视网膜色素上皮丢失或玻璃膜疣体积变化外，OCT 地形图的临床价值有限。横断面或 B 扫描通过拼接连续横跨视网膜的 A 扫描而实现。

视网膜厚度可通过连续的 OCT 扫描图像进行评估。视网膜内囊样改变在 OCT 上表现为视网膜神经感觉层增厚，内部出现低反射区域。OCT 也可将视网膜厚度以地形图的方式显示。地形图和横断面 OCT 图像可以伪色显示以便解读，但伪色无法正确显示相邻组织的界面状态；灰度图像可以更准确地显示组织结构的细节。黑 / 白背景上的灰度图像是 OCT 最佳的显示方法。

眼部 OCT 是评估黄斑前膜[11]（图 1.6）、板层 / 全层黄斑裂孔[12]（图 1.7）、黄斑囊样水肿、玻璃体黄斑牵引（图 1.8）、黄斑下积液、黄斑劈裂（图

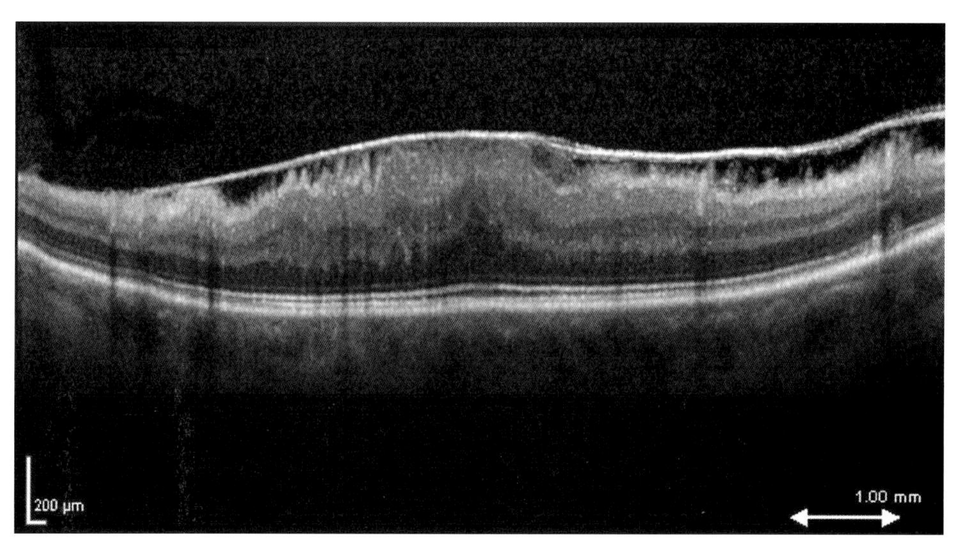

图 1.6 ■ 黄斑前膜 OCT 图像

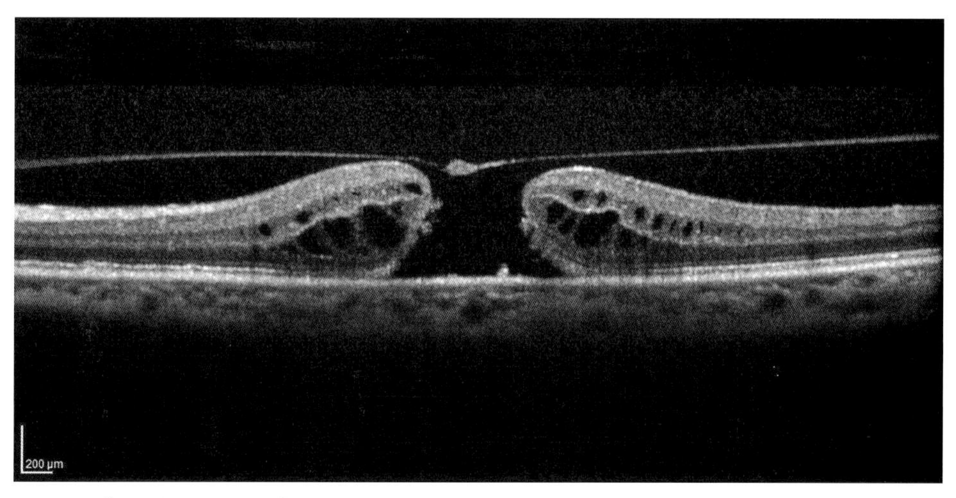

图 1.7 ■ 黄斑裂孔 OCT 图像

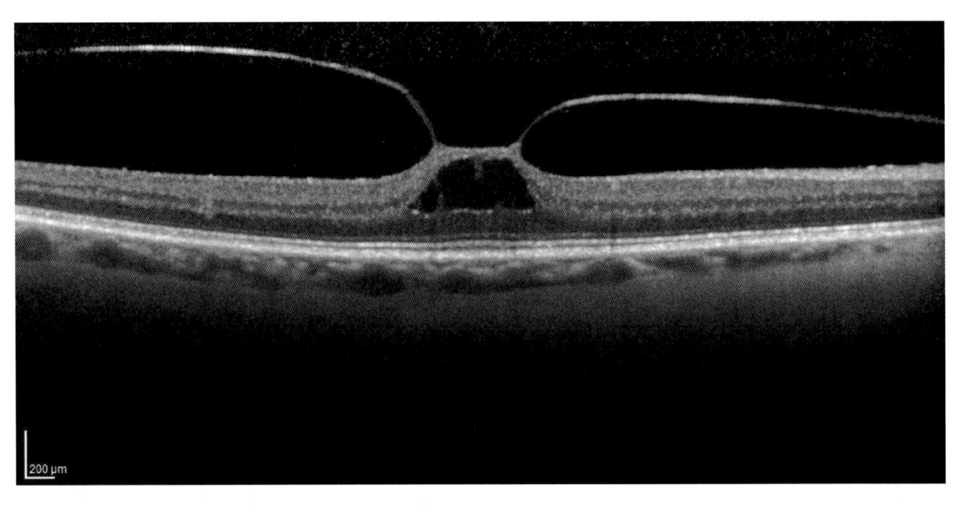

图 1.8 ■ 玻璃体黄斑牵引综合征 OCT 图像

1.9)、黄斑囊肿和脉络膜新生血管膜最有价值的检查手段。谱域 OCT 检查常可发现裂隙灯接触镜眼底检查或血管造影检查无法发现的临床病理改变。OCT 检查也是黄斑疾病术前及白内障术前黄斑评估的必要项目。

视网膜手术医生应像放射科医生读取头颅 MRI 一样分析谱域 OCT 结果：手术医生应查阅全部 OCT 扫描图像，以避免遗漏 EMR 系统单张图像未显示的病变。最好在 OCT 本机成像软件查阅所有图像，而非仅查看由技术人员选择性导入 EMR 系统的部分图像。

视网膜电图

一些眼科医生错误地认为视网膜脱离时可以通过视网膜电图（electroretinography，ERG）的波形

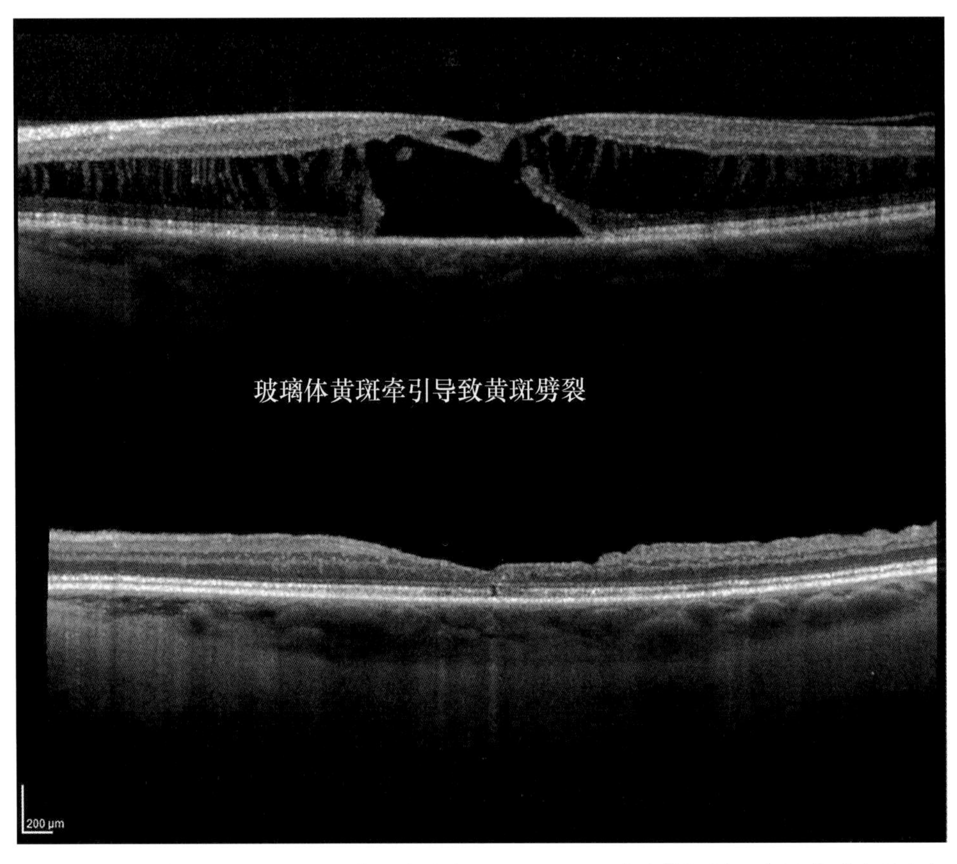

图 1.9 ■ 玻璃体黄斑劈裂 OCT 图像，术前表现（上图）及玻璃体切割＋内界膜剥除眼内气体填充术后表现（下图）

判断视网膜功能。然而，由于信号传导受阻，任何年龄段视网膜全脱离患者都无法记录到 ERG 波形。同样，一些检查人员认为，视网膜脱离患者 ERG 无反应意味着预后不佳且已失去玻切指征。在大多数情况下通过常规眼科检查和超声检查发现的视网膜全脱离患者都必须立即接受玻切术治疗。尽管 B 波降低的确提示内层视网膜缺血，但这也并非预示手术效果不佳，因为黄斑周围小部分视网膜可能尚有较好血流灌注，玻切术后视力部分恢复可期。此外，由于激发光可能无法全部穿透屈光间质到达视网膜，极度浓密玻璃体积血的患者可出现假阴性结果。广泛的全视网膜光凝也可导致 ERG 无反应，类似视网膜色素变性。因此，全视网膜光凝后伴有玻璃体积血的患者可能检测不到 ERG 波形，这可能使医生误以为已失去手术指征。当然，如果 ERG 可记录到波形反应且患者其他临床表现符合手术指征，可能提示手术预后较好。

视觉诱发电位

与 ERG 一样，由于结果解读困难、设备复杂、假阴性和假阳性较多等原因，视觉诱发电位（visual evoked potential，VEP）的应用价值也很有限。与 ERG 相似，术前 VEP 波形振幅严重下降的患者可能被认为无玻切指征，而实际上他们往往在视网膜复位后仍可获得一定的视力。

参考文献

1. Timberlake GT, Mainster MA, Schepens CL. Automated visual acuity testing. *Am J Ophthalmol.* 1980;90:369.
2. NAS-NRC Committee on Vision and Recommended Standard Procedures for the Clinical Measurement and Specification of Visual Acuity: Report of Working Group 39. *Adv Ophthalmol.* 1980;41:103-148.
3. Michels RG, Ryan SJ. Preoperative evaluation of patients for vitreous surgery. In: Gitter KA, ed. *Current Concepts of the Vitreous Including Vitrectomy.* C.V. Mosby; 1976: 121-128.
4. Han DP, et al. Echographic diagnosis of anterior hyaloid fibrovascular proliferation. *Arch Ophthal.* 1991;109(6): 842-846.
5. Genovesi-Ebert F, et al. Echographic study of the vitreoretinal interface in giant retinal tears. *Ophthalmologica.* 1998;212(Supp 1):89-90.
6. Capeans C, et al. Ocular echography in the prognosis of vitreous hemorrhage in type II diabetes mellitus. *Int Ophthalmol.* 1997–1998;21(5):269-275.
7. Kumar A, et al. Ultrasonic errors in analysis of vitreous hemorrhage. *Indian J Ophthalmol.* 1990;38(4):162-163.
8. Jack RL. Ultrasonographic ocular evaluation prior to vitrectomy. In: Irvine AR, O'Malley C, eds. *Advances in Vitreous Surgery.* Charles C Thomas Company; 1976:100-112.
9. Jack RL, Hutton WL, Machemer R. Ultrasonography and vitrectomy. *Am J Ophthalmol.* 1978;78:265.
10. Huang D, Swanson EA, Lin CP, et al. Optical coherence tomography. *Science.* 1991;254(5035):1178-1181.
11. Wilkins JR, Puliafito CA, Hee MR, et al. Characterization of epiretinal membranes using optical coherence tomography. *Ophthalmology.* 1996;103(12):2142-2151.
12. Hee MR, Puliafito CA, Wong C, et al. Optical coherence tomography of macular holes. *Ophthalmology.* 1995;102(5): 748-756.

第二部分

手术技术和技巧

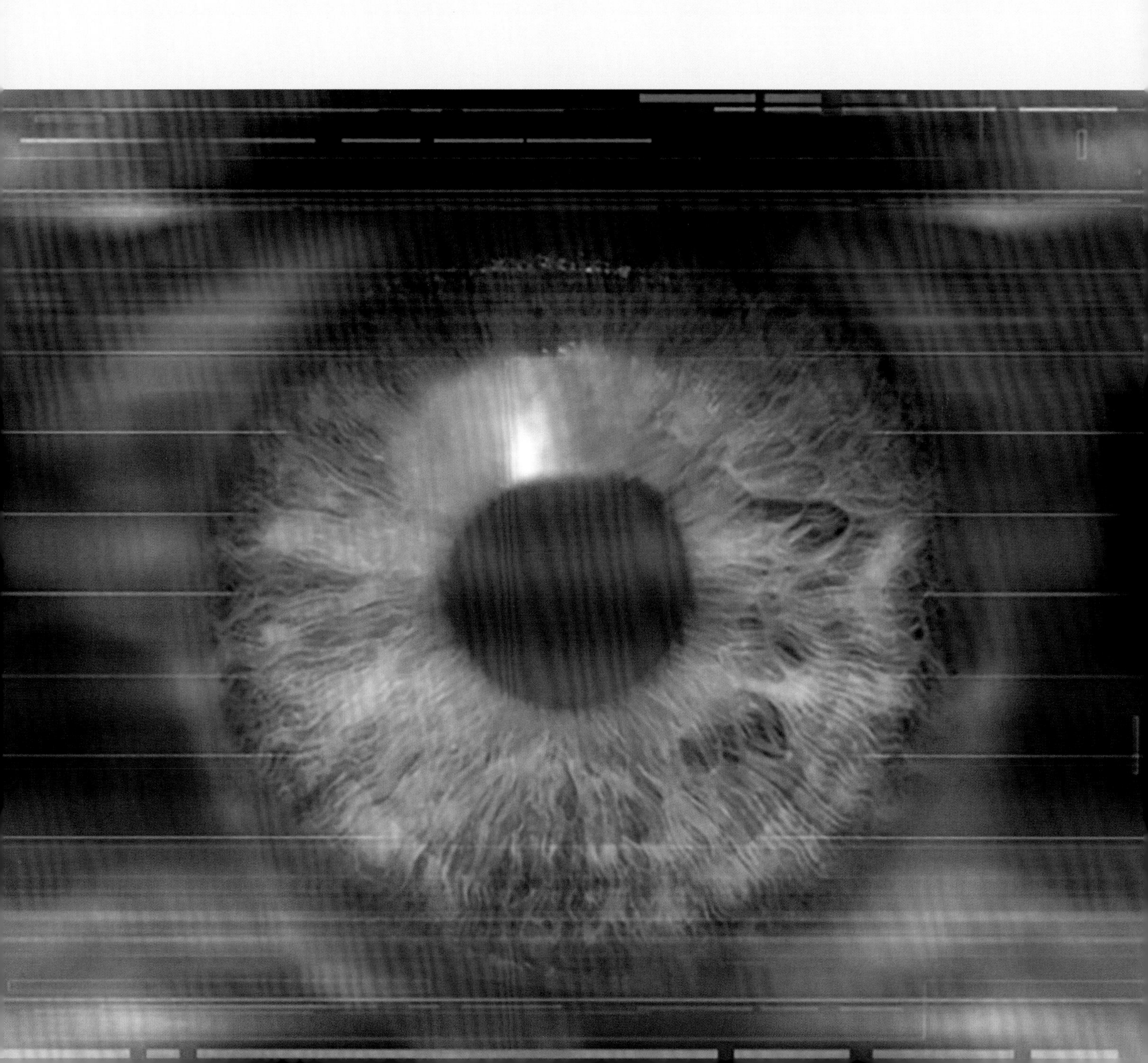

第 2 章

手术系统和器械及手术室的组织

（蒋婷婷　译　常青　审校）

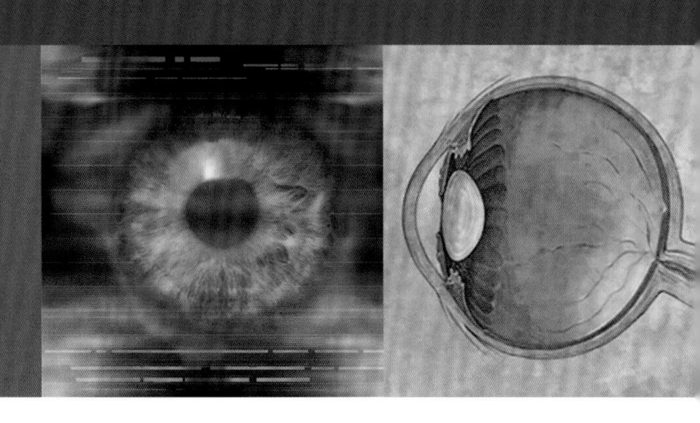

鉴于玻璃体视网膜手术的高科技性，需持续密切关注其设备的运行状态和操作环境。手术医生应该担负起关乎设备的培训、器械存储和维护、耗材供应、人员配备和培训的责任。诘责设备、公司、护士、技术人员甚至管理人员或机构是推卸责任的表现，也无助于解决问题。

玻璃体视网膜手术自问世以来的50年间，历经无数技术进步和发展。医学院的课程多以生物学为基础，更多地强调对于疾病的诊断和治疗，未能使手术医生充分理解技术操作的概念。本章节的目的是构建一个物理学和工程学框架，介绍当今玻璃体视网膜手术中使用的基本技术。

飞行员和手术医生的工作领域有许多相似之处。飞行员必须要了解推进、液压、气动、航空电子设备和电气系统背后的工程学原理，而手术医生虽然经常使用各种手术器械和手术设备，但对它们的工作原理却知之甚少。飞行领域的物理学原理非常复杂，但工程师和飞行员都对其有较深入的了解。鉴于组织切割、湍流形成、摩擦产生、组织的状态变化及断裂延伸极其复杂，其背后的物理学原理很难做到精准的数学化阐述。然而，应该可以得出对所涉及的物理学原理的有效假设，以及相关数学参数的估计。相对白内障手术而言，玻璃体视网膜手术会涉及更多的解剖结构，其治疗的疾病谱也更广，因此需要更多的手术技术和技巧。了解玻璃体视网膜手术所涉及的工程学概念可以有助于更好地选择所需的手术器械，更好地掌控包括灌注、抽吸、占空比、切割速率和激光参数在内的各项技术。了解玻璃体视网膜手术系统的手术医生可以及时解决问题，排除故障，做到随机应变，从而更好更快地完成手术。手术医生应该做到在没有护士或技术人员帮助的情况下，独立设置所有机器的全部参数和模式，并连接、启动和测试所有的器械。掌握这些知识可以减少手术医生对手术室人员的依赖性，同时降低在缺乏关键人员的情况下所产生的焦虑情绪。

手术室环境

手术排程

最好选择手术医生及其团队时间充裕，没有沉重精神负担的时机来安排玻璃体切割术。因为若是在手术以后还有其他艰巨的任务，手术医生就会变得紧张。鉴于玻璃体切割术耗时可能很长，特别是在学习阶段，必须将充足的时间和精力用于手术本身，而不是后续的事务。最好有固定的手术间，搭配专业人员，而不是使用临时手术间，这也有助于设备的使用和维护，以及一次性物品的保管与储存。

器械存储

鉴于玻璃体手术的高科技性，在手术之前，临时配置器械并不妥当。同时，也不推荐与其他手术医生和其他手术共用这些专业器械。应该配备一个器械包，其内包含所有玻璃体视网膜手术所需的基本显微手术器械。从角膜缘切口进行晶状体摘除术、取出人工晶状体和大的眼内异物，都需要在常规玻璃体切割术器械包的基础上配备额外所需的器械。手术室或相邻的储藏间应始终配有同样的无菌的备份器械包。

所有易损坏的器械，如一次性剪刀、镊子、接触镜和无菌可重复使用的器械，都必须放置在标记好的器械包、储物柜或器械盒中。这些器械最好置于手术室里的锁柜中，或可移动柜中，以便于在使用前可被推入手术室内。以上器械应放置在柜子中的特定位置，以便于进行日常库存清点和维护。如果不置于一个单独的柜子内，器械往往会丢失，在玻璃体手术的关键时刻无法立即找到。

所有的一次性耗材，如器械包、器械、手术巾、显微镜罩巾、缝合针线、人工晶状体、全氟化碳液体、硅油、气体和套管，应保证数量充足，并存储在手术室附近的特定位置。这样，因操作失误或无意中被污染的耗材和器械可以立即更换，无需从中心供应室调取。若需要从中心供应室调取器械或耗材，申请流程务必通畅。

应将快速消毒系统，诸如 Sterad 或 Steris 系统以及快速循环高压蒸汽灭菌器提供给手术室人员，以减少手术的周转时间，这样做也能够在没有充足器械备份的情况下，对意外污染的器械进行再灭菌。一次性器械的广泛使用可解决这个问题，并降低了劳动力成本及器械灭菌、更换和存储的成本。

术前设备测试

所有设备都应在对患者实施麻醉前进行设置和测试。如果各类手术（如玻璃体切割术、晶状体切除术、晶状体超声乳化术、眼内光凝术）所需的器械、手术显微镜或剪刀等器械无法使用，手术必须推迟。应使灌注液流经所有套管，以清除气泡。只有在所有设备测试完毕且手术医生到场后，才能对患者实施局部或全身麻醉。

手术室人员

建议由一名专职技术人员或护士与手术医生一起负责所有器械以及一次性耗材的订购、维护和储存。同时，该人员也应该在诊室协调工作，以提高信息传递及办事效率，增强患者的信心。此外，该人员也可协助记录，统筹术前、术中和术后的各项数据，以用于结果测试、病史记录和计费。在对患者进行术后随访中，该人员可作为手术成败的独立人员证据。该人员应该统领整个团队，并在缺乏后备人员的时候可以替补。正如一支成功的体育团队一样，一种友好、合作、伴有幽默感的氛围和团队协作的态度是手术室里所必需的。不幸的是，手术室里往往存在紧张、愤怒、沙文盲目主义和互相指责的态度。

视频录制

尽管某些病例可能有教学价值，但不能让录制视频牵扯医生在手术室中的时间和注意力。绝不应追求完美视频录制而消耗过多劳动力成本及手术医生的精力。尽管视频是一种有效的教学方式，但它更多是用以宣传目的。3-CCD 的摄像机与 1-CCD 的摄像机相比，可提供更好的颜色纯度和图像质量，但需要 10 倍以上的光线。录像可以存储在硬盘或闪存驱动器中。直接编辑（Direct-to-edit，DTE）系统的效率要比在术后一次性捕获视频的系统高得多。DTE 系统允许使用快进而不是常速来回放视频。爱尔康 NGENUITY 系统有非常高质量的 2D 和 3D 视频录制功能（图 2.1）。

组织切割

除非物体受到约束，否则施加在物体上的外力会使它移动。施加在受约束物体上的力会引起一种称为应力的内部反应，用于抵抗外力。牵拉应力和压缩应力的方向垂直于物体的横截面（图 2.2）。吊桥上的吊索受到牵拉应力的作用，而路面则受到行驶于其上的汽车的压缩应力作用。作用于平面上，与该平面相切的力被称为剪切应力，又分为横向剪切应力和扭转剪切应力。两块滑动金属板之间的铆钉受到横向剪切应力。而当迅速踩油门时，汽车的传动系统受到很大的扭转剪切应力。施加在受约束物体上的力会导致物体

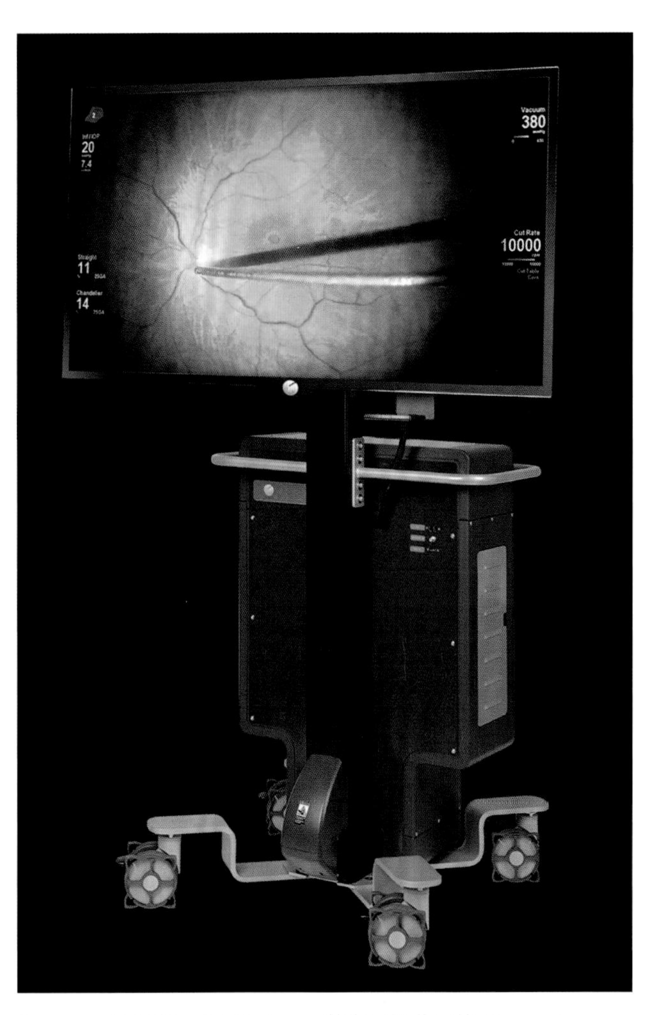

图 2.1 ■ 爱尔康 NGENUITY 3D 数字可视化系统（Image Courtesy of Alcon）

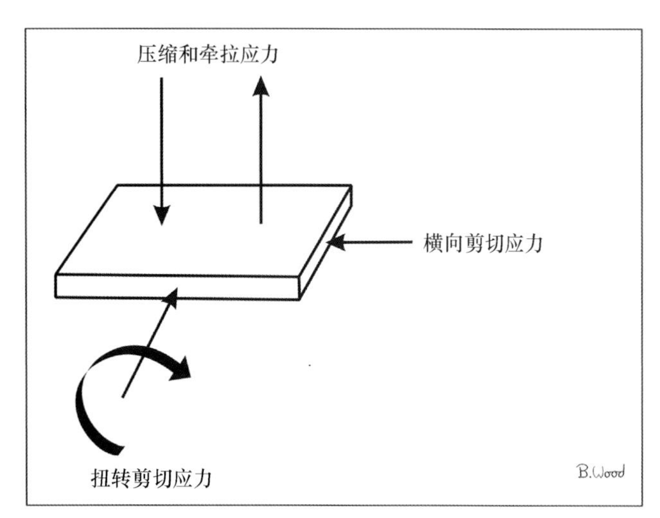

图 2.2 ■ 施加在受约束物体上的外力会通过力的大小、持续时间和速度来引起物体形变

发生形变，其程度与外力的大小、持续时间和速度相关。单位长度的形变量称为应变。牵拉应力和压缩应力分别导致物体的拉长和缩短。横向剪切应力导致物体弯曲，扭转剪切应力造成物体扭曲变形。相对较小的应力会导致少量的应变。在去除应力后，物体将恢复原来的大小和形状，这个过程称为弹性应变。若应力不断增加，最终会导致物体发生永久形变，这种形变在应力去除后仍持续存在。诸如钢材这样的材料，其永久形变是由于金属晶体结构的变化所致。最终，小裂纹出现并扩大，导致整块金属的断裂和失用。

生物组织，特别是眼内组织，表现出更复杂的特性。外部施加的力会引起其形变，并有可能产生弹性应变。随着外力的持续，可能会产生“流动”，类似黏性流体内所见。这种弹性应变和黏性流动的结合被称为黏弹性。

如上所述，鉴于组织切割的显著复杂性，很难对其进行基于物理学的精确描述和数学化的阐释。本书的资深作者认为，为了研发和利用更高效的技术和设备，有必要对组织切割的几种类型进行定义：拉伸、剪切、锐度、惯性和气化。理想的切割应定义为，在不产生任何远程力学、物理或化学效应的情况下，将组织分割成两部分。

拉伸是指对组织或组织界面施加拉力，直到组织失用、撕裂或断裂。类似于在抗牵拉强度测试中使用的方法。剥膜就是这种作用模式。视网膜前膜的强度是视网膜本身的 100 倍，因此这种牵拉撕除方法可用于视网膜及其前膜之间黏附性低的疾病，如黄斑前膜，但不适用于牵引性视网膜脱离。

剪切定义为移动两方刃的切割边缘，使其交错，伴目标组织的插入。剪刀采用的是非平行刀刃的剪切型切割模式，当刀刃闭合时，将组织向前推。这个概念可称为“向外剪切”。剪刀是在刀刃闭合时，在向其尖端前进的一个点上进行切割。玻璃体切割头也是采用剪切模式进行工作。然而，与剪刀不同的是，玻璃体切割头是沿一条曲线切割而不是一个点。玻璃体切割头采用的是平行切割刃，因此，不会出现剪刀产生的“向外挤压”力，可称为“向内剪切”。玻璃体切割头通过跨开口的压力梯度，使流体或组织通过流动或形变进入其开口。实际的切割刃是由切割头的外径凹入，由外部“针”壁的厚度决定。超过开口直径的较大组织，须通过跨开口的压力梯度发生弹性形变以后才能通过开口。

锐度定义为一个薄截面的刀片在单位面积上产生的高压。刀具利用锐度进行工作，而剪刀从不被描述为“锋利”或“钝”。尚不清楚微观表面粗糙度是否有利于切割以及增加不必要的组织位移。微玻璃体视网膜穿刺刀虽然最初是设计用于巩膜切开术[1]，但有时也用于切开包括视网膜前膜在内的眼内组织。新研发出的钻石刀用于分离视网膜前膜，但是因其存在医源性视网膜裂孔的风险，尚未被采用。

惯性切割是指利用快速移动的切割元件作用于静止的组织来进行切割，这是超声乳化的作用模式。然而，“乳化”一词并不准确，因为它指的是克服液体的表面（界面）张力，以产生小液滴，达到在水中混溶的目的。玻璃体切割头无法达到足够的切割速率来实现惯性切割的效果。

激光通过使组织气化来进行切割，这会产生气泡和声学（远程、机械）效应。诸如“烧蚀”和“破坏”这样的通俗用语容易引起误解，因为它们不是物理学术语。激光利用其空间或时间相干性，可产生足够的功率密度来使组织或液体发生气化。时间相干性是指能量在非常短的时间间隔内传递，而空间相干性是指能量在非常小的体积内传递。空间相干性会产生少量的组织气化。因此，激光切割组织，比如 YAG 激光囊膜切开术中，是依赖于产生的点线式切口延展。视网膜前膜和玻璃体具有很强的弹性，并且能够抵抗这种切口延展。鉴于这些特性，需要非常高的功率密度才能对其进行组织切割。但是高功率密度会产生许多气泡和声压波，这会对距离目标位置较远的组织造成损伤。铒 YAG 激光操作时需要遮挡视网膜，它会产生气泡，需要类似玻璃体切割系统的流控技术，其清除组织的速度非常慢[2]。飞秒激光利用其很高的时间相干性和固有宽带（白）光，可用于制作 LASIK 角膜瓣，也可进行其他眼前段应用，但不适用于去除视网膜前膜。

关于酶辅助下的玻璃体切割术的研究已经 50 余年，仍未证明其安全有效。酶解法旨在使玻璃体液化或将玻璃体后皮质与视网膜分离[3]。其存在的问题包括：对视网膜或悬韧带存在严重的潜在损伤，以及需要至少在术前 30 min 注射。非特异性蛋白酶如 ocriplasmin 并没有应用于黄斑疾病，因其对感光细胞间基质和悬韧带存在严重的损伤。

手术液流控制技术

为了使组织进入玻璃体切割头的开口，必须存在跨开口的压力差。称其为“被动排出”是不正确的，因为高灌注压所产生的跨开口压力（trans-orifice pressure，TOP；ΔP）与开口内部负压（真空）所产生的跨开口压力之间没有差别。TOP 梯度使得半刚性材料，如视网膜前膜和晶状体核必须发生形变，才能通过玻璃体切割头开口。TOP 过低会延长玻璃体切割的时间，而过高则会产生玻璃体视网膜牵拉和视网膜裂孔。

在减少玻璃体视网膜牵拉的前提下，选用合适的负压在合理的时间内进行玻璃体切割。要清除气栓、打通管道堵塞，最安全的方法是冲洗眼外系统，而非提高负压。切除玻璃体后，可以使用更高的负压小心地去除黏附的或已分层的视网膜前膜。负压抽吸所致的玻璃体视网膜牵拉是造成术中视网膜裂孔的主要原因。只要是对玻璃体进行负压吸除，就将存在类似无晶状体眼视网膜脱离的概率。除负压抽吸外，手术操作技术、液流参数和切割速率、视网膜格子样变性、术前已存在的视网膜裂孔和巩膜切口处的玻璃体嵌顿等因素也可能导致玻璃体切割术后发生视网膜脱离。

灌注液流控制技术

玻璃体切割术需要同时进行灌注和抽吸。灌注和抽吸液体之间有许多相似之处，因为它们受到相同的物理学原理的影响。流体的流动阻力是由管腔内径、管道长度和管内流动限制所决定的。流动阻力与管道半径的四次方成正比（Hagen-Poiseuille 方程），并与管道长度线性相关（图 2.3）。由于呈四次方关系，半径对阻力的影响非常明显，鉴于近年来，玻璃体切割头从 20 G（0.89 mm）发展至 23 G（0.75 mm）、25 G（0.5 mm）乃至 27 G（0.375 mm），这种尺寸的转变明显影响了临床的参数设置。

灌注套管的阻力大于 84 英寸灌注管道产生的阻力。欧姆定律［电压＝电流 × 电阻（E ＝ IR）］在

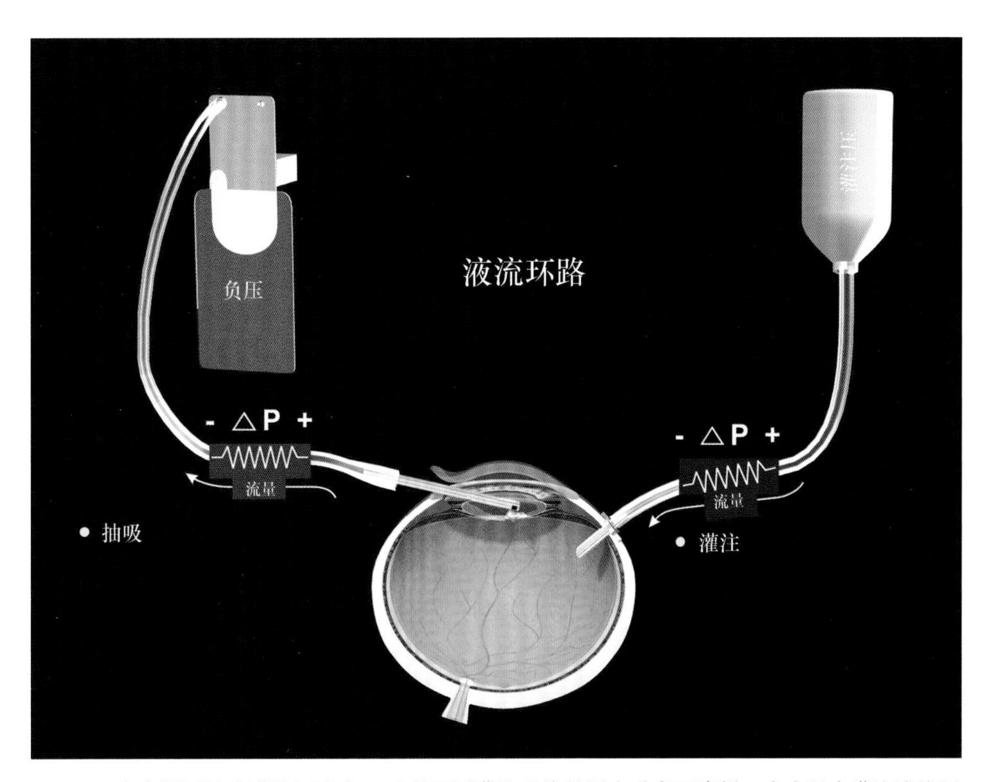

图 2.3 ■ 术中眼压是由灌注压决定，后者可因灌注系统的阻力升高而降低。术中眼内灌注液流量取决于控制台负压真空水平，流量可因负压系统阻力升高（如切割开口间歇性关闭）而降低

数学上等价于流体流动的欧姆定律（压力梯度＝流量 × 流动阻力）。在负压系统中，有流动阻力的存在是一个优势，因为它限制了组织通过开口时突然发生弹性形变而造成浪涌。然而，它在灌注系统中则是一个不足，因为它导致灌注压和眼压之间存在一个必须进行补偿的压力骤降。这种压力骤降只发生在流动过程中，并随着流量的增大而增加。在进行核心部玻璃体切割时，灌注压通常为 20 mmHg 或更高。在剥膜、用剪刀进行分割 / 分层操作和眼内光凝这些没有液体流动的操作期间，灌注压等于眼压。而最高的流量和压力骤降出现于 20 G 晶体粉碎期间，或者见于极低的切割速率和非控制排出套管等情况。

低眼压的影响

玻璃体切割术中眼压过低很常见，部分原因是过度担心高眼压的影响。低眼压可导致原因不明的瞳孔缩小，从而需要使用虹膜拉钩或眼内注射肾上腺素，而这些操作会产生潜在并发症。低眼压会导致角膜变形，使用手持式接触镜可由于角膜变形造成离焦和散光；作者建议将眼压设置为 45 mmHg，不过儿童或一些全身麻醉患者出现低动脉灌注压时除外。低眼压最显著的并发症是切除血管时易出血，最常见于糖尿病性牵引性视网膜脱离或伴有视网膜新生血管的患者。玻璃体切割术中发生脉络膜上腔出血往往是医源性的，由于不慎发生了脉络膜上腔灌注，睫状后短血管继而受到剪切力，发生破裂。在玻璃体切割术中，低眼压是完全可以避免的；白内障手术则不然，因为白内障术中需要开放切口以植入人工晶状体。脉络膜上腔灌注也是可以避免的，只要谨慎放置灌注管，并及时发现灌注进入脉络膜上腔。手术医生及其团队应持续密切关注灌注管的状态，这点至关重要。

高眼压的影响

玻璃体切割术中眼压过高可导致视网膜中央动脉阻塞和角膜水肿。由既往内眼手术史、外伤或 Fuchs 角膜内皮营养不良导致角膜内皮细胞计数偏低时，更易发生角膜水肿。眼压过高时，角膜水肿立即发生，当眼压恢复正常时，角膜水肿需要较长时间才能消退。角膜水肿是在视网膜血管可见之前眼压过高的早期预警信号。一旦看到视网膜血管，也可以通过监测视网膜血管血流是否中断来判断眼压。

对血管化的视网膜前膜进行分割或分层，以及切除瘢痕组织时，特意升高眼压是控制出血的有效方法。可通过脚踏控制快速切换，利用瞬时高眼压进行止血。

放置灌注套管的安全注意事项

构建手术切口将在另一节中进行详细讨论，但有几个安全要点需要强调。必须使灌注套管插入一个相对坚硬的眼球，这样它才能够完全穿透无色素的平坦部睫状上皮和脉络膜，而不仅仅是巩膜。在选择穿刺部位时，必须注意避开脉络膜上腔出血及睫状体平坦部异常的位置。灌注打开之前，应使用手术显微镜或间接检眼镜，而不是用肉眼和外部照明器，确保看到灌注套管内口，从而避免因未能观察到套管尖端的透明组织而造成视网膜下或脉络膜上腔灌注。必须将灌注套管牢固地固定在手术巾上且保留一定长度，以防止眼球旋转而导致的套管移位。灌注套管必须放置在接近 3 点钟或 9 点钟的位置，以便在旋转眼球时不会被下眼睑或开睑器推移。

灌注系统技术

在 Accurus（Alcon，Inc，Ft. Worth，TX）系统开发之前，所有可用的系统都是基于重力的灌注系统。这个系统有三个明显的缺点：没有灌注压的数字读数，手术医生很难自动将英寸（或厘米）水柱转换为毫米汞柱；静脉输液杆无法由手术医生控制；电动输液杆的速度慢于先进的爱尔康星座视觉系统的加压灌注 / 抽吸系统。以前的气体驱动灌注也比基于重力的系统更好，因为可给出直接的数字读数。而 Accurus 系统实现的主动气体灌注系统更优，因为它可通过手术医生的脚踏控制，实现快速增减灌注压。星座视觉系统具有反馈控制的流量补偿（而不仅仅是灌注压）。它可在初始化过程中校准灌注系统的阻力，利用超声波多普勒传感系统测量实际流量，实时计算流体欧姆定律，并通过提高灌注压来补偿灌注回路中的压力骤降，迅速达到预设眼压值的正负 2 mmHg 范围。

抽吸流体动力学和玻璃体切割

基于开口的流量限制（port-based flow limiting）是由本书的资深作者创造的一个术语，它既包括直径较小的玻切头造成的流量限制，也包括由较高的切速和偏置闭合占空比造成的流量限制。较高的切速会周期性地中断通过切割口的流体，从而增加弹簧回弹式玻切头的流体流动阻力。高切速对所有情形来说都是有益的，因为它增加了流体稳定性，进而减少了对于脱离的（活动的）和贴附的视网膜的脉冲牵拉，从而减少医源性视网膜裂孔的发生。本书的主要作者将在开–合循环期间通过切割口的流量称为“脉冲流量”。与较低切速相比，高切速会产生许多小体积脉冲，具有更小的远程（远场）效应，即脉冲玻璃体视网膜牵拉效应（图 2.4）。由于力＝质量 × 加速度（F ＝ MA），小脉冲流量意味着玻璃体没有时间进行加速和产生远程效应。然而更高的切速却并不能更好地切割玻璃体胶原纤维，这是因为流速不会随着切割速率的提高而增加。此外，基于开口的流量限制降低了致密的视网膜前膜或瘢痕组织通过切割口时产生骤然形变而出现的浪涌，从而减少医源性视网膜裂孔的发生。高切速除了能够产生合适的基于开口的流量限制外，还减少了未被切割的玻璃体胶原纤维通过开口的行程（图 2.5）。流动阻力与直径的四次方成正比，因此 25 G 玻切头比 23 G 具有更大的流动阻力，手术医生经常误认为 25 G 的玻璃体切割术是“低效的”或流量不足，但实际上它更安全，因为产生的脉冲性玻璃体视网膜牵拉更少。

基于开口的流量限制与首次在爱尔康 MicroFlare ABS 和 MicroTaper ABS 晶状体超声乳化系统上实现的高负压、低流量超声乳化具有相同的物理学原理。高负压、低流量的超声乳化术具有更好的前房稳定性，堵塞解除后的浪涌减少，这与后段玻璃体切割术中基于开口的流量限制的特点类似。

玻璃体切割操作技术的作用

晶状体超声乳化技术主要是将晶状体组织移出，远离其囊袋，避免囊袋破裂和玻璃体疝出。与之形成鲜明对比的是，玻璃体切割头应移动到需切除的玻璃体处（图 2.6），而不是使用过大的负压和流量将玻璃体拉到开口处（图 2.7）。转做玻璃体切割术的白内障专科医生必须有意识地聚焦于将玻切头的开口移向玻璃体，因为晶状体超声乳化术的操作方向是相反的，特别是在灌注 / 抽吸过程中。

大直径高流量的玻切头并不会提高（或降低）效率，效率的定义是单位体积的灌注液所移除的玻璃体体积。同样，效率也不是切速的函数，效率完全是由技术操作决定的，保持玻切头开口始终处于玻璃体内，可提高效率。本书作者认为的最佳手术方法是持续接触并递进式玻璃体切割术。过分强调效率和更快的手术时间会导致在抽吸时将玻切头向后拉，大大增加玻璃体视网膜牵拉这种计划外的后果。

玻璃体切割术的物理学原理

玻璃体是一种非常复杂的组织，同质性很低；物

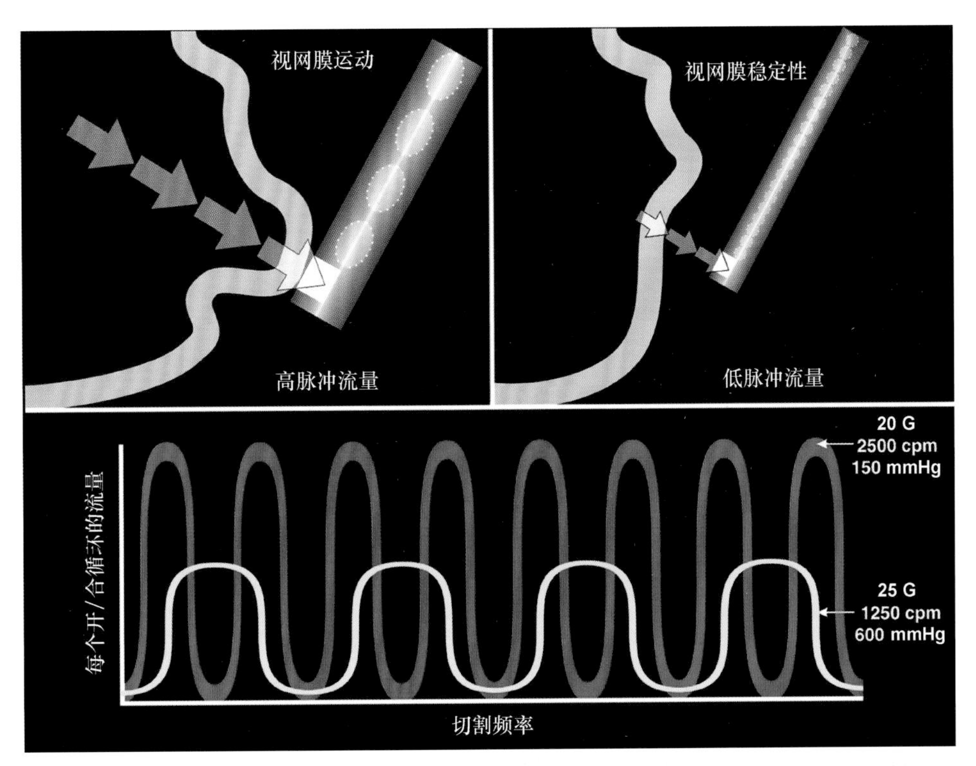

图 2.4 ■ 高切速可导致基于开口的流量限制，特别是在使用弹簧回弹式玻切头的情况下，这增加了液流稳定性。cpm，每分钟切割速率

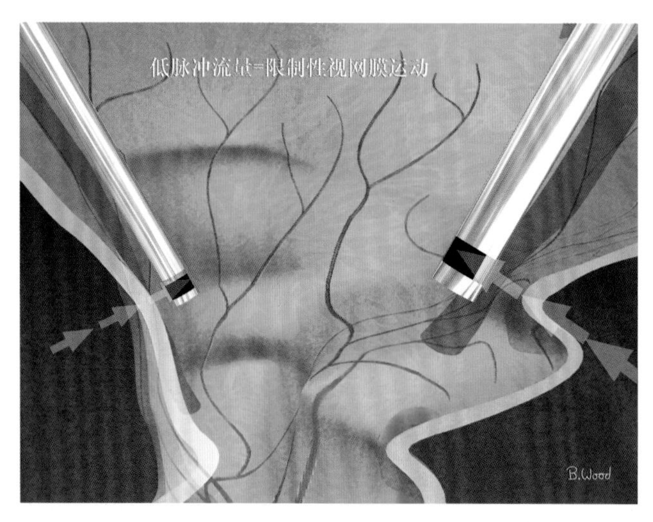

图 2.5 ■ 较高的切速降低了脉冲流量，从而减少了脉冲性玻璃体视网膜牵拉

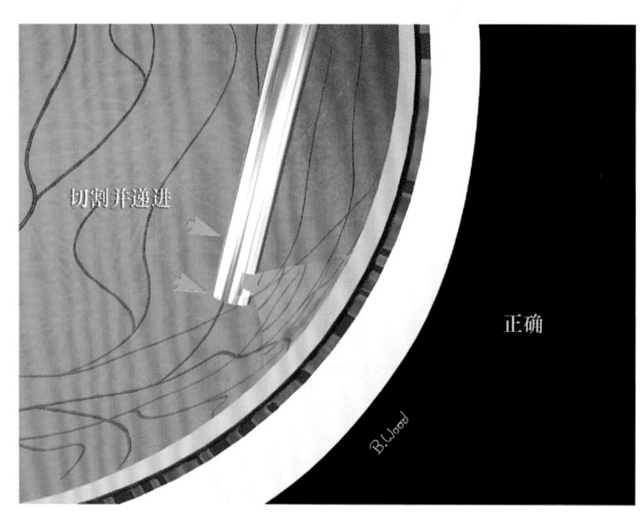

图 2.6 ■ 紧贴递进式将玻璃体于原位切除，明显减少玻璃体视网膜牵拉

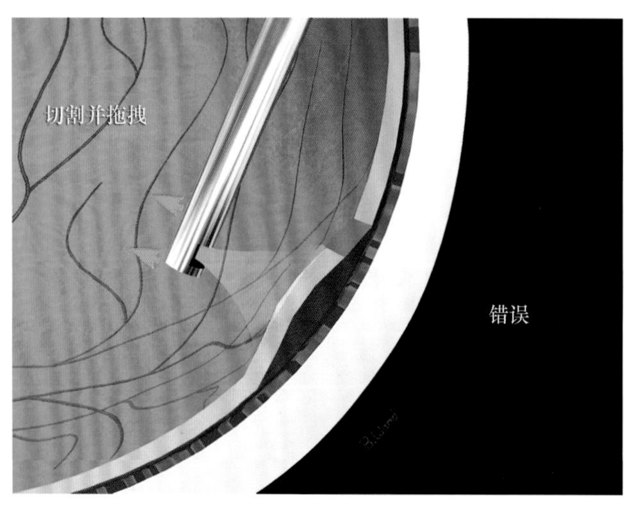

图 2.7 ■ 切割并拖拽切除，玻切头开口的负压会加重玻璃体视网膜牵拉

理特性因患者和疾病的不同存在很大差异，并随着玻璃体切割术的进程而发生显著变化。透明质酸作为一种非牛顿、假塑性流体，类似黏弹剂，可抵抗形变进入玻切头开口。在玻璃体切割术的初始阶段，手术医生通常认为“什么都没有发生”，但实际上透明质酸正在被移除，而此时医生可能会提高流量，降低切速，此非安全明智之举。透明质酸作为一种缓冲物质，可减少玻切头开口的脉冲流量引起的玻璃体视网膜牵拉。随着玻璃体切割的进行，核心玻切结束后，透明质酸被稀释，其缓冲玻璃体视网膜牵拉的作用减弱，尤其在周边部靠近视网膜进行玻璃体切割时需要注意这一点。此外，灌注液可改变玻璃体的电化学性质，显著降低其黏度。将玻璃体从人眼内或摘除的动物眼内取出后，其黏度在几分钟内可降低 5 倍。

切割技术

气动玻切头比电动玻切头更轻，更紧凑，使用更灵活（Weber-Fechner 定律），减轻了手疲劳。虽然常被误解，但实际上使用一次性器械可降低每个患者的成本，因为它节省了器械清洁、漂洗、干燥、包装、消毒、储存、更换和零配件成本。清理任何带有腔隙的器械，比如玻切头、剪刀、镊子和套管，都可能由于既往患者生物组织的残留、超声波清洗使用的酶、高压灭菌水的杂质等原因，导致 TASS（眼前段毒性综合征）样炎症。此外，玻切头、剪刀和镊子，特别是小尺寸的器械（23 G、25 G 玻切头）具有易损的切割和抓握表面，在清洗和消毒过程中易被损坏。

本书的资深作者研发了 InnoVit 玻切头双驱动系统以取代弹簧驱动，用于在压力脉冲关闭开口后，再打开开口。去除弹簧驱动提高了切速以及闭合期间的流速。InnoVit 玻切头采用了有限角度旋转切割模式，而不是轴向（铡刀）切割模式。为爱尔康星座系统研发的 UltraVit 玻切头采用了基于膜片的双驱动轴向切割模式。占空比定义为切割口打开时间占总时间的百分比。较低的占空比会限制开口处流量，具有更好的流体稳定性和更少的玻璃体视网膜脉冲牵拉。而较高的占空比具有更高的流量和更多的玻璃体视网膜牵拉，仅适用于核心部玻璃体切割。爱尔康星座系统的 Ultravit 玻切头目前切速可达 2 万次 / 分以上，并且可在不受切速影响的前提下，通过开口的流量限制来控制调节占空比。

爱尔康 HyperVit 玻切头采用双向切割模式，即所谓的双开口，占空比较大，需要通过降低平均负压来减少阻力。当然，在需要时也可产生高流量。这种玻切头的运行速度达 2 万次 / 分。

抽吸技术

The VISC、RotoExtractor、Vitreophage 和其他早期的玻璃体切割设备是让助手使用一个注射器进行抽吸。这种方法极不精确而且危险，因为注射器内部摩擦力不一致，而且是由别人而不是手术医生本人来操作控制。Conor O'Malley 和 Ralph Heinz 研发了 Ocutome800 玻切机，使用脚踏控制预设的负压，这是一个巨大的改进。本书的资深作者（SC）与 Coopervision 公司的工程师合作研发了 Ocutome 8000 玻切机的线性（比例）负压系统。本书的资深作者与 InnoVision 公司合作研发的 OCM 系统具有极快的流量，但一直未商业化，幸运的是，其中的许多技术后来都整合到爱尔康 Accurus 系统，并且在爱尔康星座系统中继续应用和改进。从安全角度来说，相比于增加负压而言，对降低负压的脚踏指令做出及时响应更为重要。响应时间由许多因素决定：负压通道管径的大小、比例阀响应时间、嵌入式控制器以及实时操作系统。爱尔康 Accurus 系统拥有第一个实时操作系统和分布式嵌入式处理器，其响应时间为 50 ms，与其最接近的竞争对手的响应时间则要长 10 倍。星座视觉系统的响应速度是 Accurus 系统的两倍，可以几乎同时控制由高切速、小管径（25 G、27 G）产生的开口的流量限制和占空比的变化，而其他系统的基于控制台的流量限制必须通过流经 84 英寸管道的流体信号双向传递来实现。

长期以来，人们误认为，在进行核心部玻璃体切割时，应该降低切速。从视觉和认知处理后产生运动应答，再经由脊髓和腿传播，继而引发下肢肌肉收缩，手术医生从看到目标到控制脚踏的反应时间约是 400 ms。手术医生的反应时间比现代文丘里系统对脚踏指令的反应时间（50 ms）要长一个数量级。本书的资深作者做过测算，从手术医生决定抬起脚踏到玻切头开口的实际负压开始降低的这段时间内，已经有距离玻切头尖端到开口之间所含流体体积的 30 倍的流量通过了开口。

切割运动

一些手术医生建议在切割时使用玻切头拖拽，这种操作是非常危险的，因为玻切头拖拽的力和负压吸引力都增加了牵引。这在低切速、高负压模式下或重复使用一次性玻切头时尤其危险。在白内障或穿透性角膜移植术中，玻璃体切割的同时拖拽玻璃体，还有一个缺点就是会引入空气，会造成气栓。如果有组织卡在开口，手术医生不应把玻切头回拉（“烧伤手”反射），而是应该停下来让助手挤压抽吸管道，或者使用脚踏回吐模式则更好。

星座系统可以精确地控制非常低的负压，允许玻切头开口面对视网膜或与之呈 90°，而不是背对视网膜。就像使用其他电动器械一样，玻切头应该朝向组织进行切割。如果开口前旋，背对了要切割的玻璃体，就会施加过度的负压。高性能的玻切头、先进的液流控制技术，特别是与高切速相结合，实现了原位组织切割的最终目标。习惯于将玻璃体拉到玻切头开口的手术医生起初可能认为这些系统作用不大，但随后就能学会将玻切头移至需要切除的组织。本书的资深作者认为最佳的操作方法是持续接触并递进式玻璃体切割，务必将玻切头开口对准玻璃体，不要向后拉动，而且要避免忽切忽停这种操作。

切割头开口配置

大的开口可降低单位面积的衬砌变形力，允许较大的组织碎片进入。只有当高切速和高性能玻切头 / 液流控制系统允许贴近视网膜进行安全操作时，更靠近玻切头前端的开口设计（图 2.8）才具有优势。倾斜的玻切头尖端尤其适用于糖尿病性牵引性视网膜脱离，还可轻易切除马蹄形视网膜裂孔的盖子。虽然剥除大多数的视网膜前膜只需要剪刀或镊子，但是在处理糖尿病性牵引性视网膜脱离的增殖膜时，将玻切头靠近视网膜进行原位分层和翻卷剥膜十分有用。

自锐化

与电动玻切头相比，气动玻切头具有更高的力重比，可以驱动其自锐化。能够自锐化的玻切头在操作过程中始终保持锋利。任何自锐化的玻切头都必须一次性使用，因为自锐化会损耗金属，并最终失用。

玻璃体手术的负压控制系统得到了逐步改进。早期手动操作的注射器由助手控制抽吸，由于注射器的摩擦力和体积 / 流量控制影响，吸力变化很大。人工控制注射器抽吸，导致跨开口压力（TOP）波动明显，产生过度的玻璃体视网膜牵拉。而使用机械化抽吸的可控性较好。蠕动泵主要是流量控制而并非负压，当组织堵塞于玻切头开口时会出现瞬时高 TOP。当组织发生形变并快速通过玻切头时，这种负压的残

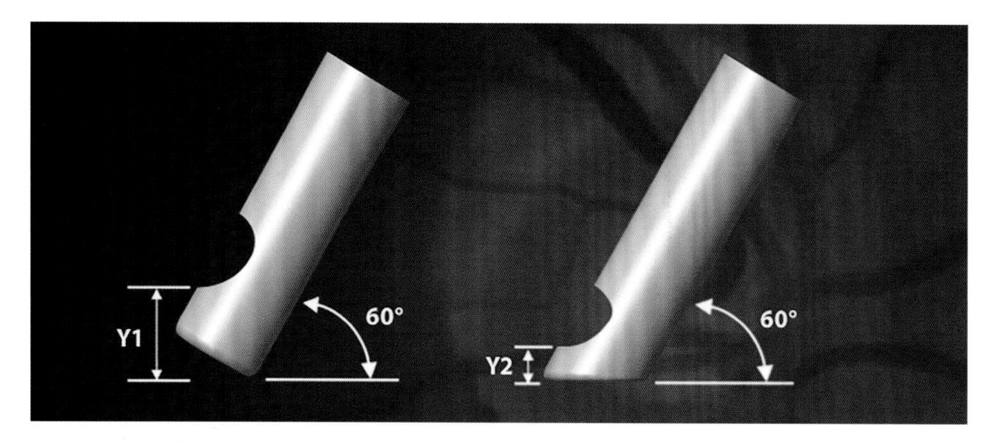

图 2.8 ■ 爱尔康 HyperVit 玻切头，速率可达 2 万次 / 分，具有一个更靠近尖端的斜面开口，在处理糖尿病性牵引性视网膜脱离时，可以更贴近地剥除视网膜前膜；在视网膜脱离的患者中也可以更自如地切除视网膜裂孔盖。斜面尖端还减少了湍流和反冲（Image Courtesy of Alcon）

留脉冲会波及周围玻璃体，造成不当的玻璃体视网膜牵拉。文丘里泵比蠕动泵或双注射器式玻璃体切割系统更安全，可减少脉冲性（即蠕动式）玻璃体视网膜牵拉。文丘里系统是气下玻璃体切割操作的绝对必要条件。

手术医生脚控负压系统比手控更好。负压类似于刀或剪刀施加的压力，应该由手术医生直接控制。一个可控的负压系统可以最大程度地控制玻璃体视网膜牵拉。在玻切头上设置一个按钮来控制负压，会引起无意的手部动作和操作疲劳。在预设的负压下，脚控电磁阀可以切断吸入口与集液盒的连接，但不能控制负压的持续稳定存在，除非停止负压吸引。更理想的负压控制可通过与吸力成正比的脚踏操作来实现。简而言之，踏板位置与负压相关。比例式负压控制，通常被称为线性负压系统[4-5]，可以对负压进行持续优化控制，无需巡回护士反复设置负压水平。先预设最大负压，再不断调整、使用恰当的负压，目测玻璃体切割的效率。负压大小的读数显示于控制台，但很少需要医生读取，因为最佳方法是通过目测观察玻璃体流入玻切头开口的速度和是否产生不必要的视网膜运动来判断吸力大小是否合适。手术医生可在 NGENUITY 系统的屏幕上看到实时的负压、灌注压、切割速率以及其他参数。

线性负压系统的一个显著优点是可以控制负压的增减速率。术中逐渐提高负压，直到玻璃体进入玻切头开口。快速响应时间对于比例式（线性）负压系统至关重要。星座系统经过优化，可以根据脚踏指令快速降低负压（耗时约 50 ms）而无需停止切割。在专用流体处理器上安装的实时操作系统保证了这种快速响应时间。加之高速切割（20 万次 / 分），玻切头可安全地贴近视网膜表面进行切割。

玻切头设计理念

最初的电动、非一次性玻璃体切割头，比如 Machemer-Parel VISC（玻璃体注吸一体切割头）和 Douvas RotoExtractor 玻切头，使用连续或多圈振荡旋转运动模式和非一次性玻切头。这种组合经常会因为玻切头磨损、剪切面错位，产生明显的缠绕和玻璃体视网膜牵拉。非一次性轴向玻切头，如 O'Malley-Heinz Berkley Bio-engineering Ocutome 玻切头，解决了上述缠绕问题，但未能解决磨损切割不良问题。一次性气动轴向玻切头（也被称为闸床玻切头），如爱尔康星座 Ultravit 玻切头，具有自锐性，使得所有的玻璃体胶原纤维流经开口时都会被切断。

最初的玻璃体切割头使用的是刷式直流电机，因其价格昂贵，无法一次性使用。非一次性的 Ocutome 玻切头采用了弹簧气动切割头，大大降低了切割头的重量和尺寸，从数百克减少到 22 g。弹簧回弹式膜片驱动玻切头（Alcon Accurus）和双驱动活塞玻切头（InnoVit）以及爱尔康星座系统 Ultravit 双驱动膜片玻切头（图 2.9）的重量均小于 10 g。气动玻切头每单位质量和体积产生的力大约是电动玻切头的 10 倍，可以实现自锐化（摩擦力）、高切速、低自重。随着操作手的负荷减轻，疲劳感减少，触感和灵巧度会提高。更短的手柄可以减少由于手术巾上的线 / 管道摩擦以及助手无意拉动而产生的扭矩。

气动驱动器的运动质量比电磁驱动器要低得多。假设作用力恒定（F = MA，其中 F 为作用力，M 为运动质量，A 为加速度），则运动质量越大，加速度

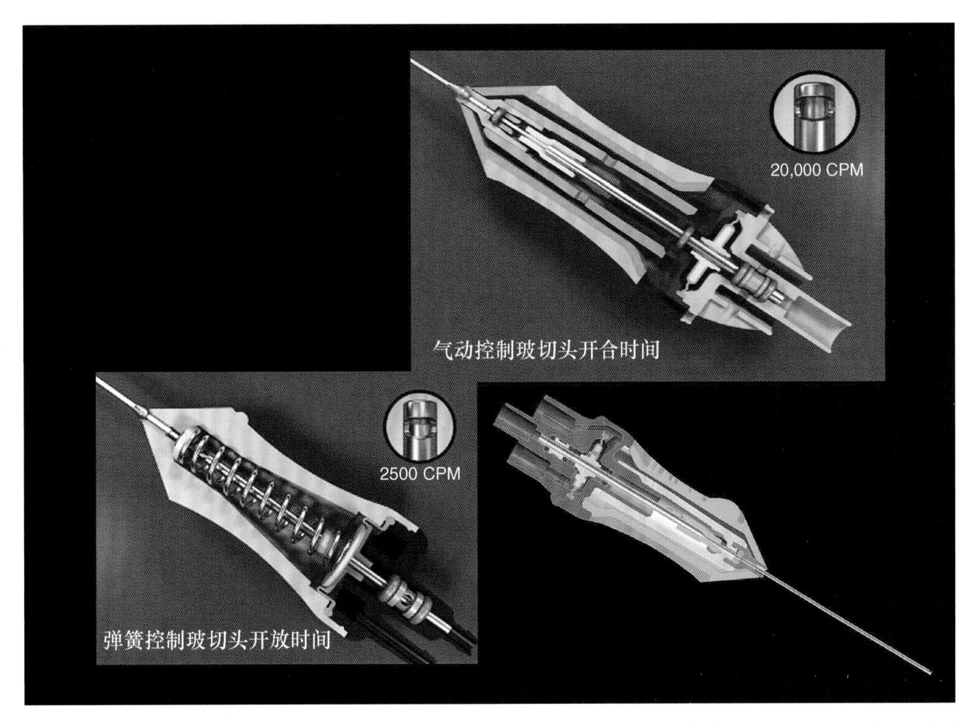

图 2.9 ■ 爱尔康 UltraVit 双气动玻切头和以往占空比低的弹簧回弹式玻切头，二者剖面示意图（Image Courtesy of Alcon）

就越小。连续旋转电机驱动的斜盘凸轮的运转速度会受到凸轮的上下“浮动”和有限回弹力的影响。尽管一些人声称凸轮驱动的玻切头运动是三角波型，但这是不可能的，因为当玻切头反向运动时，需要的加速度将会是无穷大。电磁驱动的作用力受到电机绕组中 I^2R（电流的平方乘以电阻）热损耗的限制。电动玻切头在高切速运行时会明显发热。当轴向切割头的开口接近闭合时，弹簧复位会使速度降低（Hooke 定律，F = − KY，其中 F 为作用力，K 为弹性系数，Y 为位移）。爱尔康 InnoVit 玻切头（美国专利 5176628）利用双气动驱动来解决弹簧减速问题，并采用齿轮驱动切割头减少旋转运动，从而消除缠绕。旋转运动使得运动的切割片不需要超射距离来进行减速和反向，便于切割开口更靠前。爱尔康星座系统的 Ultravit 玻切头采用双驱动膜片切割头，去除了弹簧，避免了 InnoVit 活塞密封件的摩擦力，并实现了占空比的可变控制。

灌注位置选择

和其他玻璃体手术器械一样，灌注器械可通过角膜缘或睫状体冠状部和平坦部进入眼内。

全功能玻切头

“玻璃体注吸一体式切割头”（vitreous infusion suction cutter，VISC）一词意味着一个全功能玻切头的概念。虽然玻璃体切割器械最初的设计目标是将所有功能都集中在一个探头上[6-8]，但几乎在所有情况下，功能的分离会使操作更灵活，湍流更少，吞吐液量更少，切口更小[9-10]。也就是说，几乎在所有情况下，三通道玻璃体切割术都优于单通道玻璃体切割术。

灌注套管

虽然可以将灌注套管套在玻切头上以实现所谓的全功能玻切头，但其用处有限，仅用于某些前入路玻璃体切割术，如儿童白内障手术时用于后囊切开。经睫状体平坦部放置的灌注产生的湍流较小，液流吞吐也少。将灌注功能与玻切头分离，可减少玻切头尺寸，提高其灵活性。进行独立灌注时，与各种排出管道相连的比例（线性）式负压系统的工作效率更高，并且不需要玻璃体切割器械一直置于眼内来保持灌注。在清除眼内积血时，灌注口和排出口的距离越远，产生的湍流越小、液流吞吐越少、操作时间越短。在进行气液交换和内引流视网膜下液时，独立的灌注系统更有效。在处理术前存在的或术中新发的视网膜裂孔时，当玻切头靠近视网膜裂孔，如果使用带有灌注的全功能玻切头，视网膜下液会增加；而如果使用独立的灌注系统，视网膜下液则会减少。手术时，应该首先放置灌注系统（不带玻切头），遵循“先进后出”的原则，以保证其在整个玻切过程中维持灌注和压力。

脉络膜上腔或视网膜下灌注是独立灌注系统唯一的并发症。这些并发症是可处理的，而且通过谨慎操作可以完全避免。传统的 4 mm 套管可以减少脉络膜上腔或视网膜下灌注的发生，除非因眼球过度旋转导致套管与眼睑接触受到牵拉，或者手术助手误拉套管。

其他灌注设备

一个 30°弯曲的钝性末端开口的手持式套管可以经患者鼻梁平面通过睫状体平坦部进入前房[11]。在脉络膜上腔出血、睫状体平坦部异常和进行前段玻璃体切割术等睫状体平坦部不可见的情况下，可用这些套管进行灌注。

锋利的灌注头存在误伤眼部组织、损坏玻切头的风险。当其尖端靠近切口时，其斜面可漏液，液体还可进入脉络膜上腔甚至角膜。头皮静脉针（蝴蝶针、带翼注射器）和硅胶管可能会误接触角膜内皮，应予避免。

灌注液配制

在所有情况下，灌注液除了包含林格液的常规成分外，还应包含碳酸氢盐缓冲液和谷胱甘肽（爱尔康实验室 BSS Plus）[12]。灌注管道和连接装置必须严格无菌操作。通过放液冲洗来避免气泡，同时应注意避免灌注瓶负压。一些手术医生为了省钱，使用乳酸林格液或 BSS 而不是 BSS Plus。事实上，灌注液并不会增加多少成本，因手术缓慢而造成的高劳动力成本才是最主要的决定成本的因素，然而因其矛头直指手术医生，这一点并未受到足够的重视。在缺乏术中频繁监测血糖的条件时，曾将葡萄糖加入灌注液。40 年前，在患者进行局部或全身麻醉时，还使用静脉 5% 葡萄糖以防止发生低血糖。最近 40 年来，本书的主要作者没有在灌注液中添加任何成分，也从未观察到晶状体后囊膜出现明显改变。灌注液中加入抗生素或肾上腺素药物蓄积的安全性尚未明确。本书的主要作者已完成 39 000 多例玻璃体切割术，仅出现 3 例术后眼内炎，其中 2 例眼内炎发生在 1975 年，1 例患者有严重的口腔脓毒症，术中使用多层手术巾，以便患者在手术部位呼气。第 2 例患者曾接受感染性耻骨上膀胱切除术，回想起来，此手术应推迟至全身感染得到控制以后进行；第 3 例于手术结束时未进行结膜下抗生素注射，该试验随即被终止。鉴于存在污染和药物毒性的风险，以及错误使用药物或剂量的可能，本书的作者从未在灌注液中添加肾上腺素或其他任何药物。

内照明

全功能玻切头利用同轴光纤照明系统。虽然这大大优于显微镜照明，但它不灵活，且只能照亮玻切头尖端及其周围的玻璃体。使用非操作手来控制一个独立内照明器（图 2.10）可以对任何感兴趣的区域进行照明。与通过角膜的裂隙光线、吊顶灯或鱼雷照明相比，利用内照明器的反照、聚焦和镜面照明可以更好地显示透明的玻璃体，产生散射光（眩光）也更少。在剥膜或玻璃体切割过程中，内照明器可照亮周边玻璃体，操作安全性更高。它可通过不同的发散角度达到聚光灯或泛光灯效果。吊顶灯可为视频录制提供更均匀的照明，但会降低透明的玻璃体和内界膜的可视化。在处理孔源性视网膜脱离、增生性玻璃体视网膜病变和巨大视网膜裂孔时，配备使用标准的 78°内照明进行广角照明观察周边非常必要。

人体工程学问题

所有的手持器械都应该用三个指尖握持。剪刀和镊子应靠于拇指基底部延伸至第二指的掌蹼，而玻璃体切割头应该更短地进行握持，以获得更大的运动角度。指尖比手指的骨性部分更柔软，有更好的触感。三个指尖和掌蹼之间形成的三角可获得最稳定的握持，握柄距离约为 35 mm。使用任何器械，若超出此握柄距离，会将重心移至抓握点之后，在手指上产

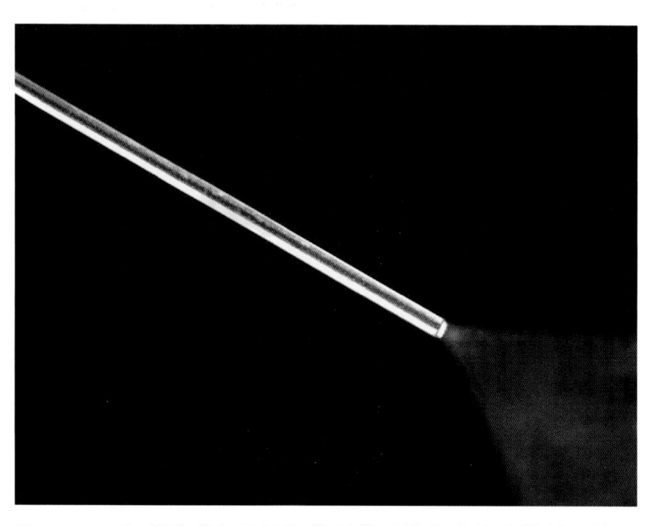

图 2.10 ■ 内照明减少了经角膜照明可能发生的光散射，并可采用聚焦、弥漫、镜面反射和后照明等多种照明方式（Image Courtesy of Alcon）

生扭矩。如果助手误碰手柄或牵拉电缆 / 管道 / 光纤，超过 35 mm 的握柄距离会造成危险的杠杆作用。所有的器械都应该有个凹度以维持轴向握持。轴向握持可以允许手术医生在放松握持减轻疲劳的同时，不会担心器械滑动。固定的握柄距离有助于手术医生进行非认知学习（所谓的肌肉记忆），从而减少误碰视网膜。沙漏形设计的玻切头（由 Charles 研发）可楔形插入两个手指之间，减少了向任何方向的滑动。

玻切头越轻越好，过重的电动玻切头会造成本体感觉的过载（Weber-Fechner 定律），手指灵敏度降低。玻切头过重、过长会使肌肉极度疲劳，产生震颤。焦虑和咖啡因也会加重自然的震颤。气动、一次性、自锐化、沙漏形、小而轻的玻切头是最好的设计。表面防滑及弹性覆层的设计让手术医生更容易握持玻切头，用较小的握持力就足以操控器械。

手术显微镜

玻璃体切割手术需要配备一台具有电动变焦、聚焦功能和双轴直线运动（*XY*）和（或）旋转移动功能的手术显微镜[13]（图 2.11）。同轴立体视觉辅助显微镜是玻璃体切割术的必备设备。*XY* 平面直线运动可以由一个三轴、六向的开关，通过下颌点击控制[14]，但这可能会导致颞下颌关节不适，已弃用。显微镜的变焦和照明开关，以及广角系统的反转切换均由脚踏板控制。语音识别系统曾用于控制显微镜的位置，但实际应用不理想。手术室内高品质数字电视，如爱尔康 NGENUITY 系统，非常有利于团队协作、教学和视频录制。NGENUITY 系统使景深增加，放大倍率增加，分辨率更高和轴外像差减少，投射到患者的视网膜上的光亮度也更少。

眼内光凝

眼内光凝器最初由本书的资深作者研发，用于视网膜固定术和全视网膜光凝术（pan-retinal photocoagulation，PRP）（参见第 20 章）。本书的主要作者更喜欢选用眼内光凝而不是电凝进行止血。少数手术医生喜欢用间接检眼镜（laser indirect ophthalmoscope，LIO）激光而不是眼内光凝，但 LIO 可能会损伤角膜、晶状体和虹膜，造成更长的手术时间和手术医生颈部劳损。广角观察系统可以很好地显示出远周边的视网膜，因此在玻璃体切割术中使用 LIO 是完全不必要的，也不具任何优势。532 nm 激光是目前眼内光凝的最佳选择。

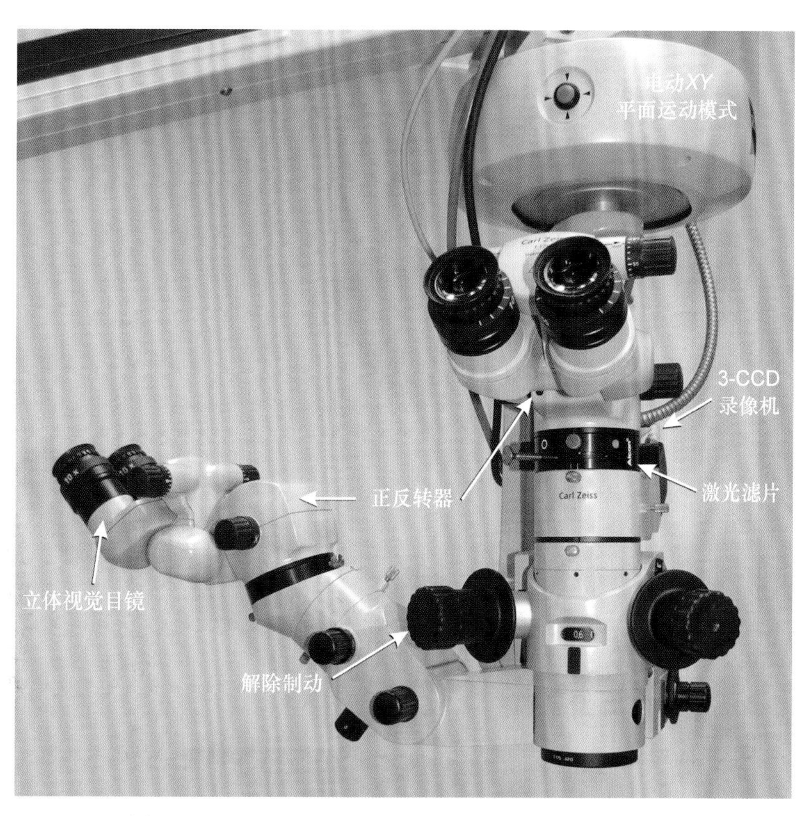

图 2.11 ■ 手术显微镜采用电动 *XY* 平面运动模式，配备立体视觉目镜，无菌把手可解除制动以实现手动调整显微镜位置

电凝

电凝的定义为，使用射频能量产生热量从而使蛋白质凝固的治疗方法。眼内电凝主要应用于止血以及在气液交换前标记视网膜裂孔。双极电凝是指所有的射频能量在眼内的两个电极之间传递，而不是在一个电极和患者的地面之间传递。双极电凝比单极更安全，因为射频可以经单极电凝通过视神经传播。爱尔康一次性双极内照明器配一个小天线作为一个电极，工具外柄作为回路。这种小天线是“聚焦”电凝，是首选的标准眼内双极对称电极配置。

手术室设置

手术台和头部支架必须非常稳固，并且应使患者的头部和手术医生膝盖之间的厚度最薄。手术医生必须端坐，并且稍微伸展身体接近显微镜目镜，以减少常见的由身体前倾和前屈引起的颈椎和腰椎问题。爱尔康 NGENUITY 数字可视化系统使手术医生的姿势变得更加灵活，并减轻了人体力学压力。理想的手术座椅（或凳）应该有靠背支撑，没有扶手，座椅的形状和硬度要避免压迫坐骨神经或会阴部。手术医生的上臂应垂直，肘部直角，手腕不应外翻、内翻或屈伸。手术座椅（或凳）须由一个脚踏板控制，最好是一个环形脚控装置，以便手术医生自己调整座位高度。

在玻璃体切割术中，手术医生的手应放置在患者的面部，而不是直接放在“腕托”上。“腕托”与手术巾相结合，可以形成一个槽，以允许持续引流眼内被抽吸出的液体。该槽还可以保护脚踏板免受水液侵蚀，容纳污染的液体，并接住掉落的器械。除非用胶带固定住患者的头部，否则，当患者的头部左右转动时，腕托会导致视网膜或晶状体损伤。

助手可坐于患者的右侧或左侧，以便操纵控制台和器械。手持器械最好放在手术医生和助手之间的梅奥支架上，旁边另放一张台子用于放置其他手术器械和一次性物品。带有激光装置的玻璃体切割系统前面应该有一个无菌支架或梅奥支架，用于放置相关的手柄和管线。在消毒铺巾后，将盛有双极电凝、接触镜、抽吸和灌注管道等器械的支架置于患者的胸部上方平面。梅奥支架可以在患者的胸部上方形成一个帐篷样结构，以便麻醉师可以观察患者胸廓的运动、腹部情况、气道情况和心电图导联。不管使用哪只眼睛手术，统一采用这个设置，会使设置更快、更一致。

将器械放置在患者胸部上方的台架上可能妨碍手术医生查看控制台显示。此外，在出现医疗紧急情况或遇到躁动不安的患者时，还会妨碍医生接触评估患者情况。现代玻璃体切割系统，如爱尔康星座视觉系统，最好放置在患者的髋部（图 2.12）。

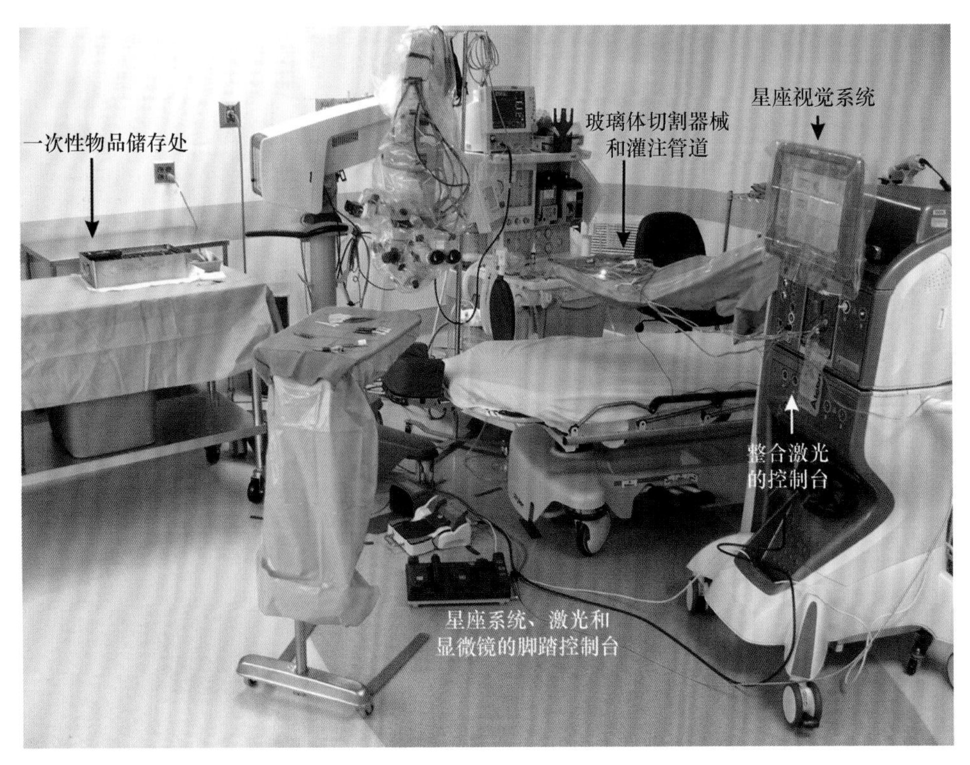

图 2.12 ■ 标准化的手术室配置可以实现快速高效的安装和拆卸

显微镜罩巾对于防止导光、电线、管道和器械被污染至关重要。显微镜被许多人操作，且位于患者正上方，可能造成污染颗粒落入眼内。

任何情况下都应使用无粉手套。若是乳胶过敏的患者，必须使用丁腈手套。应注意避免棉纤维、塑料颗粒和纤维素材料接触器械。带有塑料瓣或泡沫垫以减少雾化的外科口罩比黏合剂更贴合。据报道，多年使用胶布贴合口罩的手术医生的面部基底细胞癌的发病率较高。

最好使用带有集液袋的单片式手术贴膜。出于安全考虑，它在气道处和面部应是透明的。这种贴膜应比一般的贴膜更厚，以避免误穿孔。不需要额外的头巾和其他部位贴膜，以节省时间和资金。应使用没有眼部开口的贴膜，并在眼睑打开时进行粘贴，而后在上下眼睑之间的贴膜上做一个水平切口。用这种方法制作的两个贴膜瓣会折叠覆盖于睑缘，并由开睑器固定，防止睫毛和眼睑的细菌进入手术部位。患者的皮肤必须脱脂且干燥，否则手术贴膜难以粘牢。首先将贴膜粘于眶上嵴，然后是内眦部，最后贴于颧骨和眶外嵴，以便达到完全贴附。这种完全密封可以防止液体流进患者的头发和耳朵，更重要的是可以防止患者的呼气到达眼部。患者呼出的空气可影响无菌操作，并可导致接触镜起雾。安息香酊可用于增加手术贴膜的黏附性。

消毒铺巾操作

即使患者误认为自己有碘过敏，也应使用聚维酮碘（5% 碘伏）进行消毒。术前和术后应立即使用碘伏消毒结膜囊。术前无须修剪患者睫毛，因为有报道称，它会增加结膜囊中的菌群，这更强调了使用手术贴膜覆盖睫毛的必要性。术中应经常用 BSS 冲洗角膜上皮，以显著减少对其进行刮除的需要。几乎没有任何证据表明黏弹剂可比 BSS 更好地保护角膜上皮。

灭菌系统

高压蒸汽灭菌法如果使用得当，可以杀死细菌、真菌、寄生虫和朊病毒。过氧化氢蒸汽消毒法（Sterad）以及洗涤消毒和杀灭孢子（Steris）消毒系统对某些器械造成的损害小于高压蒸汽灭菌法，但可能不能杀死朊病毒。

手术效率

缩短手术时间、设备配置时间、物品清理时间和手术周转时间，可降低劳动成本。稳定的标准化人员配备可减少人员培训时间，降低相关成本，避免错误操作和材料浪费。直观的用户界面可容许搭配技能较低的工作人员，还可减少手术医生的错误操作，降低挫败感。以身作则、鼓励团队合作是手术医生的责任，而不是一味地指责、批评和愤怒。

参考文献

1. Developed by Steve Charles, Sept 1976.
2. Banko A. Apparatus for removing blood clots, cataracts, and other objects from the eye. United States Patent 3,732,858. Filed February 14, 1969.
3. Machemer R, Buettner H, Norton EW, Parel J-M. Vitrectomy: a pars plana approach. *Trans Am Acad Ophthalmol Otolaryngol.* 1971;75:813.
4. Charles S, Wang C. Linear suction control system for the vitreous cutter. *Arch Ophthalmol.* 1981;99:1613.
5. Charles S, Wang C. Motorized gas injector for vitreous surgery. *Arch Ophthalmol.* 1981;99:1398.
6. Peyman GA, Dodick NA. Experimental vitrectomy. *Arch Ophthalmol.* 1971;86:548.
7. Douvas NG. The cataract roto-extractor (a preliminary report). *Trans Am Acad Ophthalmol Otolaryngol.* 1973;77:792.
8. Federman JL, Cook K, Bross R, et al. Intraocular microsurgery 1: new instrumentation (SITE). *Ophthalmic Surg.* 1976;7:82.
9. O'Malley C, Heintz RM. Vitrectomy via the pars plana. *Trans Pac Coast Otoophthalmol Soc.* 1972;53:121.
10. O'Malley C, Heintz RM. Vitrectomy with an alternative instrument system. *Am Ophthalmol.* 1975;7:585.
11. May DR. Anterior chamber infusion with the 30degree bent needle. *Ocutome Fragmatome Newsletter.* 1979;4(2):4.
12. Edelhauser HF, VanHorn DL, Schultz RO, Hyndiuk RA. Comparative toxicity of intraocular irrigating solutions on the corneal endothelium. *Am J Ophthalmol.* 1976;81:473.
13. Parel J-M, Machemer R, Aumayr WA. New concept for vitreous surgery for automated operating microscope. *Am J Ophthalmol.* 1974;77:161.
14. Charles S, McCarthy C, Eichenbaum DA. Chin operated switch for motorized three axis microscope movement. *Am J Ophthalmol.* 1975;80:150.

第 3 章 爱尔康星座视觉系统

（蒋婷婷 译 常青 审校）

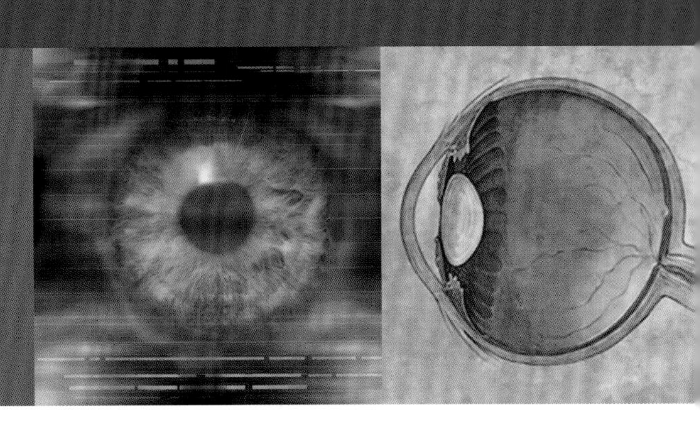

爱尔康星座视觉系统（图 3.1）集 30 年来玻璃体手术技术设备的弥新发展为一体，包括玻璃体切割头和液流技术的更新发展、改良的手术器械和照明光源、超声乳化技术、系统集成技术、效率处理系统以及用户界面设计的升级等。本书的资深作者是该系统的主要设计师。

最初的玻璃体切割机 VISC 和 RotoExtractor 是单通道、大切口、所谓全功能、低切速的旋转电动切割头，由助手操作注射器进行抽吸。后来，Berkeley 生物工程公司推出了由 Conor O'Malley 和 Ralph Heinz 研发的 Ocutome 800 玻切机，这是首个三通道 20 G（0.89 mm）玻切系统，由首个轻型的气动玻切头和脚踏控制的开关负压系统组成：这些都是重大的技术进步。Berkeley 生物工程公司后来被 CooperVision 公司收购，而 CooperVision 公司随后又被爱尔康公司收购。由 Carl Wang 和他的团队以及本书的资深作者共同研发的 CooperVision Ocutome 8000 玻切机首次采用线性负压系统（现被用于所有玻切机和超乳机），还包含一个集成光源和一个晶状体粉碎头。由 Carl Wang 和本书的资深作者研发的 MidLabs MVS 系统首次采用一次性气动玻切头，这是对可重复使用的低性能玻切头的关键改进。在 MidLabs 系统被爱尔康实验室收购之后，本书的资深作者创办了 InnoVision 公司并研发了眼部连接机（OCM 系统）。OCM 系统采用双驱动 InnoVit 玻切头，可进行速率为 1500 次 / 分的有限角度旋转切割，并整合了线性电凝模块，器械识别系统，带管道管理系统的链接臂、伺服眼压控制系统、带软键的图形用户界面、氙灯照明系统、晶体粉碎模块、自动气体混合系统、自动气液交换阀和电动剪刀等装置。InnoVision OCM 系统从未商业化，后来被爱尔康实验室收购。许多 OCM 系统的概念都被继续改进，并整合入非常成功的 Accurus 系统中，其中包括具有软键和全局功能的高级图形用户界面、VGFI（主动气体灌注系统）、整合的晶体粉碎模块、黏性液体注入系统（viscous fluid control，VFC）和卤素光源。在 Accurus 系统平台，已经研发出 25 G 和 23 G 的手术器械，目前已更新至第三代。非集成的 EyeLite532 nm 二极管泵激光器和非集成氙气光源也可用于 Accurus 系统。

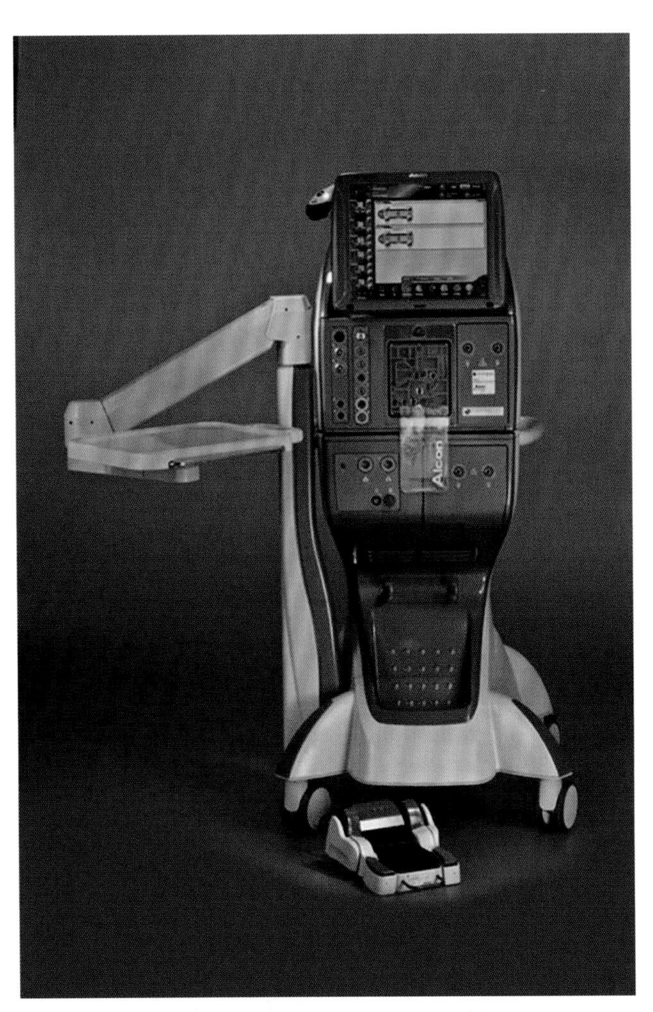

图 3.1 ■ 用于玻璃体视网膜手术和晶状体超声乳化手术的爱尔康星座视觉系统（Image Courtesy of Alcon）

爱尔康星座视觉系统（图 3.1）整合了 OCM 和 Accurus 系统中的所有概念，并继续更新改进，增加了许多新功能。玻璃体切割头是所有玻璃体视网膜手术系统的关键部件，星座系统的 UltraVit 玻切头（图 3.2）

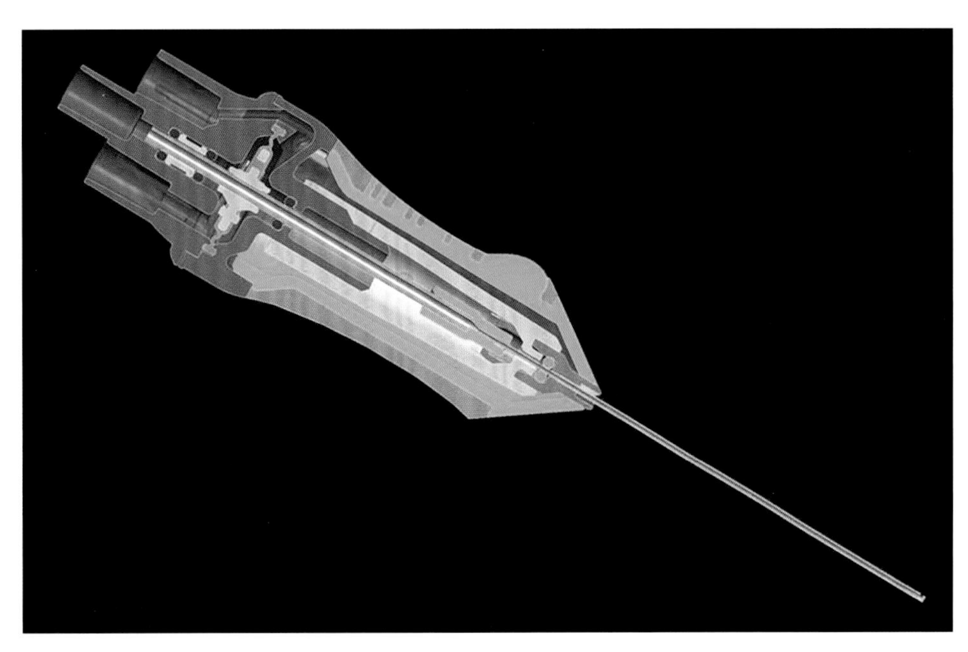

图 3.2 ■ 双隔膜驱动 UltraVit 玻切头的剖视图（Image Courtesy of Alcon）

类似 InnoVit 玻切头，采用双气动驱动（而非弹簧回弹式轴性玻切头），目前切速可达 2 万次 / 分。由于它是隔膜驱动，因此消除了 InnoVit 玻切头活塞的摩擦力，提供轴向切割模式，在 23 G、25 G 和 27 G 系统中均适用。该玻切头依赖于双驱动系统，拥有可变占空比的专利技术。利用可变的占空比控制，在靠近视网膜操作时，使用偏置闭合的方法，限制玻切头开口的流量，达到所谓的玻璃体剃除。而在进行核心部玻璃体切割时，采用偏置开放设置，降低玻切头开口的流量限制，从而提高效率。由于采用了新的三比例式阀门负压系统和卡盒式设计，负压抽吸系统对脚踏控制发出的减少或增加负压指令的响应时间极短。负压抽吸系统为所有器械提供连续线性（比例）回流和微回流模式。

星座系统采用实时操作系统和分布式处理器架构，其稳定可靠，响应时间也比 Accurus 系统缩短了一半。它有一个交换式以太网架构，包括 42 块印刷电路板、1 个主机处理器、5 个微处理器、5 个 100 万栅极 FPGA 和超过 60 万行代码。这些电子设备备有短期电源，以应对诸如电源线被拔出或手术室电路故障等情况，以便继续手术。

整合了双腔系统和伺服眼内压控制系统的加压灌注是星座系统的独特之处，尤其适用于高流量的情况，例如 23 G 或 25 G 灌注下使用晶体粉碎去除脱位、致密的晶状体碎片。眼内压补偿系统可减少眼压骤降，并减少当致密的视网膜前膜发生形变通过玻切头开口时眼压骤降导致的出血。灌注系统具有自动的空瓶警告功能，并可以在不中断灌注的情况下更换灌注瓶。

该系统可以配置一到两个双端口氙光源（图 3.3），以便使用照明器械和吊顶灯。新的氙照明器设计更加高效，照明时间长达 400 h。使用 23 G 和 25 G 的光纤，氙气光学系统在 200 h 内可产生超过 25 流明的光通量。照明器械上的射频自动识别（radio frequency identification，RFID）装置可根据特定器械的特性（光通量、工作距离和发散角）自动调整初始氙源强度。20 G、23 G 和 25 G 系统中均推荐使用的最佳光强为 8 ～ 10 流明。如果有需要，手术医生可以增加照明亮度至 FDA 允许的最大输出值。

RFID 可以自动激活参数和模式设置，减少了设置时间和巡回护士的工作负荷及培训需要。RFID 装置还可较快地激活玻切头和其他挤出模具的初始化。集成了管道管理系统的无菌链接臂托盘，能够在患者麻醉、消毒和铺巾之前，对所有注吸组件进行初始化和测试，显著减少了设置时间，并且不再需要其他支架托盘。即使是经验不足的人员，也可通过嵌入式向导和视频，较快地进行系统设置。

星座系统可以配置一个嵌入式 PurePoint 532 nm 激光器。PurePoint 激光器是一种新型的、先进的薄盘 532 nm 固态激光器。薄盘激光发动机减少了热透镜效应，即 Nd：钒酸盐激光介质加热时产生的折射率变化。鉴于其热稳定性，薄盘设计可以产生更恒定

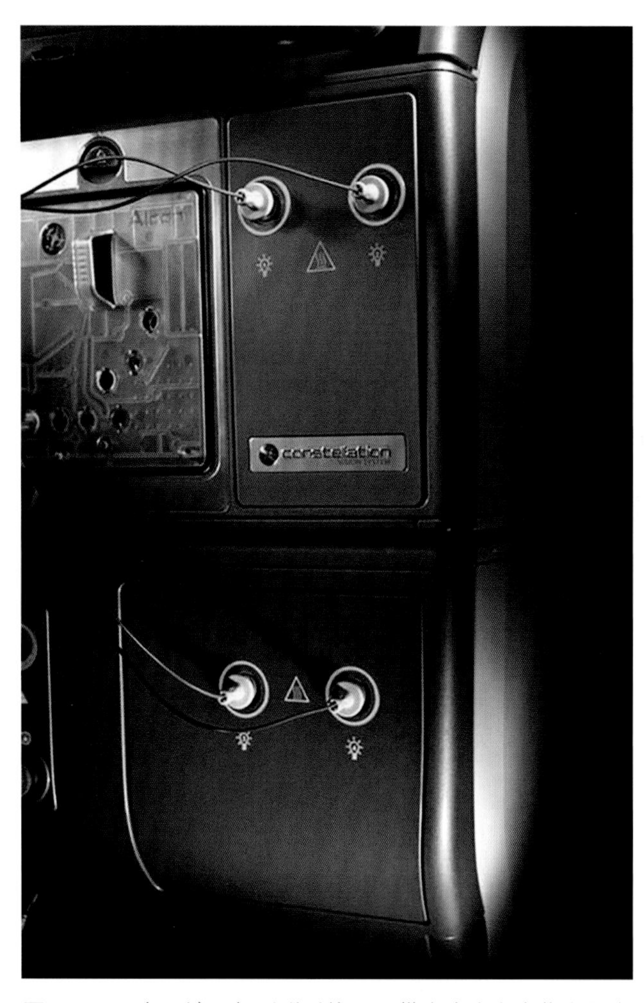

图 3.3 ■ 两个双端口氙照明系统可以供应多个安全优良的白光内照明设备（Image Courtesy of Alcon）

的激光输出，达到较高的功率和发射频率。硼酸锂升频转换晶体（532 ～ 1064 nm）、电热冷却器以及所有的光学机械组件都被焊接安装于固定位置，保持其机械稳定和热稳定性。一个单独的脚踏板用于控制激光功率，以及进行伴随语音提示的备用 / 就绪 / 备用控制切换，减少了对巡回护士的依赖。星座系统图形用户界面无需对激光的各项配置单独显示和控制。

一个自动气液阀（图 3.4）取代了用于气液交换的活塞，避免了空气需要通过 84 英寸管道时产生的延迟。自动灌注阀可以通过手术医生的脚踏或在星座系统无菌的控制面板进行触屏操作控制。

自动气体填充系统（图 3.5）能够使 SF6 和 C3F8 气体从附带的气罐填充至注射器，可以减少气体的损耗，保证无菌，且无需巡回护士辅助操作。附带的软件小程序可以计算向气体中添加多少空气以达到所需的气体浓度。

VFC 硅油注入系统支持同步负压抽吸，并具有 RFID 装置以自动配置星座系统模式。

包括 Ozil 扭动超声乳化在内的先进超声乳化技术已被嵌入星座系统中，以支持单独的晶状体超声乳化或者联合超声乳化-玻璃体切割术（phaco-vit）。

星座系统拥有比例式控制的更高频率（1.5 MHz）的新型正弦电凝系统，最大功率可达 10 W。更高频

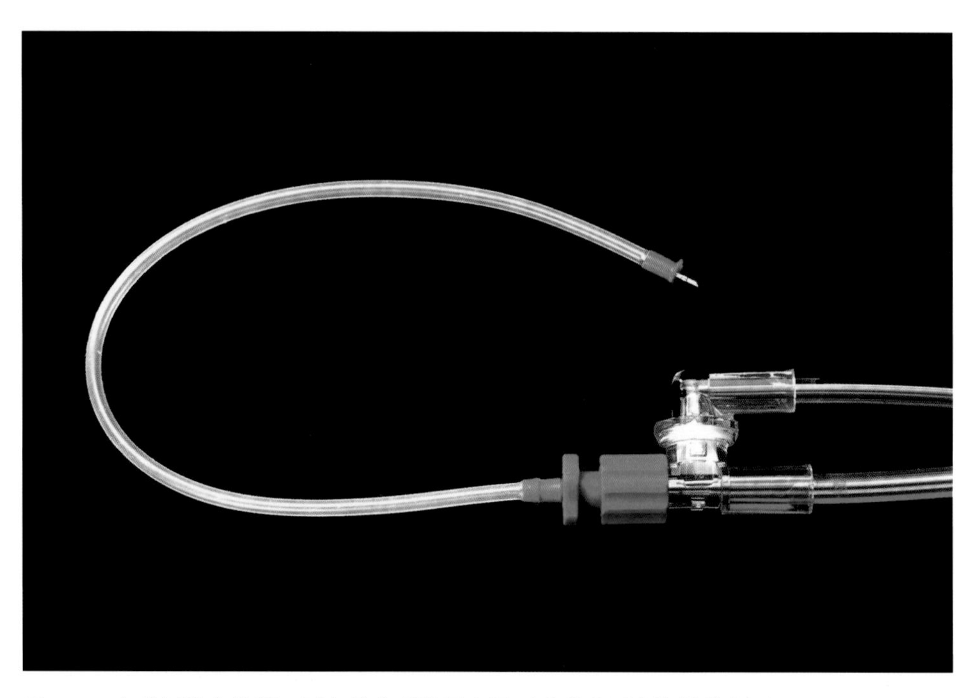
图 3.4 ■ 自动气液交换阀，可由星座系统用户界面或手术医生脚踏控制（Image Courtesy of Alcon）

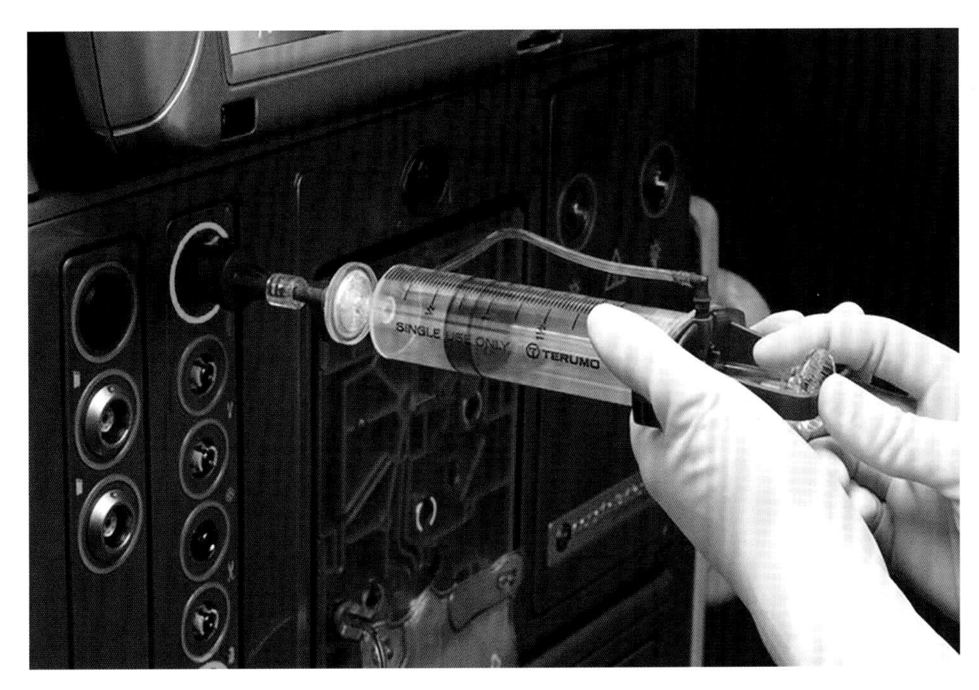

图 3.5 ■ 自动气体填充注射器，应用程序帮助计算所需的气体浓度，无需巡回护士操作气罐调节器并协助向注射器中填充气体和空气（Image Courtesy of Alcon）

率的电凝产生的热效应更集中，可能减少对视网膜的损伤。

爱尔康 Grieshaber 一次性 DSP 镊是可以线性（比例）控制的电动镊（图 3.6），而 DSP 剪则是带有单切和多切模式的电动剪（图 3.7）。双手操作手术是通过单个脚踏来控制的，在轻踩脚踏时电动镊可抓住并稳定视网膜前膜，然后再深踩下踏板来操纵电动剪。

RFID 系统和条形码读取器（图 3.8）支持将手术时所使用的耗材数据传输到一个无线打印机，以便于进行库存清算、成本核算和计费。有了 RFID 装置、条形码读取器、自动初始化系统、测试和设置系统以及无菌链接托盘系统的辅助，手术周转时间大大缩短。手术参数、激光记录、器械和耗材的使用数据会自动生成，并通过无线打印机打印，以便进行分析或载入手术记录。

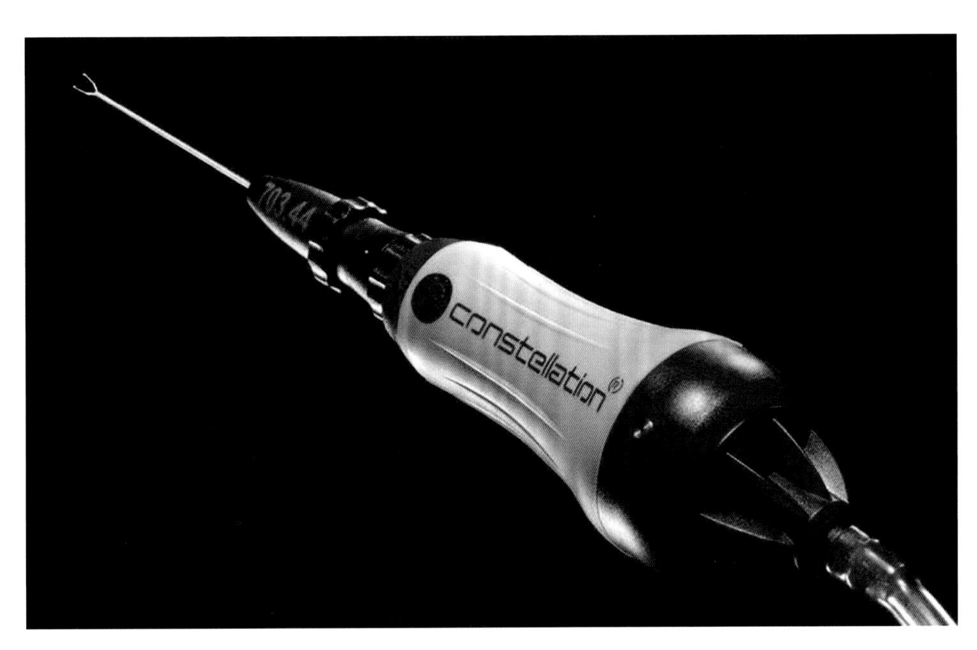

图 3.6 ■ 电动镊具有比例（线性）控制系统和一次性使用的头端（Image Courtesy of Alcon）

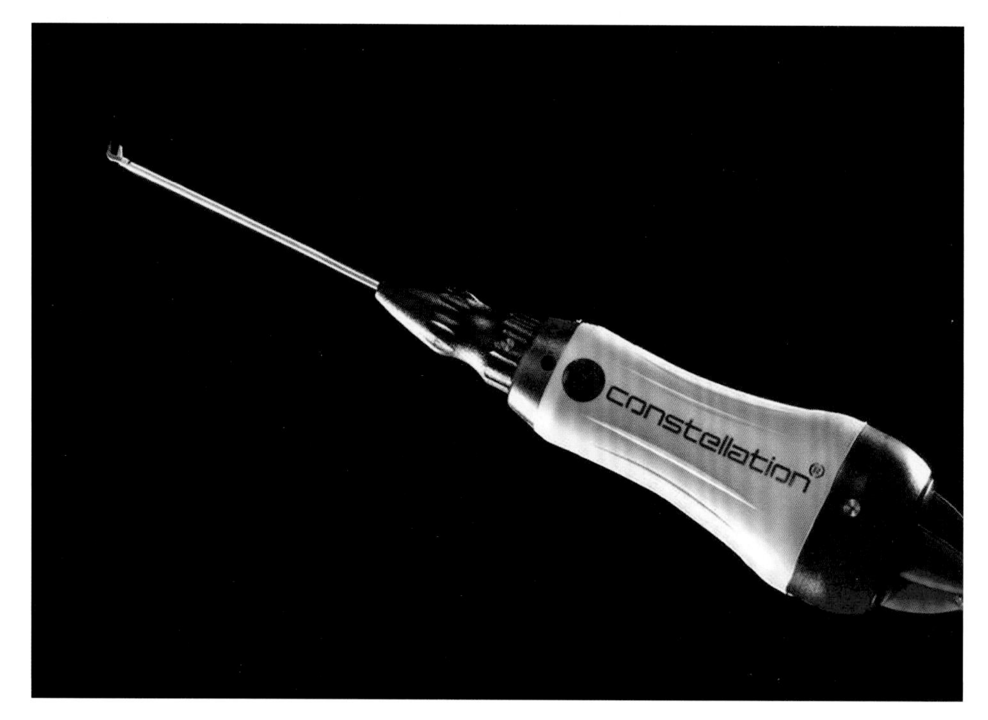

图 3.7 ■ 电动剪具有单切和多切模式和一次性使用的头端（Image Courtesy of Alcon）

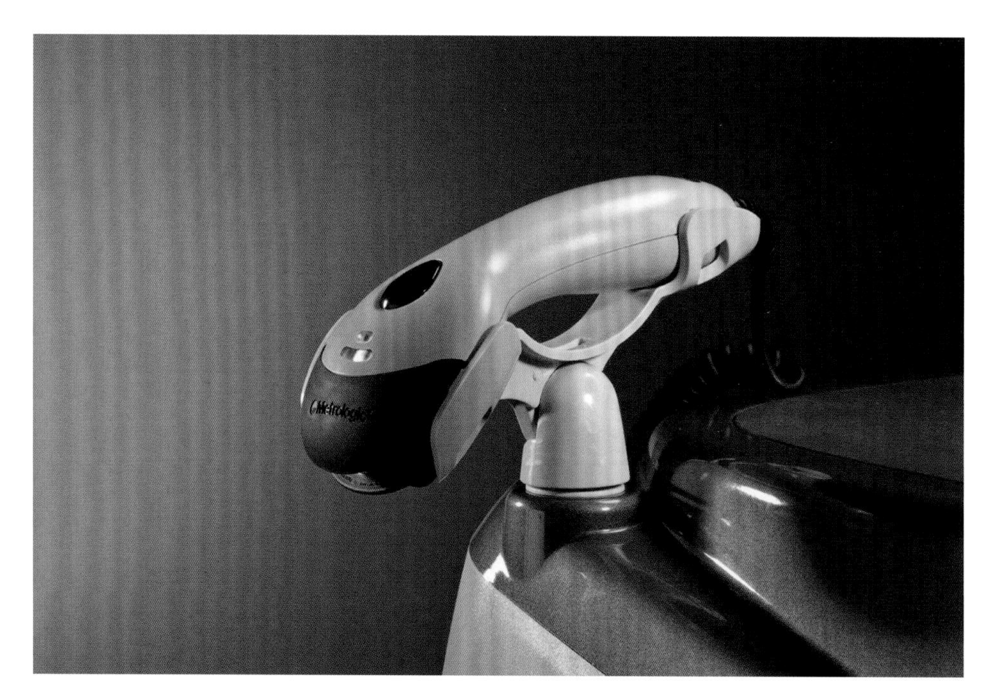

图 3.8 ■ 条形码读取器可以识别一次性物品，用于库存清算和电子手术记录备份（Image Courtesy of Alcon）

第 4 章

可视化和照明

（庄宏　译　张婷　审校）

玻璃体视网膜手术需要最佳的可视化效果。许多外科医生由于习惯、录制视频考虑，或者认为需要另一位外科医生手持接触镜，从而在所有手术任务中使用非接触广角可视化系统。平光（平面）角膜接触镜（图 4.1）相较非接触广角可视化系统（BIOM，OCULUS Optikgeräte GmbH，Wetzlar-Dutenhofen，Germany；EIBOS，Möller-Wedel，Wedel，Germany）或接触式广角可视化系统（Volk 反转手术镜系统，Volk Optical，Inc.，Mentor，OH；AVI 全景广角镜系统，Advanced Visual Instruments，Inc.，New York，NY）（图 4.2），可以提供更好的横向与纵向（深度）分辨率。平面接触镜是所有黄斑手术和牵引性视网膜脱离手术的最佳选择。手术技师如果坐得舒适、得到尊重，并通过立体镜观察，通常能很好地手持稳定接触镜。而手术医生助手有时会关注手术操作，而不注意稳定接触镜，因此需要被提醒去居中接触镜。将接触镜缝合于球结膜可避免助手扶镜，但也会造成许多问题，例如接触镜下出血与气泡、消耗昂贵的黏弹剂、缝线费用、镜头居中不佳以及结膜损伤等。由于结膜损伤和出血，缝合式接触镜不适合 23 G/25 G/27 G 这些无缝线的经结膜手术。如果没有助手扶镜，可采用自稳定接触镜，但经常需要助手将其居中。棱镜可用于观察眼底周边部，但可能会导致晶状体或视网膜损伤。玻璃体切除术中使用间接眼底镜的观察效果远不如手术显微镜-内照明。在玻璃体切除术中，显微镜加装裂隙灯照明会导致角膜和晶状体散射光线，毫无裨益。

对于所有孔源性视网膜脱离、增生性玻璃体视网膜病变以及巨大裂孔患者，均应使用广角可视化系统观察周边眼底。有时在大面积的糖尿病性牵引性视网膜脱离手术时，需要广角可视化系统来观察周边部玻璃体后皮质。广角镜观察不仅适用于玻璃体切除后检查周边医源性视网膜裂孔，也是取出周边部眼内异物、脱位人工晶状体或晶状体碎块（特别是位于下方玻璃体基底部）的理想选择。接触式广角可视

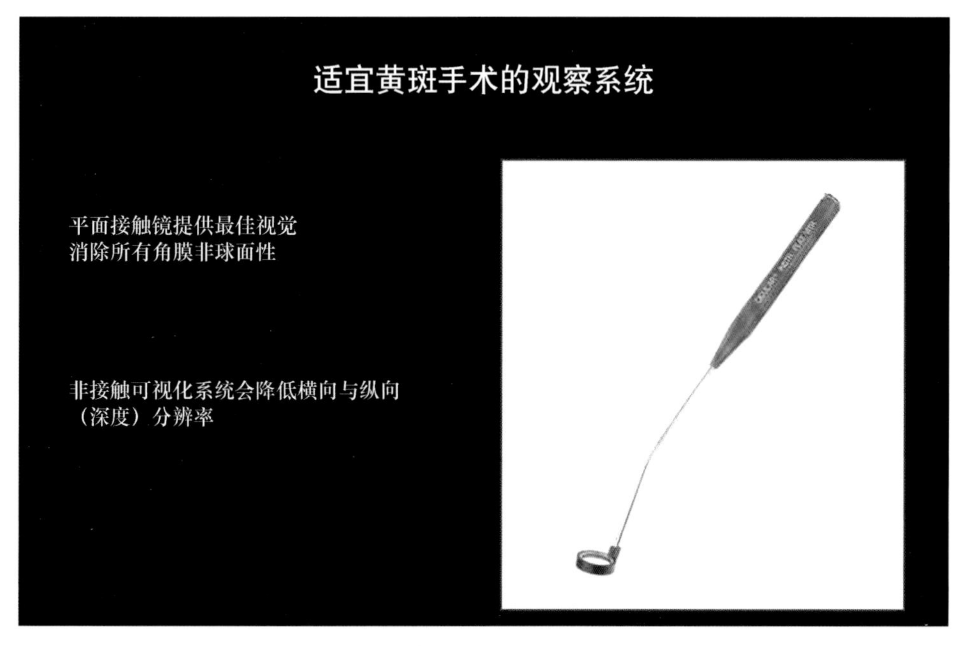

图 4.1 ■ Machemer 型，手柄支撑，可冲洗，平面接触镜，最适合黄斑手术和牵引性视网膜脱离

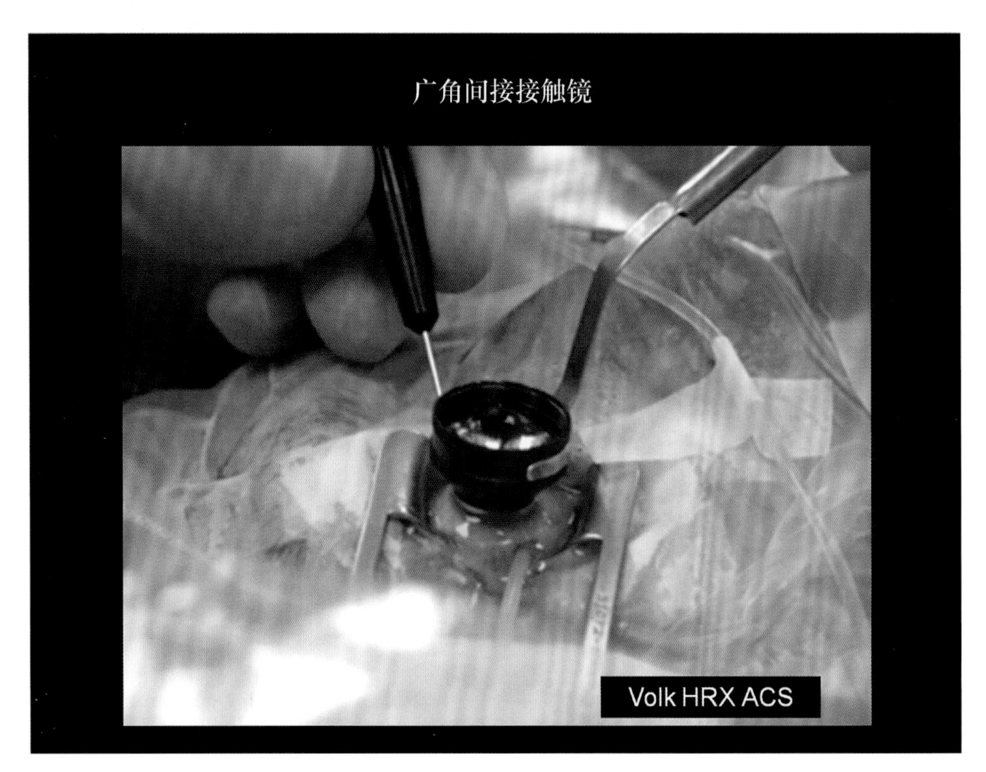

图 4.2 ■ 广角接触镜，适用于所有病例的周边视网膜观察，但不适合黄斑手术

化系统（Volk，AVI）比非接触可视化系统（BIOM、RESIGHT、EIBOS）的视野还宽 10°，并可抵消角膜的不规则。角膜不规则常见于以下情况：白内障手术、LASIK、PRK、角膜缘松解切口、角膜放射状切开术、散光角膜切开术、穿透性角膜移植、翼状胬肉手术和角膜裂伤。为了观察周边部眼底，非接触广角可视化系统对眼球旋转的幅度比接触式系统更大，会增加 27 G 手术器械弯曲的问题。最新一代的可旋转铰接式激光探头以及更硬的玻璃体切割头、剪刀、镊子和眼内照明器，几乎解决了 27 G 手术器械弯曲的问题。

照明

广角可视化都需要广角照明。常规 25 G 的 78° 内照灯比吊顶灯产生的眩光更少，最适用于双手操作任务。与吊顶灯和广角眼内照明产生的弥散照明相比，78°内照灯可以通过聚焦、镜面和后照明等操作，更清晰显示透明无色的玻璃体、内界膜和有反光的视网膜前膜。裂隙灯生物显微镜通过聚焦、后照和镜面照明等方法来显示透明结构，适当的眼内照明与之类似。当寻找内界膜或“玻璃状”视网膜前膜时，可使用镜面照明，类似于利用斜光源在打磨、油漆、清洁或打蜡后检查光泽的表面。后照明是由光线穿过视网膜、视网膜色素上皮、脉络膜和白色巩膜而产生的，因此，后照明对色素较淡的眼睛更有用。另一种产生后照明非常有效的方法是玻璃体切割头的金属表面的反射光，这种技术不能用吊顶灯来完成。笔者有意识地使用这种技术，但许多手术医生有可能是在本能地使用这种技术。聚焦照明是通过将眼内照明靠近玻璃体切割头的端口，使用聚焦和后照明看到透明玻璃体，其方式类似于用裂隙灯观察房水闪辉（丁达尔效应）。同样，在使用剪刀或内界膜镊时，聚焦和镜面照明是理想选择，但在黄斑附近应使用最小的光照强度。

一些手术医生使用吊顶灯来进行双手操作手术，通常一手使用镊子，另一手使用剪刀或玻切头。剪刀会产生一种外推力，如果是可重复使用的剪刀，每使用一次会增加一次这种外推力，而更糟的是重复使用一次性剪刀。双手操作通常以一只手使用镊子稳定住视网膜前膜来抵消这种外推力，再使另一只手持剪刀或切割头。笔者平常使用一次性弯剪刀进行分割和分离，很少进行双手操作。

使用曲安奈德颗粒染色玻璃体，部分原因是广角弥散照明光源降低了无色透明组织（比如玻璃体）的可见度。手术视频的录像机和显示屏的感光范围明显小于外科医生的眼睛，也一定程度上促进使用广角照明系统来为录像视频提供均一的照明。手术室里的大屏幕显示器会提高技师和护士的兴趣、参与度、效率和教学效果。大屏幕平板 3D 显示器可以很好地为观摩手术的医生、住院医师和专科医师提供示范教学。NGENUITY 数字可视化系统是手术医生和手术团队可视化以及示教的理想选择，并可增加 4.5 倍景深。

透明的玻璃体、内界膜、视网膜前膜以及视网膜都是无色的，有人认为绿色或黄色光可以增加这些结构的可见度，这种观点不大令人信服。绿色光会增加红色结构（血液和血管）的对比度，但观察血液本来就不是问题。黄色光遮盖黄斑的叶黄素，而观察黄斑叶黄素在许多黄斑手术、糖尿病性牵引性视网膜脱离和复杂眼外伤伴黄斑移位中至关重要。通过 NGENUITY 数字可视化系统采集处理图像后获得的黄色背景可以增强微弱亮蓝染色的可见度，但是这本身也并不是个问题；当使用吲哚菁绿染色时，处理后的红色背景可以改善对比度，但吲哚菁绿染色本身非常明显，也不是问题。稍偏蓝的背景可以增强透明玻璃体的可见度，因为红光反射被减弱了。

在某些情况下，由于角膜疾病或白内障，玻璃体视网膜手术必须在视野不佳的情况下进行，但尽量使用最佳的照明和可视化技术是所有病例的一个基本要求。

光毒性

自从高亮度的氙和汞光源出现，光毒性成为一个潜在问题。氙光源不会突然耗尽，而是随着时间推移逐渐输出降低，如果更换灯泡后不调低功率，可能会产生过多光照风险。由于内在的光损耗或较大的发散角，吊顶灯、带照明的灌注管、带照明的手术器械以及小直径器械，在给定的光源功率下，产生的光输出较小。如果在使用低光亮度照明设备后或浓厚玻璃体积血手术后（需要设置较高的光源功率），手术医生紧接着使用高光亮度的标准眼内照明进行黄斑手术，务必要调低光源功率。最好的做法是，每一台手术开始都使用较低的光照，特别是黄斑手术，然后逐渐增加功率，直至到达所需照明强度。最新一代的 25/27 G 具有较高的光照输出设置，笔者在使用显微镜时，通常将 CONSTELLATION 设备的氙光源功率设置为 15%，而在使用 NGENUITY 数字可视化系统时，将其设置为< 5%。

ICG 和其他染色剂是生色基团，因此可能会增加光毒性，特别是在使用高强度的氙和汞光源时。因此，染料分子除了具有 pH、渗透压和稀释这些众所周知的化学相关问题，还具有光毒性。

手术录像是造成光毒性的另一个因素。由于三芯片相机不像手术医生的眼睛那么敏感，一些手术医生不明智地使用 30/70 分光器为视频通道输送更多的光线。这可能需要更强的照明来提高手术医生的可见度。单芯片 CMOS 相机的灵敏度是三芯片相机的 3 倍多。不过大多数手术医生还是使用三芯片相机，这会提高照明度。显微镜物镜的焦距为 175 ～ 200 mm。虽然 150 mm 物镜能捕捉更多的光线，但由于显微镜和眼睛之间的距离有限，可能会对器械、管道、电线和纤维造成污染。200 mm 物镜比 175 mm 物镜需要更多的光照，不过也有更大的景深。

推荐读物

Andonegui Navarro J, Marcuerquiaga Arriaga J. Xenon light induced phototoxic lesions [Article in Spanish]. *Arch Soc Esp Oftalmol*. 2000;75:117-120.

Azzolini C, Brancato R, Venturi G, et al. Updating on intraoperative light-induced retinal injury. *Int Ophthalmol*. 1994-1995;18:269-276.

Birngruber R, Gabel VP. Thermal versus photochemical damage in the retina—thermal calculations for exposure limits. *Trans Ophthalmol Soc UK*. 1983;103:422-427.

Charles S. Illumination and phototoxicity issues in vitreoretinal surgery. *Retina*. 2008;28:1-4.

Charles S. Retinal pigment epithelial abnormalities after macular hole surgery [Letter to the Editor]. *Retina*. 1993;13:176.

Donovan M, Carmody RJ, Cotter TG. Light-induced photoreceptor apoptosis in vivo requires neuronal nitric-oxide synthase and guanylate cyclase activity and is caspase-3-independent. *J Biol Chem*. 2001;276:23000-23008.

Fisher PL, Suh DW, Rapp LM. Evaluation of retinal susceptibility to light damage in pigmented rats supplemented with beta-carotene. *Curr Eye Res*. 1996;15:219-223.

Fuller D, Machemer R, Knighton RW. Retinal damage produced by intraocular fiber optic light. *Am J Ophthalmol*. 1978;85:519-537.

Ham WT Jr, Mueller HA, Ruffolo JJ Jr, et al. Action spectrum for retinal injury from near-ultraviolet radiation in the aphakic monkey. *Am J Ophthalmol*. 1982;93:299-306.

Harwerth RS, Sperling HG. Prolonged color blindness induced by intense spectral lights in rhesus monkeys. *Science*. 1971;174:520-523.

Keller C, Grimm C, Wenzel A, et al. Protective effect of halothane anesthesia on retinal light damage: inhibition of metabolic rhodopsin regeneration. *Invest Ophthalmol Vis Sci*. 2001;42:476-480.

Kim SR, Nakanishi K, Itagaki Y, Sparrow JR. Photooxidation of A2-PE, a photoreceptor outer segment fluorophore, and protection by lutein and zeaxanthin. *Exp Eye Res*. 2006;82:828-839.

Koch FH, Schmidt HP, Mönks T, et al. The retinal irradiance and spectral properties of the multiport illumination system for vitreous surgery. *Am J Ophthalmol*. 1993;116:489-496.

Kraushar MF, Harris MJ, Morse PH. Monochromatic endoillumination for epimacular membrane surgery. *Ophthalmic Surg*. 1989;20:508-510.

Kuhn F, Morris R, Massey M. Photic retinal injury from

endoillumination during vitrectomy. *Am J Ophthalmol.* 1991;111:42-46.

Lawwill T. Three major pathologic processes caused by light in the primate retina: a search for mechanisms. *Trans Am Ophthalmol Soc.* 1982;80:517-579.

Maia M, Haller JA, Pieramici DJ, et al. Retinal pigment epithelial abnormalities after internal limiting membrane peeling guided by indocyanine green staining. *Retina.* 2004;24:157-160.

McDonald HR, Irvine AR. Light-induced maculopathy from the operating microscope in the extracapsular cataract extraction and intraocular lens implantation. *Ophthalmology.* 1983;90:945-951.

Meyers SM, Bonner RF. Retinal irradiance from vitrectomy endoilluminators. *Am J Ophthalmol.* 1982;94:26-29.

Michels M, Lewis H, Abrams GW, et al. Macular phototoxicity caused by fiberoptic endoillumination during pars plana vitrectomy. *Am J Ophthalmol.* 1992;114:287-296.

Miller SA, Landry RJ, Byrnes GA. Endoilluminators: evaluation of potential retinal hazards. *Appl Opt.* 2004;43:1648-1653.

Noell WK, Walker VS, Kang BS, Berman S. Retinal damage by light in rats. *Invest Ophthalmol Vis Sci.* 1966;5:450-473.

Poliner LS, Tornambe PE. Retinal pigment epitheliopathy after macular hole surgery. *Ophthalmology.* 1992;99:1671-1677. Comment in *Ophthalmology.* 1993;100:1604-1605.

Remé CE. The dark side of light: Rhodopsin and the silent death of vision. The Proctor lecture. *Invest Ophthalmol Vis Sci.* 2005;46:2671-2682.

Sparrow JR, Zhou J, Ben-Shabat S, Vollmer H, Itagaki Y, Nakanishi K. Involvement of oxidative mechanisms in blue-light-induced damage to A2E-laden RPE. *Invest Ophthalmol Vis Sci.* 2002;43:1222-1227.

van den Biesen PR, Berenschot T, Verdaasdonk RM, et al. Endoillumination during vitrectomy and phototoxicity thresholds. *Br J Ophthalmol.* 2000;84:1372-1375.

Williams TP, Howell WL. Action spectrum of retinal light-damage in albino rats. *Invest Ophthalmol Vis Sci.* 1983;24:285-287.

Wu WC, Hu DN, Roberts JE. Phototoxicity of indocyanine green on human retinal pigment epithelium in vitro and its reduction by lutein. *Photochem Photobiol.* 2005;81:537-540.

Yanagi Y, Inoue Y, Jang WD, Kadonosono K. A2e mediated phototoxic effects of endoilluminators. *Br J Ophthalmol.* 2006;90:229-232.

Yanagi Y, Iriyama A, Jang WD, Kadonosono K. Evaluation of the safety of xenon/bandpass light in vitrectomy using the A2E-laden RPE model. *Graefes Arch Clin Exp Ophthalmol.* 2007;245:677-681.

Zilis JD, Machemer R. Light damage in detached retina. *Am J Ophthalmol.* 1991;111:47-50.

第 5 章

玻璃体视网膜手术的 3D 可视化系统

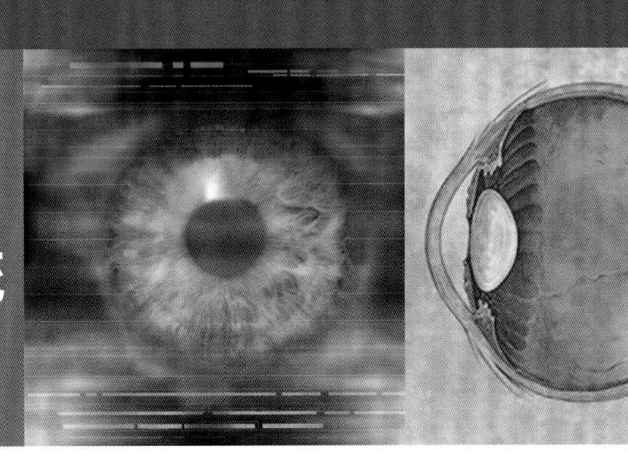

（庄宏　译　张婷　审校）

在介绍手术新技巧和新技术时，需要先明确一些专业用语。“抬头手术”（heads up surgery）这一说法并不够恰当，倾斜式目镜用于手术显微镜已经几十年了，可见这并非一个悬而未决的人体工程学难题。实际上，目前的 3D 可视化系统需要将大型的 OLED（有机发光二极管）显示屏置于距离患者 4 英尺（1.2 m）的位置，手术医生是需要轻微转动头部的。手术显微镜自 60 多年前诞生以来，就一直是立体视觉（3D），我们仍在为这项激动人心的新技术寻找一个引人注目的名字。爱尔康 NGENUITY 系统被称为数字可视化系统，虽然该称谓没错，但它反映的是技术实施问题而非临床益处。只有理解一项技术的特点和益处之间的不同点，才能去运用这项新技术。该系统比模拟（全光学）手术显微镜的可视化效果更好，其利用单芯片 CMOS 摄像机的立体像对和小孔径光圈，可以提供更大的景深，比传统光学手术显微镜大 4.5 倍景深。景深增加对黄斑手术、PVR 手术和糖尿病性牵引性视网膜脱离手术的操作更加有利。大显示屏可以搭配使用高的放大倍率，手术医生也就可以看到一个高度放大的图像。CMOS 传感器与光学系统的点扩散功能相匹配，因此图像周边的分辨率与中心的分辨率相同。这与传统光学手术显微镜不同，传统光学手术显微镜随着观察轴向的位移，分辨率会降低，且像差会增加。

有效使用高放大倍率，需要注意几个具体细节。除非患者移动明显，否则显示图像应垂直填满 NGENUITY 显示屏；圆形视网膜图像投射于 16∶9 显示屏，左右两侧为其他数字图像保留了空间，比如内镜、术中 OCT、门诊电子病历、CONSTELLATION 参数等。低放大倍率会使得 3D 可视化系统失去使用价值。

精确对焦是使用高放大倍率的关键所在，必须在高放大倍率下进行调整。刚开始，先对焦于套管，即插入灌注管和器械的位置。必须在高倍率下检查灌注套管，以确保管口没有无色素睫状上皮、脉络膜或视网膜的牵拉或遮盖。当完成玻璃体切除时，焦点应逐渐向下移动。最后，在视网膜表面操作时，必须在高放大倍率下再次调焦。

高灵敏度的一对 CMOS 摄像机（图 5.2）有助于

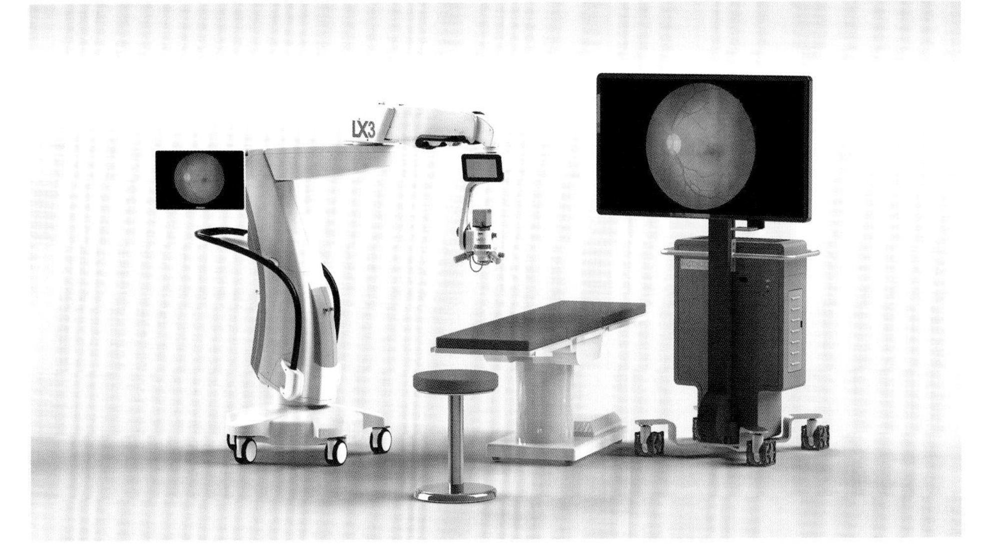

图 5.1 ■ 爱尔康 NGENUITY 3D 数字可视化系统，配备 55 英寸 OLED 显示屏和数字图像处理系统（Image Courtesy of Alcon）

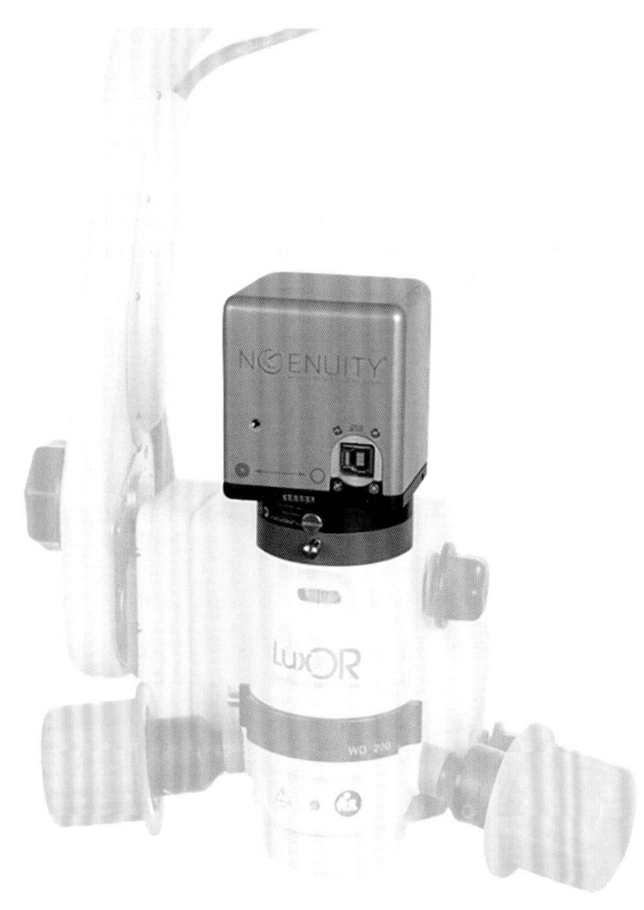

图 5.2 ■ NGENUITY 摄像头配置一对 CMOS HDR 传感器以及可变光圈，比传统手术显微镜高 4.5 倍景深（Image Courtesy of Alcon）

使用更低的光照。通常，联合使用 CONSTELLATION 设备的照明参数为 15% ～ 20%，而黄斑手术的照明参数设置为 1% ～ 5%，这样几乎没有任何光毒性。术中（特别是在黄斑手术中）将眼内照明靠近或远离目标，不断优化照明。通过数字处理方式将患者视网膜上的照明度与手术医生看到的 OLED 显示屏上的亮度分开，眼内低照明成为可能。与 AMLCD 显示屏不同，OLED 显示屏不使用背景光，因此，黑色就是黑色，这大大增加了感光动态范围。

NGENUITY 系统有利于手术室团队协作和教学，因为每个人都能看到手术医生的术中所见。观看距离是实现高放大率的关键，55 英寸 OLED 显示屏应距离手术医生 4 英尺（1.2 m）的位置。使用更靠近手术医生的小显示器会导致辐辏-调节疲劳；超过 1.2 m，会显著降低分辨率。手术医生双眼应足矫。根据观察距离，如果有老视，可选择性给予＋ 0.50D 近距离附加。如果手术助手手持接触镜，他们必须通过立体显微镜镜观看，而不是 3D 系统，因为其位置已旋转 90°。

从好莱坞电影中了解航空知识的手术医生会以战斗机屏幕来类比“抬头”的感觉。不过，战斗机里飞行员的世界是球形的，视线也会随着水平面旋转并不断变化。在手术中，水平面不会改变，视角位于瞳孔。主要观察点在术中通常是恒定的，或轻微改变俯仰角和偏摆角以观察周边部视网膜，或在青光眼术中轻微改变角度。来自 en face OCT 或血管造影的重叠图像会影响视网膜的可见度。在驾驶舱中，当驾驶舱窗外的视野很小或看不清，或者覆盖图层由线和符号而不是图像组成时，向前看的红外或合成视觉头戴显示器会非常有用。但是，头戴显示器因其重量会压迫颈椎，会引起疲劳、恶心，甚至由于半规管位置感知和空间视觉感知信息之间的矛盾而导致眩晕。增强虚拟现实的设备是为宽阔视野而设计，完全不同于术中经瞳孔视野。这些显示系统有明显的失真和扭曲。

NGENUITY 系统设置

- 光圈孔径设为 30%，获得 4.5 倍的景深优势。
  - 仅在角膜变化影响白内障手术时，改变设置为 50%。
- 始终使用高放大倍率调焦（垂直方向填满屏幕）。
  - 首先聚焦于灌注管 / 扁平部，检查脉络膜、无色素睫状上皮或视网膜是否遮盖灌注管和器械。
  - 在玻璃体切除术进行中，将焦点后移。
  - 在最高放大倍率下聚焦于 ERM/ILM/ 视网膜表面，以便进行 ERM/ILM 剥除以及 ERM 分割 / 分离。
  - 在眼前段手术时，先聚焦于虹膜，然后聚焦于器械头端。
  - 必须将 OLED 显示器放置于距离手术医生 4 英尺的位置。
  - 手术医生的视觉路径与显示屏垂直。
  - 调整显示器的高度，直到显示器的垂直中心于眼球位置齐平。
  - 垂直填充显示屏，达到最高放大倍率。
  - 关闭手术室的灯。
  - 通过移动眼内照明器来微调整照明水平。
  - 不要用光圈来调整光照水平。
  - 眼前段的白平衡设置
    - NGENUITY 系统白平衡卡置于 45°角。
    - 打开显微镜灯。

    - 关闭手术室灯。
- 玻璃体切除术的白平衡设置
    - NGENUITY 系统白平衡卡置于 45°角。
    - 关闭显微镜灯。
    - 使用眼内照明，置于视野中心。
    - 关闭手术室灯。

推荐读物

Adam MK, et al. Minimal endoillumination levels and display luminous emittance during three-dimensional heads-up vitreoretinal surgery. *Retina*. 2017;37:1746-1749.

Babu N, et al. Comparison of surgical performance of internal limiting membrane peeling using a 3-D visualization system with conventional microscope. *Ophthalmic Surg Lasers Imaging Retina*. 2018;49:941-945.

Coppola M, et al. Heads-up 3D vision system for retinal detachment surgery. *Int J Retina Vitreous*. 2017;3:46.

Eckardt C, Paolo E. Heads-up surgery for vitreoretinal procedures, *Retina*. 2016;36:137-147.

Kita M, et al., Hybrid wide-angle viewing-endoscopic vitrectomy using a 3D visualization system. *Clin Ophthalmol*. 2018;12:313-317.

Martínez-Toldos JJ, et al. Experience using a 3d head-mounted display system in ophthalmic surgery. *Retina*. 2017;37:1419-1421.

Palacios RM, et al. An experimental and clinical study on the initial experiences of Brazilian vitreoretinal surgeons with heads-up surgery. *Graefes Arch Clin Exp Ophthalmol*. 2019;257:473-483.

Palacios RM, et al. Learning curve of three-dimensional heads-up vitreoretinal surgery for treating macular holes: a prospective study, *Int Ophthalmol*. 2019;39:2353-2359. https://doi.org/10.1007/s10792-019-01075-y

Rizzo S, et al. 3D surgical viewing system in ophthalmology, Perceptions of the Surgical Team, *Retina*. 2018;38(4):857-861.

Romano MR, et al. Evaluation of 3D heads-up vitrectomy: outcomes of psychometric skills testing and surgeon satisfaction. *Eye*. 2018;32:1093-1098.

Talcott KE, et al. Comparison of three-dimensional heads-up display surgical platform to standard operating microscope for macular surgery. *Ophthalmol Retina*. 2019;3:244-251.

Todorich B, et al. Scleral transillumination with digital heads-up display: a novel technique for visualization during vitrectomy surgery. *Ophthalmic Surg Lasers Imaging Retina*. 2018;49:436-439.

Weinstock RJ, et al. Heads-up cataract surgery: complication rates, surgical duration, and comparison with traditional microscopes. *J Refract Surg*. 2019;35(5):318-322.

Zhang Z, et al. The preliminary experiences with three-dimensional heads-up display viewing system for vitreoretinal surgery under various status. *Curr Eye Res*. 2019;44(1):102-109.

第6章

内镜和术中OCT

(庄宏 译 干德康 审校)

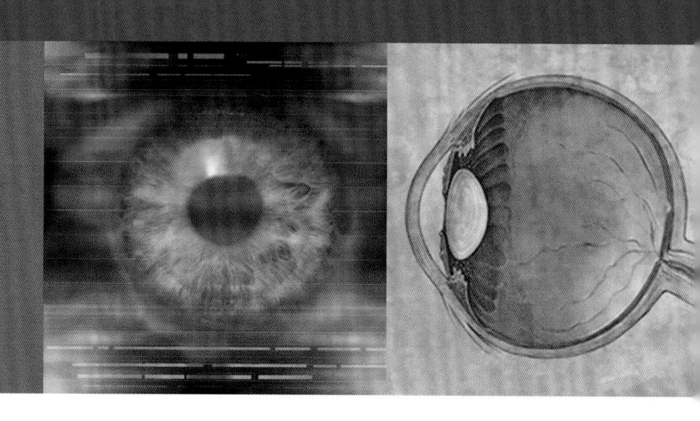

对于常规玻璃体视网膜手术的可视化操作而言，内镜的应用只是作为一种辅助手段，而不是常用的替代方法，除非眼前段混浊难以实行非择期玻璃体切割术。结合NGENUITY数字可视化设备，以画中画形式展示，可以最大化地体现内镜的优势。NGENUITY系统具有空间视觉感，可以显示巩膜穿刺口和内镜的切口。尽管有限，但确能显示额外的可视区域。

内镜辅助玻璃体视网膜手术的适应证

尽管内镜被提倡用于合并角膜混浊的视网膜脱离复位手术，但这种情况相对罕见，而且没有替换混浊的角膜，术后并不能使患者复明。在这种情况下，笔者更倾向于行穿透性角膜移植术联合开窗式玻璃体切割术（图23.11）。

相较于角膜混浊，视网膜脱离合并严重的皮质性白内障或后囊膜混浊（posterior capsular opacification，PCO）更为常见。如果术中切除PCO，人工晶状体会出现雾气，气体或硅油也有可能进入前房。白内障超声乳化联合玻切手术并不能达到最佳屈光效果，睫状沟固定人工晶状体、巩膜固定或前房型人工晶状体也不能联合硅油使用。内镜能使手术医生更好地检查视网膜裂孔，有助于解除所有裂孔瓣（马蹄孔）的牵拉，并完成视网膜裂孔光凝。

睫状体表面组织（睫状膜）会导致低眼压和眼球痨。诱发睫状膜形成的常见原因包括：眼外伤、过度视网膜固定术、巨大裂孔的前瓣遗留、使用视网膜切开松解而不是视网膜切除。这些患者通常伴有增生性玻璃体视网膜病变（proliferative vitreoretinopathy，PVR），应用内镜有助于去除睫状膜。

内镜的分辨率不够高，也缺乏立体感，无法用于黄斑手术。对于黄斑手术、糖尿病性牵引性视网膜脱离和大多数PVR患者的手术而言，立体视觉至关重要。

在内镜辅助玻切术中，视网膜光凝的最佳选择是带照明的铰接式激光光纤，比如一手持Alcon Vektor带照明可调节光纤，另一手持内镜（图6.1）。这种方法类似于几十年前的全功能玻切探头，具备特定优势。铰接式可调节激光光纤的主要优点是关节可调，能以接近垂直于视网膜的角度传递激光能量，使热量分布及视网膜-视网膜色素上皮的粘连更均匀。而大直径、非铰接式的内镜激光设备无法做到这一点。从全功能玻切头过渡到目前的三通道方法，更适合小切口玻切术。

NGENUITY 3D可视化系统的画中画模式能以最佳方式呈现内镜图像（图6.2）。虽然小直径的相干光纤内镜的分辨率有限，但也可以完成视网膜周边远端的手术操作（图6.3）。

术中OCT

目前的术中OCT（iOCT）技术对于绝大多数的玻璃体视网膜手术而言，应用价值很小。其轴向分辨率不足以分辨内界膜（internal limiting membrane，ILM），实际上难以应用于黄斑劈裂、黄斑裂孔、玻璃体黄斑牵拉综合征、黄斑前膜的手术。iOCT的一个最佳适应证是视网膜下注射基因治疗，尽管视网膜下注射更依赖于手术医生的熟练度，但术中良好的立体视觉是必要条件。生物工程载体会取代目前的载体，使玻璃体腔注射能够用于所有的基因治疗。脉络膜上腔注射基因治疗也开展了临床试验，展现出较好的前景。如果视网膜下注射使用的是细胞悬液，治疗往往无效，因为细胞必须附着于生物降解性支架才能有效形成移植。iOCT十分有助于术中确认视网膜下支架的位置。

术中OCT最好以画中画模式在NGENUITY可视化系统中展示。有人建议使用OCT图像数据来引导手术机器人，不过该构想有一定缺陷。由于扫描器

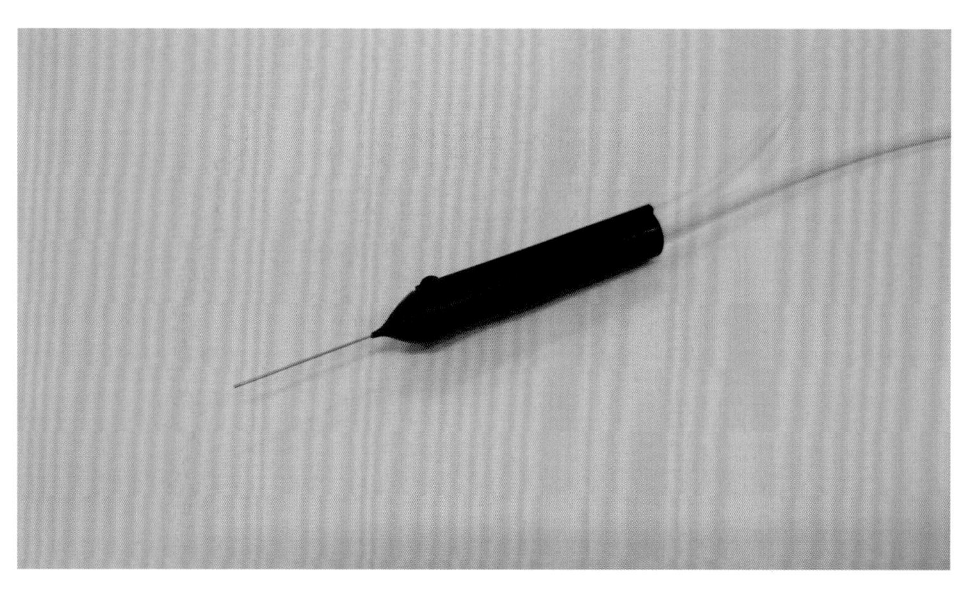

图 6.1 ■ 基于相干光纤束技术的内镜

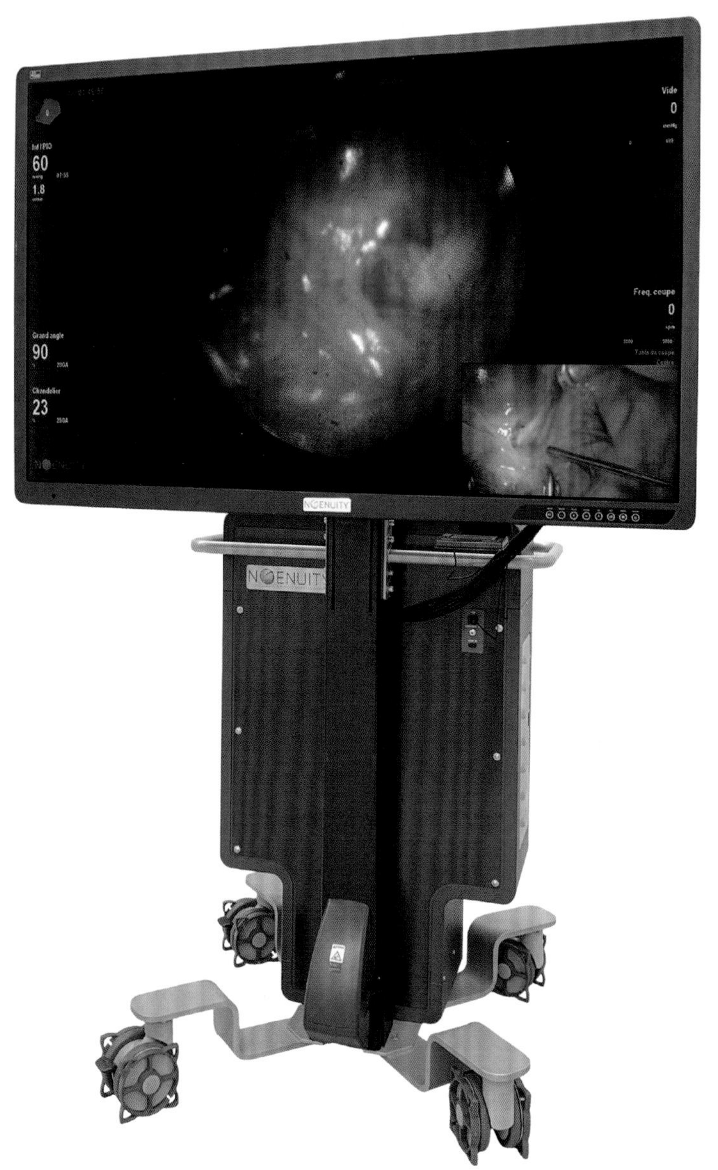

图 6.2 ■ 以画中画模式在 NGENUITY 3D 系统展示的内镜视图（Courtesy Francois Devin.）

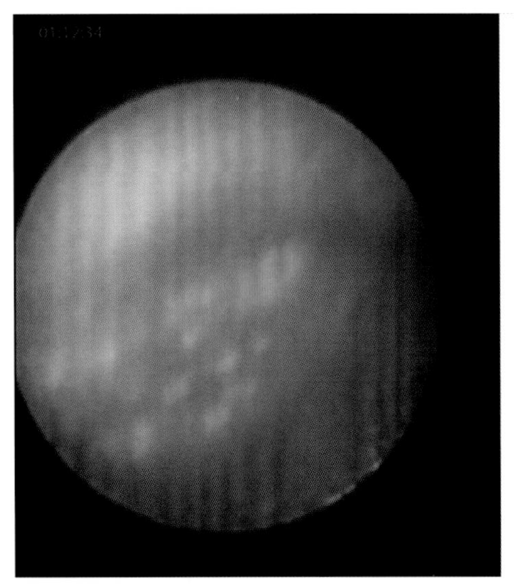
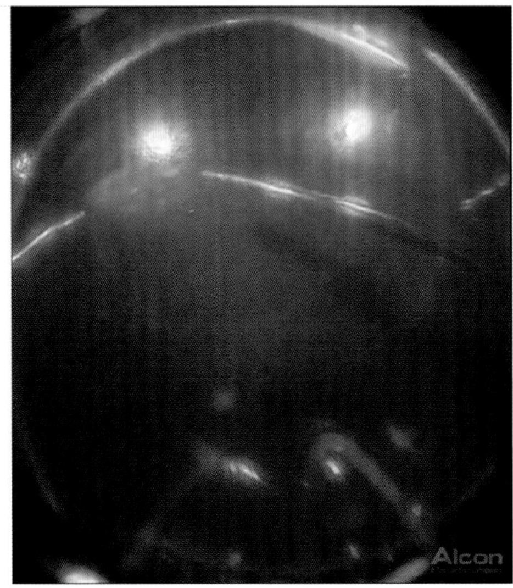

图 6.3 ■ 玻璃体视网膜手术中，内镜观察到的周边视网膜

的热漂移，OCT 横向精度约为 100 μm，而且 iOCT 只有三个自由度（深度、俯仰、偏摆）数据，但从运动学角度而言，手术需要六个自由度。

推荐读物

内镜

Kawashima S, Kawashima M, Tsubota K. Endoscopy-guided vitreoretinal surgery. *Expert Rev Med Devices*. 2014;11:163-168.

Marra KV, Yonekawa Y, Papakostas TD, Arroyo JG. Indications and techniques of endoscope assisted vitrectomy. *J Ophthalmic Vis Res*. 2013;8:282-290.

Wong SC, Lee TC, Heier JS, Ho AC. Endoscopic vitrectomy. *Curr Opin Ophthalmol*. 2014;25:195-206.

术中 OCT

Bruyère E, Philippakis E, Dupas B, et al. Benefit of intraoperative optical coherence tomography for vitreomacular surgery in highly myopic eyes. *Retina*. 2018;38(10):2035-2044. https://doi.org/10.1097/IAE.0000000000001827

Ehlers JP, Goshe J, Dupps WJ, et al. Determination of feasibility and utility of microscope-integrated optical coherence tomography during ophthalmic surgery: the DISCOVER Study RESCAN Results. *JAMA Ophthalmol*. 2015;133:1124-1132.

Ehlers JP, Kaiser PK, Srivastava SK. Intraoperative optical coherence tomography using the RESCAN 700: preliminary results from the DISCOVER study. *Br J Ophthalmol*. 2014;98(10):1329-1332. doi: 10.1136/bjophthalmol-2014-305294

Ehlers JP, Khan M, Petkovsek D, et al. Outcomes of intraoperative OCT-assisted epiretinal membrane surgery from the PIONEER Study. *Ophthalmol Retina*. 2018;2:263-267.

Ehlers JP, Srivastava SK, Feiler D, Noonan AI, Rollins AM, Tao YK. Integrative advances for OCT-guided ophthalmic surgery and intraoperative OCT: microscope integration, surgical instrumentation, and heads-up display surgeon feedback. *PLoS One*. 2014;9(8):e105224. doi: 10.1371/journal.pone.0105224

Ehlers JP, Tao YK, Farsiu S, Maldonado R, Izatt JA, Toth CA. Integration of a spectral domain optical coherence tomography system into a surgical microscope for intraoperative imaging. *Invest Ophthalmol Vis Sci*. 2011;52(6):3153-3159. doi: 10.1167/iovs.10-6720

Ehlers JP, Tao YK, Farsiu S, Maldonado R, Izatt JA, Toth CA. Visualization of real-time intraoperative maneuvers with a microscope-mounted spectral domain optical coherence tomography system. *Retina*. 2013;33(1):232-236. doi: 10.1097/IAE.0b013e31826e86f5

Falkner-Radler CI, Glittenberg C, Gabriel M, Binder S. Intrasurgical microscope-integrated spectral domain optical coherence tomography assisted membrane peeling. *Retina*. 2015;35(10):2100-2106. doi: 10.1097/IAE.0000000000000596

Hahn P, Carrasco-Zevallos O, Cunefare D, et al. Intrasurgical human retinal imaging with manual instrument tracking using a microscope-integrated spectral-domain optical coherence tomography device. *Transl Vis Sci Technol*. 2015;4(4):1-9. doi: 10.1167/tvst.4.4.1

Hahn P, Migacz J, O'Connell R, Izatt JA, Toth CA. Unprocessed real-time imaging of vitreoretinal surgical maneuvers using a microscope-integrated spectral-domain optical coherence tomography system. *Graefes Arch Clin Exp Ophthalmol*. 2013;251(1):213-220. doi: 10.1007/s00417-012-2052-2

Pfau M, Michels S, Binder S, Becker MD. Clinical experience with the first commercially available intraoperative optical coherence tomography system. *Ophthalmic Surg Lasers Imaging Retina*. 2015;46(10):1001-1008. doi: 10.3928/23258160-20151027-03.

Ray R, Barañano DE, Fortun JA, et al. Intraoperative microscope-mounted spectral domain optical coherence tomography for evaluation of retinal anatomy during macular surgery. *Ophthalmology*. 2011;118(11):2212-2217. doi: 10.1016/j.ophtha.2011.04.012

Tadayoni R. Intraoperative OCT: would you like some extra information? *Ophthalmol Retina*. 2018;2(4):261-262.

Tao YK, Srivastava SK, Ehlers JP. Microscope-integrated intraoperative OCT with electrically tunable focus and heads-up display for imaging of ophthalmic surgical maneuvers. *Biomed Opt Express*. 2014;5(6):1877-1885. doi: 10.1364/BOE.5.001877

大型研究相关文献

Ehlers JP, Dupps WJ, Kaiser PK, et al. The prospective intraoperative and perioperative ophthalmic imaging with optical coherence tomography (PIONEER) study: 2-year results. *Am J Ophthalmol*. 2014;158(5):999-1007. doi: 10.1016/j.ajo.2014.07.034

Ehlers JP, Goshe J, Dupps WJ, et al. Determination of feasibility and utility of microscope-integrated optical coherence tomography during ophthalmic surgery: the DISCOVER study RESCAN results. *JAMA Ophthalmol*. 2015;133(10):1124-1132. doi: 10.1001/jamaophthalmol.2015.2376

Ehlers JP, Khan M, Petkovsek D, et al. Outcomes of intraoperative OCT-assisted epiretinal membrane surgery from the PIONEER Study. *Ophthalmol Retina*. 2018;2(4):263-267. doi: 10.1016/j.oret.2017.05.006

Ehlers JP, Modi YS, Pecen PE, et al. The DISCOVER study 3-year results: feasibility and usefulness of microscope-integrated Intraoperative OCT during ophthalmic surgery. *Ophthalmology*. 2018;125(7):1014-1027. doi: 10.1016/j.ophtha.2017.12.037

Falkner-Radler CI, Glittenberg C, Gabriel M, Binder S. Intrasurgical microscope-integrated spectral domain optical coherence tomography-assisted membrane peeling. *Retina*. 2015;35(10):2100-2106. doi: 10.1097/IAE.0000000000000596

Khan M, Srivastava SK, Reese JL, Shwani Z, Ehlers JP. Intraoperative OCT-assisted surgery for proliferative diabetic retinopathy in the DISCOVER Study. *Ophthalmol Retina*. 2018;2(5):411-417. doi: 10.1016/j.oret.2017.08.020

Pfau M, Michels S, Binder S, Becker MD. Clinical experience with the first commercially available intraoperative optical coherence tomography system. *Ophthalmic Surg Lasers Imaging Retina*. 2015;46(10):1001-1008. doi: 10.3928/23258160-20151027-03

Runkle A, Srivastava SK, Ehlers JP. Microscope-Integrated OCT feasibility and utility with the EnFocus system in the DISCOVER study. *Ophthalmic Surg Lasers Imaging Retina*. 2017;48(3):216-222. doi: 10.3928/23258160-20170301-04

小型研究及病例报道

Ehlers JP, Petkovsek DS, Yuan A, Singh RP, Srivastava SK. Intrasurgical assessment of subretinal tPA injection for submacular hemorrhage in the PIONEER study utilizing intraoperative OCT. *Ophthalmic Surg Lasers Imaging Retina*. 2015;46(3):327-332. doi: 10.3928/23258160-20150323-05

Ehlers JP, Tam T, Kaiser PK, Martin DF, Smith GM, Srivastava SK. Utility of intraoperative optical coherence tomography during vitrectomy surgery for vitreomacular traction syndrome. *Retina*. 2014;34(7):1341-1346. doi: 10.1097/IAE.0000000000000123

Gregori NZ, Lam BL, Davis JL. Intraoperative use of microscope-integrated optical coherence tomography for subretinal gene therapy delivery. *Retina*. 2019;39(suppl 1):S9-S12. doi: 10.1097/IAE.0000000000001646

Rachitskaya AV, Yuan A, Marino MJ, Reese J, Ehlers JP. Intraoperative OCT imaging of the Argus II retinal prosthesis system. *Ophthalmic Surg Lasers Imaging Retina*. 2016;47(11):999-1003. doi: 10.3928/23258160-20161031-03

Smith AG, Cost BM, Ehlers JP. Intraoperative OCT-assisted subretinal perfluorocarbon liquid removal in the DISCOVER study. *Ophthalmic Surg Lasers Imaging Retina*. 2015;46(9):964-966. doi: 10.3928/23258160-20151008-10

该领域的早期研究

Binder S, Falkner-Radler CI, Hauger C, Matz H, Glittenberg C. Feasibility of intrasurgical spectral-domain optical coherence tomography. *Retina*. 2011;31(7):1332-1336. doi: 10.1097/IAE.0b013e3182019c18

Dayani PN, Maldonado R, Farsiu S, Toth CA. Intraoperative use of handheld spectral domain optical coherence tomography imaging in macular surgery. *Retina*. 2009;29(10):1457-1468. doi: 10.1097/IAE.0b013e3181b266bc

Ehlers JP, Srivastava SK, Feiler D, Noonan AI, Rollins AM, Tao YK. Integrative advances for OCT-guided ophthalmic surgery and intraoperative OCT: microscope integration, surgical instrumentation, and heads-up display surgeon feedback. *PLoS One*. 2014;9(8):e105224. doi: 10.1371/journal.pone.0105224

Ehlers JP, Tao YK, Farsiu S, Maldonado R, Izatt JA, Toth CA. Visualization of real-time intraoperative maneuvers with a microscope-mounted spectral domain optical coherence tomography system. *Retina*. 2013;33(1):232-236. doi: 10.1097/IAE.0b013e31826e86f5

Ehlers JP, Xu D, Kaiser PK, Singh RP, Srivastava SK. Intrasurgical dynamics of macular hole surgery: an assessment of surgery-induced ultrastructural alterations with intraoperative optical coherence tomography. *Retina*. 2014;34(2):213-221. doi: 10.1097/IAE.0b013e318297daf3

Ray R, Baranano DE, Fortun JA, et al. Intraoperative microscope-mounted spectral domain optical coherence tomography for evaluation of retinal anatomy during macular surgery. *Ophthalmology*. 2011;118(11):2212-2217. doi: 10.1016/j.ophtha.2011.04.012

Tao YK, Srivastava SK, Ehlers JP. Microscope-integrated intraoperative OCT with electrically tunable focus and heads-up display for imaging of ophthalmic surgical maneuvers. *Biomed Opt Express*. 2014;5(6):1877-1885. doi: 10.1364/BOE.5.001877

新技术相关研究

Carrasco-Zevallos OM, Keller B, Viehland C, et al. Live volumetric (4D) visualization and guidance of in vivo human ophthalmic surgery with intraoperative optical coherence tomography. *Sci Rep*. 2016;6:31689. doi: 10.1038/srep31689

Carrasco-Zevallos OM, Keller B, Viehland C, et al. Optical coherence tomography for retinal surgery: perioperative analysis to real-time four-dimensional image-guided surgery. *Invest Ophthalmol Vis Sci*. 2016;57(9):OCT37-OCT50. doi: 10.1167/iovs.16-19277

Ehlers JP, Uchida A, Srivastava SK. Intraoperative optical coherence tomography-compatible surgical instruments for real-time image-guided ophthalmic surgery. *Br J Ophthalmol*. 2017;101(10):1306-1308. doi: 10.1136/bjophthalmol-2017-310530

Gabr H, Chen X, Zevallos-Carrasco OM, et al. Visualization from intraoperative swept-source microscope-integrated optical coherence tomography in vitrectomy for complications of proliferative diabetic retinopathy. *Retina*. 2018;38(suppl 1):S110-S120. doi: 10.1097/IAE.0000000000002021

第7章

玻璃体视网膜手术的麻醉注意事项

（孙中萃　韩如意　译　常青　审校）

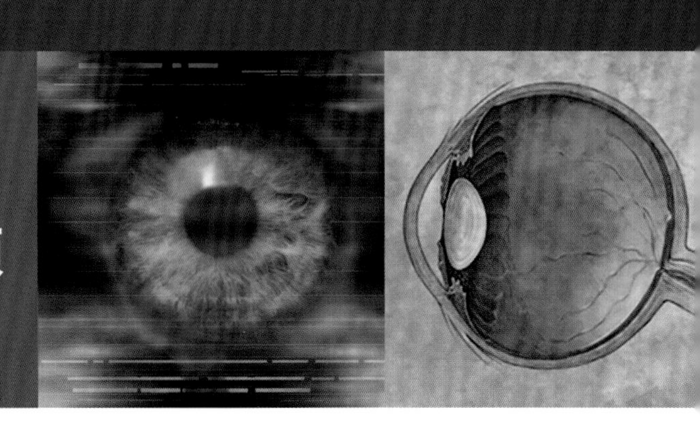

术前评估

无论在哪种麻醉下进行，玻璃体视网膜（vitreoretinal，VR）手术患者都应在术前完成评估。大多数情况下评估应该在手术日之前完成，以便医生提前对患者进行相应检查及药物治疗，确保患者以最佳状态进行手术。针对性检查如胸片、心电图和血生化检查只在具有相关病史和阳性体征的患者中进行。患者病史和体格检查均正常，则不必进行所谓的“筛查式检验”。

全身麻醉与局部麻醉

VR手术可在全身麻醉或局部麻醉下进行。大多数手术医生偏向于在局部麻醉心电监护下进行手术，其原因包括：①局部麻醉安全性高，尤其对高危患者而言更是如此；②局部麻醉省时、便宜；③局部麻醉恢复快、术后疼痛感轻，这一点对门诊患者而言尤为重要。

局部麻醉并不适合于所有VR手术的患者。幼儿、精神缺陷、幽闭恐惧症和欠配合的患者最好采取全身麻醉。在可靠的翻译人员陪护下，语言不通的患者通常能在局部麻醉下配合完成VR手术。预计手术时长是另一个选择全麻或局麻的决定因素。完全静止平躺的时间过长可引起患者焦躁和不适感，因而对于预计时长超过90 min的手术应选择全麻而非局麻。全麻的另一个决定性因素是患者坚持要求全麻。而充分告知患者麻醉相关事宜可使绝大部分符合局麻条件的患者改变主意。麻醉应避免使用氧化亚氮，不仅因其可能会与眼内填充气体发生反应，大型随机多中心临床试验还显示，氧化亚氮可使术后恶心和呕吐发生率增加30%。

术中监测

无论选择哪种麻醉方式，术中都必须密切关注患者全身情况。麻醉师或注册麻醉护师（registered nurse anesthetist，CRNA）须全程在场。使用镇静剂的局麻患者不能只由手术医生或巡回护士监测，他们仅适合监测无镇静剂的简单局部麻醉手术患者。术中基础监测项目包括连续心电图、无创血压（noninvasive blood pressure，NIBP）、脉搏及血氧饱和度。潮气末二氧化碳的监测既是全麻中非常必要的项目，也有助于局麻患者的监测。全麻手术时间较长还需监测患者核心体温，从而确保术中体温平稳，及早发现罕见的恶性高温出现。需重视糖尿病患者术中和围手术期的血糖监测，及早发现并处置极高和极低血糖的患者。

全麻期间血压监测

全麻术中患者的活动常引起VR手术医生不悦。麻醉医生为了避免患者活动而无意中提高麻醉的深度，这可能会引起全身血压过低并引起大脑、心肌和视网膜灌注不良。VR手术中眼内压一般维持在35～45 mmHg，若出现视网膜灌注减少，须尽快降低眼内压。持续存在的术中低血压可导致眼部缺血和视网膜中央动脉阻塞。术中控制肌张力和监测脑电图（如双谱分析）有助于麻醉医生在确保麻醉深度适合的同时使患者止动，从而避免过深麻醉。

镇静药物在局麻手术中的应用

局麻VR手术一般很少用到镇静药物，大多在神经阻滞麻醉时使用。VR手术中不应过度使用镇静药物的原因很多。第一，过度镇静可能引发患者术中气道阻塞，即无气道控制麻醉（anesthesia without airway control，AWAC），一旦发生，必须立即中断手术实施抢救。第二，已入睡或接近入睡时的呼吸运动常引起头位改变，这些动作在手术显微镜下被放大20～40倍，对手术操作影响很大。第三，有些镇静过度的患者变得相当多语和好交。再三严厉警告仍无法说服他们停止说话和活动，唯一的解决方法是停止所有镇静药物或改为全麻手术。第四，已入睡或接近入睡的患者可能在术中突然醒来，患者此时处于完全定向障碍的状态并出现不自主活动，即便手术由最优秀的医生主刀，这种情况也极其危险。镇静的目的应是减弱患者的焦虑情绪，而非使之陷入意识丧失的迷离状态。

过度焦虑或轻度幽闭恐惧症的患者局麻 VR 手术中使用适量镇静药物和（或）阿片类药物有助于手术的顺利进行。美索比妥钠、硫喷妥、咪达唑仑、丙泊酚、阿芬太尼、瑞芬太尼、氯胺酮等是局麻手术患者镇静安神理想选择。美索比妥钠、丙泊酚已基本取代硫喷妥和阿芬太尼。瑞芬太尼相比其他药物更易引起恶心、呕吐症状。氯胺酮可诱发眼球震颤、升高眼内压。尽管神经阻滞麻醉可消除氯胺酮所致眼球震颤，但其作为局麻术中镇静药物的选择仍存疑问，一般仅在精神障碍或躁狂倾向患者的局麻术中使用。尽管丙泊酚专利到期后价格大降，但它仅能在注射器内保持不超过 12 h 的无菌状态，发展中国家医疗机构仍不得不考虑其成本问题。必须重视 VR 手术患者的舒适度、满意度与维持术中各项指标平稳之间的平衡。通常在严密监测下持续给予剂量小、起效快的短效镇静药物，目的在于帮助患者完全静躺 60 ～ 90 min 而不入睡、减轻术中痛觉、一定程度上消除术中记忆。这并不容易实现，需仰仗经验丰富、知识广博的麻醉团队的共同努力。

局麻术前的心理准备

局麻 VR 手术前手术医生的一项重要任务是告知患者术中可能的观感体验，提前做好心理准备，避免引起惊吓。需告知患者术中有铺巾覆盖颜面部，因而手术全程无法视物，但铺巾下有充足新鲜空气维持正常呼吸。医生通过术前谈话可以告知并消除患者的恐惧心理，如幽闭恐惧症、体位性呼吸困难、体位性疼痛等类似病症；也可能发现某些患者无法克服手术恐惧而更适合全麻手术。

医生应告知患者大致的手术时长及术中需保持完全静躺的体位。对于绝大多数患者而言，保持静躺 30 ～ 45 min 不难，但若手术时间延长，手术有必要作“暂停”，允许患者稍微活动。

患者还须知道手术全程均有麻醉医生在场，负责监测生命体征并随时与手术团队交流沟通。麻醉医生、手术医生和患者在手术过程中保持实时通畅交流至关重要。患者可使用如手持式信号器等简单的装置，在不适感出现时无需较大动作即能及时提醒医生，既能安抚患者，也可避免污染术野。如果患者语言不通，手术间内必须配备一位患者母语流利的翻译人员。

局麻类型的选择

眼科手术常规局麻方式有四种：表面麻醉、球后麻醉、球周麻醉和 Tenon 囊下浸润麻醉。尽管表面麻醉广泛应用于各类眼科手术，但在 VR 手术中的作用有限，因为几乎所有 VR 手术都要求患者眼球止动，尤其是黄斑手术和前膜 / 内界膜剥除术。球后麻醉和球周麻醉的表述欠准确且有歧义，换用肌锥内和肌锥外麻醉的名称更能准确描述麻醉进针的深度和部位。这两种麻醉方式引起严重并发症的概率较小，包括眼球穿孔、出血和脑干麻醉等。球后麻醉和球周麻醉具有眼球止动、止痛和延长术后镇痛的优点，非常适合 VR 手术。Tenon 囊下浸润麻醉的安全性高于肌锥内和肌锥外麻醉，但 Tenon 囊下套管因存在巩膜穿孔的风险而并不适用于巩膜扣带术后患者。球周麻醉所致球结膜水肿可能增加经结膜免缝合玻切术的操作难度，并且影响巩膜切口的自闭功能。

利多卡因和布比卡因是球后麻醉的主要局麻药物选择。布比卡因（马卡因）的作用时间长，但心脏毒性（Peter 和 Marwick，2009）显著。尽管利多卡因的作用时间较短，但足以满足常规黄斑手术和视网膜脱离手术。糖网病患者并发复杂牵引性视网膜脱离和白内障，需行白内障超声乳化联合玻切术治疗，手术时长往往超过 90 min（包含手术机器的开机启动和参数设置时间），最好选择布比卡因神经阻滞麻醉或全身麻醉。

肌锥内麻醉的技巧

相比管径更粗的所谓钝头“球后”麻醉针，27 G 针更适合用于肌锥内麻醉。前者在穿过眼睑眶隔时，患者因疼痛剧烈而无法保持静止。而且，球后麻醉针常在相当大的推力下突然突破眼睑眶隔，有可能继而穿破眼球。常规 1.5 英寸（约 3.8 cm）长的注射针大都超过眼眶深度，应改用 1.25 英寸（约 3.2 cm）注射针以避免针尖到达眶尖刺穿视神经。进针点应在眶缘的外“角”而非外 1/3 内 2/3 处，这样可以降低眼球和下斜肌损伤的潜在风险。进针方向沿着与视轴相交的平面，进针轨迹为直线而非曲线。笔者采用不含肾上腺素的 2% 利多卡因进行神经阻滞麻醉，可降低心律失常和高血压的风险。根据既往报道以及个人经验，麻醉药物中加入碳酸氢盐可引起术后眼外肌麻痹长达数月之久，应避免使用。笔者建议拔针后立即以掌心按压眼球提高眶压，促进麻醉药物弥散并减少眶内出血。约半数随机临床试验显示透明质酸酶（Wydase）无麻醉作用，另一些试验结果显示透明质酸酶仅有微弱的提高麻醉药物早期快速渗透的作用，而一旦误入眼内可造成严重损害。因而，笔者不建议透明质酸酶用于局部麻醉。

术中再次神经阻滞麻醉

局麻术中有时须追加麻醉，部分只需表面麻醉，但最多的还是补充肌锥内麻醉，后者通常见于首次神经阻滞麻醉不完全、二次手术及手术时间延长。

面神经阻滞

面神经阻滞麻醉并非常规操作，特别是当肌锥外麻醉效果较好或肌锥内麻醉药量充足时更无需追加。不行面神经阻滞可避免与其相关的并发症，如注射疼痛、出血、局部肿胀。如果患者有明显眼睑痉挛，可使用 1/2 英寸（约 1.3 cm）30 G 注射针于外眦处穿过睑结膜，在眼轮匝肌下注射 1.5 ml 2% 利多卡因，可有效阻滞眼轮匝肌。进针部位也可选择外眦部颞侧皮下，呈“C”字形到达眼轮匝肌。

VR 手术中疼痛的成因

术中全程无痛感的前提是充分局部麻醉。涉及虹膜、睫状体和巩膜的手术操作，特别是钝器操作，都可能引起患者的疼痛。热刺激也是引起患者不适感觉的重要原因。冷凝所产生的疼痛感相比激光甚至射频烧灼（双极透热）更为明显。近红外激光比 532 nm 绿激光疼痛感更明显。玻切术中过度转动眼球也引起患者的疼痛或不适。上述情况是 VR 手术中的常见操作，因此术前患者接受充分麻醉非常重要。

二氧化碳

患者在面部覆盖铺巾的平卧状态下经常主诉“缺少空气”，医生往往以为是由患者的焦虑情绪所致，因为脉搏血氧仪大多显示血氧饱和度正常。而实际情况是，二氧化碳（CO_2）可在铺巾下蓄积，引起高碳酸血症，使患者产生缺氧的感觉。如果进行血二氧化碳浓度监测，可发现 CO_2 基线上升，尽管此时患者的呼气 CO_2 峰值可不变或仅轻微升高。这一问题可通过简易方法解决，即在患者口鼻附近布置氧气 / 空气管，并在铺巾下放置大口径真空管主动抽吸呼出气体。真空管道也有助于降低铺巾下空气的温度，提高患者舒适度。

眼内填充气体与全身麻醉

如果 VR 手术眼内填充气体和（或）空气，应至少提前 10 min 停止患者氧化亚氮吸入的同时增加输入麻醉机的新鲜空气，以确保在眼内气体填充之前将氧化亚氮冲洗干净。否则，术后氧化亚氮的快速吸收可导致眼内气泡迅速缩小，出现低眼压现象。反之，如果患者眼内仍留存既往手术遗留的气泡，本次手术开始阶段应避免吸入氧化亚氮，以防止氧化亚氮弥散入眼引起气泡膨胀，继而升高眼内压。事实上，即使患者需要进行非眼科全麻急诊手术，医生也应在术前明确患者是否有眼内气泡存在。

特殊手术的麻醉选择

眼内炎

眼内炎病情危急，须尽快治疗并微生物培养。多数情况下，培养甚至玻切术可在表面麻醉下进行。全麻手术需避免因等待禁食时间而致手术延误。

开放性眼外伤

医生必须对每个开放性眼外伤患者进行仔细检查，判断伤情严重程度及患者配合程度，从而选择相应麻醉方式。一期伤口缝合手术通常可在表面麻醉及前房麻醉下进行。伤口局限、配合度好的患者可在局麻下手术，麻醉需由经验丰富的医生进行，控制麻醉药物总量，缓慢注射（每 30 ～ 60 s 注射 1 ml），同时密切观察术眼情况。全麻手术是否需要使用去极化肌松药一直没有定论，使用与否需由当值麻醉医生根据患者整体情况而定。

巩膜扣带术

许多巩膜扣带术的患者本身是高度近视，眼轴较长，常伴后葡萄肿和巩膜变薄。局麻可考虑使用 Tenon 囊下套管麻醉以减少眼球穿孔风险。

局麻下进行巩膜扣带手术可能较困难，即使眼球已充分麻醉，术中操作使用眼眶拉钩也会引起显著的眶缘疼痛。此外，眼外肌牵引还可能会诱发眼心反射而出现心动过缓，一般在牵引解除后恢复，且随着手术的进行，眼心反射可逐渐减弱。相比格隆溴铵，静脉应用阿托品阻断眼心反射的效果更好，但更易继发快速性心律失常。尽管局部补充麻醉药物可能暂时阻断心动过缓，但是再充分的麻醉也无法避免眼心反射。

有巩膜扣带手术史的患者再次行眼科手术，神经阻滞麻醉较困难。巩膜扣带术后眼轴可略加长，医生必须知道这可能会增加麻醉进针时眼球穿孔的风险。术后形成的巩膜瘢痕可能使通常“安全”的操作变得不那么安全。巩膜扣带术后患者行 Tenon 囊下浸润麻醉时发生眼球穿孔也有报道。

抗凝药物使用的注意事项

尽管对于服用华法林的患者术前应当确定其 INR 在治疗范围内（一般是 2 ～ 3），但其实 VR 手术前一般都无需暂停抗凝或抗血小板治疗。停止抗凝治疗可能导致患者脑卒中、心肌梗死、肺栓塞和深静脉血栓形成的风险增高，甚至导致死亡。笔者认为，停止抗凝治疗所带来的系统性风险远比术中眼部出血的风险大得多。常规 VR 手术对 INR 在治疗范围内的患者安全可靠（Dayani 和 Grand，2006；Fu 等，2007）。局部麻醉时使用 Tenon 囊下套管麻醉技术以及使用 27 G 短针头（1.25 英寸）从血管较少的部位进针（即避免眼球上半部分，尤其是鼻上象限）可以大大降低出血风险。

术后疼痛处理

手术结束时球周注射氨基糖苷类抗生素是术后疼痛的原因之一。对于非 25 G 无缝线手术，抗生素从结膜切口通过套管注射到 Tenon 囊下的方式可减轻疼痛。此外，手术结束时注射长效局部麻醉药，如布比卡因，可大大减轻术后疼痛，尤其适用于全麻 VR 手术以及巩膜扣带术后的患者。

总结

绝大多数 VR 手术可以在局部麻醉和极少量镇静药物治疗下安全、舒适、有效地完成。与全身麻醉相比，患者在监测下进行局部麻醉手术安全性高、恢复快、术后疼痛感轻。尽管如此，麻醉方式的选择还须基于患者的需求、手术医生的要求和麻醉医生的专业技能综合决定。医生须始终牢记最终目标是提高患者的视力预后和满意度。

推荐读物

Charles S, Rosenfeld PJ, Gayer S. Medical consequences of stopping anticoagulant therapy before intraocular surgery or intravitreal injections. *Retina*. 2007;27(7):813-815.

Dayani PN, Grand MG. Maintenance of warfarin anticoagulation for patients undergoing vitreoretinal surgery. *Arch Ophthalmol*. 2006;124:1558-1565.

Fu AD, Mcdonald HR, Williams DF, et al. Anticoagulation with warfarin in vitreoretinal surgery. *Retina*. 2007;27(3):290-295.

Peter C, Marwick MD. Recurrence of cardiotoxicity after lipid rescue from bupivacaine-induced cardiac arrest. *Anesth Analg*. 2009;108:1344-1346.

第 8 章
后段技术总论

(王鑫　译　黄欣　审校)

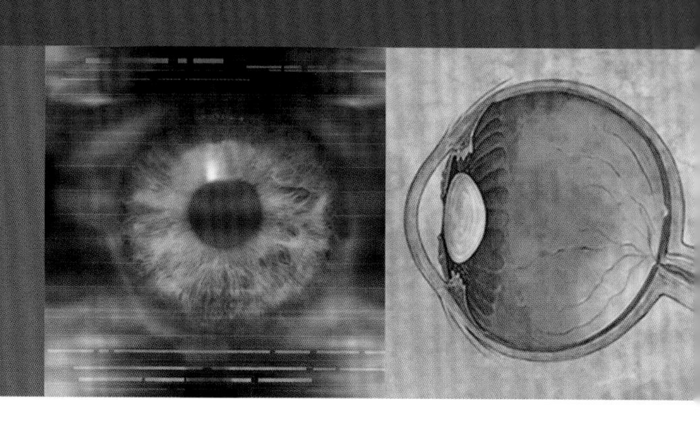

策略

所有手术都需要制订全方位的应对策略。玻璃体视网膜手术技术含量高，复杂性强，需要做好充分的术前规划。手术设计不仅包括一系列预期的情况，还必须包含应对术中的意外情况。手术设计主要取决于术中需要用的技术，如玻璃体切割、剥膜、眼内光凝、硅油、气体、重水（perfluorocarbon，PFO）等。器械设备、一次性耗材、气体、油和重水必须备好，以便个别患者或术中其他情况之需。

开睑器

粗金属丝型开睑器是撑开眼睑的有效工具。更大的有叶片型开睑器，可能会影响手术接触镜和灌注管。不要使用有预切洞口的手术粘纸，将没有预切洞口的手术粘纸在眼睑打开的状态下贴好，沿中间把粘纸剪开，这样撑开开睑器后，粘纸的边缘就可以把整个睑缘完全覆盖包绕。覆盖睫毛和睑缘是为了减少眼内炎的发生，防止睫毛残留在组织内。具有抽吸功能的开睑器可以减少液体流到粘纸下或脚踏、手术医生的脚和地板上，但常较笨重，使用不便。

灌注液

每台手术都应使用含有葡萄糖、谷胱甘肽和碳酸氢盐缓冲液的高品质灌注液。灌注液应在术前新鲜制备。每台手术都应该使用商品化的高品质灌注液（BSS Plus，Alcon 公司）。和其他灌注液相比，BSS Plus 可以减少角膜内皮细胞的丢失，以及对小梁网和晶状体的损伤。笔者不在灌注液中添加葡萄糖、肾上腺素、碳酸氢盐或抗生素，以减少配错药物或浓度的概率，并降低对角膜、晶状体和视网膜毒性的风险。双成分灌注液系统设计是为了保证若第二个组分疏忽遗漏，灌注液中的物质仍具安全性，只有 BSS Plus 才符合此标准。灌注液中添加葡萄糖的理念已被淘汰约 40 余年，这种处理的价值仅存在于在耗时长的糖尿病玻璃体手术中静脉给予 5% 的葡萄糖来预防低血糖和实时血糖监测出现之前。

清晰视野的重要性

理想清晰的视野对于玻璃体切割术的安全性至关重要。虽然保护角膜上皮和晶状体是重要目的，但显然不如手术安全重要。这个简单原则经常被忽视，以致产生不良后果。

扩瞳

术前局部使用肾上腺素能（去氧肾上腺素 2.5% ～ 10%）和抗胆碱能（托吡卡胺 1%，环喷托酯 1%），扩瞳眼液对安全的玻璃体切割至关重要。在没有低眼压和机械性虹膜损伤的情况下，术前的扩瞳状态常可以维持至术毕。如果发生瞳孔收缩，虹膜拉钩比起眼内应用肾上腺素对角膜内皮更安全。应尽可能避免行瞳孔括约肌切除。切除虹膜会引起术后眩光、畏光、美观问题并使术后炎症反应增加。在训练有素的助手的帮助下，接触式广角可视化系统可以让几乎所有患者免于使用虹膜拉钩、切除虹膜和前房肾上腺素。

晶状体摘除

如果需要摘除晶状体，在进行玻璃体切割术之前应先进行晶状体超声乳化或晶状体切除术，除非晶状体已半脱位或全脱位。随着玻璃体切割术的进行，术中瞳孔可能缩小，早期摘除晶状体可以更好地观察周边，减少不必要的虹膜切除。无晶状体或人工晶状体眼手术视野通常更清晰，安全、有效的玻璃体切割术不应该为保留晶状体妥协，即使它相对透明。在晶状体切除术的患者中，除非后期有睫状沟植入人工晶状体的计划，保留晶状体前囊会影响术中的手术视野，并没有明显的好处。在晶状体切除术中，使用 MaxGrip 镊子而不是切割头去除全部囊膜，可以避免虹膜接触，继而导致瞳孔缩小和炎症。完全去除囊膜至关重要，因为它可以防止睫状膜形成、低眼压，以及硅油填充患者下方虹膜根切口的纤维化闭合。

玻璃体切割术的切口制作问题

为了减少疼痛、炎症和手术时间，出现了使用套管针（图 8.1）的经结膜、无缝线的玻璃体切割技术，然而从一开始，对于该技术可能引起术后低眼压和眼内炎即存在顾虑，与无缝线的小切口白内障手术的顾虑类似。一些手术医生建议在伤口残留玻璃体，以减少伤口渗漏的可能。在巩膜切口处残留玻璃体增加玻璃体嵌顿的可能性，从而增加眼内炎的风险，以及胶原纤维收缩牵引导致切口后方出现视网膜裂孔可能。和低眼压相比，玻璃体嵌顿更可能是眼内炎的一个危险因素。

巩膜隧道切口的制作

所有外科医生在 25 G 玻璃体切割术中最初都使用直入式切口，但在巩膜隧道切口应用于 23 G 玻璃体切割术后，大多数改为巩膜隧道切口。套管针成角度插入可以制作一个巩膜隧道，具有瓣阀的作用（图 8.2），类似于无缝合的白内障手术切口。然而，这不是双平面切口；一些外科医生貌似为了避免碰到视网膜，插入套管时会有大角度的变化，这种操作应该避免。切口在套管最初插入的地方已经形成。一些外科医生将插入角度的变化称之为后旋，这也是不正确的。最佳方法是以 30°的角度单一轨道插入套管针。内镜观察和研究测试时的反转影像都表明，套管针插入时角度陡变会损伤巩膜隧道脆弱的内口瓣。

稳定眼球

外科医生习惯用镊子稳定眼球，以抵消套管针插入时作用于眼睛的平移和旋转力。另一种方法是将套管针以合适的角度固定眼球，此时眼球会稍陷入眼眶[2]。手术医生使用另一只手的示指以三角形支撑持套管针的手，这样有助于更好地维持手和套管针的角度。另外一只手先用棉签头部使结膜游移，在套管针刺穿结膜进入巩膜后，拿掉棉签，保持结膜的偏位状态。一些手术医生将这种技术称为在套管上加压，尽管这是对的，但关键是在眼球运动的时候保证套管针和角膜缘平行方向成 30°正确插入。笔者在进行玻璃体内注射和球后阻滞操作时同样使用这种稳定的双手操作。

结膜移位

结膜移位应用于 25 G 无缝合手术（图 8.3），使手术结束时结膜覆盖在巩膜切口上。一些外科医生已经放弃结膜移位，因为各种稳定眼球的技术操作起来很困难，但这并不明智。有些吊顶灯通常在没有结膜移位，没有切除切口处的玻璃体，也没有制作巩膜隧道切口的情况下使用，所有这些操作都可能会增加眼内炎的风险。

术者在用粘纸固定灌注管时应该将管子长度留有一定活动余量，以避免眼球旋转时导致灌注液意外进入脉络膜下或套管脱出。除非有滤过泡或其他的结膜问题，巩膜切口的位置应该最大程度便于各种角度的眼内操作。灌注管口通常被放置在外直肌的下缘附近，但最好将其移向接近 3 点或 9 点的位置，以避免

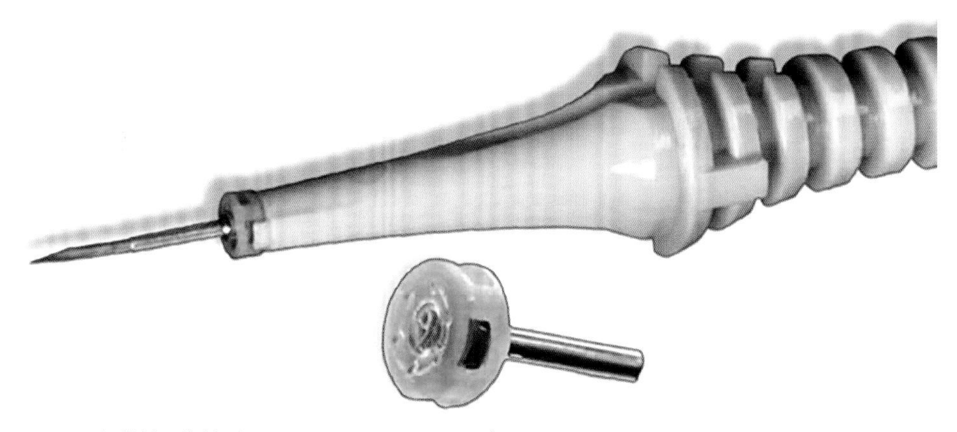

图 8.1 ■ 套管针–套管（Image Courtesy of Alcon）

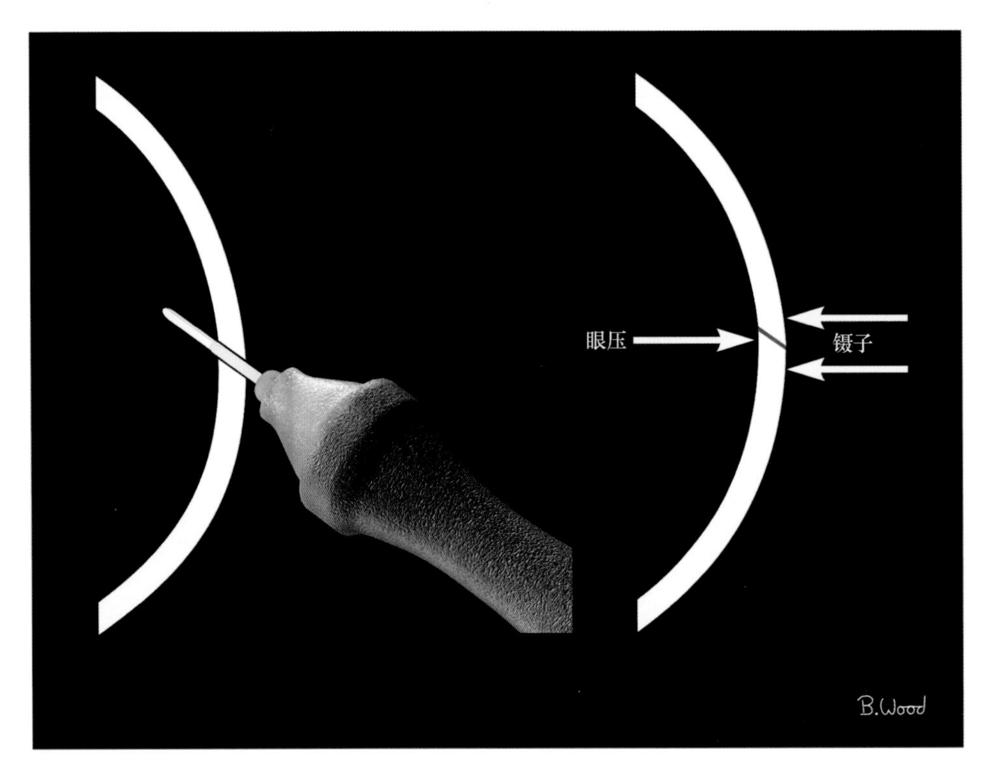

图 8.2 ■ 以 30°角、单平面插入套管针将套管形成了一个自闭的巩膜隧道。双平面轨道撕裂了巩膜内口瓣

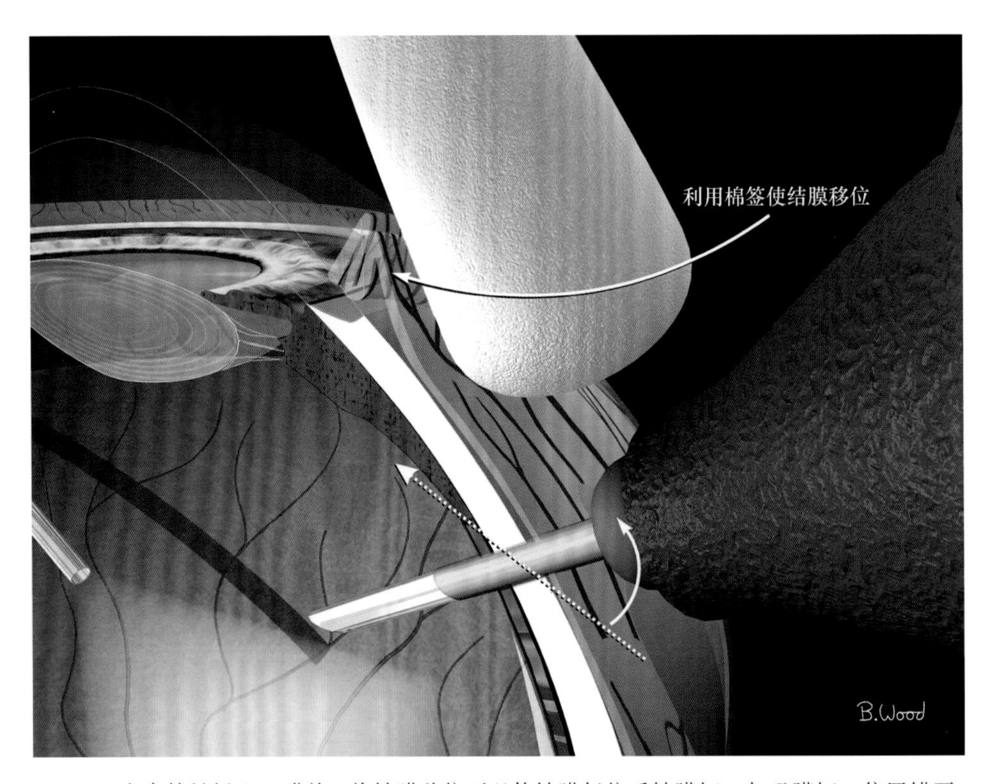

图 8.3 ■ 在套管针插入巩膜前，将结膜移位可以使结膜复位后结膜切口与巩膜切口位置错开

接触下睑（图 8.4）。鼻上巩膜切口应该位于鼻梁的最低点到瞳孔中心的连线上，便于器械进出眼内。类似，颞上切口应位于眶上缘最低点至瞳孔中心的连线上。25/27 G 套管的位置在结膜存在滤过泡、存在巩膜外伤性瘢痕区域或有脉络膜上腔出血时需要进行调整。在多数情况下，巩膜切口应在角膜缘后 3.5 mm。如果考虑存在脉络膜增厚或出血，建议套管针垂直插入，最好是 6 mm 灌注套管。

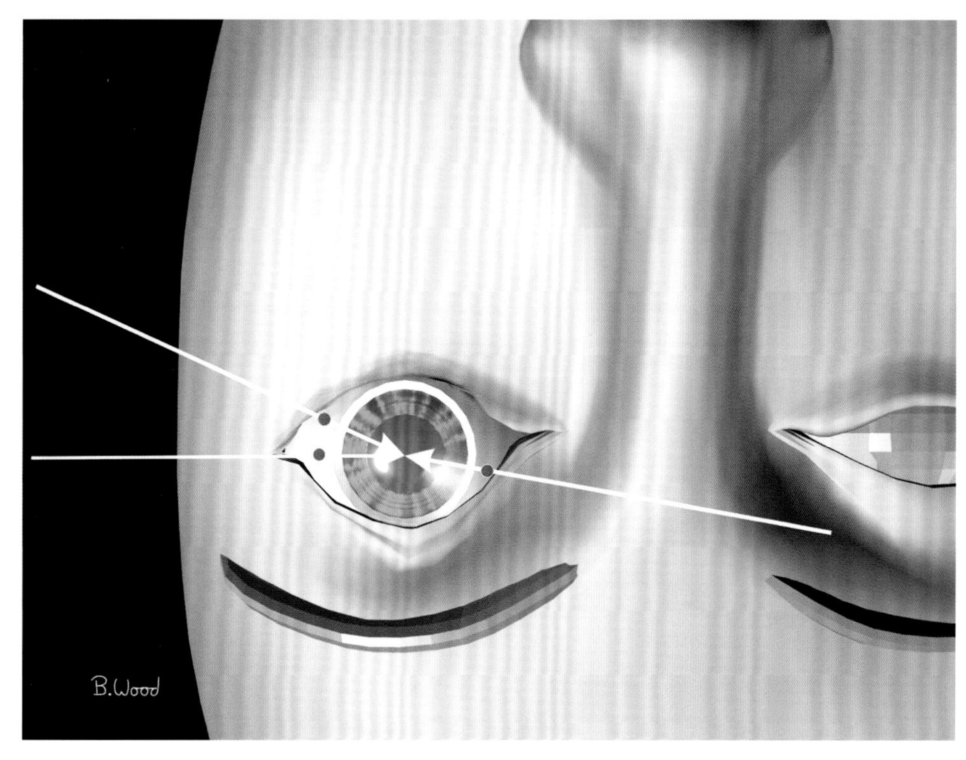

图 8.4 ■ 巩膜切口的位置应便于让眼内器械活动幅度最大。颞侧套管的中心点几乎在水平线上。鼻上切口在鼻梁最低点至瞳孔中心的连线上

减少切口渗漏

笔者首次报道了在 25 G 直入式切口中应用气液交换（fluid-air exchange，FAX）来减少渗漏，但随着巩膜隧道切口的改进，目前仅对高度近视或马方综合征患者用气液交换来减少切口渗漏，因这些患者的巩膜通常比较薄。

23 G 切口明显比 25 G 切口（0.5 mm 器械）更大，切口渗漏的可能性更大，也使切口制作更具挑战性。由于第一代 25 G 手术器械的硬度和液流的限制问题，23 G 的手术器械用的更多[3]。随后新一代的 25 G 和 27 G 手术器械的硬度增加，液流限制减少，使得 23 G 手术相比之下已无任何优势。

手术结束拔套管时，应注意避免切口外翻。为了使巩膜隧道自闭，套管应该在与插入时相同的轨道上缓慢抽出，因为巩膜弹性较差。巩膜隧道自闭也依赖于灌注的压力，灌注压力在 25 ～ 45 mmHg 可以让眼压作用于巩膜隧道内口的瓣阀（图 8.5）。类似从肘部前静脉拔针或静脉导管时按压那样，术者应该使用平滑的器械而不是棉签尖端对巩膜隧道按压。在对隧道施按压时，结膜应该复位。一些外科医生将导光插到套管后一起拔出，这可能会将玻璃体拉入巩膜切口，这种操作应该避免。如果切口渗漏，则应毫不犹豫地用经结膜可吸收 8-0 线（Vicryl，Novartis，Basel，Switzerland）缝合 1 针[4]。不需要切开结膜来缝合巩膜切口。接触镜环的缝合损伤结膜[5]抵消了无缝线经结膜手术的优点。

经结膜 25/27 G 无缝线玻璃体切割术的套管位置可以比较灵活。术者应避免存在滤过泡、陈旧结膜伤口、平坦部瘢痕区域、脉络膜或脉络膜上腔出血的部位，以确保套管插入到玻璃体腔，而不是脉络膜上腔或视网膜下。如果需要，可以在同一半球或象限放置所有套管。此外，灌注头可以从一个套管移动到另一个套管，以方便器械处理病变的部位。

一些早期研究表明，在 23 G 和 25 G 手术后，眼内炎发生率明显增加。虽然低眼压被认为是眼内炎的一个因素，但玻璃体嵌顿和未使用结膜下抗生素可能是眼内炎发生的更重要的危险因素。在白内障外科医生不再结膜下使用抗生素后，一些玻璃体视网膜外科医生也停止使用，然而，局部抗生素在前房可达到最低抑菌浓度，但在有晶状体或人工晶状体眼的玻璃体腔中达不到。推荐使用对常见革兰氏阳性菌有效，对毒力强的革兰氏阴性菌也有效的抗生素。

玻璃体切割术的目标

应在深刻理解手术相关解剖的基础上，系统而

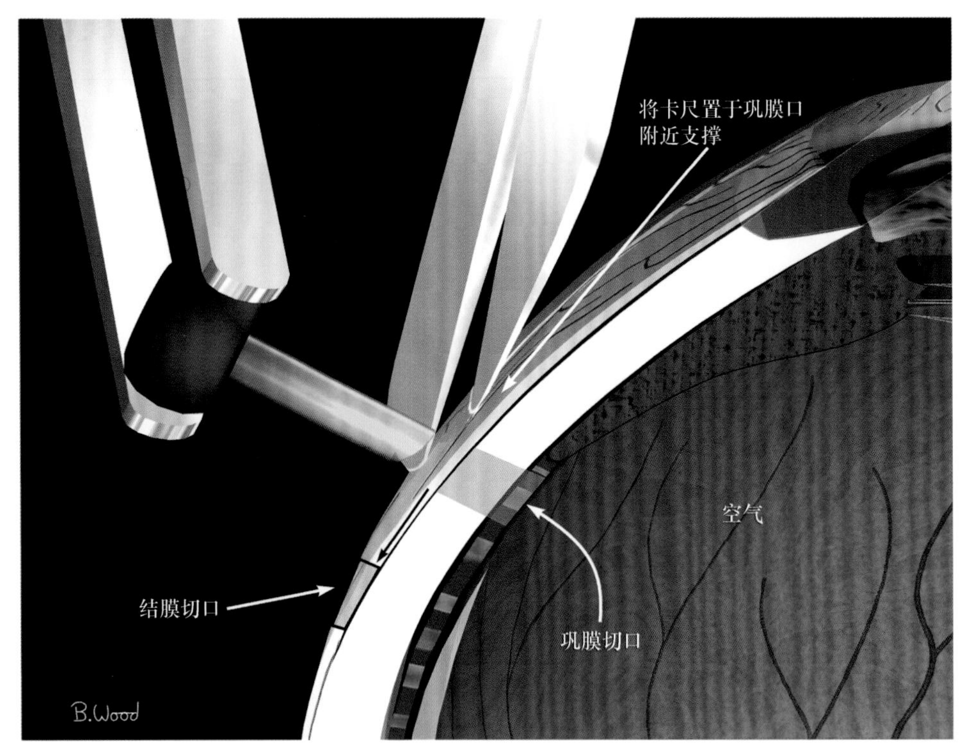

图 8.5 ■ 套管应以与插入角度相同的 30°拔出，同时在正常眼压的情况下使用光滑的金属器械而不是棉签尖端按压巩膜隧道。套管不要通过导光拔出

有序地切除玻璃体。玻璃体是间断的层面构造，需以特定的顺序切除。手术目标并不仅仅是切断条索以看清楚后极部，或局限于核心玻璃体切割，而应着重于玻璃体视网膜界面的处理。当切割头进行玻璃体切割时，通过控制吸力，术者仅将切割头固定于中心处便能切除大部分玻璃体。这样依赖过强的负压和切割头旋转，将玻璃体强行吸入。现有理念已意识到这种牵引的风险性。通过吸引将周边玻璃体牵拉到中心是对“核心玻璃体切割术”的错误理解。事实上，许多因病需行玻璃体切割术的眼往往没有“核心”玻璃体。新鲜的外伤、新鲜的视网膜脱离、玻璃体后脱离（PVD）相关的玻璃体出血和黄斑裂孔患者则可能有相对正常的玻璃体，需要核心玻璃体切割术。

更好的切割头、高切割速率、反应灵敏的流体控制和比例式（线性）吸力控制有助于原位切除玻璃体。习惯于低切速的外科医生最初可能会被高切速下极小的玻璃体抖动所迷惑，误以为切割头或吸力故障。

对无晶状体眼，应首先切除玻璃体前皮质（anterior vitreous cortex，AVC），然后从中央玻璃体开始，逐渐向周围扩展切除（图 8.6）。应先把前段伤口或虹膜的所有附着物清除干净再进行后段切割。在有晶状体眼中，AVC 经常黏附于晶状体后囊，使不损伤晶状体的同时完全切除 AVC 十分困难。若有晶状体眼的 AVC 透明且没有牵引作用，可不必切除，以避免晶状体损伤。同样，在 YAG 后囊切开的人工晶状体眼也不要切除 AVC，以减少人工晶状体表面冷凝水附着而起雾。

三通道玻璃体切割术中，玻璃体切割头和导光纤维在鼻侧和颞侧的套管进行切换，可以更好地处理周边视网膜并避免损伤晶状体。切除有晶状体眼中不透明的 AVC 需要直接用显微镜观察以及同轴照明和眼内照明，以避免晶状体损伤。不需要接触镜或广角系统，而是调高显微镜的放大倍率以判断切割头和囊膜的距离。在有晶状体眼，鼻、颞侧入路联合的方式切除 AVC 是最佳选择。若在平坦部或附近有纤维血管膜或严重炎症，应行晶状体切除术，用镊子去除整个囊膜，以防止在晶状体 -AVC 界面形成睫状膜。

去除 AVC 后，接下来便是切除玻璃体后皮质（posterior vitreous cortex，PVC）。经睫状体扁平部玻璃体切割术的眼通常没有形成 PVD，或形成锥形的部分 PVD，或已发生宽平面的完全 PVD。从鼻侧或通过检眼镜或 B 超发现有 PVD 的区域开始切除 PVC（详见糖尿病玻璃体切割术一章）。PVC 在玻璃体视网膜黏附处之间的延伸部分被称为桥接牵引，通常伴有切线方向的牵引。所有不与视网膜接触的 PVC，即锥形表面和桥接部分，都必须被切除以缓解牵引。然而，玻璃体“裙边”，即玻璃体锥体前部的粗端，

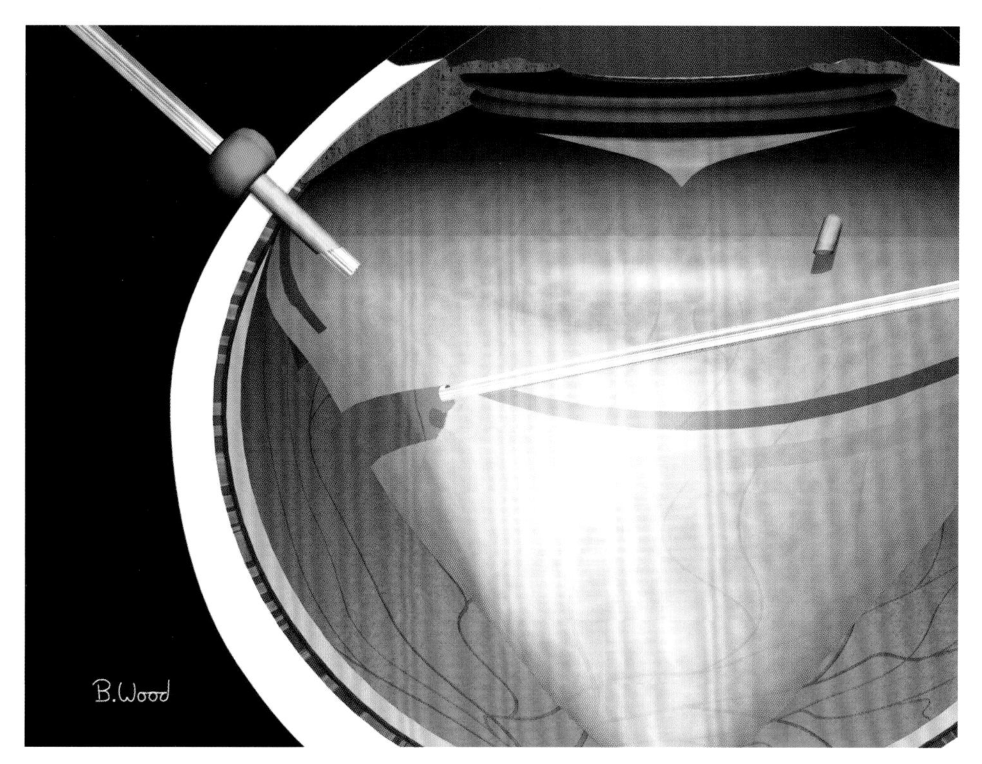

图 8.6 ■ 应在鼻侧刺穿不透明的 PVC，或从有 PVD 而无视网膜脱离的区域进入 PVC，若有可能，可以通过超声或检眼镜确定

必须以不同方式处理。手术时对玻璃体裙边的牵引往往会导致视网膜裂孔，只有切除足够的玻璃体裙边，才能获得令人满意的手术视野，并解除周边牵引，同时防止上方的裙边在患者直立时下垂遮挡视野。如果裙边混有血液成分，应小心地清除，减少术后血影细胞性青光眼的发生。

视网膜前膜

除了已存在的玻璃体胶原的少细胞成分的收缩，PVC 在玻璃体视网膜黏附处的表面可能还包括新的胶原和 Müller 细胞反应性胶质增生。这种类型的病理解剖被称为视网膜前膜（epiretinal membrane，ERM）。ERM 的处理是玻璃体视网膜疾病一个重要的极具挑战性的组成部分。ERM 的处理方法因病而异，具体技术将结合具体疾病进行讨论。

镊子剥膜、剪刀截断、剪刀分层剥离和切割头分层剥离都是治疗 ERM 的有效方法。ERM 手术的目的是重新复位视网膜，同时尽量减少复发和并发症。如果膜的黏附很松散，去除的同时不易发生医源性视网膜裂孔或出血，镊子剥膜是最好的方法。黏附最小的典型例子是黄斑前膜和增殖性玻璃体视网膜病变（PVR）。糖尿病的牵引性视网膜脱离和一些外伤患者通常有黏附紧密的 ERM，需要剪刀截断，剪刀分层剥离，或切割头分层剥离。

简化的视网膜前膜剥除

目前的玻璃体视网膜手术方法利用了广泛的技巧和技术。对 PVR、增殖性糖尿病视网膜病变、黄斑前膜、黄斑裂孔和其他原因的玻璃体视网膜牵引的处理技术通常随着疾病的进展而变化很大。纤维蛋白综合征、角膜损伤、白内障、光毒性、麻醉后并发症、术后疼痛、眼睑和结膜充血及水肿在手术时间长的患者中更为常见。有外科文献报道，术后肺不张、感染、肺栓塞和住院时间的增加与更长的手术时间有关。笔者观察到手术效果欠佳可能与器械的使用数量和更长的手术时间相关。制定一套关于统一器械、技术和流程、适应所有疾病的方案，理论上可以降低手术时间、培训周期、准备时间以及仪器配置和维护相关的成本。制造技术的进步通常使成本降低，同时通过减少步骤或流程来提高产品的质量。本书的一个中心主题是提出一个更简要、更迅速、省去繁杂步骤与器械的方法去进行玻璃体视网膜手术。

目前，笔者使用内界膜（internal limiting membrane，ILM）镊进行所有 ERM 和 ILM 的撕除，使用弯剪进行所有的剪刀截断和分层剥离操作。黄斑前膜的剥除不需要刮刀和弯针头，还会增加潜在的视网膜损伤。有斜面的切割头、ILM 镊和弯剪推荐用于所有玻璃体视网膜手术的分离操作。下一节描述了一套统一的关于玻璃体视网膜手术的器械和技术选择，对初学者和高年资的外科医生均适用。

视网膜前膜的处理

剥膜

Robert Machemer 在发明经平坦部玻璃体切割术 2 年后就推出 ERM 剥除技术。他使用弯曲的 23 G 针头剥除黄斑皱褶，我们现在称之为黄斑前膜。他的技术虽然有效，但需要在视网膜表面有一个尖锐的针尖。Conor O'Malley 不久后引入了一种尖端圆形的器械，使剥膜更安全。因为膜容易从针头尖端滑移，并且从眼内取出膜时仍需用到镊子，笔者便研发了使用末端抓握和夹紧撕除的剥膜技术（图 8.7）。这种一步法剥膜比先用刀片或刮铲起瓣后再用镊子撕除 ERM 更安全、快速。ILM 镊子（图 8.8）在 ERM 的前表面使用双刃，这种方法比将刀片置于膜下，以及用针、显微玻璃体视网膜（microvitreoretinal，MVR）刀或钩子剥膜等类似方法操作更安全，因为后者可能损伤视网膜。需要使用钩子或 MVR 刀找到或制作一个膜的“边缘”，这种操作具有潜在的风险。根据所谓膜玻璃样反光的特性寻找 ERM 的外周边界非常困难，同时容易导致视网膜表面损伤。起瓣需要使用 MVR 刀切割 ERM，当患者移动或视野不是很清晰时会有潜在风险。笔者发明了 MVR 刀，也率先使用铲钩操作，但随后的 40 年内仍只使用镊子剥膜。镊子剥膜技术要求镊子尖端的刃有完美的协调性，但这种特性会随着长期使用而减弱，尤其是器械经过多次清洗和消毒后，重复使用一次性镊子时更明显。在清洁和灭菌过程中，越精细的镊子越容易受到破坏。最好的选择是使用一次性 25/27 G Grieshaber DSP ILM（Alcon，Ft. Worth，TX）镊子去剥 ERM、PVR 膜和 ILM，而不是使用钩子或 MVR 刀。笔者开发了有角度的镊子，使刀刃尖与视网膜表面的弯曲半径相同。Yasuo Tano 开发的金刚石涂层的膜刮刀为一些外科医生所采用。与刮刀相比，镊子剥膜技术更不容易损伤视网膜表面，特别是在更小的 25/27 G 器械中，单位面积可以产生更大的力。

内界膜剥除

ILM 剥除概念首先用于黄斑裂孔手术，并已被广泛接受，很明显，它提高了裂孔的闭合率。一些研究表明，尽管裂孔闭合，但 ILM 撕除的患者视力结局更差，我们认为这可能是由吲哚菁绿（indocyanine

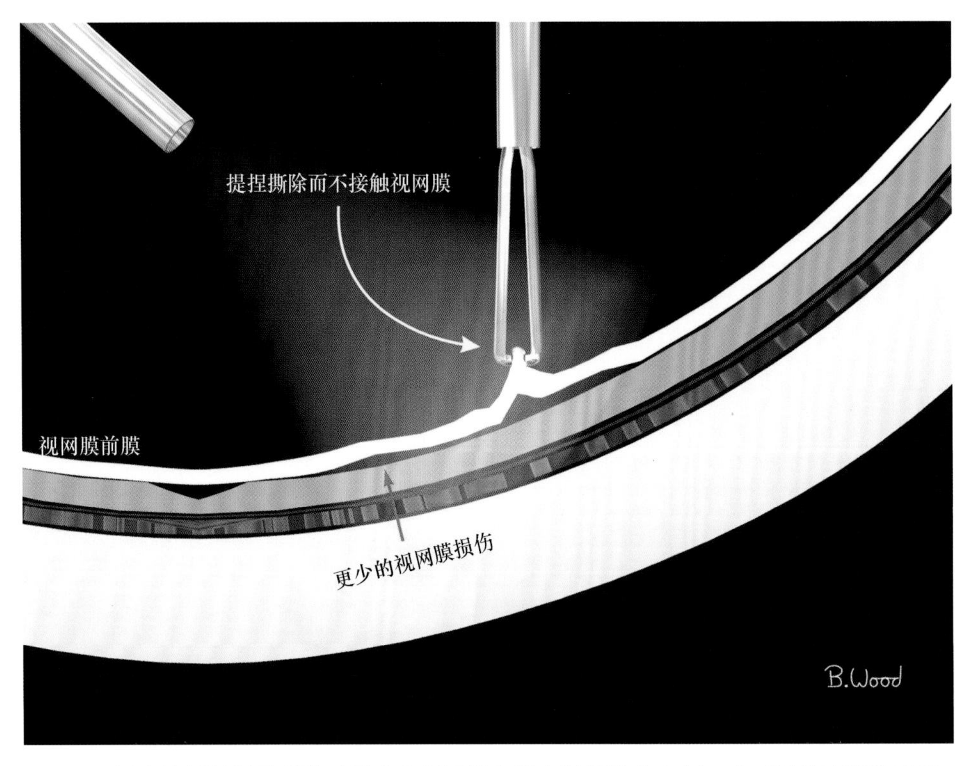

图 8.7 ■ 用末端抓握镊子剥膜不需进入视网膜和膜之间的潜在空间，也不需找到膜的边缘，因此，这比在视网膜下使用钩子或镊子刀片损伤视网膜的可能性要小得多

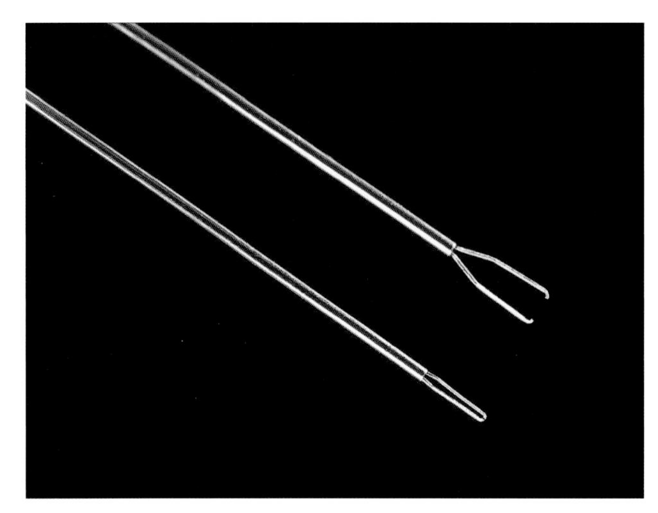

图 8.8 ■ ILM 镊子除了可以剥除 ILM，也是剥除所有黄斑手术患者中的视网膜前膜和残留玻璃体皮质的理想工具（Image Courtesy of Alcon）

green，ICG）的毒性和（或）ILM 剥除技术不佳所致。ILM 剥除的原理是去除“切线方向的牵引”。成功的 ILM 剥除确保解除玻璃体黄斑牵引、玻璃体脱离后残留的 PVC 和可能的 ERM。笔者认为，ILM 剥离的另一个关键作用是通过增加视网膜 50% 的顺应性，由此气泡生成内向表面张力，可以让裂孔的内缘立即趋于吻合。

Anslem Kampnik 强调 EMM 手术中的 ILM 剥除可降低膜复发率。笔者 20 年来一直在所有黄斑前膜患者中剥除 ILM，对他的结果表示同意，并认为额外的好处是术中消除皱褶，从而产生更好的视觉结果，更快、更完全地改善视物变形。

染色和颗粒标记

许多美国外科医生以前使用 ICG 染色 ILM，因为亮蓝虽然是一种更安全的染色剂，但直到 2019 年底才获批使用适应证。由于担心该药物和稀释剂的毒性，笔者从未使用过 ICG。与 ICG 不同，亮蓝可以多次使用，这对完全剥除 ILM 至关重要。经常看到染色后剥膜，以为已完成 ILM 剥除，再次染色，发现还有残留的 ILM 需要剥除以产生最佳的结果。Kadonosono 等引进了 ILM 染色的概念。

曲安奈德颗粒标记对 ILM 或 ERM 没有特异性，但通常误称为染色。曲安奈德的最佳用途是观察玻璃体。在使用吊顶灯时，因为其弥散光源使玻璃体、ILM 和 ERM 显得难以辨认，此时尤其需要曲安奈德。曲安奈德对于初学玻璃体切割术和一些复杂的 PVC 结构的识别很有用。在白内障手术中囊袋破裂后的前段玻璃体切割术时使用曲安奈德也非常有效。

剪刀的分割和分层剥离

笔者在 40 年前发明了以剪刀分割 ERM 的方法，以避免粘连紧密的 ERM 剥离时引起医源性视网膜裂孔，这在糖尿病性牵引性视网膜脱离的患者中很常见。分割（segmentation）是指以各处粘连最紧密处为中心，将前膜截断为数个“孤岛”，以减少视网膜的牵引。分割操作是通过将剪刀的一刃置于 ERM 下，即视网膜和 ERM 之间，将另一刃放置在 ERM 上方。虽然这最初是用“垂直剪刀”完成的，但弯剪（图 8.9）有很大优势。由于刀刃宽度远远大于刀刃厚度，垂直剪刀进入视网膜和 ERM 之间比起弯剪需要更多的空间（详见糖尿病玻璃体切割术章）。分割现在主要用于帮助找到分层剥离平面。使用弯剪可以加速从分割到分层剥离的过渡，而无需换器械。

笔者在发明分割技术 2 年后发明了剪刀分层剥离技术，以解决分割后 ERM 残留的问题。糖尿病性牵引性视网膜脱离患者中残留的 ERM 可引起小面积的慢性视网膜牵拉，最终在某些情况下导致萎缩性视网膜裂孔和迟发性孔源性视网膜脱离。

剪刀分层剥离（delamination）是通过将双刃插入 ERM 和视网膜之间的潜在空间并切断黏附点。简单地说，分割的意思是切开 ERM，分层剥离的意思是逐层剥除。首先，分层剥离是用“水平”剪刀进行的，实际上是 135°。近 30 年来，笔者只使用弯剪分层剥离（图 8.10）。弯剪比“水平”剪刀更受欢迎，因为剪刀的弧度与视网膜的弧度相匹配，降低了用

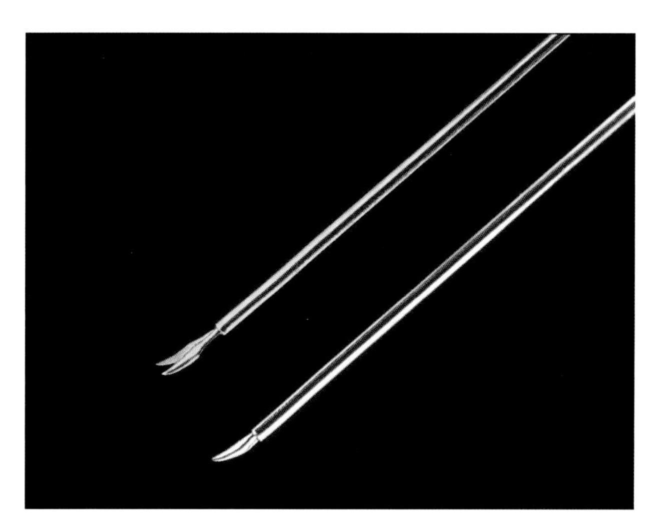

图 8.9 ■ 弯剪是视网膜前膜剪刀分层剥离的理想选择，尤其在糖尿病性牵引性视网膜脱离患者中（Image Courtesy of Alcon）

弯剪比垂直剪刀适合分割，比水平剪刀适合分层剥离
水平和垂直剪刀已不再使用

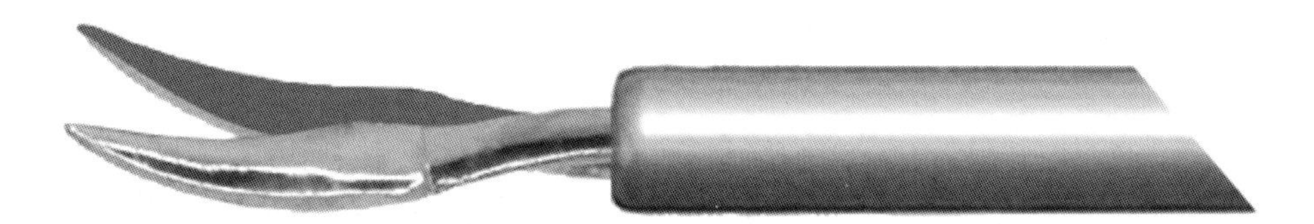

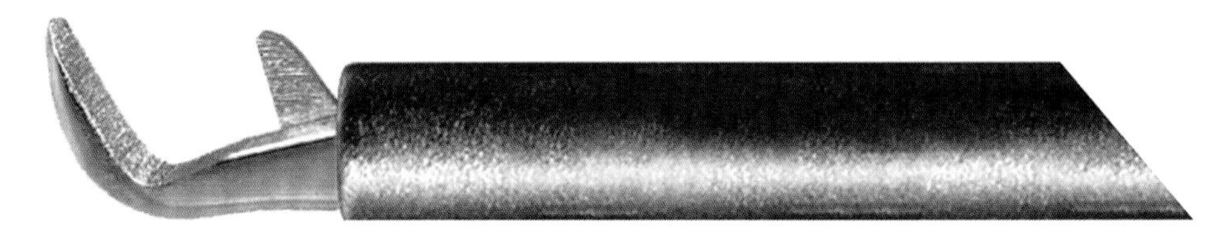

图 8.10 ■ 弯剪在分割和分层剥离方面优于垂直剪刀，因为刀刃宽度大于刀刃厚度，弧度与视网膜弧度匹配，减少了医源性视网膜裂孔的形成

剪刀尖端碰伤视网膜的可能性。剪刀以打开状态插入 ERM 下后，随着剪刀闭合，黏连紧密处将被剪开，进而易导致视网膜裂孔。当剪刀以闭合状态插入 ERM 下后再打开，类似于一般外科手术的钝性分离技术，黏连紧密处将被撕扯开而不是剪开，也易引起视网膜裂孔。最佳操作是将剪刀打开到刚好能剪除一个黏附点的大小，剪切，稍微后移，横向移动到下一个附着点，稍微往前，然后再次剪切。如果使用的是高质量的一次性剪刀，不需要拉起或稳定 ERM，因为 ERM 存在张力，ERM 会沿视网膜的压力梯度卷起，无需提拉便可与视网膜分离（图 8.11）。

从内到外和从外向内技术的比较

Robert Machemer 使用弯针剥膜时采取由外向内

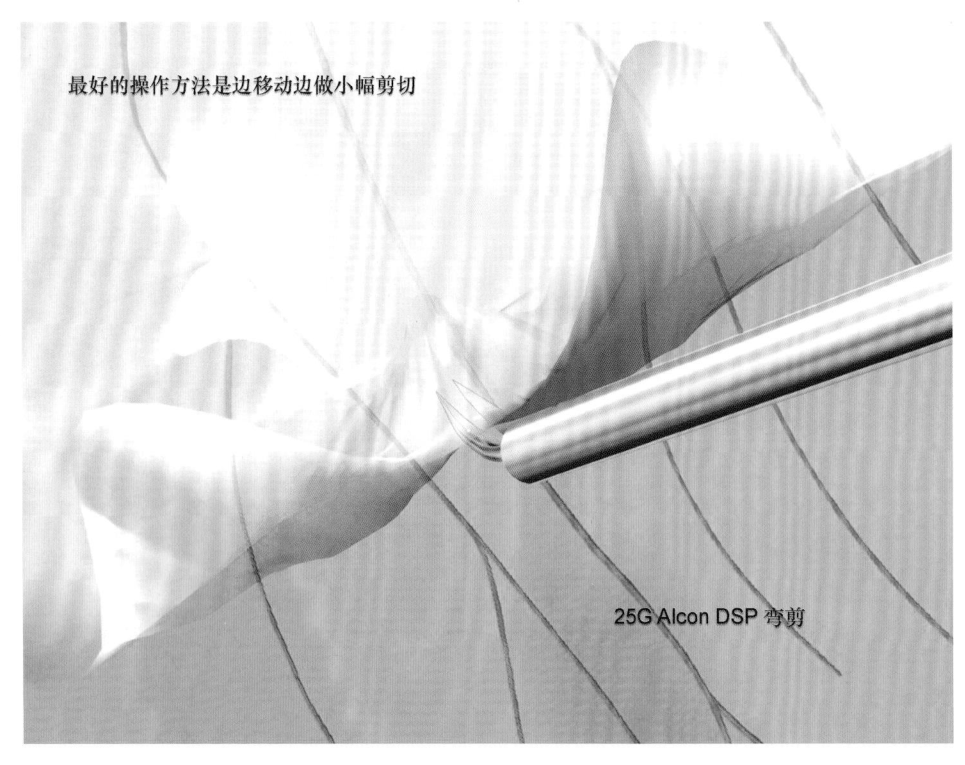

图 8.11 ■ 弯剪在分层剥离过程中来回移动，尖端几乎不用打开；ERM 由于固有的弹性会向上滚动，很少需要提拉或双手操作

技术，许多外科医生在分层剥离时采取这种方法。对于镊子剥膜、剪刀分割和剪刀分层剥离来说，更好的方法是从中央开始向外撕除、分割或分层。由内向外剥离更安全，因为中央视网膜更厚，强度比周边视网膜高100倍，特别是对于缺血和全视网膜光凝术后的患者；在牵引性视网膜脱离患者中，中心视网膜更厚实且更易于观察。

"整体"切除

"整体"（En bloc）切除最初用来描述由外向内技术，主张利用PVC拉起ERM。当手术医生专注于剥离ERM时，牵拉PVC会导致周边视网膜裂孔产生。在ERM切除中，En bloc"一整块"这个取义作为术语并不准确，它更适合癌症手术中尽量减少癌细胞扩散的理念。一个更好的理解角度是抛弃固有观念。先做核心玻璃体切割术，然后制作PVD，最后切除ERM这一标准流程在此并不适用。如在糖尿病性牵引性视网膜脱离患者中不存在PVD，直接从视神经乳头或附近由内向外分层剥离ERM。在没有PVD的情况下，将所有ERM整片剥除并无特别益处，最好将膜分割成若干片段，ERM片段会与PVC黏附。当大部分或全部ERM由内向外剥除后，将制作PVD，或者PVD制作与否并不重要了，因为PVC已失去附着点。

双手操作

双手操作这个术语并不准确，因为手术医生总是使用双手。双手操作的重点应该是用镊子稳定ERM以抵消剪刀的推力。剪刀从中轴点出发并向尖端移动，产生不必要的推力。相比之下，玻璃体切割头沿曲线路径切割，操作起来更加困难，需要负压使ERM进入玻切口，但消除了推力。双手操作的常见意外是提拉ERM时，无意间造成医源性视网膜裂孔。用剪刀做小幅度的分层剥离再剪切几乎无需提拉ERM以看清膜的附着点。双手操作需要使用有照明功能的器械，这些器械不具备23 G、25 G或27 G规格，而使用吊灯会产生弥散照明，使玻璃体、ILM和透明膜的辨识更加困难。一只手使用玻璃体切割头，另一只手使用带照明的钩子会导致医源性视网膜裂孔和眩光。

黏弹剂分离

黏弹剂分离是将黏弹剂打在ERM和视网膜之间的潜在腔隙。但没有特别益处，而且增加了成本和操作时间，不建议使用黏弹剂分离。黏弹剂在ERM和视网膜之间潜在空间形成推压，在ERM黏附紧密时可能导致液压性视网膜裂孔。如果ERM和视网膜之间没有间隙，用于注射黏弹剂的针头在进入空腔的过程中可能造成视网膜裂孔。黏弹剂显著降低硅油的表面张力，增加乳化的可能性。视网膜表面的黏弹剂很难完全去除干净，残留的黏弹剂因为混有细胞、纤维连接蛋白和细胞因子，如VEGF、碱性成纤维生长因子和转化生长因子，可能增加胶质增生复发的概率。

电动剪刀和镊子

电动剪刀和电动镊子解决了手动操作时器械尖端的无意抖动。因为脚比手的固有反应速度慢，所以整个腿在移动脚踏板时引起的无意手部动作可能被抵消。老一代电动剪刀和电动镊子太重，也没有高保真度的线性控制，Constellation（爱尔康）的电动剪刀和镊子已经解决了这些设计问题，有一个单脚踏板控制模式用于双手操作。

止血

在糖尿病性牵引性视网膜脱离中，剥除ERM后孤立的血管附着点的出血，用眼内光凝止血优于电凝。将电凝应用于视网膜表面出血可导致亚临床视网膜坏死，晚期形成所谓的萎缩性视网膜裂孔。有时在切断较大的血管前后可能需要电凝，特别是在二期外伤手术和视网膜切开时。

稳定手术

视网膜随液流或器械剥膜时运动往往提示视网膜裂孔可能即将发生。理想中的玻璃体和ERM切除不会对视网膜造成任何牵引，但如前所述，这是不可能的。众多宣传口号之下，诸多新技术不断推出，但是主要理念仍在于减少术中视网膜牵动：①使用高切割速率和小直径切割头限制流量；②镊子稳定ERM-视网膜（双手操作）；③切除ERM时使用重水；④黏弹剂分离。

重水（PFO）的比重几乎是平衡盐溶液的2倍，因此在视网膜表面产生2倍的重力，即重力稳定性。此外，重水具有惰性，因为F＝MA（外力＝质量×加速度），抵消了脉冲式的液流力（图8.12）。

重水不与平衡盐溶液、血液和视网膜下液相溶。

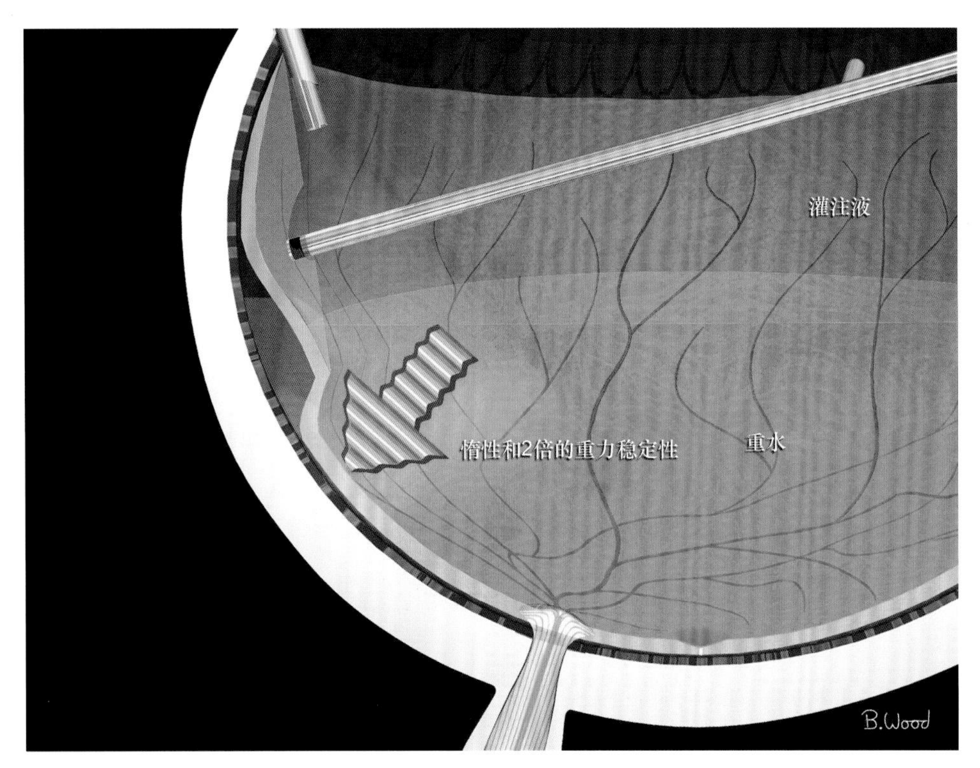

图 8.12 ■ 重水通过惰性和重力来稳定视网膜，它的比重是 1.8。视网膜下液通过前部的视网膜裂孔引流出

利用其表面张力特性（表面张力），铺平巨大裂孔，排出所有类型视网膜脱离的视网膜下液（牵引性视网膜脱离除外）。如果视网膜在 PVR 严重时变得僵硬，则存在中心凹下重水残留风险。使用直径小于阀门套管的短针头以便于液体流出，而非 MedOne 双孔套管注射重水，后者会导致多个小气泡以及增加重水进入视网膜下的风险。双孔套管的设计是在注入重水时保持正常的眼内压。保持注射套管尖端与重水泡的顶端接触，随着重水不断注入，慢慢抽出器械，基本上可以避免很多重水小泡的形成。

在空气下操作是一种非常实用的技术，除非是无晶状体眼伴角膜后弹力层皱褶或人工晶状体做了 YAG 激光后囊切开术。在空气、硅油或重水下的界面于填充物外的液体区域进行玻璃体切割。空气下操作利用空气弹性阻尼稳定视网膜（图 8.13），有助于识别残留的玻璃体牵引，辅助视网膜切开术切除合适的视网膜面积。

在硅油下操作黄斑前膜或复发 PVR 是一种非常有效的技术。硅油的黏性减振可稳定视网膜运动。（图 8.14）。

视网膜前膜切除流程图

剥除 ERM 前应先去除所有明显的玻璃体视网膜牵引，除非玻璃体后皮质与视网膜难以分离。笔者提出了对于没有明显 PVD 的患者，在切除玻璃体后皮质之前，由内向外膜分层剥离的概念，这是一个比所谓的“整体”技术更好的选择。

ERM 剥除的第一步是小心试探 ERM 与视网膜的粘连。在 EMM、ILM 剥离、玻璃体黄斑劈裂和玻璃体黄斑牵引综合征以及 PVR 患者中，膜的粘连紧密程度要明显低于糖尿病性牵引性视网膜脱离或早产儿视网膜病变。如果粘连疏松，用镊子由内向外剥膜是最好的方法。如果粘连紧密，则下一步需要由内向外分层剥离。可以剪开膜来找到能实施分层剥离的组织平面。一般来说，糖尿病性牵引性视网膜脱离的 ERM 大多可以按由内向外方向使用切割头或剪刀去除。如果牵引已经充分解除，而视网膜非常薄，则在分割时停止剥膜。一些长期的糖尿病性牵引性视网膜脱离患者由于缺血和广泛的全视网膜光凝可导致视网膜很薄。糖尿病性牵引性视网膜脱离时，黏附于鼻侧的萎缩的视网膜的 ERM 不需要剥离。

如果视网膜被剪刀的推力扰动，或者剥膜导致视网膜移动度过大，可以在吊顶灯照明下使用两种器械，用镊子来固定膜。在视网膜脱离、巨大裂孔和 PVR 的患者中，如果视网膜活动度太大，可以使用重水或空气稳定视网膜。25/27 G 的液流控制和高切

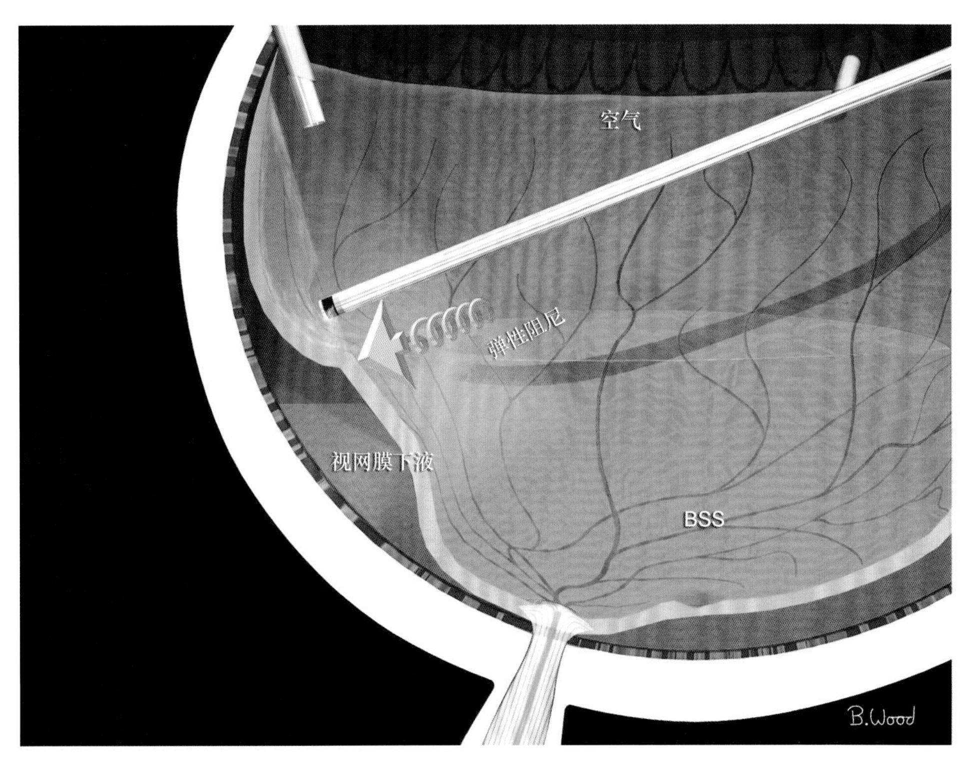

图 8.13 ■ 空气通过弹性阻尼来稳定视网膜，防止 BSS 通过视网膜裂孔进入视网膜下，并局限视网膜表面的出血

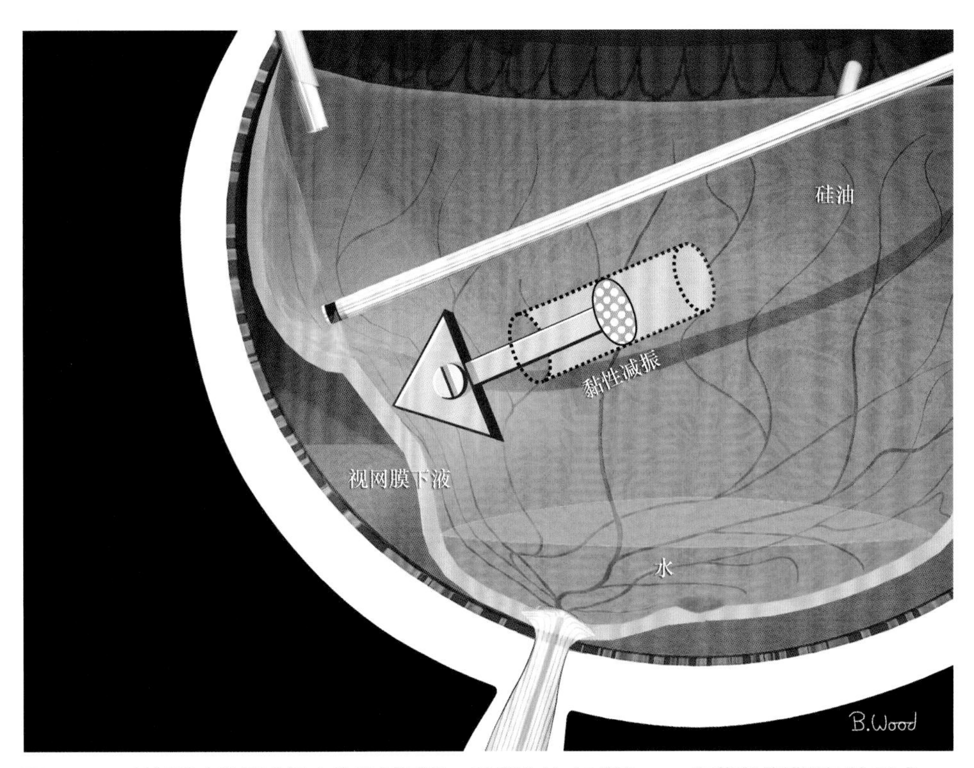

图 8.14 ■ 硅油通过黏性减振来稳定视网膜，无需取油也可行 PVR 和黄斑前膜的再次手术

割速率可以缓和脉冲式液流而增加稳定性，由此减少了视网膜抖动以及 ERM 通过切口时候突然变形而引起的浪涌。

在解除所有玻璃体视网膜牵引并剥除所有可见的 ERM 后，对于有裂孔的视网膜脱离，应开始内引流视网膜下液。视网膜向贴附方向停止运动后，开始进行气液交换，同时继续通过视网膜裂孔引流视网膜下液。只有单个视网膜裂孔时视网膜可以完全复位，但多个裂孔时复位会受影响；空气通过表面张力“密封”其他裂孔，使视网膜下液进一步引流。如果视网膜没有完全复位或出现视网膜下空气，应进一步进行玻璃体切割、撕除、分割、分层剥离、视网膜下牵引切除或最终行视网膜切开，这些都应在气下操作。可以使用移液手柄抽吸视网膜下液和视网膜前出血，同时减少对视网膜的创伤，是气液交换的首选工具。

切割头剥膜

高切割率、小口径的玻切头在许多情况下可以安全地直接切除视网膜前组织，特别是 Alcon 斜面切割头。切割头剥膜有两种类型：顺应式和折返式切割头剥膜（详见糖尿病玻璃体切割术章）。顺应式剥膜将切割头开口直接放置在 ERM 翘起边缘，调整角度以顺应视网膜弧度，并保持开口向上以避免损伤视网膜。可以用斜面切割头对膜分割，将切割头直接放置在视网膜黏附点之间的凹陷区，开口向上进入视网膜间隙最大的地方，去除桥接的 PVC。折返式剥膜是通过将切割头放置在视网膜前膜的上面，切割头开口朝向膜的前缘，使活动的前膜组织“向后折叠”到切割头中。

吸入式剥膜和制作玻璃体后脱离

如果需要剥离的 ERM 或 PVC 活动度较好，边缘黏连不紧，可以通过脚踏开启吸引模式用切割头开口将边缘吸引咬住。然后切割头慢慢移动，将膜或玻璃体沿切线方向撕除[6]。切割头运动的方向应该朝向周边视网膜，以减少视网膜裂孔的产生。当制作 PVD 时，切割头应从视乳头向上运动，而不是侧向运动，以减少玻璃体基底部的剪切力，避免导致医源性视网膜裂孔。

双手玻璃体撕除

一般情况下使用仅抽吸模式的切割头和眼内导光联合钝性分离周边 PVC 和视网膜非常有用，特别是在 PVR 患者中。一般用于周边操作，通常 PVR 的膜与 PVC 相延续。

引流视网膜下液

表面张力应用和交换

使用空气、各种惰性气体（SF_6，C_3F_8）[7-10]、硅油和重水等主要是因为它们不与眼内液体（如房水、灌注液、视网膜下液体、视网膜和玻璃体）混溶。这种不混溶性称之界面表面张力最合适。

表面张力是液体的一种物理性质，它依赖于液体内部的分子间引力。在液体内部，所有的分子都被邻近的分子吸引，而在液体表面，分子只被表面和下面的分子吸引，液体表面之上没有引力。这导致表面液体分子紧密排列形成一层“膜”。打破这层膜所需的能量被称为表面张力。不同的液体会有不同的表面张力，这取决于其分子的化学特性和分子间引力。具有高静电分子间吸引力的液体（如水，表面张力为 73 达因 / 厘米）具有的表面张力比非极性分子（如硅油，表面张力为 20 达因 / 厘米）更高。重水具有中等强度的表面张力（50 达因 / 厘米）。当两个不相溶的液体相互作用时，交界面处的特殊张力称为界面张力。具有临床意义的表面或界面张力值为：水 / 空气（或气体）= 73 达因 / 厘米，硅油 / 水 = 40 达因 / 厘米，重水 / 水 = 50 达因 / 厘米（图 8.15）。如上所述，玻璃体、视网膜、BSS 和房水界面张力与水类似。

表面张力用于孔源性视网膜脱离主要是在视网膜裂孔表面创建一个“液体表面”界面。这个界面由于其表面张力，在孔上创造了一个“膜”，阻止流体通过孔，并恢复跨视网膜压力梯度。这使得视网膜色素上皮细胞能够泵出视网膜下液，促进视网膜复位。从物理角度来看，“填充”（tamponade）一词并不准确。它源自法语，意思是“填”，而不是“压”。如果气体或硅油泡表面没有直接接触视网膜孔，它不会“密封”孔。而气泡即使没有接触到视网膜色素上皮，其界面张力仍然“密封”了孔。

密度（比重）决定了物质是下沉还是漂浮，以及它在和视网膜接触表面产生的力。空气、气体和硅油的密度比生理盐水或玻璃体低，并与重力矢量相反方向运动，在眼球内漂浮。重水的密度几乎是生理盐水或玻璃体的 2 倍，因此会下沉到眼球的最低部分。

简单说来，界面表面张力决定了眼内填充物的作用，浮力决定了它的去向。但浮力在黄斑前膜手术中很小且无价值。

空气、SF_6 和 C_3F_8 具有相同的术中特性[11-12]，尽管它们的膨胀系数和眼内存留时间有所不同。如 C_3F_8[13-19] 之类的气体在眼中存留更长的时间，因为这些大分子弥散进入血液中的速度比氮气要慢得多。Abrams 等表明，不同惰性气体与空气形成等张混合可以在术中行完全眼内填充而不产生术后高眼压。SF_6 等张浓度为 25%，C_3F_8 为 18%。N_2O 麻醉不能用于有空气或任何惰性气体填充的手术使用，因为它会导致术中已存在的气泡迅速膨胀或术后气泡明显收缩。

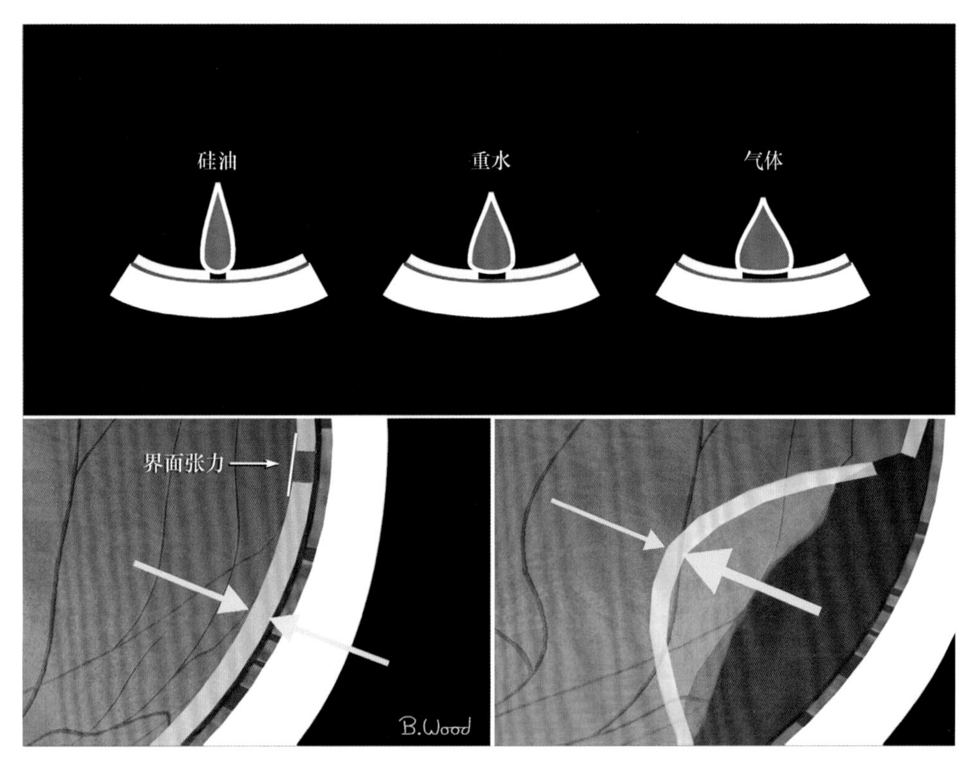

图 8.15 ■ 界面张力促进跨视网膜压力梯度的恢复

填充物界面张力

交换技术用于在玻璃体视网膜手术中注入或取出有界面张力的填充物：空气和长效气体、重水和硅油。虽然这些物质通常被称为填充物，但这个术语并不准确。使用正确的物理和化学术语可以促进对外科手术概念的理解。例如，一些外科医生在黄斑前膜手术后填充气体，认为它会按压并消除视网膜褶皱，但事实并非如此。界面张力与黏度或密度无关。与硅油（40 ～ 45 nM/M）或重水（50 nM/M）相比，空气和空气-气体混合产生更大的界面张力（70 nM/M）。硅油-重水界面只产生 5 ～ 7 nM/M 的界面张力，这解释了为什么时间长了硅油和重水会混在一起。密度决定了填充物的移动方向，界面张力决定了它的作用。一些外科医生认为 27 G 手术不能使用重水，因为重水黏度太大，这并不正确，重水的黏度比 BSS 低，而它的密度几乎是其 2 倍，表明密度和黏度不相关。重水的界面张力几乎与硅油相同，但硅油的黏度是重水 1000 倍以上。大多数外科医生使用气液交换联合视网膜下液内引流以复位视网膜，用激光治疗视网膜裂孔，随后对 PVR 患者进行空气-硅油交换（air-silicone exchange，ASX）。术后第一天发生下方视网膜部分脱离时，往往会感到惊讶，这是因为空气界面张力大于硅油界面张力，残余牵引力大于硅油界面张力。乳化与许多因素有关，但最重要的数值参数是界面张力，而其与黏度无关，这解释了为什么 1000 cSt 的硅油和 5000 cSt 的硅油的乳化速率几乎相同。

需从多个方面评估界面张力填充物：它们是浮（空气、气体和硅油）还是沉（重水）？随着时间逐渐吸收（空气、气体）还是保持原位（重水、油）？患者透过填充物能（硅油）还是不能（空气、气体、重水）视物？可以长期（硅油）还是中期（气体、重水）留在眼内？

硅油乳化的因素包括由填充不足导致的油泡半径陡峭，使用黏弹剂或术后出血或炎症，所有这些都降低了界面张力。眼球震颤是乳化的另一个因素，因为它增加了剪切速率，形成硅油小泡。

专有名词

合乎逻辑的专有名词是合理行文所必需。在英文习惯中，单词的顺序是有意义的；FAX 意思是用空气代替液体。手术医生通常错误地称之为气-液交换，这实际上意味着去除气体并用液体替换它。更好的命名规矩是 FAX 指液体-空气交换，IDS 指视网膜下液内引流，AGX 指空气-气体交换，ASX 指空气-硅油交换，PGX 指重水-气体交换，PSX 指重水-硅油交换。

引流视网膜下液

大多数玻璃体视网膜外科医生在使用玻璃体切割术治疗视网膜脱离时，都使用完全的 FAX 和充分的视网膜下液内引流。笔者在 40 多年前发明了视网膜下液内引流，通过已存在的裂孔或医源性视网膜裂孔或切开视网膜以引流视网膜下液，而不是通过巩膜、脉络膜和视网膜色素上皮引流，后者有出血和视网膜嵌顿的风险。与巩膜扣带的冷凝术不同，玻璃体切割术通过内引流和 FAX 使视网膜复位后再行固定术，可以精确定位眼内激光，避免过度治疗的同时使视网膜和视网膜色素上皮之间黏附更强。此外，内引流与 FAX 结合可以评估残留的玻璃体视网膜牵引，笔者称为复位试验。对残留玻璃体视网膜牵引的评估可以确定是否再在气下行界面玻璃体切割、镊子剥膜、剪刀分割 / 分层剥离或视网膜切除。

最早的视网膜下液内引流是利用切割头完成的，这一技术现仍十分常用。此后笔者发明了笛针：一种非锥形、末端开口的钝套管，笛针手柄上有一个开口，术者用指尖控制液体的引流（因此称为笛针，就像乐器一样）。笛针也被用来清除游离血液成分，使用一种称为“真空清除”的技术，类似于清洁游泳池的底部。许多外科医生称这是“被动引流”，这是错误的，眼压与大气压之间可能存在很大的压力差，这并不比所谓的主动吸入更安全。Conor O’Malley 后来建议，使用控制台和脚踏板可以更好地控制液体流出，他将这种技术称为“推挤”。笔者立即采用了这一技术，它避免了开合笛针孔时尖端的意外活动，实现了更精确的负压控制和脚踏板控制的回吐。

Sanderson Grizzard 和 Harry Flynn 独立开发了各种弹性或软头套管。软头套管降低了患者移动或术者视野不佳导致误操作而损伤视网膜、视神经、视网膜色素上皮或脉络膜的概率，但软头套管在吸出高黏性的视网膜下液时容易弯曲并吸住视网膜裂孔边缘。为了减少视网膜嵌顿，25/27 G 的无软头移液手柄应该从视网膜裂孔插入到接近视网膜色素上皮上方的位置（图 8.16）。小直径，特别是 25/27 G 的软头套管非常有弹性，在负压力下会弯曲，除非套管已穿过裂孔且尖端位于视网膜下的较深位置，否则开口常会嵌顿于视网膜裂孔的边缘。而足够触及视网膜裂孔下的软头套管与带阀门的套管不匹配。可调节的软头套管解决了这个问题。

在开始 FAX 之前，应开始视网膜下液内引流，以防止视网膜下液在空气的浮力作用下后移。内引流可以通过先前存在的视网膜裂孔或小的远离黄斑和血管弓的视网膜切开孔。在 FAX 期间，视网膜下液应

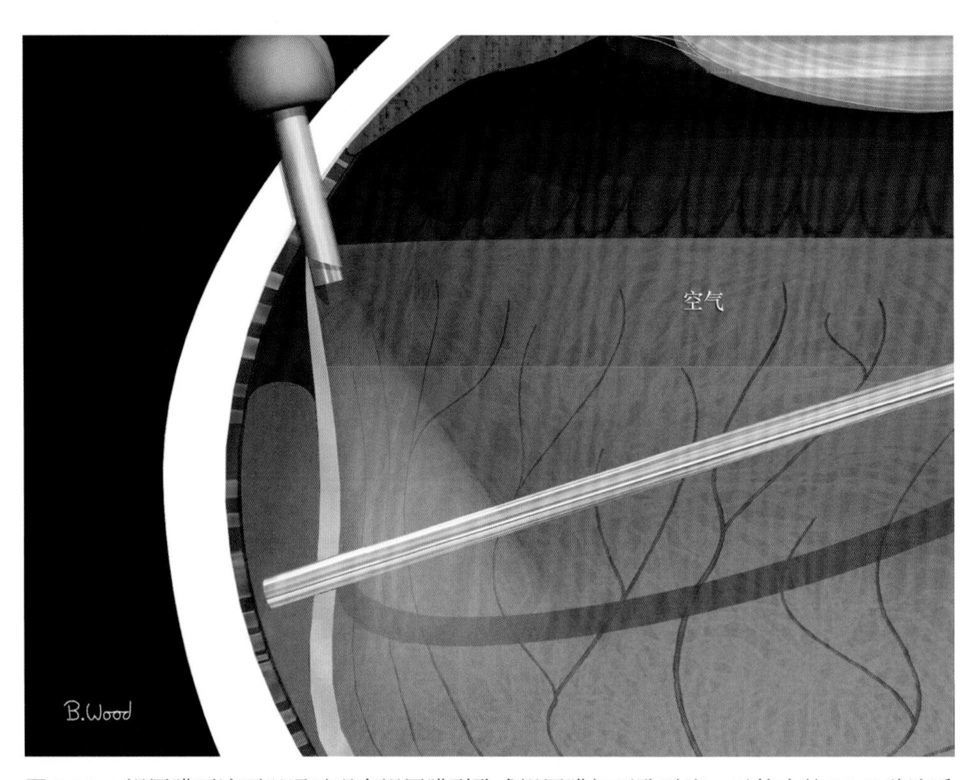

图 8.16 ■ 视网膜下液可以通过现有视网膜裂孔或视网膜切开孔引流。无软头的 27 G 移液手柄是首选器械，因为手柄可以弯曲至更合适的角度，直径更小，更容易通过裂孔进入视网膜下空间，无软头手柄更易插入带阀套管，具有更好的可控性

持续引流，以防止视网膜下液移位；气泡合并之前，视野通常会一过性不清，此时移液手柄位置的稳定非常重要。将孔盖切除不仅消除了牵引，而且降低了视网膜在笛针头部嵌顿的可能性。缓慢持续地引流视网膜下液，促进黏性视网膜下液流向引流区域，尽可能完全引流。快速抽吸可使引流区域视网膜复位，但是引流区域后部的视网膜下液无法引流充分。

引流性视网膜切开

虽然笔者发明了视网膜下液内引流和视网膜切开术，但是多年来已很少将视网膜切开术用于引流目的。近年在一些无法看清裂孔或无法充分引流的患者里采用了最小量视网膜切开以行引流，结果安全有效。先使用一次性双极电凝在视网膜引流点制作一个小的电凝点，再用切割头的单次切割模式切开一个小圆孔。电凝电极头可以在电凝视网膜的同时穿透视网膜，形成一个没有出血的小圆孔。视网膜切开术应在后极进行，远离视网膜血管和黄斑，最好选择在鼻侧，然后使用引流套管通过切开孔完全引流视网膜下液。如果视网膜切开孔非常小并远离视网膜血管，可以不电凝。

复位试验

FAX（图 8.17）结合视网膜下液内引流可以很好地测试视网膜牵引是否解除，可被认为是复位试验。如果在此过程中视网膜没有完全复位，则可能需要进一步行玻璃体切割、镊子剥膜、剪刀分割或分层剥离、视网膜下操作或视网膜切开术。利用表面张力稳定视网膜的同时，观察影响复位的机械因素。如果所有操作都未奏效，则提示手术无法复位视网膜。如果视网膜下出现空气，则表明仍有牵引存在，必须按照上述方法进行处理。

术中完全复位解决了术后通过裂孔渗漏或视网膜色素上皮吸收视网膜下液速率的问题。此外，在视网膜复位后进行的视网膜光凝术可以更精确地定位和减少视网膜色素上皮移行的风险，并同时治疗视网膜和视网膜色素上皮以确保更好的黏合。在没有完成视网膜下液引流或完全的 FAX 的情况下想当然地使用一个小的膨胀气泡会降低手术成功率，并可能导致高眼压或一个填充不足的小气泡。

液体-空气交换过程中的人工晶状体起雾

起雾不只局限于硅凝胶人工晶状体，尽管它们的热质量比 PMMA 或丙烯酸人工晶状体更大，并且后发性白内障概率也高于丙烯酸人工晶状体（图 8.18）。如果术眼曾接受 YAG 激光切开晶体后囊，手术医生又在术中打开了玻璃体前皮质，富含水分的空气泡接

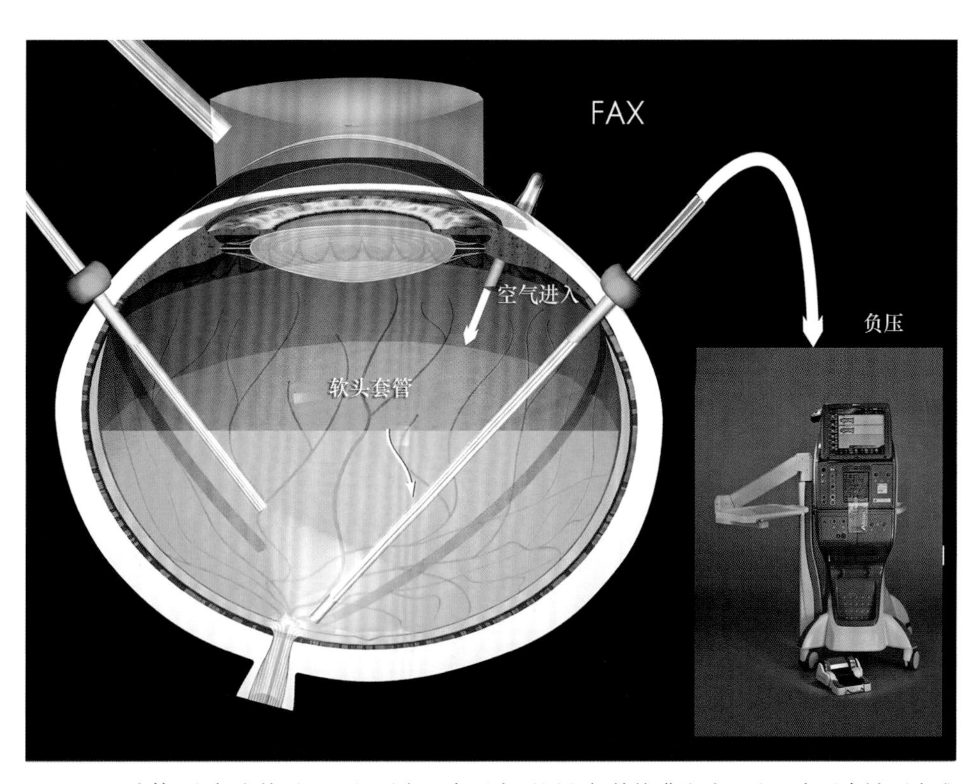

图 8.17 ■ 液体-空气交换（FAX）可在正常压力下用空气替换灌注液。这一步通常被不太准确地称为气-液交换

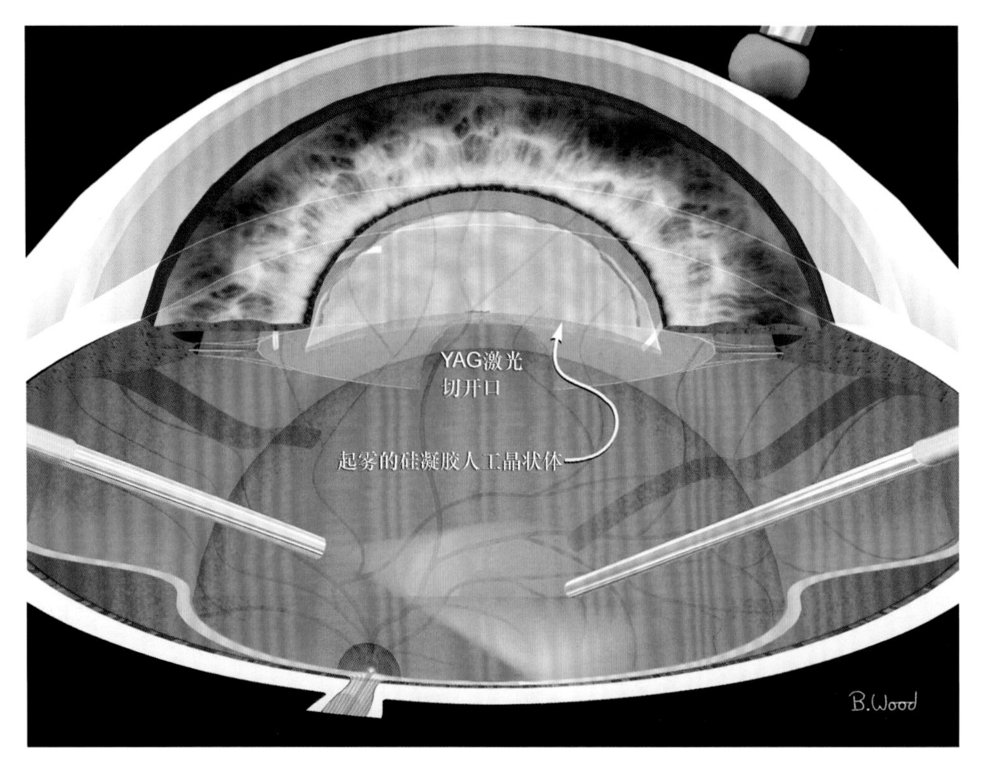

图 8.18 ■ 室温下含水的空气泡与相对较冷的人工晶状体接触时，发生冷凝，形成雾气

触到相对较冷的人工晶状体而导致水汽凝结。重水是解决人工晶状体起雾的理想选择。如果 FAX 时人工晶状体起雾，应移除空气，使用重水复位视网膜，然后光凝所有视网膜裂孔，最后将套管针置于视乳头处进行重水-气体交换，用非膨胀的 SF_6 置换重水。如果在交换过程中产生雾气，重水滴通常会有残留，如果有必要，可以延后去除。或者可以进行空气-硅油交换，当油到达人工晶状体后表面时雾气便消失，可以

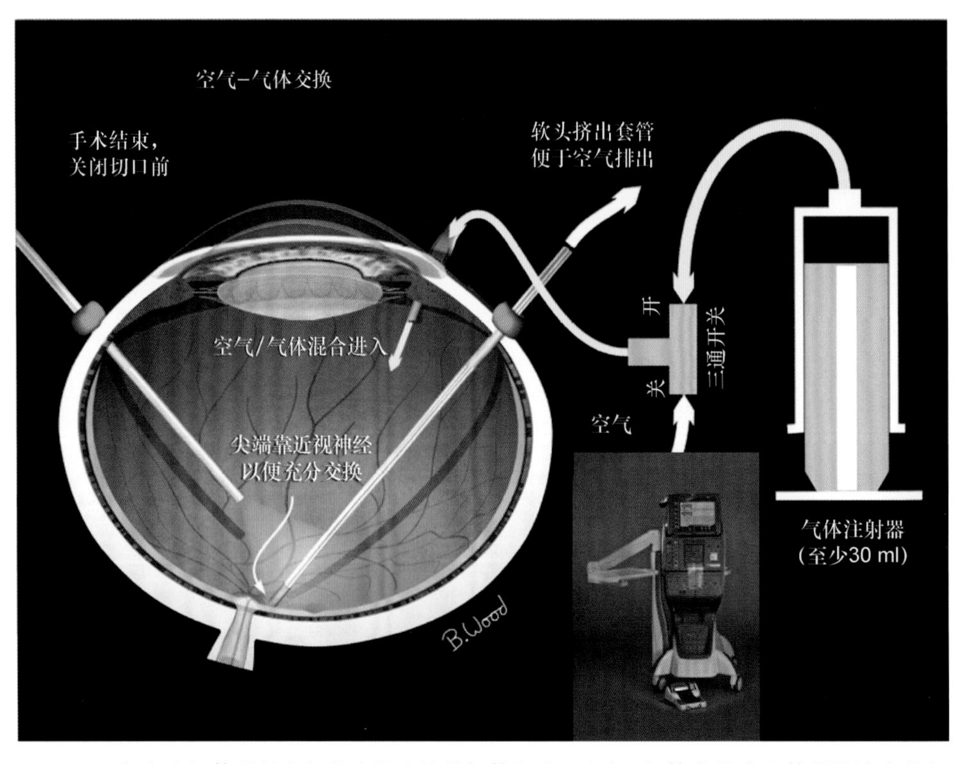

图 8.19 ■ 与向未知体积的空气泡中注入惰性气体相比，空气-气体交换产生等膨胀浓度的气体，显著减少术后气泡大小的变化和眼压升高

在硅油下进行视网膜下液内引流，接着眼内光凝所有裂孔。

空气–气体交换

通过 FAX 引流视网膜下液复位视网膜，眼内光凝所有视网膜裂孔后，进行空气–气体交换（AGX）（图 8.19）。可采取 Gary Abrams 提出的气体等张浓度，以防止高眼压或气泡填充不足。SF_6 与空气混合达到 25% 浓度，C_3F_8 与空气混合最适宜浓度为 18%。除了应用于充气性视网膜固定术外，笔者从未使用过 C_3F_8。估计玻璃体腔内的空气泡体积，然后注入更高浓度的惰性气体很危险。这种不准确的方法可能导致非常高的眼压和视网膜中央动脉阻塞或术后气泡体积不足。一些外科医生采取部分 FAX 和更高浓度的惰性气体，这不准确并容易导致高眼压或气体填充不足。应仔细确定空气–气体浓度，将体积与比例混淆会产生许多错误：如果计算百分比时使用的注射器和操作时的注射器尺寸不同，可能造成灾难性后果。

重水技术

重水可用于清除没有 PVR 以及非巨大裂孔视网膜脱离的视网膜下液（图 8.20）。相较于视网膜下液内引流，使用重水有几个优缺点，尽管两者可以联合使用。重水应靠近视网膜表面缓慢注射，最好靠近视乳头以防止损伤黄斑。MedOne 25 G 双孔重水注射套管（图 8.21）可以在注射重水的同时排出灌注液以保持正常的眼压（图 8.22）。随着重水平面的上升，套管必须回缩，以避免重水随着灌注液一起排出。重水最好通过与 MedOne 双孔套管相连的黏性液体控制系统（总体积 7.5 ml）注入。黏性液体注射（Viscous Fluid Injection，VFI）和 Constellation 可使用 8 psi 压力用于控制重水注入。外科医生应注意保持最大输注压力在 10 psi，并在重水注入的过程中持续观察眼

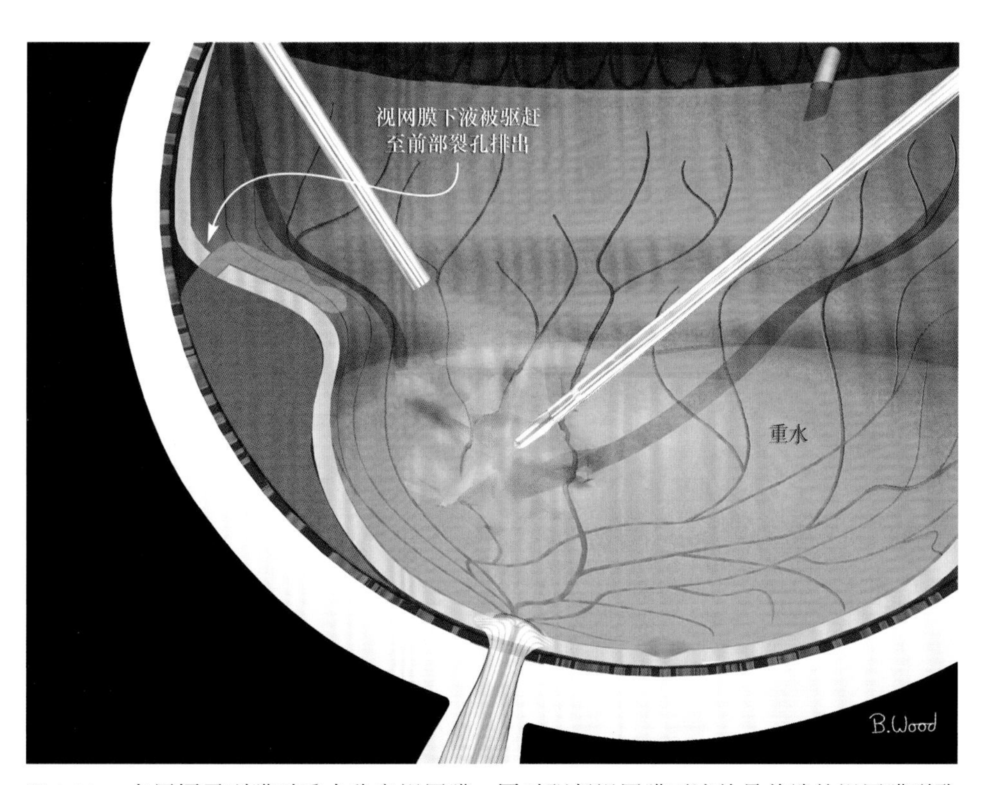

图 8.20 ■ 在用镊子剥膜时重水稳定视网膜，同时驱赶视网膜下液从最前端的视网膜裂孔排出

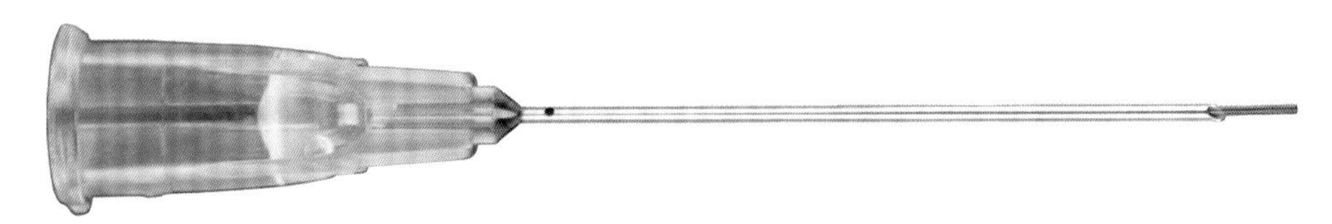

图 8.21 ■ 注射重水的双孔套管可在正常眼压下注射单个重水泡，可以显著减少中心凹下重水残留

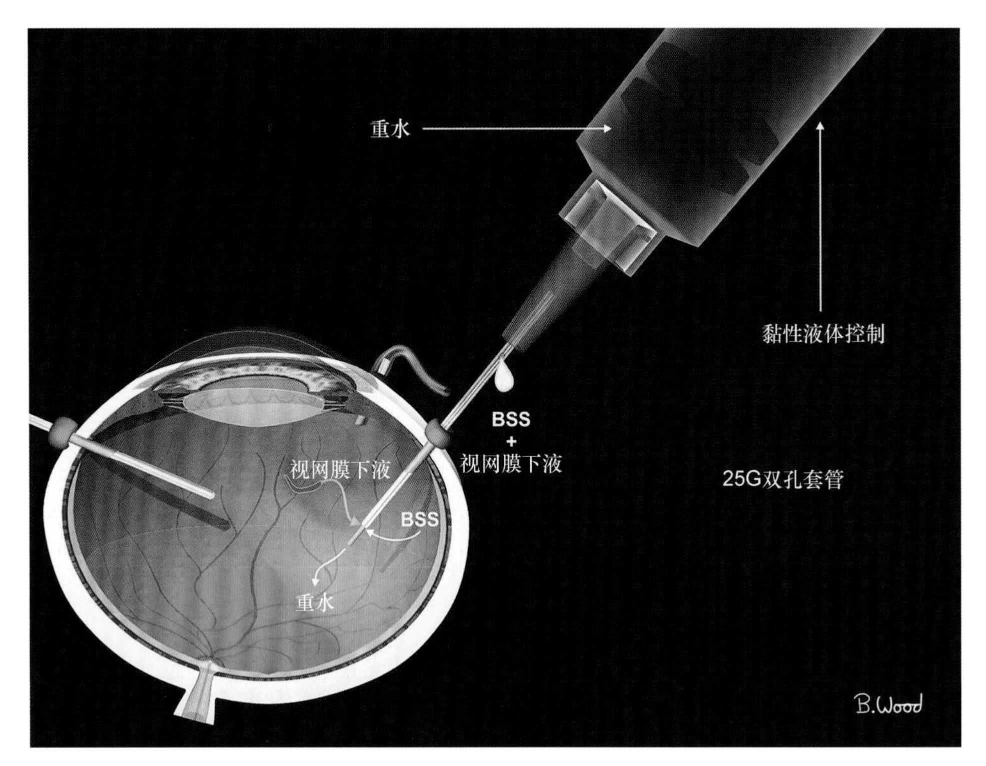

图 8.22 ■ 随着重水水平上升，双孔套管必须回缩，以避免重水通过灌注液出口流出损耗

底。当重水注射到玻璃体腔时，将推挤视网膜下液和灌注液向前移动，一般视网膜下液将被驱赶至视网膜最前端的裂孔之前，除非裂孔巨大。可以通过镊子或切割头扩大视网膜裂孔至锯齿缘，或在近锯齿缘部位做一个很小的视网膜切口以引流前移位的视网膜下液，更佳方式是将笛针插入视网膜裂孔，小心引流视网膜下液而不引流重水。

将重水置换成空气或空气-气体混合气体时，应在空气灌注下进行，以防止重水上方的灌注液或视网膜下液进入视网膜下。少量的视网膜下液体滞留在视网膜裂孔前的视网膜下形成甜甜圈样形状，此现象易被忽略，直到重水被吸除后才发现后极视网膜下残留的液体。为了完全清除重水和视网膜下液，应从周边视网膜前部附近开始清除重水，尽量先去除重水液面上方的所有灌注液。抽吸套管的尖端应缓慢移动到视网膜裂孔位置并继续抽吸，直到清晰观察到重水-空气界面。如果在重水上方存在视网膜下液、液化玻璃体或灌注液，术者可以立即在重水液面的周边上方将其吸除。存在巨大裂孔时这一点至关重要，以防止裂孔后缘滑移。

如果术后发现黄斑中心凹下重水残留，则必须取出；远离中央凹的视网膜下重水可以观察。笔者开发了一种安全有效的去除中心凹下重水的方法，它不需用水泡或插管至视网膜下空间，这有可能损害光感受器和视网膜色素上皮。用一个 27 G 的 MVR 刀片在重水泡顶端切开中心凹。然后用关闭吸引的软头套管轻轻按压切口附近的视网膜，将中央凹下重水挤出。然后小心抽除重水小滴，不要损伤视网膜。接着使用软头笛针轻轻地复位中央凹组织形成原位闭合。再进行液体-气体交换，此法中心凹切口愈合率为 100%。

适时重水

笔者使用适时重水技术修复下方部分视网膜脱离和巨大视网膜裂孔已有 20 余年。这项技术可以让患者站立、坐下、乘飞机，如果对侧眼视力良好，甚至可以工作和开车。该技术包括完全的玻璃体切割，去除所有牵引，用重水复位视网膜（图 8.23），在所有视网膜裂孔和可疑区域周围光凝（图 8.24）。完全的重水填充可以减少重水小泡的产生。重水必须在 14 天内去除，常残留一些重水小滴。

巨大视网膜裂孔

David Wong 强调，关闭灌注液，完全的重水填充可以防止巨大裂孔的后缘滑脱。在空气-气体交换或空气-硅油交换之前，必须精确地完成重水与空气交换以防止滑脱；吸除重水的反冲笛针必须始终位于重水-液体界面之上，空气-液体界面之下，以便在吸除重水之前吸除所有 BSS 和视网膜下液。这些操作应在周边视网膜处完成。套管尖端应缓慢地向后移

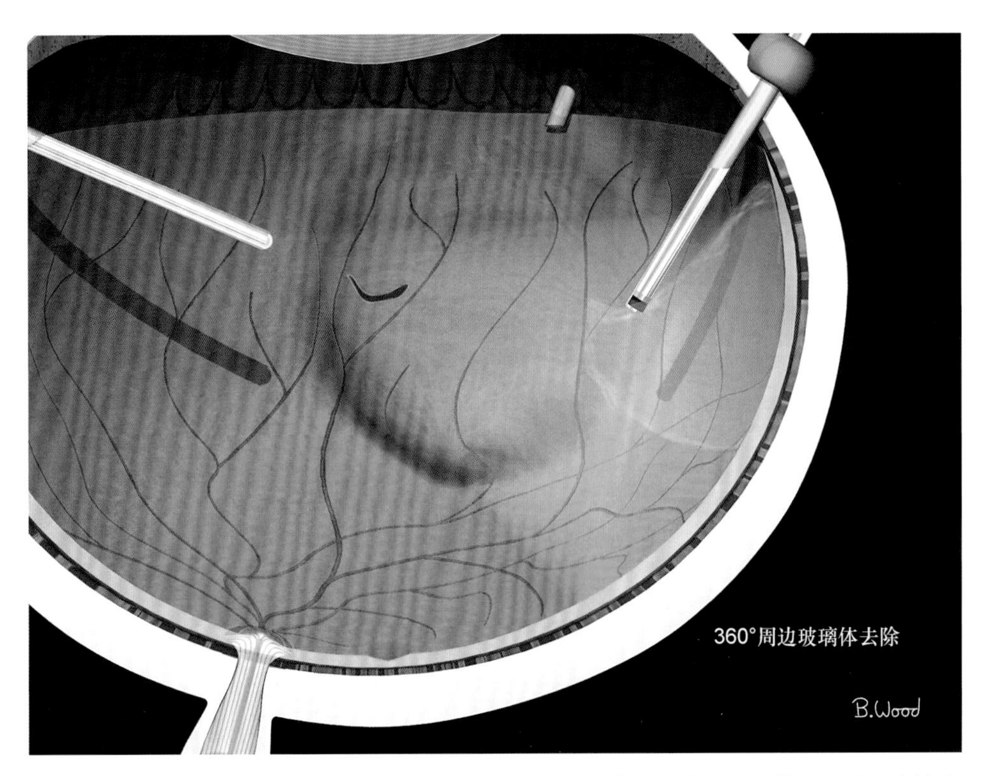

图 8.23 ■ 所有视网膜脱离患者都应进行仔细的周边玻璃体切割术；对于使用适时重水填充的患者，上方玻璃体切割对于下方的视网膜脱离很重要，可以防止继发性裂孔产生。同样，对于玻璃体切割术后行气体填充的上方视网膜脱离的患者，下方的周边玻璃体切割也很重要

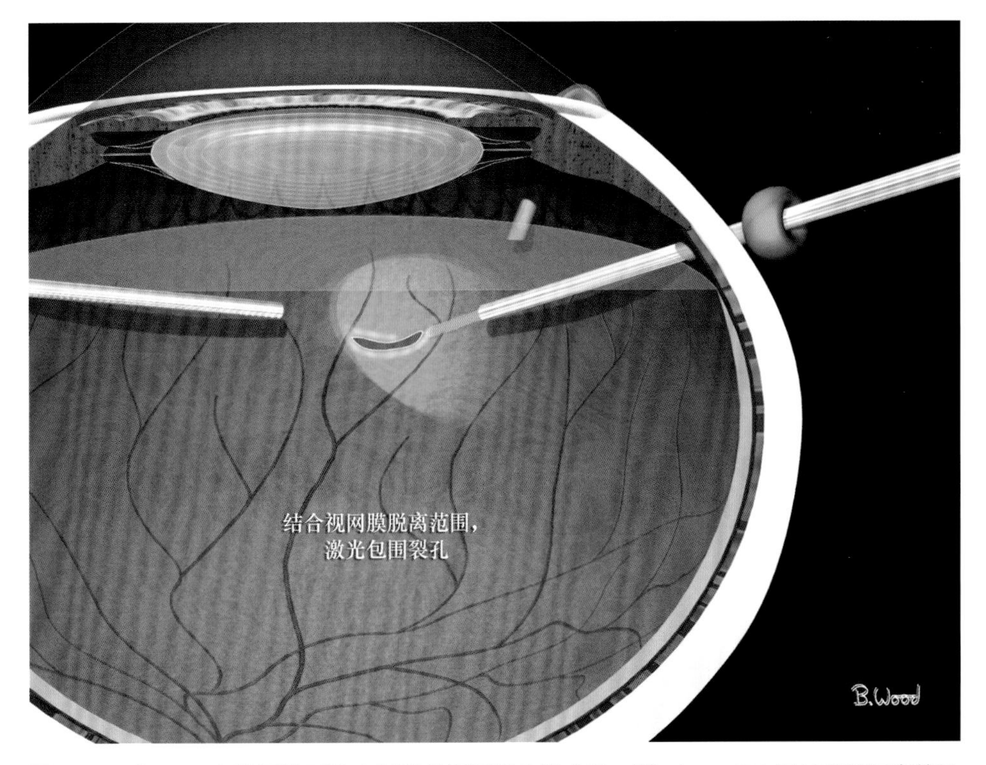

图 8.24 ■ 在 FAX 和视网膜下液内引流及视网膜光凝术后，用 Alcon VFC 通过薄壁短套管注入硅油，同时通过保持空气灌注维持眼压，同时利用放在晶状体 / 人工晶状体后方的套管排出空气，若为无晶状体眼，则将套管放在前房。当硅油进入灌注管时，停止注入并夹闭灌注管

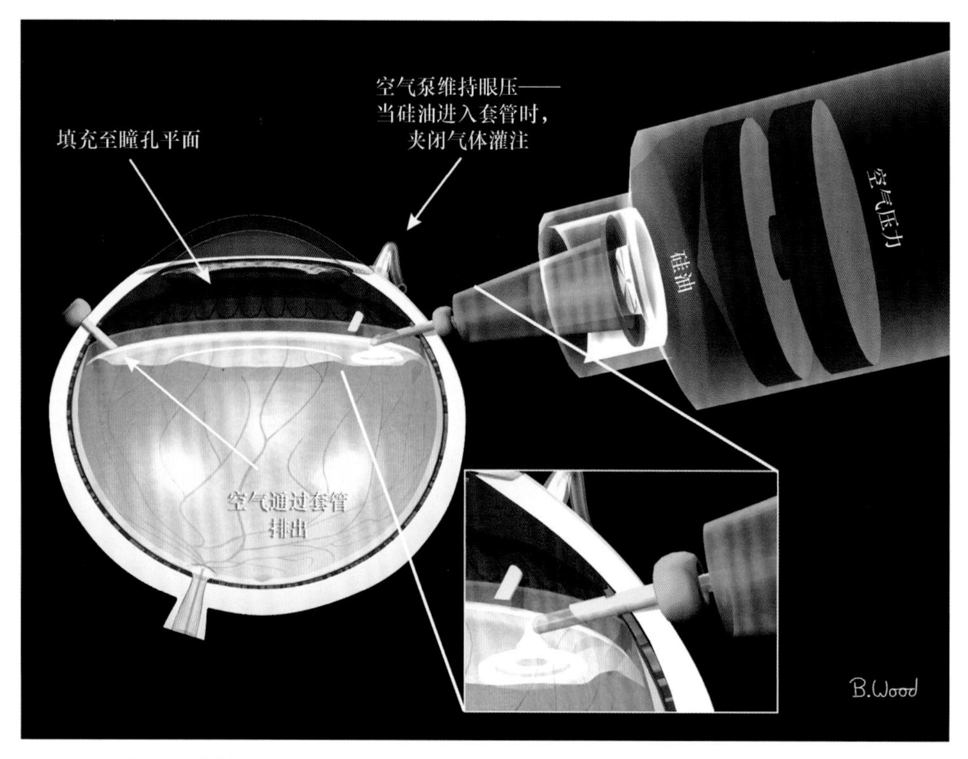

图 8.25 ■ 在颞上套管注入硅油，同时空气从鼻上带阀开口套管排出以完成空气-硅油交换。空气灌注保持正常的眼压，使硅油充满。不能移除鼻上套管并试图迫使空气回到控制台空气泵。当空气硅油交换快要完成时，应夹紧灌注管，当空气通过开口排出时交换完成

动直至完成交换。

空气-硅油交换

空气-硅油交换（图 8.25）优于直接液体-硅油交换，经视网膜下液内引流和 FAX 视网膜复位后可以先进行视网膜光凝。空气还有助于防止硅油进入前房。笔者在所有患者中使用经结膜 25/27 G 玻璃体切割术，空气-硅油交换时在 80 psi 压力下通过颞侧套管用 Alcon 薄壁硅油套管注射 1000 cSt 硅油，同时空气可以通过鼻侧带阀的套管开口排出。当硅油回流到灌注管时夹闭空气灌注管，仔细监测眼压，并继续注油直到有晶状体或人工晶状体眼通过开放套管排出所有空气。在无晶状体眼，硅油填充至瞳孔平面。可通过改变有晶状体眼和人工晶状体眼的患者眼位和头位，使套管开口在最高点以排出空气，也可以通过笛针头在硅油上方小心吸除气泡。

硅油取出

当视网膜已完全复位，已对所有视网膜裂孔周围行融合光凝，最好裂孔全周 360°有三排激光的情况下，可以取出硅油。对于老年患者，特别是在人工晶状体眼，如果硅油没有进入前房，OCT 没有显示有黄斑水肿或硅油乳化继发青光眼的情况下，可以不取出硅油。笔者使用三通道 25 G，Alcon Constellation VFC 和短的薄壁硅油套管取出硅油。灌注液维持眼压。通过改变患者的眼位和头位使取油的套管位于最高点，可以完全取出硅油。在反复的液体-空气-液体交换时使用"撇沫"技术让套管尖端始终保持在气液交界面移动，可以置换出粘连在悬韧带上的硅油。这种技术可以通过 25 G 套管取出几乎所有的硅油。

硅油填充下再次手术

笔者在不取出硅油情况下对硅油填充眼的视网膜前膜或 PVR 引起的视网膜再脱离患者行再次手术已超过 35 年。通过三通道技术将 MedOne 注硅油套管放置在无阀门套管上，可以在视网膜脱离手术中补充硅油（图 8.26）。双通道技术（图 8.27）可用于不需要补充硅油的视网膜前膜剥除患者。笔者进行再次手术时从不取出硅油，因为镊子剥膜、剪刀分割 / 分层剥离、视网膜切开、激光等操作在硅油下都是可行的。在 PVR/ 视网膜脱离眼中注入硅油，以补充视网膜下液和硅油与视网膜表面之间的灌注液 / 房水引流后所缺失的体积。吸力（负压）采用最高设置（650 mm 汞柱）。其优点包括：

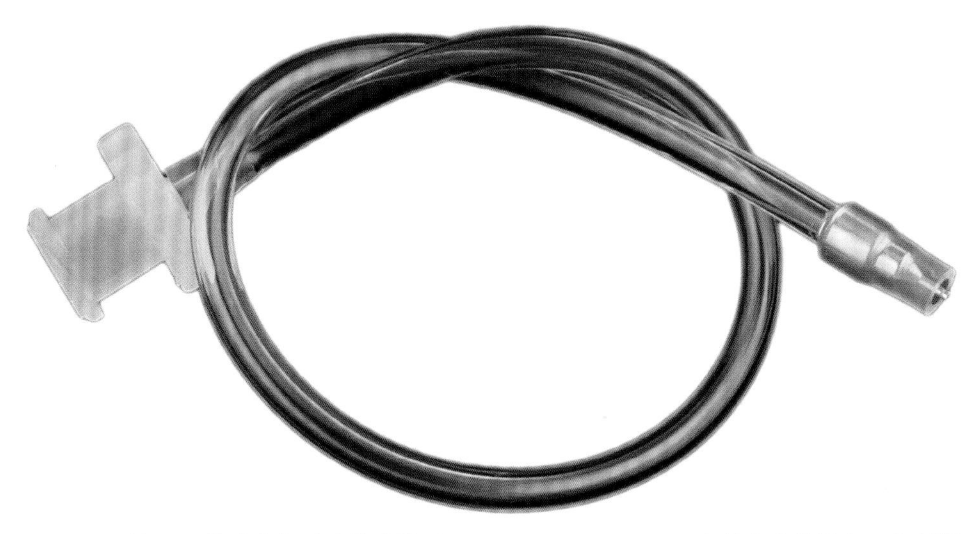

图 8.26 ■ 将 0.25 英寸的长硅胶管连接到 Alcon Constellation VFC 上并将其放置在一个套管中心的外部，可以完全取出硅油

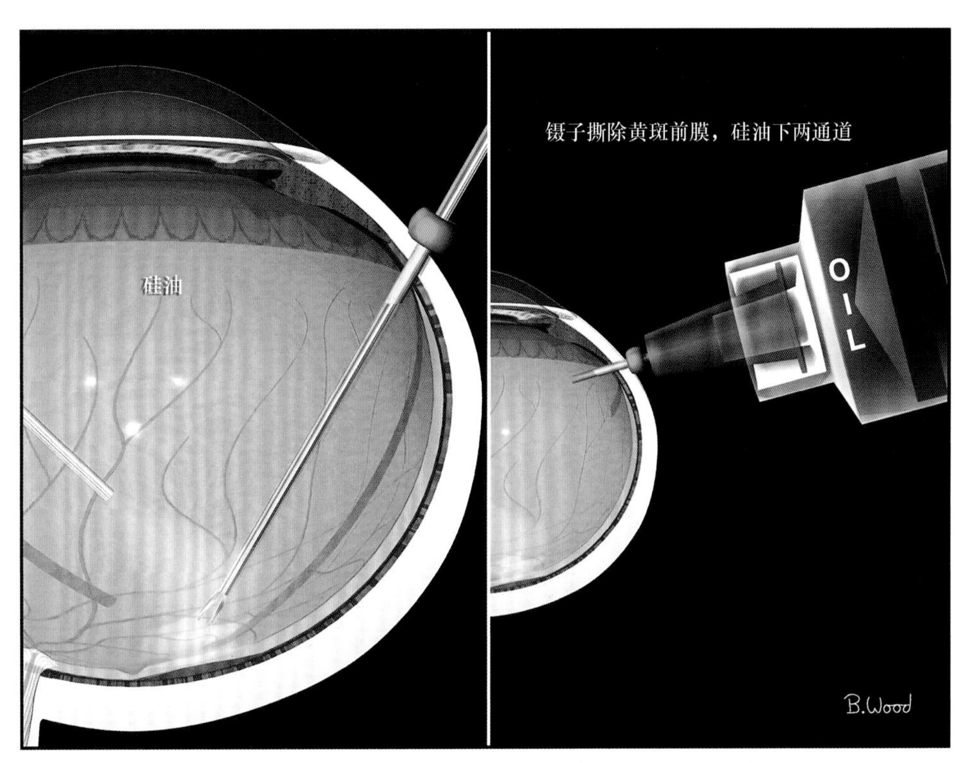

图 8.27 ■ 镊子剥膜、剪刀分割或分层剥离、视网膜切除术、激光等操作可以在不取出硅油的情况下进行。黄斑前膜和 PVR 的再次手术最好在硅油下进行

- 不同于空气，人工晶状体不会起雾。
- 不使用重水可以降低成本和避免视网膜下重水残留。
- 有助于实际判断与界面张力相对抗的视网膜张力 / 牵引力。
- 手术速度更快，因此创伤和炎症程度更轻。
- 黏性减振以稳定视网膜。
- 硅油可防止出血。

界面玻璃体切割术

笔者提出了一个称为界面玻璃体切割术的概念，它是基于在眼内填充空气、重水或硅油的情况下进行一系列操作（图 8.28）。玻璃体切割术、镊子剥膜、剪刀分割 / 分层剥离、电凝、视网膜切除术在眼内有这些填充物的情况下仍可以有效操作。“界面”这一术语是为了强调玻璃体切割头和其他器械必须放置在空气、重水或硅油泡的外部。空气和硅油在灌注液中

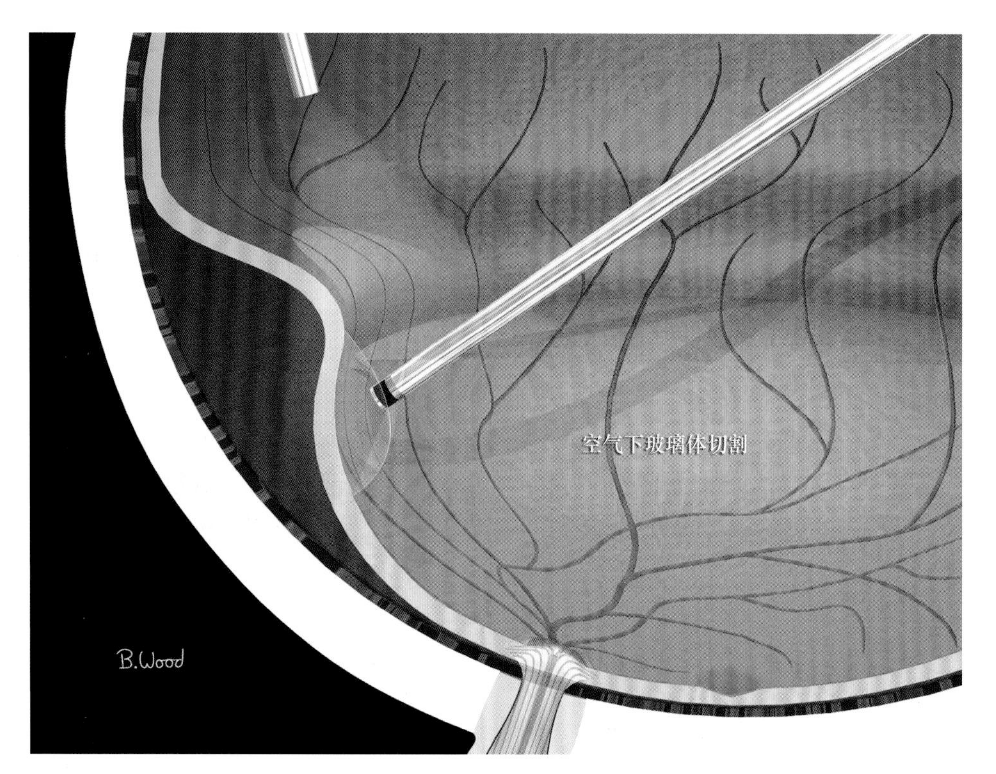

图 8.28 ■ 在进行交换后空气–玻璃体界面有助于看清和去除残留的玻璃体

漂浮，但重水下沉。重要的是要了解，除液态的重水外，视网膜表面总是有一个液平层，视网膜含有超过 90% 的水，与空气、重水或硅油不相混合。笔者在 40 多年前提出在“空气”下光凝的概念，Stanley Chang 多年前也提出在 PVR 患者中行“重水下”剥膜。界面玻璃体切割术可以防止牵引切除过程中视网膜下液的增加，有效评估残余的牵引力，防止界面出血，并稳定视网膜。空气通过弹性阻尼稳定视网膜，硅油通过黏性阻尼稳定视网膜，重水通过惯性（F = MA）和重力（高密度）作用稳定视网膜。25 G 设备是界面玻璃体切割术的理想选择，注意切割头在硅油里时不要使用负压吸引。可以联合视网膜切除和视网膜前膜剥除，以 650 mmHg 负压吸除中等量的视网膜下硅油而不堵塞玻璃体切割头。

在笔者发明 FAX 之前，常用方式是用一根针筒将液体抽出[20]，然后再转动开关向塌陷的眼球内注入气体。空气–气体交换通常最好在手术结束前，在 FAX 和视网膜光凝术后进行。同样，大多数外科医生也会在 ASX 前行 FAX 和视网膜固定术。一些外科医生推荐液体–硅油交换，并省略 FAX 步骤。不过，液体–硅油交换会让视野模糊并使视网膜固定术后的复位效果变差。

在视网膜脱离、PVR 和巨大裂孔患者中，在注入重水前，液体–重水交换优于 FAX。重水–气体或重水–硅油交换是在激光视网膜固定术后进行，除非计划使用适时重水填充。

空气下玻璃体切割术

玻璃体手术的某些部分可以在 FAX 后完成（Charles，未发表的数据，1974 年）。极少数情况下，即使联合使用抽吸和双极电凝或眼内光凝也难以止血。如果这时进行内部 FAX，气泡可以限制出血，视野变清晰，从而可以完成对出血血管的电凝或光凝。空气–玻璃体界面相当清楚，有助于切割头在玻璃体边缘去除残留的玻璃体。

空气–玻璃体界面在液气交换后有助于显示残留的玻璃体。笔者经常将切割头放在空气–玻璃体界面的后面，在空气下进一步行玻璃体切割术。这也适用于重水和硅油下进行，称之为“界面玻璃体切割术”。

镊子剥膜、剪刀分割和分层剥离、视网膜下操作、视网膜切除术、眼内光凝和取异物都可以在空气下进行，除非是无晶状体眼伴有角膜皱褶。已行 YAG 切开的人工晶状体后囊易起雾，严重限制该方法使用。硅凝胶人工晶状体比丙烯酸或 PMMA 材质的人工晶状体热质量更高，更容易起雾。YAG 囊膜切开史和术中切除玻璃体前皮质会使空气接触人工晶状体表面而起雾。人工晶状体起雾是更高的热质量被室温的灌注液体冷却，眼内的空气被水蒸气饱和而成。虽然在晶状体的后表面注入黏弹剂可以减少起雾，但会引起图像变形，增加成本，并可能加速硅油乳化。可以采取 ASX 后在硅油下进行光凝，并在几周内取出硅油。而重水的使用不但可以促进视网膜下液的排出，还可以在重水–气体交换前进行眼内光凝，完全解决了这个问题。

负压清洗–吸出

在糖尿病玻璃体出血患者术中切开玻璃体后皮质时，未凝固的血液、血红蛋白产物和红细胞容易通过切开口进入玻璃体腔，特别是外科医生通过脚踏板反复开关吸引时。这常被误认为是活动性出血，在继续切除 PVC 之前应该通过持续的负压清洗来清除这些出血。这样可以确保 PVC 和视网膜之间清晰可见，并防止这些出血流向晶状体、角膜和小梁网。

利用关闭切割的切割头或移液手柄，通过可控的线性压力梯度来实现负压清洗。保持套管远离灌注口以便最小化湍流。如果用控制台 / 脚踏板控制，O’Malley 称之为“吸出”。理解吸出的关键是记住这些特征：①终端开口；②低而精确的压力梯度控制；③非波动。最初的负压清洗模式使用了笛针（Charles），笛针的引流由外科医生的示指置于手柄一侧的出口来控制[21]。这被错误地称为被动引流。这些技术被认为是“主动”还是“被动”无关紧要，精确控制跨切口压力才是关键。吸出方法是利用一个 25/27 G 的移液手柄，连接控制台的玻璃体切割抽吸模式，由外科医生用脚踏控制[22]。比例式（线性）吸力控制可以更好地控制吸出过程，可以代替长笛针进行负压清洁。比例式吸引的套管可以有效去除血液产物、填充物和视网膜下液。相较于笛针，吸出技术可使用脚踏板更好地控制回流。

负压清洗–吸出只用于在玻璃体腔、PVD 下空间或视网膜表面有未凝固的血液。套管不应该接触玻璃体或视网膜表面，但如果跨切口压力较低时，套管开口可以保持在视网膜附近。降低眼压可诱导出血，从而定位出血部位以便止血。

术后体位

术后的体位要求取决于裂孔的位置或病变部位和晶状体状态。如果玻璃体前皮质已被打开，有晶状体眼可因晶状体后表面接触气体而发展为气性白内障。虽然气性白内障可能是一过性的，但如果持续数天，则可能会进展。激光视网膜固定术在 7 ～ 10 天达到最大抗张强度，此后人工晶状体眼患者不再需要保持头位。如果患者为有晶状体眼，则需要根据剩余气泡的量保持低头位，以使气体远离晶状体后表面。颞侧或鼻视网膜裂孔的患者可以保持侧卧位。人工晶状体眼的玻璃体黄斑手术患者，如黄斑孔或黄斑劈裂患者无需低头位。如果使用气体填充治疗下方视网膜脱离，患者应保持俯卧位；坐时保持低头位不能使气泡和病变部位充分接触。

以“骨折手臂上的石膏”做类比可以提高患者对体位的接受程度。像“让气泡位于有病变的地方”和“更长的气泡停留时间有助于提高成功率”这样的说辞有助于患者理解。有很多枕头可以帮助患者舒适地维持体位。可以用学校的桌子上用胳膊垫着睡觉还是用枕头垫在家里的桌子上睡觉舒服作为比较向患者解释。可以借用类似于汽车、巴士或飞机的座椅情况，向患者解释在靠背椅和沙发上所能采取的体位。一些外科医生建议租用昂贵的特殊支持系统，其实并无必要。这些设备需要静躺，从而增加肌肉痉挛、心理压力和深静脉血栓形成风险。

当眼内气泡存留时，计划进行空中旅行或快速从地面向高海拔地区旅行时要十分谨慎，因为大气压降低会导致气泡膨胀。空中旅行时引起的气泡膨胀会导致眼压急剧升高并导致血管阻塞[23-24]。眼内有空气 / 气体的气泡时，最好禁止空中旅行。地面旅行可以避免这一严重问题。应提醒患者避免从低海拔到高海拔的快速地面旅行。

视网膜下液引流

引流视网膜下液的适应证

关于巩膜扣带手术中引流视网膜下液的必要性的争论已经持续多年，本书也无法解决。对于复杂的视网膜脱离患者，有必要引流视网膜下液，因为这直接决定了接下来所需的手术步骤。即使是最有经验的外科医生也不可能总能从术前检查中准确预测完成视网膜复位的确切步骤。笔者将使用 FAX 引流视网膜下液称为“复位试验”，因为它有助于确定是否需要进一步行玻璃体切割、剥膜、分割、分层剥离、视网膜下手术或视网膜切除术。

在液体–空气–气体或液体–空气–硅油交换之前，清除所有的视网膜下液有助于减少注入等膨胀气体或硅油的量的误差。外科医生几乎不可能准确估计视网膜下空间体积或玻璃体腔的容量。不应将膨胀的混合气体使用于完全的液体–空气 / 气体交换，因会导致眼压增高，增加视网膜中央动脉阻塞的风险。如果气体或硅油的填充体积不足，则表面张力的接触面积不足，又可能导致手术失败。

笔者在 1973 年介绍了视网膜下液内引流（经视网膜）和复位后视网膜固定术的概念。在此之前，视网膜固定术是在玻璃体切割术前进行的，再于术后使用膨胀气体缓慢复位视网膜。视网膜复位后进行视网膜固定术可以减少视网膜色素上皮细胞的播散并可能减少 PVR 复发。视网膜复位后进行视网膜固定术可以精确定位，并能控制视网膜和视网膜色素上皮的固定强度。过度治疗是引起 PVR 复发和纤维蛋白综合征的重要因素。

内引流法和填充物交换的益处在于，使复位后再行视网膜固定，准确计算空气、气体和硅油填充体积，以及复位试验这些技术得以成为常规操作。

外引流和内引流

视网膜下液的外引流需要通过结膜、巩膜、脉络膜和视网膜色素上皮的切口进行。相反，视网膜内或经视网膜引流不需要眼球壁切开。在玻璃体切割术中行内部引流可以完全引流视网膜下液，防止视网膜巩膜嵌顿，防止脉络膜出血，消除视网膜色素上皮损伤。

巩膜扣带术中直接针刺经巩膜引流视网膜下液

笔者发明了直接（经巩膜）针刺引流视网膜下液，以减少巩膜扣带术中巩膜切开的并发症。Cairns 在一项随机试验中证明了直接针刺引流能消除引流口视网膜嵌顿的问题，而其在巩膜切开中的发生概率 > 3%。此外，它允许在直视下进行更完全的引流。如果需要，直接针刺可以通过结膜、扣带或脉络膜引流视网膜下液。该技术使用 25 G、0.5 英寸、一次性针头放在已取下柱塞的结核菌素注射器上。优选透明的针头接口，因为它可以及早发现引流出的液体[25]。利用眼内照明和接触镜，通过手术显微镜观察，选择视网膜脱离最高的部位穿刺。如果不使用手术显微镜，可以使用间接检眼镜。针的斜面总是远离视网膜，以防止视网膜嵌顿。针尖不断尝试压陷巩膜，直到找到穿刺点。然后，针以更呈切线的方向缓慢地穿过巩膜，直到感到轻微的突破感，类似于静脉穿刺（图 8.29）。在这个穿刺点上，在视网膜下空间可以看到一个棕色的铅笔尖样结构，即视网膜色素上皮覆盖于针尖位置上。然后在直视下针头轻轻通过视网膜色素上皮，将针略微推进，直到视网膜下看到针的银色光泽（图 8.30）。此时，由于针腔内液流的变化，视网膜开始抖

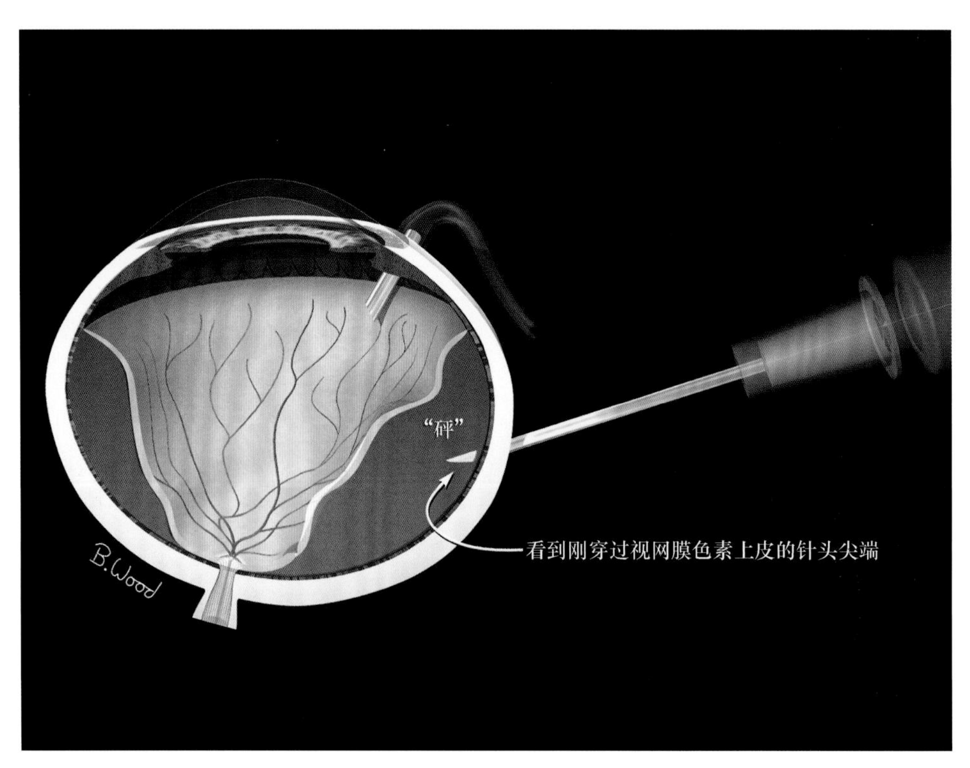

图 8.29 ■ 视网膜下液的直接针头引流是通过插入 25 ～ 27 G、0.5 英寸的针头（连接在取下柱塞的 1 ml 注射器上）穿过巩膜，内口位于视网膜脱离最高部位的略前方。当针头穿过巩膜时，会感到“砰”的一下的突破感

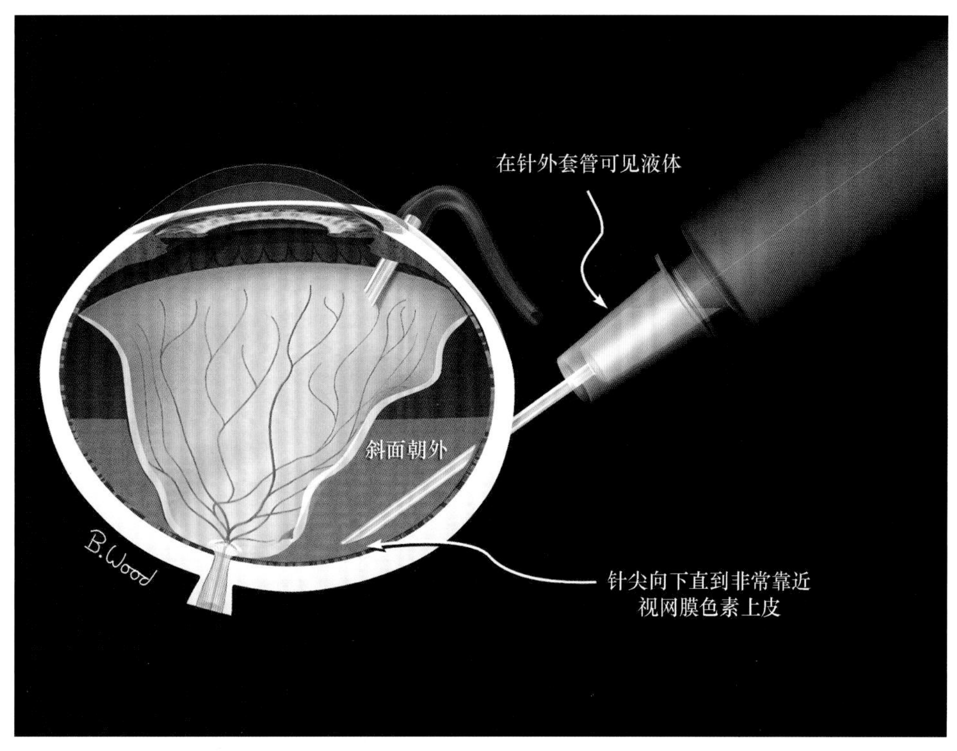

图 8.30 ■ 针穿过脉络膜和视网膜色素上皮，直至可以在视网膜下看到针尖。在视网膜色素上皮被穿透之前，可以看到一个棕色的视网膜色素上皮组织覆盖的“铅笔尖”。视网膜快速而小幅的运动和视网膜下液向针头的移动表明引流正在进行

动。如果视网膜下液混浊，看不到针，但视网膜抖动表明液体已开始流出。当视网膜下液向出口移动时，引流部位附近的脱离可能会增加。针应该稍微成角度，直到在最初位置与视网膜成切线方向。保持针不动，直到所有视网膜下液消失（图 8.31）。色素通常作为视网膜下液引流的最后成分通过针头接口。

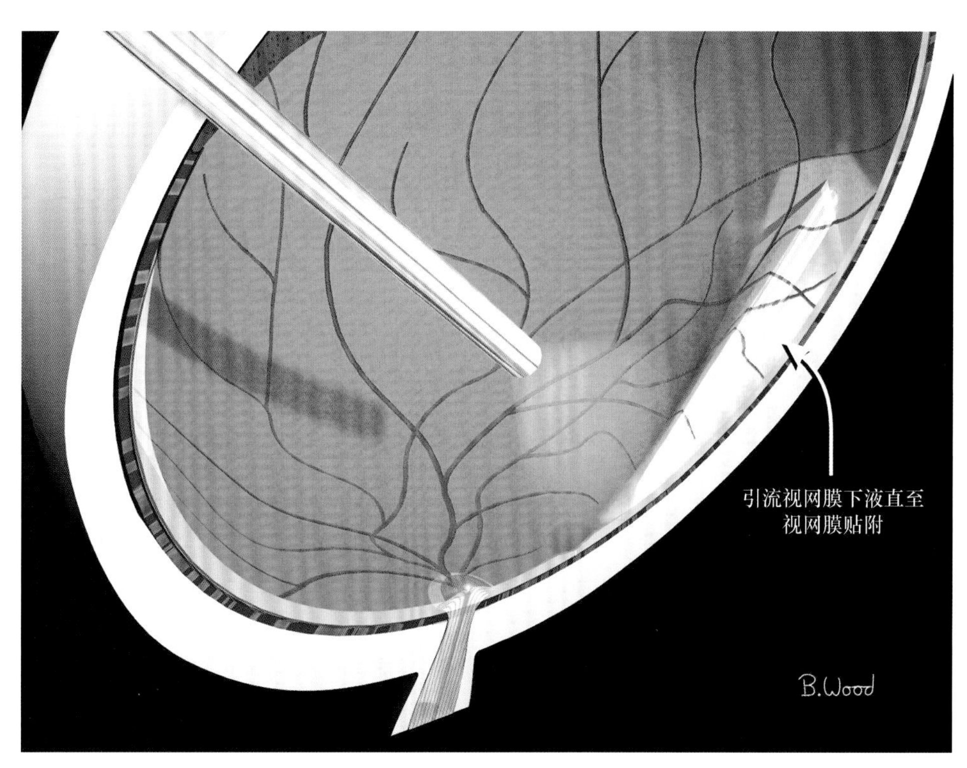

图 8.31 ■ 引流视网膜下液时，保持笛针不动，直至视网膜贴附；当引流完成时，常可以在透明针芯中见到视网膜下液里的色素

眼内电凝

虽然在糖尿病玻璃体切割术中经常遇到新生血管，但术中出血鲜有严重后果。电凝会导致视网膜收缩、视网膜裂孔、神经纤维层损伤和视神经萎缩，因此主要用在需要术中切除或出血的大血管。当广泛的新生血管网与视网膜前膜粘连时，最好通过短暂升高眼压来控制剥膜时的出血。血管附着点可以根据需要使用激光光凝止血。新生血管膜与视网膜血管之间通常只有少数的连接点，这些连接点在视网膜前膜剥除后更易于发现和处理。增殖性糖尿病视网膜病变术前使用贝伐珠单抗或其他抗 VEGF 药物也减少了术中出血。

应尽一切努力预防和控制出血。血液可形成基质，刺激术后反应性 Müller 细胞胶质增生。有时出血可能控制不佳，幸运的是玻璃体切割术后的眼，特别是在无晶状体眼，术后出血通常在几周内吸收。

眼内光凝比电凝更适合止血，因为绿激光的能量主要作用于血管中的血红蛋白。相比之下，电凝能量导致血管周围的视网膜坏死凝固，后期形成萎缩性视网膜裂孔。

眼内光凝

笔者利用 Zeiss 氙激光器的适配器发明了眼内光凝。第一个商用光凝器是 Clinitex Log Ⅲ便携式氙弧光凝器的适配器[26]。氙眼内光凝器效率低下，有光束发散且不可靠，已不再使用。

眼内光凝随后由 Charles、Peyman、Fleischman 和 Landers 彼此独立地同时开发。激光眼内光凝比氙来源的更好，因为光束散度更少，可靠性更好，效率增加且可重复率更高。绿色（532 nm）二极管激光器是所有玻璃体视网膜手术的理想选择。它们的波长很适合血红蛋白吸收进行止血和视网膜固定术。

眼内光凝用于止血、视网膜固定术和全视网膜光凝（panretinal photocoagulation，PRP）。眼内光凝可应用于特定部位的表面出血，通常是在剪刀分层剥离剥膜后。当使用眼内光凝时，另一只手持眼内导光提供照明。当出现急性出血时，建议将移液手柄或玻璃体切割头与激光头交替使用，以去除血液，有助于精确止血。或者使用吊顶灯，可以在眼内同时使用玻璃体切割头和激光光凝以吸除血液并止血。

眼内光凝器非常适合 PRP，可联合玻璃体切割治疗糖尿病视网膜病变、静脉闭塞性疾病、血红蛋白病和毛细血管扩张症。如糖尿病视网膜病变章节所述，眼内 PRP 可降低新生血管性青光眼的发生率、玻璃体前皮质纤维血管增殖和复发性扁平部新生血管导致的术后出血。眼内光凝的唯一限制是 PRP 不能也不应在隆起的视网膜上进行。

眼内光凝激光斑直径为 300 ～ 600 μm，这取决于激光探头到视网膜表面的距离、光束发散和功率设置。如果有视网膜脱离，眼内光凝前必须进行 FAX 和视网膜下液引流，使视网膜和视网膜色素上皮接触以便于吸收能量。对于视网膜裂孔的局部治疗，选择连续模式以光斑融合方式（“绘画”）来包围裂孔。这种技术最大限度地减少光斑覆盖不足或重叠的可能性，这在激光斑孤立成排分布时经常发生。在治疗期间，少量的视网膜下液会时常向后移，需要重复的视网膜下液引流以继续完成光凝。

当激光探头有血液时，不要在空气（气体）下使用，否则可能导致激光头损坏。对术前已脱离的视网膜区域在气下进行 PRP 而过度治疗是导致纤维蛋白综合征的常见原因。

显微镜滤光器可以减弱光凝过程中手术显微镜光路中的能量，并确保持续的暗适应和安全。光凝必须避开黄斑中央凹和视神经，所有的治疗都必须从低能量开始逐步增加，直到达到预期的效果。

视网膜固定术

除了黄斑裂孔、视乳头周围裂孔和需进行黄斑下操作的视网膜切开外，所有视网膜裂孔均应采用适宜的视网膜固定术治疗。其必要性在于不可能预测哪些视网膜裂孔会导致脱离，同时视网膜固定术也相对安全。

视网膜固定术仅在玻璃体切割、视网膜下液内引流、FAX 和视网膜下液引流完成使视网膜复位后进行。在手术开始时即进行视网膜固定术，可能会由于合并脉络膜血管扩张而引起脉络膜出血。复位后视网膜可看得更清晰，利于发现并治疗所有裂孔以及医源性裂孔。完成液体-气体交换和视网膜下液内引流后，用视网膜固定术可以将视网膜色素上皮细胞限制在裂孔区域，并可能降低 PVR 的发生率。

冷冻固定术可引起有活性的视网膜色素上皮和胶质细胞播散而导致炎症和 PVR。经巩膜冷冻视网膜固定术仅适用于不需要玻璃体切割的巩膜扣带术。

术中荧光素血管造影

静脉注射荧光素钠染料（3.0 ml，25%）可在玻璃体手术中使用（Charles，1974）。通过在内照光源路径上放置一个荧光干涉型激发滤光片，可以使染料发出荧光。有时可以帮助确定出血来源和评估视网膜灌注。

注射抗生素和类固醇

所有患者在手术结束时均应结膜下注射抗生素。可用 30 G 针在下穹隆处水平方向进针注射抗生素。这样操作发生巩膜穿孔的风险较低。应选择对革兰氏阳性青霉素酶产生菌和革兰氏阴性菌有效的抗生素。笔者目前联合使用头孢唑林和妥布霉素，对青霉素过敏患者以万古霉素代替头孢唑林。

氨基糖苷类抗生素的溶髓作用可能导致术后偶尔出现的一过性神经炎，如术后面部疼痛。往往持续几周，这些症状可以通过药物缓解，最终会消失。巩膜扣带术后引起的一些疼痛可能是由这种机制引起的。

除了婴儿或已知是激素性青光眼敏感患者，所有患者均应注射结膜下类固醇（地塞米松 4 mg）。球周注射激素比全身或局部应用效果更好，比全身应用更安全。玻璃体腔注射激素可联合玻璃体切割术使用。玻璃体切割后激素的作用时间（1 个月）短于非玻璃体切割眼（3 个月）。激素性青光眼和明显白内障发生风险约为 30% ～ 50%，也有黄斑裂孔不闭合的报道。

总结

本章讨论了顺利进行后段玻璃体切割术的基本框架。必须理解每一个步骤，并配备合适的设备，以便安全、快速、有效地处理并发症或意外情况。即使是那些少数试图让自己只做“更容易”患者的玻璃体外科医生，术中也会碰到意外情况，必须使用这些“高阶”技术来安全地完成手术。理解框架含义是指按适宜的原则和顺序使用这些技术。

参考文献

1. Kunimoto DY, Kaiser RS; Wills Eye Retina Service. Incidence of endophthalmitis after 20- and 25-gauge vitrectomy. *Ophthalmology*. 2007;114:2133-2137.
2. Rizzo S, Genovesi-Ebert F, Vento A, Miniaci S, Cresti F, Palla M. Modified incision in 25-gauge vitrectomy in the creation of a tunneled airtight sclerotomy: an ultrabiomicroscopic study. *Graefes Arch Clin Exp Ophthalmol*. 2007;245:1281-1288.
3. López-Guajardo L, Vleming-Pinilla E, Pareja-Esteban J, Teus-Guezala MA. Ultrasound biomicroscopy study of direct and oblique 25-gauge vitrectomy sclerotomies. *Am J Ophthalmol*. 2007;143:881-883.
4. Inoue M, Shinoda K, Shinoda H, Kawamura R, Suzuki K, Ishida S. Two-step oblique incision during 25-gauge vitrectomy reduces incidence of postoperative hypotony. *Clin Experiment Ophthalmol*. 2007;35:693-696.
5. Asheesh T, Shah GK, Fang A. Visual outcomes with 23-gauge transconjunctival sutureless vitrectomy. *Retina*. 2008;28:258-262.
6. Charles S. Suction forceps membrane peeling. Presented at Wilmer Vitrectomy Course, The Johns Hopkins School of Medicine, Baltimore, May 1976.
7. Fineberg E, Machemer R, Sullivan P. SF6 for retinal detachment surgery, a preliminary report. *Mod Probl Ophthalmol*. 1974;12:173.
8. Fineberg E, Machemer R, Sullivan P, Norton EWD, Hamasaki D, Anderson DR. Sulfur hexafluoride in owl monkey vitreous cavity. *Am J Ophthalmol*. 1975;79:67.
9. Machemer R. Intravitreal injection of sulfur hexafluoride gas (SF6). In: Freeman HM, Hirose T, Schepens CL, eds. *Vitreous Surgery and Advances in Fundus Diagnosis and Treatment*. Appleton-Century-Crofts; 1977:421-422.
10. Bourgeois JE, Machemer R. Results of sulfur hexafluoride gas in vitreous surgery. *Am J Ophthalmol*. 1983;96:405.
11. Killey F, Edelhauser H, Aaberg TM. The effects of intraocular sulfur hexafluoride and freon gas on intraocular pressure and vitreous volume. *Arch Ophthalmol*. 1978;96:521.
12. Miller B, Lean JS, Miller H, Ryan SJ. Intravitreal expanding gas bubble: a morphologic study in the rabbit eye. *Arch Ophthalmol*. 1984;102:1708.
13. Chang S, Lincoff H, Coleman J, Fuchs W, Farber M. Perfluorocarbon gases in vitreous surgery. *Ophthalmology*. 1985;92:651.
14. Lincoff A, et al. Intravitreal expansion of perfluorocarbon bubbles. *Arch Ophthalmol*. 1980;98(9):1646.
15. Lincoff A, et al. Intravitreal behavior of perfluorocarbons. *Surv Ophthalmol*. 1981;2:17.
16. Lincoff H, Coleman J, Kreissig J, Richard G, Chang S, Wilcox LM. The perfluorocarbon gases in the treatment of retinal detachment. *Ophthalmology*. 1983;90:546.
17. Lincoff H, Kressig J. Intravitreal behaviour of perfluorocarbons. *Dev Ophthalmol*. 1981;2:17.
18. Lincoff H, Mardirossian J, Lincoff A, Liggett P, Iwamoto T, Jakobiec F. Intravitreal longevity of three perfluorocarbon gases. *Arch Ophthalmol*. 1980;98:1610.
19. Lincoff A, et al. Perfluoro-n-butane. A gas for a maximum duration retinal tamponade. *Arch Ophthalmol*. 1983;101:460.
20. Aaberg TM, Abrams GW, Edelhauser HF. Intraocular sulfur hexafluoride: experimental and clinical correlation. In: *International Symposium on New and Controversial Aspects of Vitreoretinal Surgery, Texas Medical Center, Houston, Texas*. C.V. Mosby; 1977:393-397.
21. Wang CT, Charles S. Microsurgical instrumentation for vitrectomy, Part 1. *J Clin Eng*. 1983;8(4):321.
22. O'Malley C. Extrusion method. *Ocutome Fragmatome Newsletter*. 1978;3(1):3.
23. Fuller D. Flying and intraocular gas bubbles (letter). *Am J Ophthalmol*. 1981;91:276.
24. Dieckert JP, O'Connor PS, Schacklett DE, et al. The effects of air travel on eyes with intraocular gas. Presented at the Annual Meeting, American Academy of Ophthalmology, Atlanta, GA, October 2, 1985.
25. Charles S. Controlled drainage of subretinal and choroidal fluid. *Retina*. 1985;5(4):233.
26. O'Malley P. Portable xenon arc light coagulator. *Br J Ophthalmol*. 1973;57(12):935-944.

第 9 章

内路睫状体光凝术

（庄宏 译 干德康 审校）

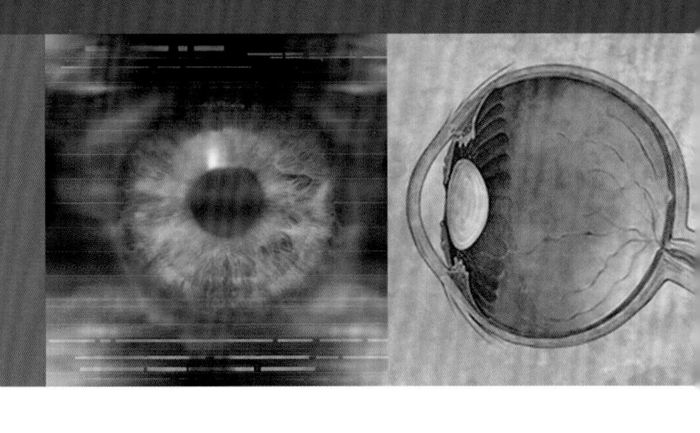

内路睫状体光凝术（Endocyclophotocoagulation，ECP）最好与玻璃体视网膜手术联合进行，并使用铰接式带照明的激光光纤，比如 Alcon Vektor 带照明可调节激光光纤。这种光纤以直型结构出入切口（图 9.1），可调的关节设计能使其弯曲至合适的角度。从虹膜根部可以透见瞄准光束强度的调节增加，因此不需要大直径的内镜-激光传导设备。巩膜顶压有助于观察睫状突，除非瞳孔极小（图 9.2）。这种方法类似于几十年前的全功能玻切探头，具有额外的优势。铰接式可调节激光光纤的主要优点（图 9.3）是可调的关节设计，以几乎垂直于睫状突的角度传递激光能量，能产生更均匀的热量分布。如今的小切口三通道玻璃体切割术，操作更灵活、也更具性能比。

令人担忧的是，白内障手术医生过度利用了白内障超声乳化术联合 ECP。许多青光眼医生观察到此类手术患者仅有一过性获益，而术后黄斑囊样水肿明显增加。

通常情况下，光凝治疗范围为睫状体下方 180°区域。扩大光凝范围会导致术后低眼压。伴随气泡的爆裂声表明睫状上皮有效汽化。巩膜顶压有助于观察睫状突，降低眼压可易于巩膜的顶压。

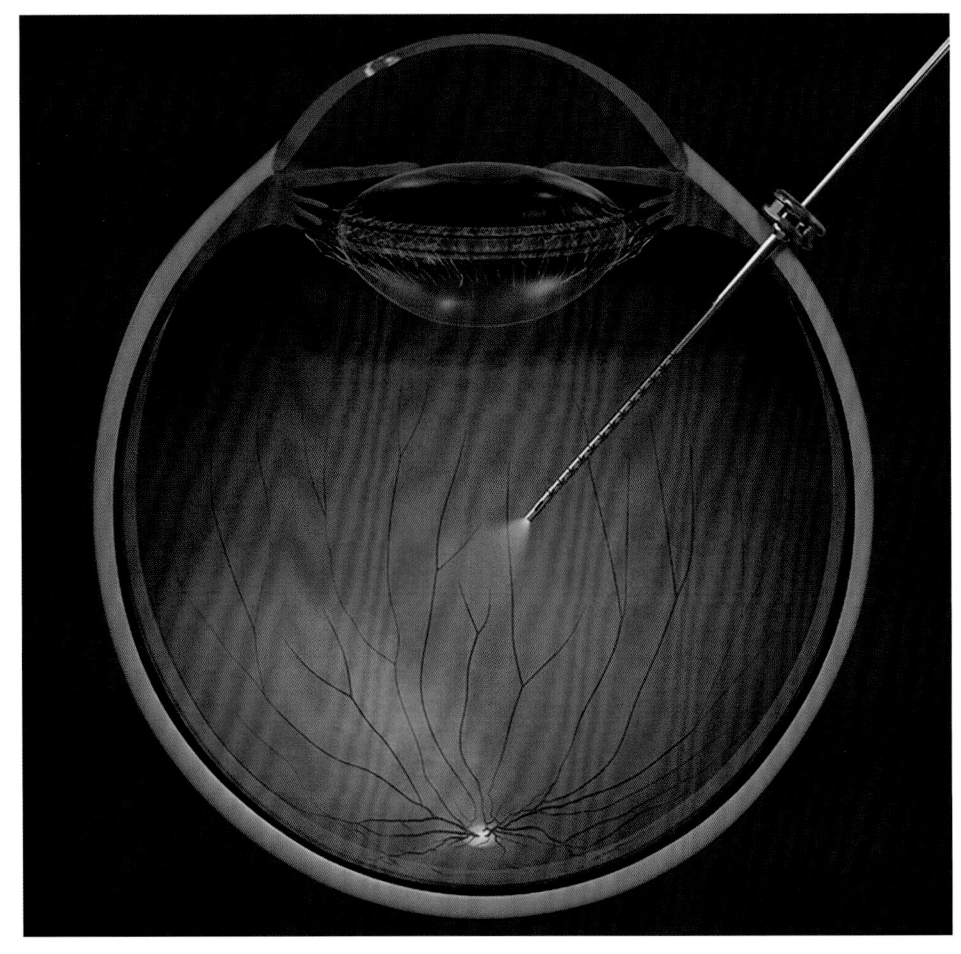

图 9.1 ■ Alcon Vektor 铰接式带照明激光光纤以直型结构出入切口（Image Courtesy of Alcon）

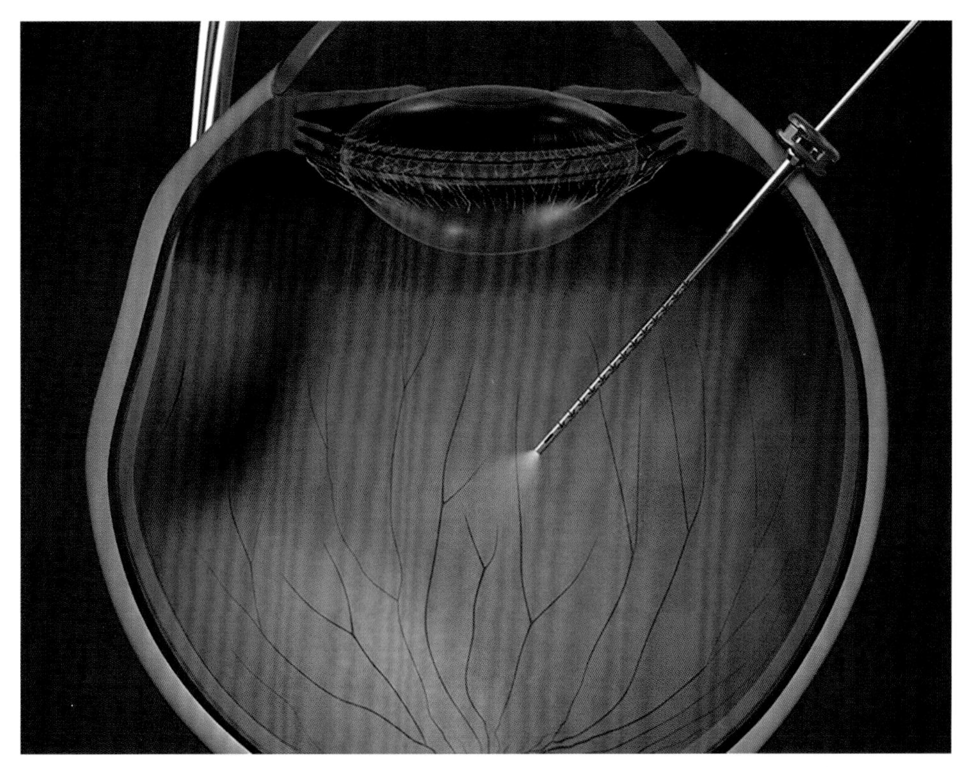

图 9.2 ■ 手术医生通过巩膜顶压，有助于观察视网膜裂孔，并且以近乎垂直角度传递激光能量

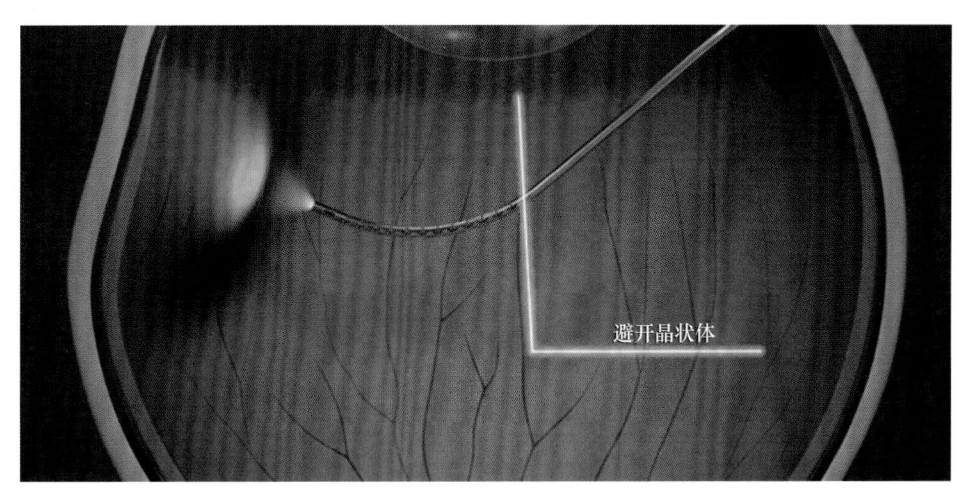

图 9.3 ■ Vektor 照明避免了对吊顶灯的需求，减少眩光（Image Courtesy of Alcon）

推荐读物

Charles S. Endophotocoagulation. *Retina*. 1981;1(2):117-120.

Gorovoy IR, Eller AW. Endocyclophotocoagulation as an adjuvant to vitreoretinal surgery in cases with concomitant glaucoma. *Ophthalmic Surg Lasers Imaging Retina*. 2013; 44(3):243-247. doi: 10.3928/23258160-20130503-06

Haller JA. Transvitreal endocyclophotocoagulation. *Trans Am Ophthalmol Soc*. 1996;94:589-676.

第 10 章

超声乳化联合玻璃体手术

（张婷　译　姜春晖　审校）

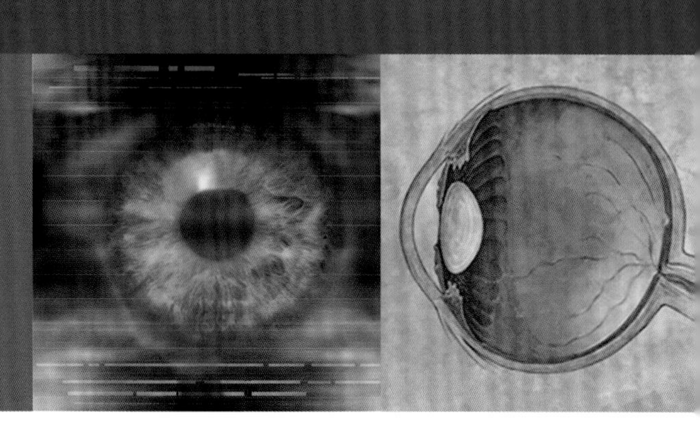

玻璃体视网膜手术医生计划联合超声乳化玻璃体切割术之前需要三思。当然在有些情况下（比如保险限制、共患病、护理、可见度差），联合手术无法避免。玻璃体切割术总会导致白内障的观点是一个误导。研究表明，玻璃体切割术会导致先前存在的晶状体核硬化进展，因为切除玻璃体后，眼内液黏度减少800倍（Holekamp，Chang，Steffanson），晶状体局部氧分压升高，晶体核硬化加速，但玻璃体切割术本身不会导致新发白内障。如果术中不损伤晶状体、术后患者体位保持良好使晶状体不接触玻璃体气泡，年轻患者的晶状体可在玻璃体切割术后保持透明长达几十年。晶状体与气体接触可能出现“气体性白内障”，即后囊下白内障（posterior subcapsular cataract，PSC），但不会出现晶状体核硬化。硅油与晶状体后表面接触也会发生白内障。如果玻璃体切割术中玻璃体前皮质完整性受到破坏，使晶状体后表面直接接触气体或硅油，更容易发生PSC。

在视网膜疾病状态下，超声乳化联合玻璃体手术的屈光结果往往不理想。受玻璃体积血、视网膜脱离或黄斑抬高的影响，眼轴长度测量不准确，使得人工晶状体（IOL）的度数选择只是一个有根据的推测。此外，玻璃体视网膜手术医生很少采用散光IOL、术中光学生物测量、术前低相干干涉测量或高级的IOL公式。

术中眼内照明可以减少中重度白内障对眼底观察的干扰，明显比用裂隙灯观察要少。在诊室内看到的致密白内障可能并不会在术中造成多少困难。不过，为了临床需要，本章将列出联合超声乳化玻璃体切割术的方法和考量。

手术规划

尽可能使用光学生物测量法进行眼轴长度计算。虽可靠性不好，也可使用超声波（A超）测量，并与对侧眼比较以得出结果。手术医生应该了解患者的手术史，因为之前的屈光手术（PRK/LASIK）或视网膜手术（环扎术）都会影响IOL的计算。若光学测量眼轴长度数据不准确或缺失，宜在联合手术后先保持无晶状体状态，待视网膜疾病稳定再二期IOL植入。如果是葡萄膜炎性白内障，患者应保持眼内一个腔的无晶状体状态（讨论见第25章）。此外，如果手术医生考虑散光因素，应该知道，25 G和27 G巩膜切口不会产生屈光变化（包括眼轴长度和散光）。

在视网膜疾病状态下，应避免使用多焦点、焦深延长（extended depth of focus，EDOF）以及硅胶IOL。多焦点IOL引起像差和眩光，会影响术中的清晰度，尤其影响黄斑手术。多焦点IOL会降低对比度，对于黄斑病变患者是禁忌的。硅油会融入硅胶IOL，在硅油取出后会导致严重的光线散射和像差，显著影响患者视觉质量。若需要长期硅油填充，计算IOL需要考虑到硅油的折射率与房水不同这一点。与无晶状体眼相比，IOL在前房和玻璃体腔之间形成屏障，减少了硅油乳化青光眼的发生。

设备和手术室的考虑因素

虽然没有必要，一些玻璃体视网膜手术医生还是会使用独立的超声乳化仪和玻璃体切割仪进行联合手术。手术室的设置需要考虑到这一点，还要考虑手术医生在手术过程中的座位设置。

典型的眼前段手术医生坐于患者颞侧，进入前房操作空间。然而，在超声乳化联合玻璃体切割时，可以考虑坐在头位。如果患者额骨突出或鼻梁高，应该适当旋转头部，以利于手术入口选择。如果手术医生坐于颞侧完成超声乳化，然后接着坐在头端进行玻璃体切割术，此时显微镜或NGENUITY系统需要重新摆放。

一旦确定了手术医生、手术设备和患者的位置，接下来要考虑巩膜切口的位置。在进行任何前房操作之前，应先放置灌注（无需插入灌注管），因为此时的眼球最稳定。一旦做了角膜切口，再做巩膜穿刺时可能会导致不必要的角膜切口错位、前房变浅和虹膜脱出。同理，在做透明角膜切口之前，不应打开后段灌注，因为在前后房压力差的情况下，即使是最小的角膜切口也会导致前房变浅，虹膜脱出。其他造成后段压力高的原因包括球后阻滞剂药量过大、患者屏气挤压、灌注流向错误和短眼轴。

灌注口也可以放置于鼻下方，靠近水平线，特别是如果计划坐于颞侧完成超声乳化，然后坐于头位进行玻璃体切割术时。在做任何角膜切口之前，建议先插入三个套管。如果担心套管干扰超声乳化操作而不预先插入，那么在插套管针之前，应紧密缝合超声乳化切口。先打开灌注，在正常压力下再插入其他两个套管，以减少灌注进入脉络膜上腔的可能。如果角膜切口还在渗漏，在插入任何套管之前，建议做额外缝线以稳定切口，这将有助于减少对超声乳化手术切口的扰动。

超声乳化相关操作

本书不讨论如何进行超声乳化手术。根据晶状体的状态，手术医生应该使用最合适、最舒适的技术。然而，在进行超声乳化之前，手术医生应该熟知一些“陷阱”。

在一些需要联合手术的患者，由于视网膜脱离或致密玻璃体积血，红光反射可减弱或消失。经平坦部插入吊顶灯可增加红光反射。使用台盼蓝（锥虫蓝）染色晶状体前囊，也可帮助完成撕囊。

超声乳化的主切口和侧切口建议使用 10-0 尼龙缝线进行永久性缝合或 9-0 尼龙缝线进行临时性缝合并在手术最后移除缝线。这可避免术中切口开放、虹膜脱出和低眼压。

要重视术中瞳孔的变化和处理。在超声乳化结束后，瞳孔缩小并不少见。这一变化将使玻璃体切割术变得非常困难，可能导致玻璃体切割不彻底。这种情况下，虹膜拉钩是最好的选择。在超声乳化结束、前房稳定后，可在器械不进入眼内的情况下去除虹膜拉钩。而其他虹膜保持器（环状虹膜扩展器）则需要移除主切口缝线（建议在玻璃体切割前缝合白内障切口），再进入前房操作以便取出。

超声乳化完成后，常规继续进行灌注和抽吸，但是，如果顾忌到可能有囊袋或悬韧带不完整，可将黏弹剂留在前房，术后滴用降眼压眼药水。如果前房只有灌注液 BSS，在悬韧带或囊膜不完整（甚至有睫状沟固定的 IOL）的患眼中，空气、气体和硅油往往会进入前房，并在视网膜复位术中干扰手术视野。

也许最具挑战性的是在硅油填充眼内进行超声乳化。如果不计划术中取出硅油（参见第 8 章中关于两通道玻璃体切割术的部分），或者你的同事对于硅油眼做超声乳化的经验不太丰富，那么有些因素在术前需要考虑。在硅油眼进行超声乳化术的关键是建立一个密闭的切口，以确保前房稳定和囊袋完整。不可避免的是，后囊会不透明，因此，IOL 植入后应考虑一期后囊切开（因为在硅油存在的情况下，YAG 激光进行后囊膜切开不太可行）。如果使用睫状沟或前房型 IOL，切开后囊可能会让硅油进入前房。不论用什么办法，应尽量避免硅油进入前房。因此，最好在囊内进行超声乳化操作，而不是流行的翘起劈核技术或旋转削梨技术，使用这些技术可能会使硅油进入前房。

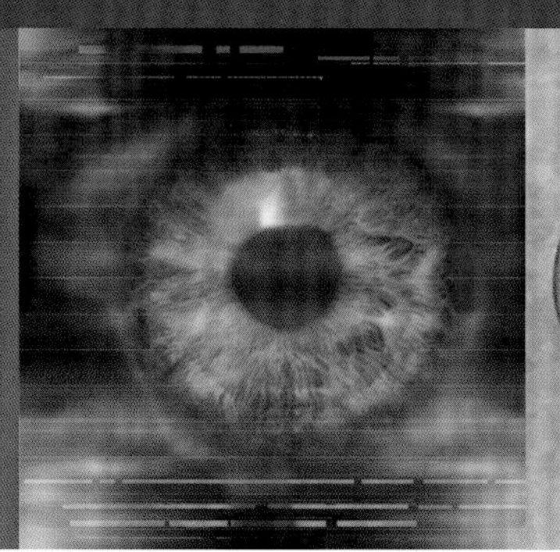
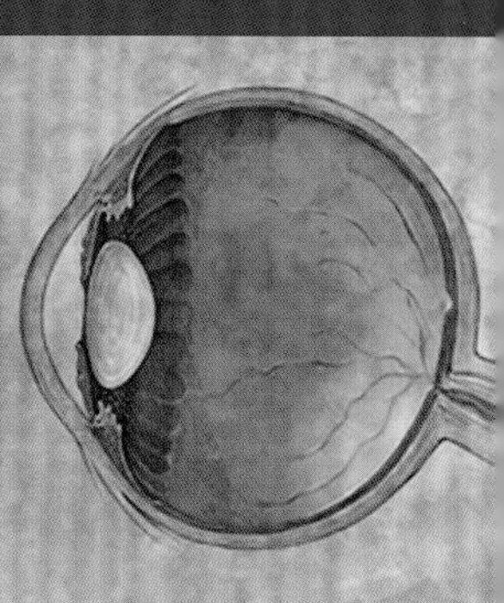

第 11 章 玻璃体切割术在眼前段手术中的应用

（宗媛　译　姜春晖　审校）

虽然玻璃体切割系统源于治疗玻璃体视网膜疾病，但其亦广泛应用于眼前段手术[1-8]。每一个眼前段手术医生都需要掌握玻璃体切割术的技巧，了解手术所需的设备，以便处理白内障手术中玻璃体溢出或其他常见的相关并发症。熟知角膜生理学、房水动力学、人工晶状体、白内障相关并发症及显微手术技巧的眼前段手术医生应能自如处理眼前段的玻璃体，不再需要求助于眼后段医生。然而，眼前段医生亦不可因为掌握了玻璃体切割术便尝试复杂的玻璃体视网膜手术。在前后段手术均成为专家的人凤毛麟角，需要非常强大的专业素养。前段医生需要铭记的是，规范的玻璃体处理可以防止术中产生玻璃体牵拉，进而减少术后的视网膜脱离。

玻璃体切割术器械选择

与玻璃体视网膜手术一样，前段玻璃体切割术也需要一次性、小巧轻便的 23 G 或 25 G 高速气动玻璃体切割头，以及响应式双向线性液流控制系统或比例式真空抽吸控制系统（详见第 2 章）。27 G 的玻璃体切割头也可以用于前段玻璃体切割术，但由于患者常采用表面麻醉，眼球的运动可能导致玻璃体切割头弯折。

后囊破裂和玻璃体溢出

前段玻璃体切割术的灌注选择

当术中发生后囊破裂时，需在眼内灌注下行前段玻璃体切割术（图 11.1），所谓的干性玻璃体切割带来的低眼压会增加脉络膜上腔出血的风险并引起瞳孔缩小。也不建议仅通过单个角膜缘切口，依靠与玻璃

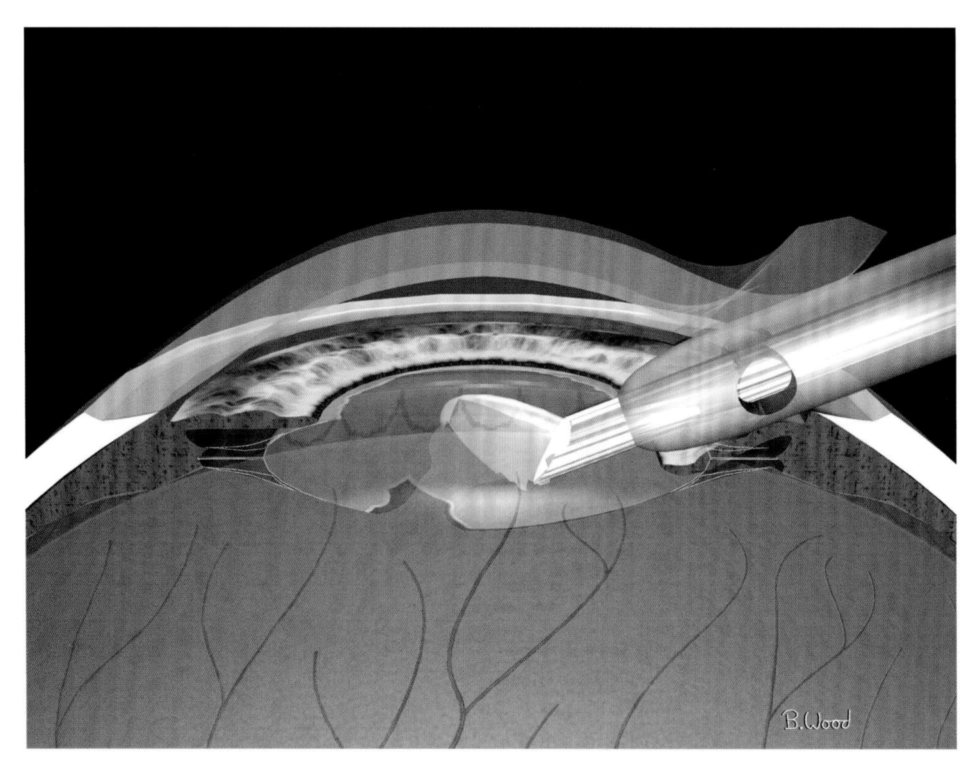

图 11.1 ■ 超声乳化手术中晶状体后囊破裂，导致玻璃体疝入前房

体切割头同轴的灌注套管提供灌注（S. Charles，尚未发表[9]）（图 11.2）。这种方法虽然操作简便，但是临床观察发现这种过时的全能玻璃体切割头会形成湍流，造成角膜内皮损伤，并且玻璃体切割效率低下。这种套管式的设计是针对儿童晶状体及后囊膜切除联合前段玻璃体切割术，以及无晶体眼小梁切除术，而非处理白内障术中的玻璃体溢出相关并发症。

通过侧切口置入灌注管，使用双手法[10]进行前段玻璃体切割术是最佳方案（图 11.3）。后端无支撑的蝴蝶形针头（头皮静脉针）不应用于前房灌注，因

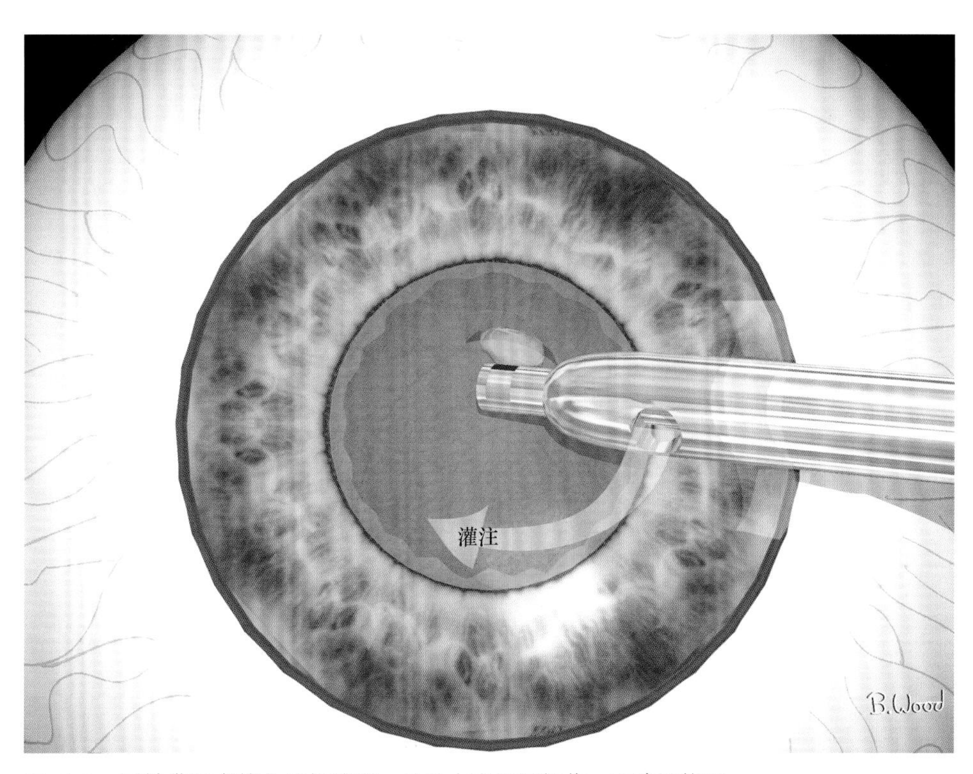

图 11.2 ■ 同轴灌注套管会增加湍流，导致内皮细胞损伤，不建议使用

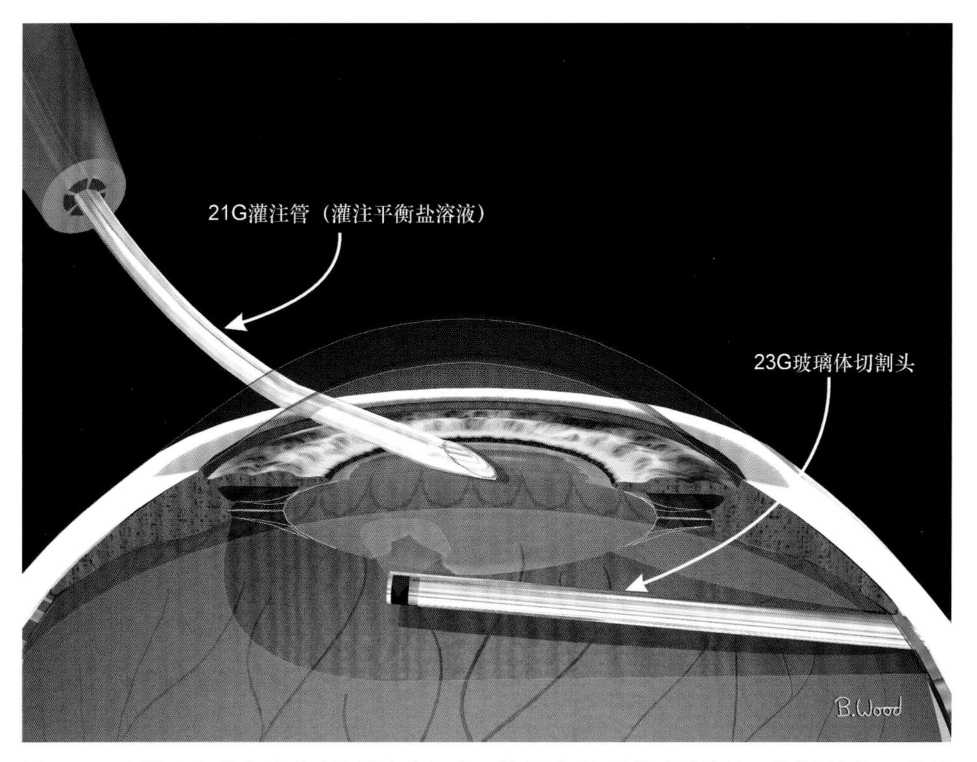

图 11.3 ■ 切除疝入前房的玻璃体需在高切速、低负压 / 流量模式下进行。从角膜侧切口放置灌注管，玻璃体切割头可经平坦部切口或另一角膜侧切口进入，不可经超声乳化手术主切口进入前房

为它们可能会损害内皮细胞，并且无法保持吸除皮质所需的囊袋内空间。从侧切口插入 22/23 G 的弯针头（图 11.4）或者前房灌注管是最好的选择。弯针头可以从一侧切口换到另一侧，方便吸除周围剩余的皮质。前房灌注管可以释放一只手，以便进行双手操作；如联合人工晶状体复位或移除，必须小心避免其与角膜内皮接触。

使用超声乳化头去除玻璃体非常危险，是绝对禁忌。超乳头可以液化透明质酸，造成能够切除玻璃体的错觉，事实上它不能切断胶原纤维。同样，使用大口径的针头抽吸“液化”玻璃体，会造成玻璃体视网膜牵引，亦不可尝试。理论上完全液化的玻璃体腔是不存在的。

Kasner 发明的纤维海绵棒粘住玻璃体，再用剪刀剪除的方法使用了近 40 年，尽管在玻璃体切割机出现之前发挥了重要的作用，但实际上是非常老旧且危险的方法。因为需要将黏附于海绵的玻璃体提起才能剪除，加上海绵本身的毛细作用，会造成玻璃体对视网膜的牵引（图 11.5）。使用玻璃体切割头完全切除玻璃体将减少术后炎症反应，而纤维海绵蘸取切除玻璃体常常导致炎症反应。经瞳孔操作时，遇水膨胀的海绵接触到虹膜对其造成机械性损害是引起炎症反应的重要原因。使用纤维海绵蘸取行玻璃体切割术常可以在玻璃体前皮质上观察到纤维素样物质，这可能也是除虹膜创伤外，引起炎症反应的另一原因。同样使用纤维海绵测试是否存在玻璃体也是不可取的，最好经角膜侧切口注入曲安奈德混悬液（Triesence）。曲安奈德颗粒是理想的玻璃体切割术的示踪剂，即使是造成玻璃体视网膜牵引的玻璃体纤维十分纤细也不至于遗漏。

玻璃体疝入前房后，使用一次性玻璃体切割头，在高切速、低负压 / 流量的模式下切除玻璃体是唯一安全的方法（图 11.6）。手术者需谨慎调控负压以减少玻璃体视网膜牵引；超声乳化机使用蠕动泵控制液流，而非真空负压控制吸引，所以应该使用非常低速的液流来减少对视网膜的牵引力。玻璃体切割过程中，玻璃体切割头应该向前或保持稳定，不可回退，回退带有负压的玻璃体切割头将极大增加玻璃体视网膜牵引风险（图 11.7）。不建议玻璃体切割头从白内障手术主切口进入，因为该切口直径与玻璃体切割头尺寸不匹配，大量的液体外流将形成局部湍流，玻璃体前移。推荐经角膜缘侧切口行双手玻璃体切割，两侧切口分别置入灌注管及玻璃体切割头，或者经平坦部切口置入玻璃体切割头。行玻璃体切割术前必须缝合原先的主切口，仅仅水密切口并不足以阻止液体和玻璃体通过该切口流出。杜绝使用“干性”玻璃体切割术，经侧切口置入眼内灌注管可以防止低眼压，从而减少脉络膜上腔出血的风险。用棉签或者纤维海绵清扫切口的玻璃体非常危险，会引起急性玻璃体视网膜牵引。经角膜缘侧切口放置灌注管后，玻璃体切割头经平坦部切口进入行玻璃体切割术。注意需要使用 MVR 刀做平坦部切口，而不是玻璃体切割套管针，套管针插入巩膜较 MVR 刀需要施加更多力量，导致眼压升高，继而造成白内障主切口裂开以及虹膜脱

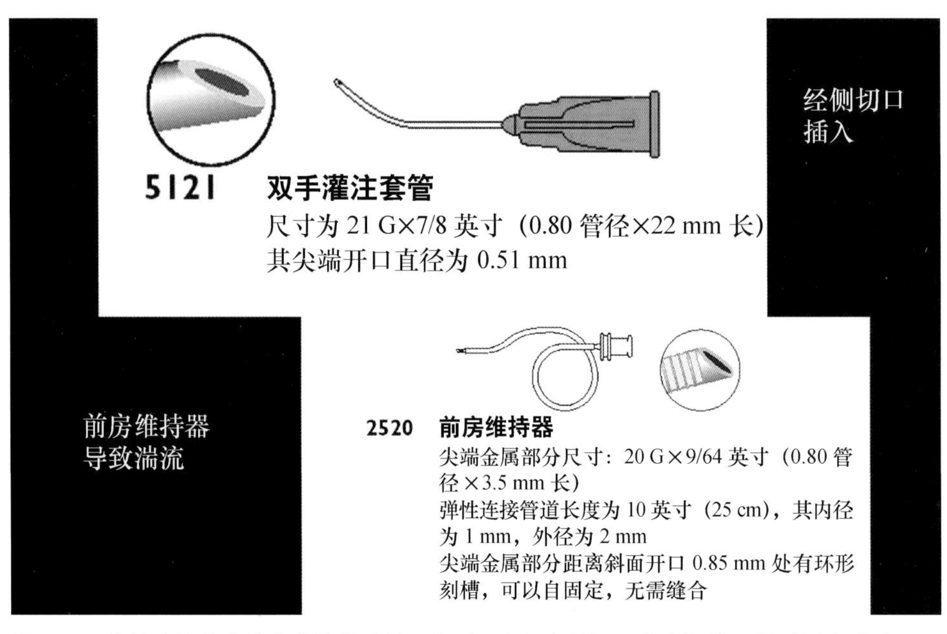

图 11.4 ■ 弯针头是前房灌注的最佳选择，它可以在左右侧切口自由切换且帮助固定眼球

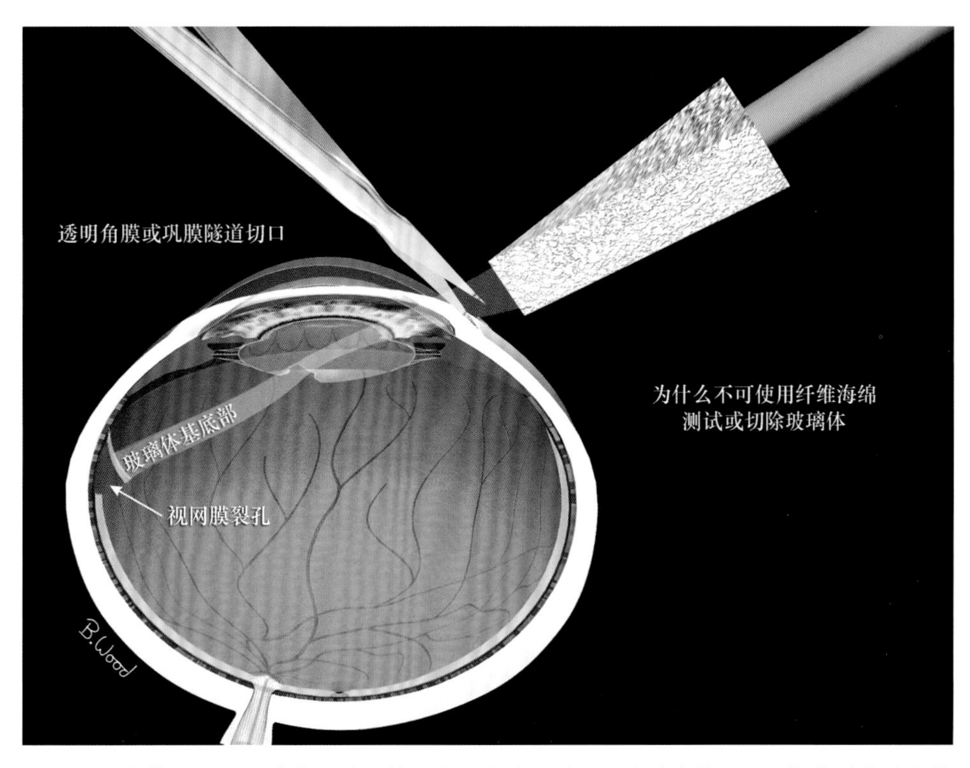

图 11.5 ■ 勿使用纤维海绵蘸取玻璃体进行切除或查看是否有玻璃体，这些操作需将玻璃体提起，加上纤维海绵本身的毛细作用，会引起玻璃体视网膜牵引。纤维海绵还会对虹膜造成机械性损伤，导致术后炎症反应

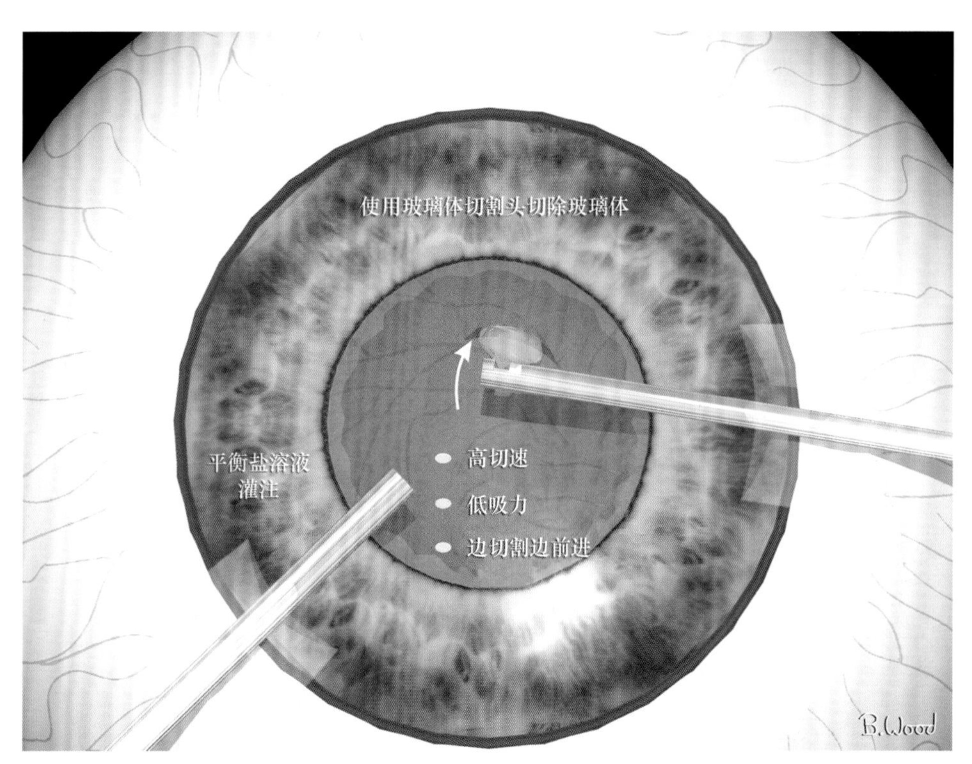

图 11.6 ■ 切除前段玻璃体理想手术方式是使用 25 G 玻璃体切割头及 21 G 灌注管行双手玻璃体切割。经角膜侧切口双手玻璃体切割优于既往常用的经白内障主切口玻璃体切割

出。更糟糕的是，主切口突然裂开可能导致套管针的尖端直接穿刺到对侧眼球壁。无论如何，玻璃体切割头都不可经白内障主切口进入眼内，并且玻璃体切割开始前一定要将主切口缝合。如果手术者不习惯于平坦部玻璃体切割，可以另做一个角膜缘侧切口置入玻璃体切割头。

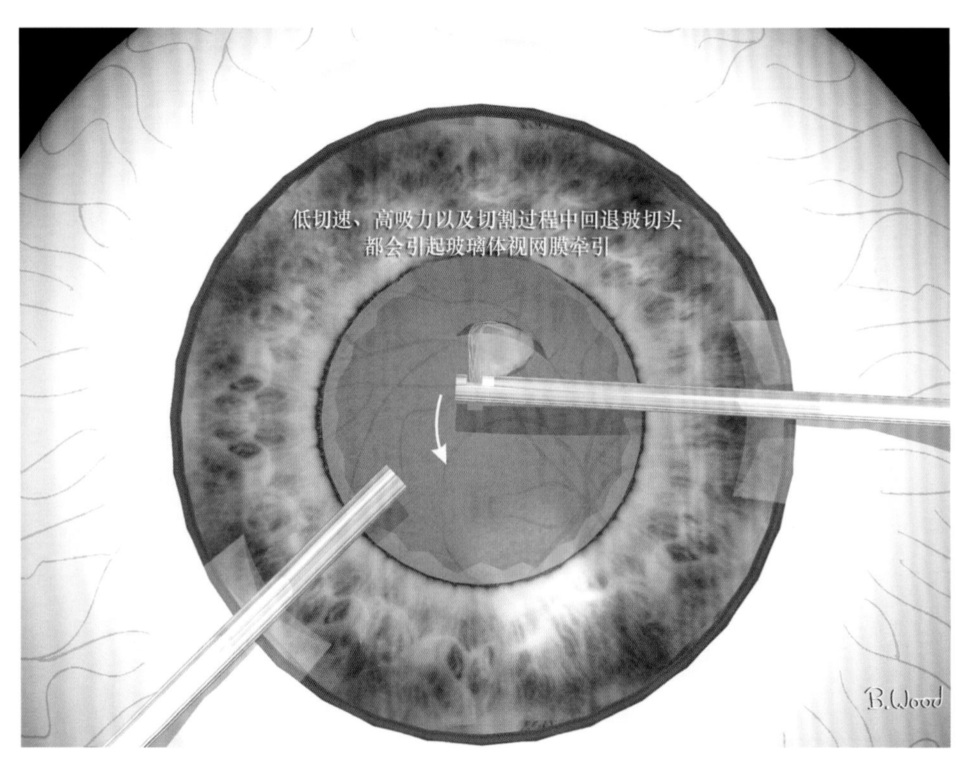

图 11.7 ■ 回退有负压的玻璃体切割头、使用低切速（切割次数 / 分）、高流量模式均会造成急性玻璃体视网膜牵引

白内障手术中晶状体核块后脱位

手术心理学

一个多世纪以来，白内障手术一直是全球最常见的外科手术之一。众所周知，缺乏经验的手术者容易出现并发症，然而拥有丰富手术经验的医生在出现并发症时亦容易因自满而造成误判。工作强度、手术观摩和对手术录像的高要求等带来的心理压力，都是导致术者在处理囊膜破裂、晶状体玻璃体异位等情况时决策失误的原因。门诊手术、高成功率、无需缝合、术后无需遮盖、使用高端人工晶状体的屈光性白内障手术和局部麻醉等均提高了患者的期望值，给外科医生带来极大的压力。

超声乳化术中晶状体囊膜破裂的早期识别与处理

现代显微镜更易于观察红光反射，术者能及时发现术中晶状体囊膜破裂。术者需要警惕术中各种提示晶状体囊膜破裂或玻璃体溢出的细节：①无诱因下晶体虹膜隔突然加深；②在囊袋内旋转晶状体变困难；③移动晶状体的核块变困难；④晶体核偏心。以上任一现象均提示晶状体悬韧带不牢固或者是有溢出的玻璃体与晶状体碎片混合。一旦怀疑后囊破裂，术者需要立即降低所有液流参数（降低灌注液瓶高、减小负压、减缓抽吸液流），以“慢动作”继续手术。术者怀疑后囊破裂时，常会有迅速撤出超乳头的冲动，但是这样反而会将玻璃体拖拽至前房，造成急性玻璃体视网膜牵引。此刻术者必须正视现状，而不能出于上述的各种心理因素将其合理化。囊膜破裂时，首先应该将超乳头停在原位（完全松开踏板），再从侧切口向囊袋破裂处注入黏弹剂，使得后囊膜和玻璃体前皮质之间形成屏障。手术者吸除剩余的晶状体碎块并拿出超乳头时，高度聚合的黏弹剂可以阻止玻璃体进一步涌出（图 11.8）。如果条件允许，亦可植入人工晶状体盖于囊袋缺损处，且放置于晶状体碎块的后方，也可以起到屏障作用。撤出超乳头前也需要从侧切口注入黏弹剂，以防止前房变浅及玻璃体前移。

许多白内障手术医生注意力全部集中于预防并处理脱位的晶状体，而忽视了更为重要的问题，即减少术中急性玻璃体视网膜牵引以及随之而来的视网膜脱离。在阻止晶状体后脱位的方法中，任何可能引起玻璃体视网膜牵引的手段都不建议使用。Kelman 报道了一种称为 PAL 的手法，将一根针从平坦部插入眼内以防止晶状体碎块向后脱落。这种方法忽视了在没有屏障的情况下，针插入对眼球施加的压力将引起玻

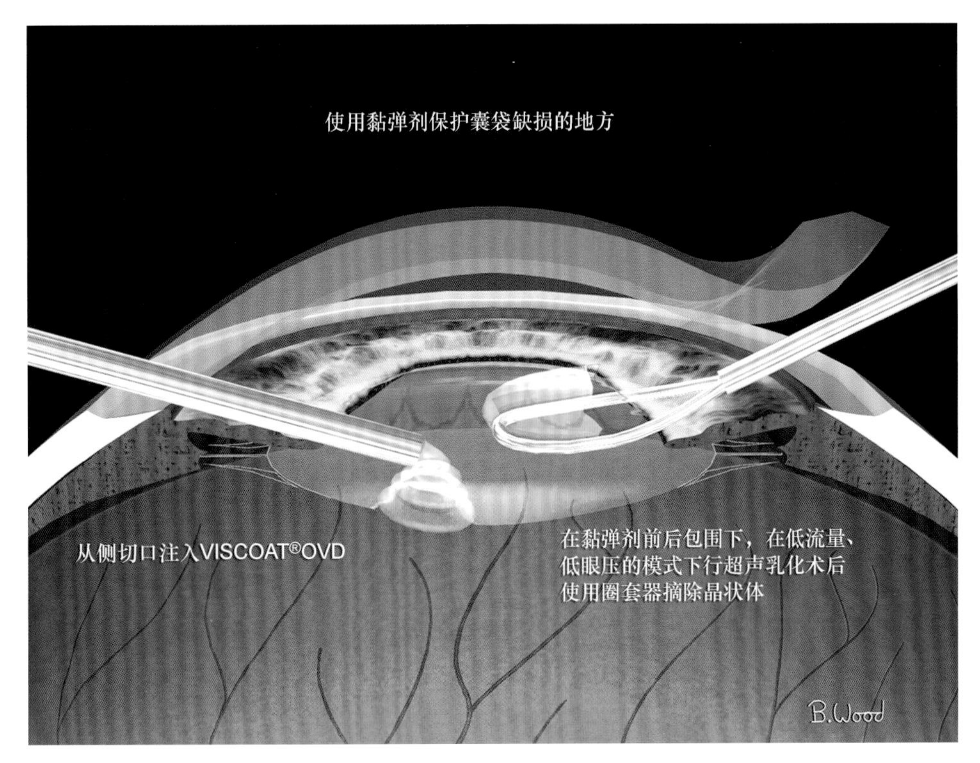

图 11.8 ■ 囊袋破裂后，需要先注入黏弹剂，为摘除剩余的晶状体碎块提供屏障

璃体前移。下一节将讨论如何处理从囊袋破裂处疝出的玻璃体，由于减少玻璃体视网膜牵引导致的视网膜脱离更为重要，故将该部分内容特意放在讨论如何处理脱位的晶状体之前。

晶状体核块脱位

切不可通过超声乳化手柄、晶状体圈套器或液流灌洗等手段从玻璃体腔中打捞晶状体核块。当晶状体核块向后脱位时，手术者会本能地用超乳头去打捞。超乳头可以乳化玻璃体，但无法切割胶原纤维（图 11.9）。手术者需要保持冷静，立即停止操作，思考应对方案。最好暂不处理向后脱位的晶状体碎块，优先切除玻璃体并植入人工晶状体。晶状体圈套器可以引起显著的视网膜牵引，导致视网膜裂孔及脱离（图 11.10）。Foulds 以及 Machemer 先后尝试使用一股生理盐水直接冲洗视网膜，造成了视网膜脱离。如果尝试用生理盐水将晶状体核块冲到眼前段，可能会引起视网膜裂孔（图 11.11）。

如果手术者或其他在场医生熟练掌握后入路玻璃体切割术，在条件允许的情况下，包括瞳孔已散大，角膜透明，可选择即刻切除玻璃体。然而，大多数情况下需择期再行后入路玻璃体切割术摘除晶状体碎块。再次手术的最佳时机大概在白内障手术后几天到几周内，此时角膜透明，伤口愈合，术前可以提前散瞳。如残留的皮质少，炎症反应轻，无继发性青光眼，没有晶体-角膜接触，则不需要再行玻璃体切割术。

后入路玻璃体切割术需要受过专业玻璃体切割手术培训的医生及先进的玻璃体切割设备。灌注管必须经平坦部放置。如果没有玻璃体视网膜可视化系统，位于眼球光学节点后方的结构是无法看见的。使用有支撑、带灌注的角膜接触镜比需缝合固定的接触镜更便捷。尽管广角可视化系统提供了极佳的周边视场，但也增加了手术成本、复杂性，延长了学习曲线。此外，所有的玻璃体切割手术都需要内部照明系统。如果使用显微镜光源同轴照明，角膜的光反射会影响手术者观察。虹膜拉钩会加重炎症反应，并且可能引起术后瞳孔变形。少数手术医生提倡在间接眼底镜下手术，但是倒置的视野及单手操作（需要腾出一只手拿着镜子）增加了手术的危险性。

摘除晶状体碎块前必须先尽量切净玻璃体（图 11.12）。许多手术者都误认为锯齿状的晶体硬核块向后脱落会损伤视网膜。其实往往是术中的误操作导致视网膜损伤，而不是晶状体本身。在摘除晶状体前，不必特地留一层玻璃体，否则反而会带来风险。玻璃体切割头可以直接切除晶状体皮质，但是致密的晶状体核块需要超声粉碎（图 11.13）。爱尔康超声粉碎手柄可以处理大多数晶状体硬核。

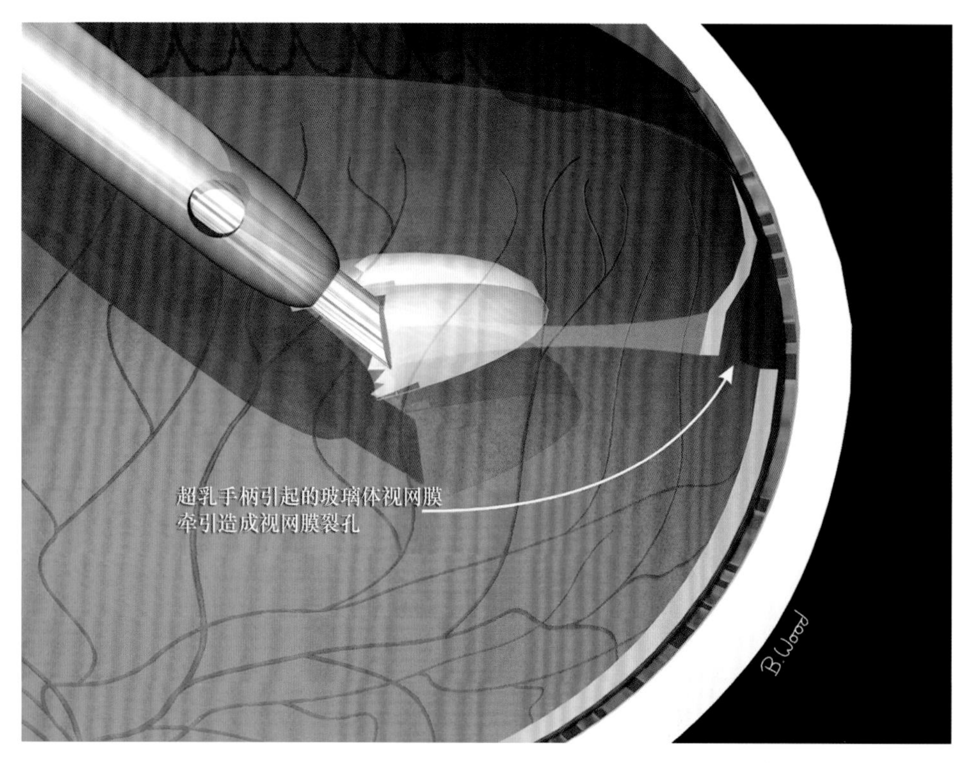

图 11.9 ■ 超乳头无法切割胶原纤维，只能打散胶冻状物质，造成能够切除玻璃体的错觉。避免将超乳头伸入玻璃体腔打捞晶状体碎块

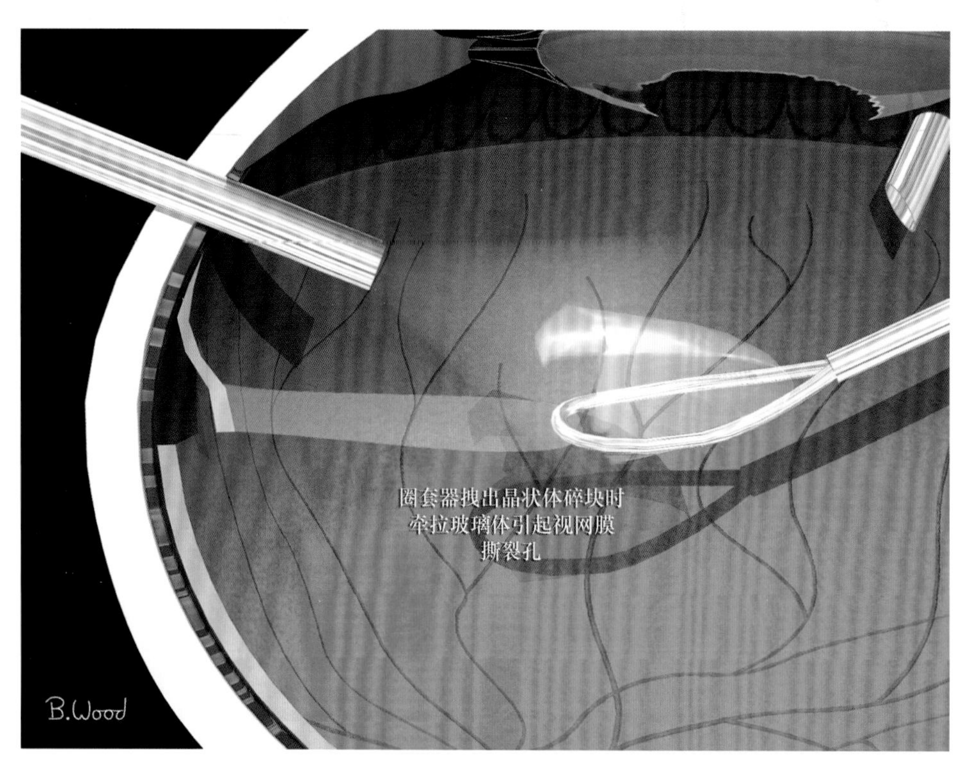

图 11.10 ■ 使用圈套器在玻璃体腔打捞晶状体碎块会引起急性玻璃体视网膜牵引

完全切除玻璃体后，将超声粉碎头贴近晶状体碎块表面。逐渐增加线性（比例式）吸引力直至晶状体碎块被吸起，随即将其提起到远离视网膜的玻璃体腔，进一步踩脚踏，进行超声粉碎。使用比例式超声以调整能量到恰好可以吸除晶状体碎块而不产生斥力。当超声粉碎头钻入晶状体时，可以用导光纤维将晶状体拨回到超声粉碎头顶端。导光也可以用来捣碎或劈开吸附于超声粉碎头部的晶状体核块。

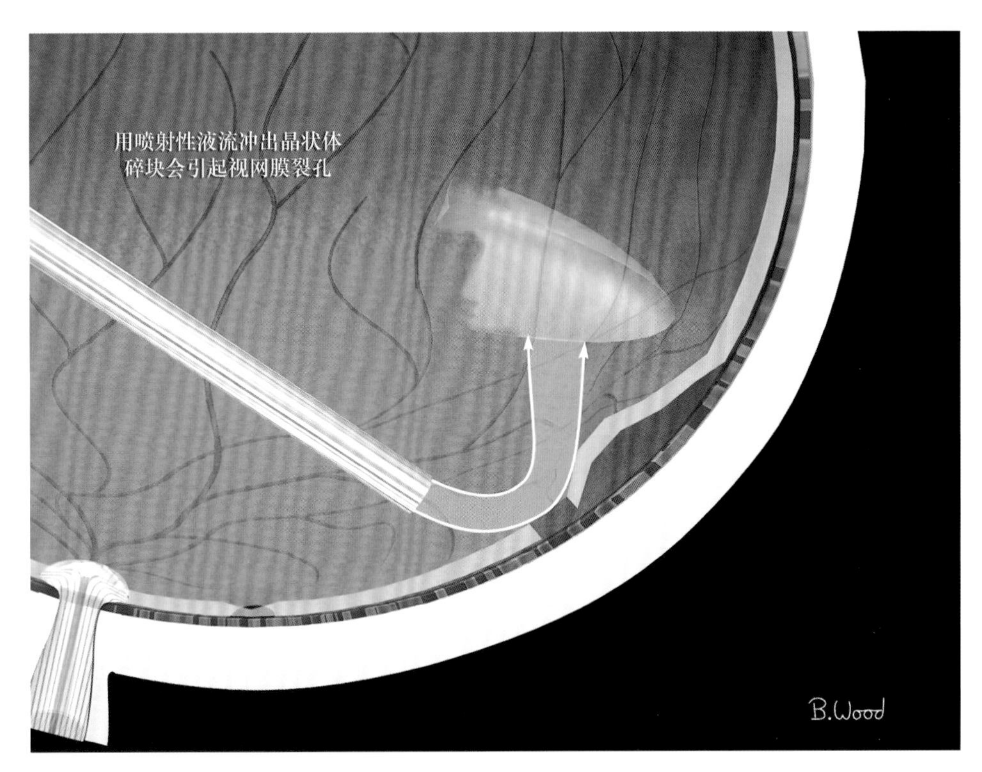

图 11.11 ■ 试图将晶状体碎块从玻璃体腔冲洗到前房会导致急性玻璃体视网膜牵引

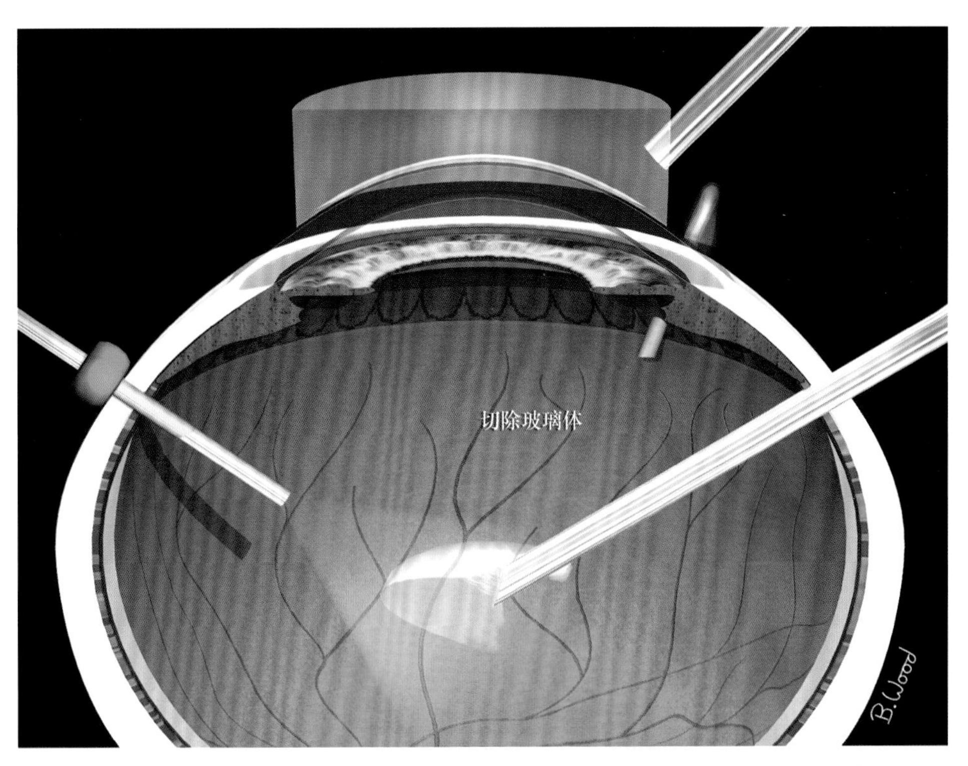

图 11.12 ■ 摘除位于玻璃体腔的晶状体碎块，必须先彻底清除玻璃体，以防止玻璃体视网膜牵引

Chang 等将全氟化碳液（重水）用于玻璃体视网膜手术，以展平巨大裂孔，引流视网膜下液，并在剥除视网膜前膜时固定视网膜。重水也可用于浮起晶状体碎块，使其远离视网膜，进而进行安全的超声粉碎吸除或者超声乳化摘除（图 11.14）。这种方法虽然很安全，但是注入重水前需要将玻璃体完全切除，增加了手术花费并且需要再将重水吸出，所以一般仅在晶状体核块过硬不适合在原位使用超声摘除的情

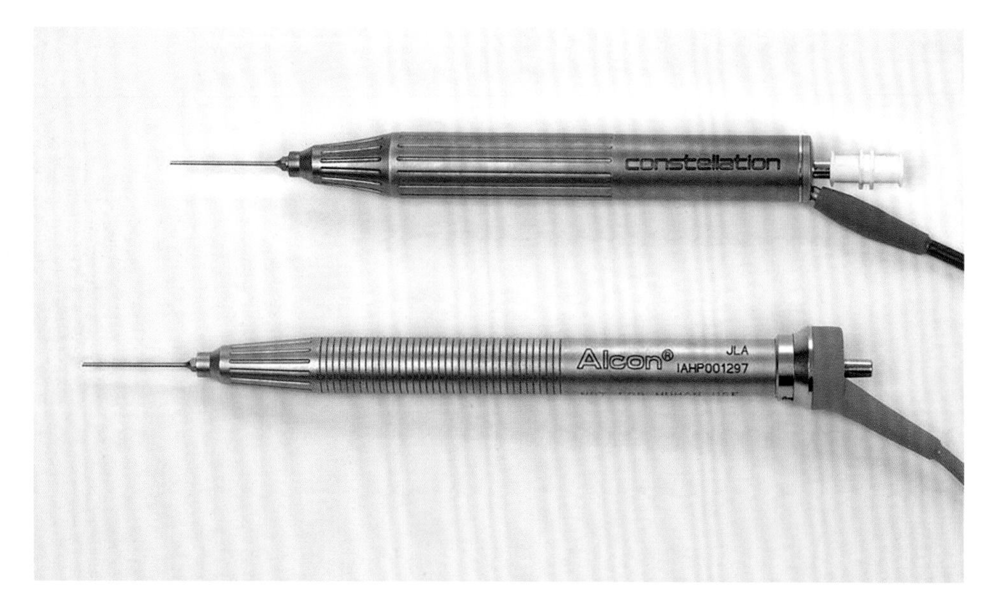

图 11.13 ■ 爱尔康超声粉碎及超声乳化手柄

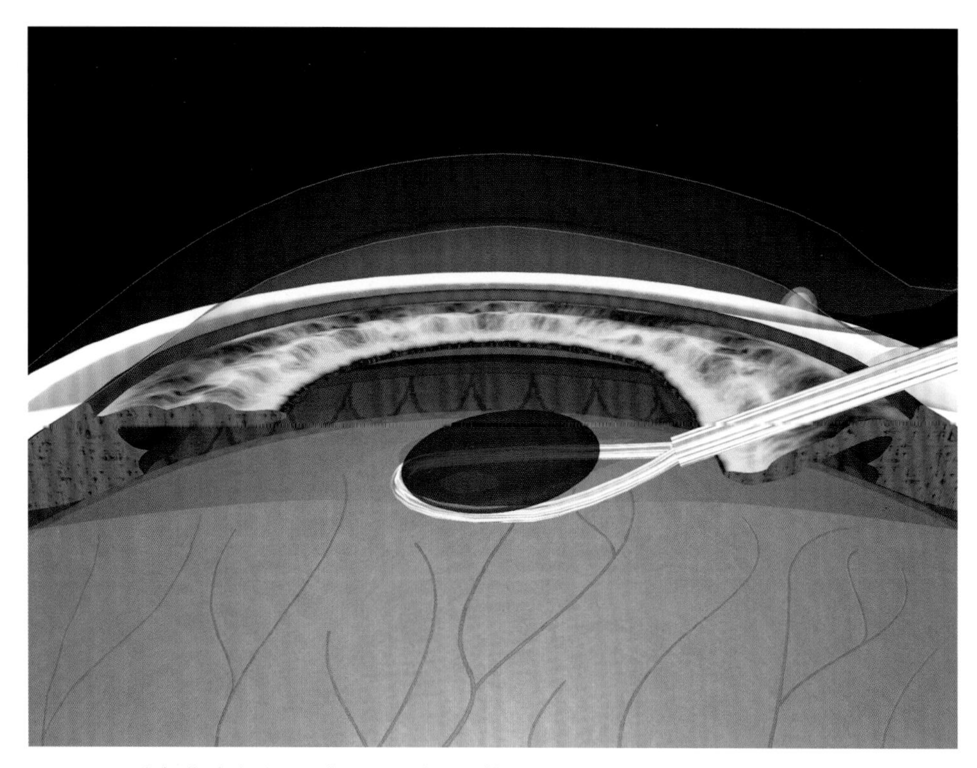

图 11.14 ■ 全氟化碳液（即重水）可以将晶状体碎块浮到前房，接着用圈套器将其摘除

况下使用。

导光纤维及 20 G 的超声粉碎头能够劈开大部分脱位的晶状体硬核[11-12]。将硬核分解成小核块后，就可以用超声粉碎头将其吸出。超声粉碎头被核块堵塞时，可以将它拿到眼外在超声激活的状态下进行冲洗。

摘除脱位的晶状体碎块后，仔细检查周边的视网膜必不可少。如果白内障手术中发生了玻璃体溢出，手术者行前段玻璃体切割术后也一定要仔细检查是否存在周边视网膜裂孔。

植入人工晶状体

一些视网膜手术医生毫无依据地反对给玻璃体溢出、晶状体后脱位的患者植入人工晶状体。笔者认为如果条件合适，可以植入人工晶状体。如果后囊的支撑力足够，可以囊袋内植入人工晶状体，将晶状体襻旋转到远离囊袋破裂的位置。如果后囊的支撑力不够，可以选择以前囊作为支撑，将三体式人工晶状体植入睫状沟内。

囊袋支撑

如果囊袋不足以支撑人工晶状体，可以选择前房型人工晶状体。但如果患者角膜内皮计数过少，患有严重的开角型青光眼或虹膜炎，则前房型人工晶状体是绝对禁忌。

在囊袋不足够支撑后房型人工晶状体，而角膜内皮计数低或严重的青光眼导致不能植入前房型人工晶状体的情况下，可以使用 Yamane 的手术方式或缝线悬吊植入人工晶状体。Yamane 的技术要优于悬吊人工晶状体植入法，但是需要一定的手术技巧，并且也会发生因人工晶状体偏心导致的屈光改变。悬吊人工晶状体会发生缝线断裂，除非超适应证使用 Gore-Tex 缝线。

超声粉碎法

爱尔康公司的 Constellation 系统所带的超声粉碎手柄可以通过 20 G 的切口处理相对硬核的白内障[13-14]。20 G 的超声粉碎手柄需要另接灌注液才能等同于现代的玻璃体切割系统，因为它没有同轴灌注。而超声乳化手柄包含有同轴灌注，故可以等同于完整的玻璃体切割系统，但也因此需要更大的切口，易产生湍流。目前市面上超声粉碎手柄的规格只有 20 G。整合了 650 mmHg 负压的先进液流技术的 25 G 和 23 G 玻璃体切割头（尤其是 23 G）已足够处理较软的晶状体核块。较硬的晶状体核块依然需要做 20 G 的切口，使用超声粉碎摘除。

晶状体切除术的灌注系统

计划或非计划性晶状体超声粉碎摘除术都可以选择与玻璃体切割术相同的眼内灌注，23/25/27 G 套管针放置灌注。

抽吸系统

蠕动泵或文丘里泵都可以为玻璃体切割头或超声粉碎手柄提供吸力。玻璃体切割系统使用比例式（线性）抽吸时，带有文丘里泵的系统可以提供精准控制吸力。前段玻璃体切割术可以选用蠕动泵，在低流量模式下进行。目前的玻璃体切割系统（爱尔康 Constellation）可用踏板控制反流。

间断性与连续性超声与抽吸

一些外科医生推荐使用间断性爆破超声粉碎模式吸除晶状体，但是有造成巩膜灼伤的风险[15]。不使用超声能量，单纯的抽吸效率低下，耗费时间。超声粉碎手柄在伤口处会摩擦产生热量，管腔中的液流是唯一有效的散热途径。在手柄外部喷洒平衡盐溶液并不能冷却巩膜内口。唯有将连续性超声与连续性抽吸相结合，管腔里持续流动的液体才能够冷却手柄和巩膜，保障晶状体切除术的安全。

经平坦部晶状体切除术适应证

常规白内障摘除术一般不会采用平坦部切口，除非有晶状体半脱位或全脱位的情况。一方面切穿玻璃体前皮质的力量增加了视网膜脱离的风险，另一方面不利于联合人工晶状体囊袋内植入。唯有需要联合玻璃体切割术时才建议做平坦部切口。

部分增殖性玻璃体视网膜病变（PVR）、严重葡萄膜炎和外伤的患者即使晶状体透明，有时也需要经平坦部切除晶状体。许多眼外伤患者存在一些晶状体相关的损伤或者邻近睫状体的外伤，也要摘除晶状体。

无晶状体眼视野更清晰，有利于处理玻璃体前皮质和周边的玻璃体，气液交换更容易进行，去除了睫状膜形成的基底，并且细胞、蛋白、纤维蛋白、纤连蛋白、积血及生长因子都更容易排出。增殖性糖尿病视网膜病变（PDR）患者除非合并纤维蛋白综合征、术后出血可能性大或因为做了大范围的视网膜切开而需要填充硅油，否则玻璃体切割术不需要联合摘除透明晶状体。为了降低并发后囊型白内障的概率，糖尿病视网膜病变玻璃体切割术中不应切除玻璃体前皮质，除非其因玻璃体积血而变混浊。

经平坦部玻璃体切割术的发展

玻璃体切割术和超声乳化术的发展有一段交织而有趣的历史。Anton Banko 首次发明玻璃体切割灌注抽吸系统，以应对早期超声乳化手术中的玻璃体相关并发症，于 1969 年获得专利。Banko 将流体力学应用于 Kelman 早期超声乳化机，所以已事先了解玻璃体切割头的研发所需条件。Machemer 于 1970 年发明了经平坦部玻璃体切割术，并在不久之后用玻璃体灌注抽吸系统完成了晶状体切除术。但是很快手术者就发现玻璃体切割头不能处理较硬的晶体核块。作为替代，Girard 与 Sparta 于 1972 年联合开发了非同轴灌注套管的超声粉碎头。笔者是第一批使用 Girard 抽吸粉碎头行经平坦部晶状体切除术的医师。Girard 在他供职的机构里提倡玻璃体切割术，随后不恰当地提出将超声粉碎作为白内障摘除的常规手术。超声玻璃体切割术以及经平坦部晶状体切除术作为常规白内障手术并不安全。像早期的 Kelman 一样，Shock 将牙科设备改进后行白内障摘除术，不过与 Girard 一样无法使用已被 Kelman 申请了专利的同轴灌注套管。Shock 的技术需要一个较大的的切口，使液体沿着超声手柄外流，通过液流将晶状体碎片带出而不是依靠吸力。Machemer 使用 Shock 发明的系统做平坦部的大切口，用于摘除玻璃体灌注抽吸系统不能处理的晶状体硬核。这种方法极度危险，玻璃体甚至视网膜都可能脱出。

传统的超声粉碎技术

如果计划采用超声粉碎，则应用套管针制作常规的三通道切口。此外，在颞上象限角膜缘后 1 mm 做一个“L”形结膜切口，长度约一个钟点，以便结膜可以被推向后方。使用 MVR 刀在邻近颞上方套管针的位置做 20 G 的切口。超声粉碎头为圆形，而玻璃体切割术的常规巩膜切口是放射状的，所以需要另外做切口。

传统晶状体切除术的下一步骤是用 MVR 刀在赤道部刺穿晶状体囊袋。在发明囊内晶状体切除术之前，笔者常用超声粉碎头刺穿囊袋。使用这个方法最初是为了避免 MVR 刀刺穿晶状体囊袋时牵拉悬韧带。许多外科医生提倡使用 MVR 刀插入晶体核。在晶状体核软时没有必要行这一操作；而如果晶状体核硬，该操作会给悬韧带造成较大的牵拉力。

切开晶体囊袋后，将超声粉碎调至白内障医生称之为刻槽的模式，摘除晶状体。从颞侧邻近囊膜切开点的位置开始，平行于虹膜进行刻槽可以避免损伤囊袋。摘除晶体核及鞘时要小心避开前后囊袋周围的皮质。后囊比前囊脆弱，常在吸除晶状体皮质时破裂。

有的手术者建议超声和抽吸交替使用。但是与超声乳化手柄不同的是，超声粉碎头没有灌注套管，需要依靠自身管道内的液流冷却。超声粉碎头工作时会产生约 0.003 英寸（约 0.076 mm）的纵向运动，因而摩擦产热。与之相反，笔者一直推荐超声和抽吸同时持续进行。源源不断的液流可以冷却超声粉碎头及巩膜。如果超声粉碎头顶端出现白色颗粒状物质（“晶体奶”），手术者需要立刻松开脚踏，以防止灼伤巩膜。如果超声粉碎头被堵塞，确认将其拿至眼外后可在超声能量激活状态下使用吸满 BSS 的注射器冲洗。从杯子里吸入生理盐水是无用的，也没必要使用探针清理超声粉碎头或者更换超声粉碎头。

晶状体切除术的灌注选择

一些外科医生建议使用晶状体内灌注，而无需使用平坦部灌注。如果晶状体较软，晶体内灌注便没有必要。如果晶状体较硬，晶体内灌注无法达到颞侧的刻槽起点。晶体内灌注会将晶状体推向可能存在的后囊破裂口。因此，笔者仅选择平坦部切口套管针置入灌注以进行晶状体切除术。灌注液流可以进入颞侧晶体周围形成的腔隙，与晶状体碎块混合，从而减少堵塞。

晶状体囊袋切除

在存在前部增殖性玻璃体视网膜病变或严重眼内炎症的情况下，建议不要植入人工晶状体，同时完整切除晶状体囊袋，以减轻术后的炎症反应，同时也能尽可能去除睫状体表面组织，避免为睫状膜形成提供支架。大多数外科医生用玻璃体切割头切除囊袋，但笔者自 20 世纪 70 年代末起就建议使用镊子夹除整个囊袋。像撕囊一样环形撕除悬韧带（图 11.15）。必须注意避免接触玻璃体，以防止牵拉视网膜。使用玻璃体切割头切除晶状体囊膜经常损害虹膜，引起瞳孔缩小，延长手术时间，继发出血，甚至造成晶体碎片残留。残留的囊膜和晶状体会引起炎症、睫状膜形成及虹膜周切口膜闭，特别是无晶体硅油眼所需的下方的虹膜周切口。

超声粉碎手柄性能

爱尔康公司的 Constellation 超声粉碎手柄处理晶状体的硬核可以媲美超声乳化头，但是目前还没有扭动模式。

保留晶状体前囊及睫状沟人工晶状体植入术

已故的 Ron Michels 主张在完成玻璃体切割术之前保留晶状体前囊膜，以减少红细胞、灌注液流及湍流造成的角膜内皮细胞及小梁网损伤。Kokame 和 Blankenship 报道保留晶状体前囊，以便在完成玻璃体切割术后可以将后房型人工晶状体植入睫状沟，并

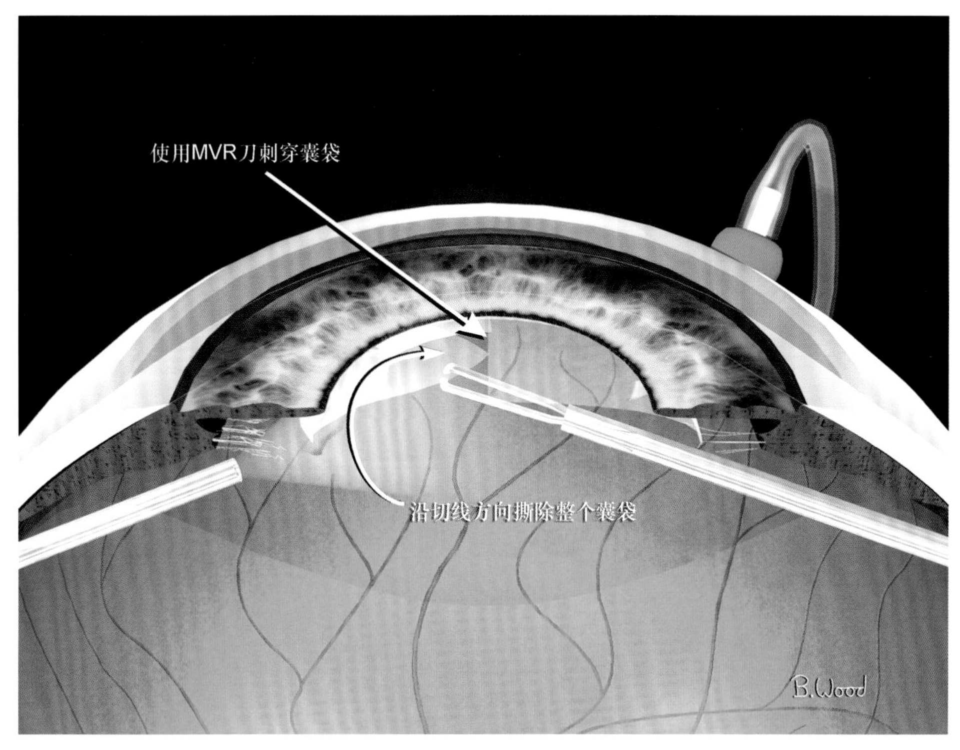

图 11.15 ■ 晶状体切除术需同时使用镊子将囊袋完全撕除，以避免睫状膜、低眼压、虹膜凹陷及硅油眼所需的虹膜根切孔纤维膜闭

且在植入人工晶状体后行前囊切开术。一些白内障手术医生对这种手术持反对意见，因为对于择期白内障手术，人工晶状体囊袋内植入效果优于睫状沟植入。但笔者用该方法治疗的患者均取得了理想的效果，无一例人工晶状体偏心发生，但确实需谨慎应用。它不适用于 PVR、中到重度外伤或葡萄膜炎患者。如果晶状体囊袋与硅油接触，将迅速形成致密的囊袋纤维膜，所以硅油眼禁忌保留前囊。笔者通常在完成玻璃体切割术之后，使用角膜刀做透明角膜切口后，于睫状沟植入爱尔康 AcrySof 三体式丙烯酸可折叠人工晶状体，位于保留的晶状体前囊前方。避免使用硅胶材质的人工晶状体，因为会吸收硅油，并且在气液交换过程中形成水凝珠。亲水型人工晶状体植入联合玻璃体切割术、气液交换术发生钙化亦有报道。

囊袋内晶状体切除术

如上所述，传统的晶状体切除术与囊袋内超声乳化有许多相似之处，前者的风险在于起始切口位于赤道部囊膜。这种赤道部的缺口常常导致囊袋撕裂，甚至延伸到前囊膜。在连续环形撕囊技术使用之前，囊袋裂口产生的延伸常会影响超声乳化手术进行。白内障手术经历了持续的发展，从囊内到囊外，并最终形成超声乳化摘除术。超声乳化摘除术亦经历了逐步的发展，从前房超声乳化到虹膜平面超声乳化，直至囊袋内手术。

晶状体囊袋内手术步骤

笔者自 1994 年以来一直使用切割头切开后囊联合后入路皮质水分离术，并发现这些技术对晶状体切除术有很大的帮助。这种方法被称为晶状体囊袋内切除术。

晶状体囊袋内切除术选择常规晶状体切除术的切口。可以借助导光纤维稳定眼球，并形成红光反射。当玻璃体积血、视网膜脱离等影响视网膜的红光反射时，眼内导光纤维可以从不同的位置接触晶状体囊膜，提高可视度。超声粉碎手柄的切口常做于颞上方巩膜，亦可用于囊袋切开、水分离、超声刻槽及皮质抽吸等步骤。

完成必要的前段玻璃体切割后，使用玻璃体切割头环形切开中央后囊（图 11.16）。前段玻璃体切割术是为了防止超声粉碎头造成的玻璃体视网膜牵引。接着行水分离。这一步需要使用短管将 27 G 钝针头连接于 5 ml 的注射器，由助手操作或使用液流控制系统完成（图 11.17）。如果囊内切除术仅依靠 25 G 的切割头完成，不借助超声粉碎手柄，可以使用 27 G 针头经 25 G 的套管向前插入后囊切开口的边缘进行

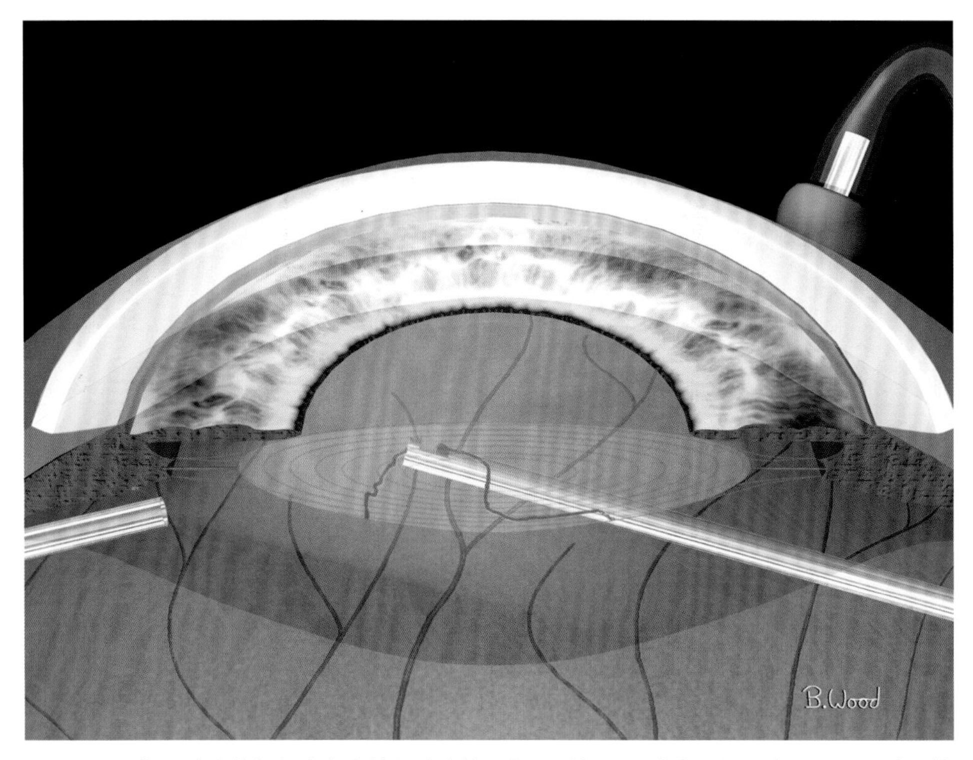

图 11.16 ■ 使用玻璃体切割头完成前段玻璃体切割后再行后入路囊袋切开术，以防止玻璃体进入超声粉碎手柄

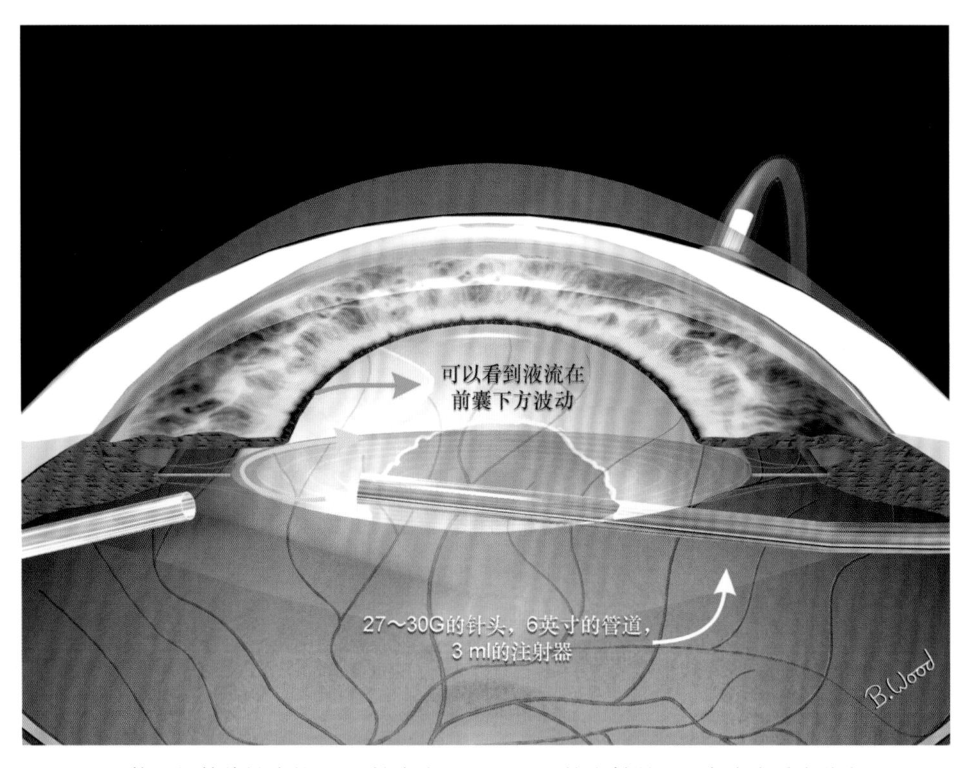

图 11.17 ■ 使用短管将钝头的 27 G 针头连于 3 ～ 5 ml 的注射器上，完成皮质水分离

水分离。接着使用超声粉碎手柄从核的颞侧开始刻槽，继而吸除晶体核、核鞘及皮质，不要劈开或旋转晶体，以避免对囊袋的损伤（图 11.18）。不要使用超声粉碎清理前皮质，以防损伤前囊。用玻璃体切割头清除残余的皮质。玻璃体切割优于经典的灌注 / 抽吸，虽然都可以清理皮质，但是玻璃体切割头处理玻璃体更安全。吸除全部皮质后，对前囊进行抛光（图 11.19）。建议使用疏水性三片式聚丙烯折叠型人

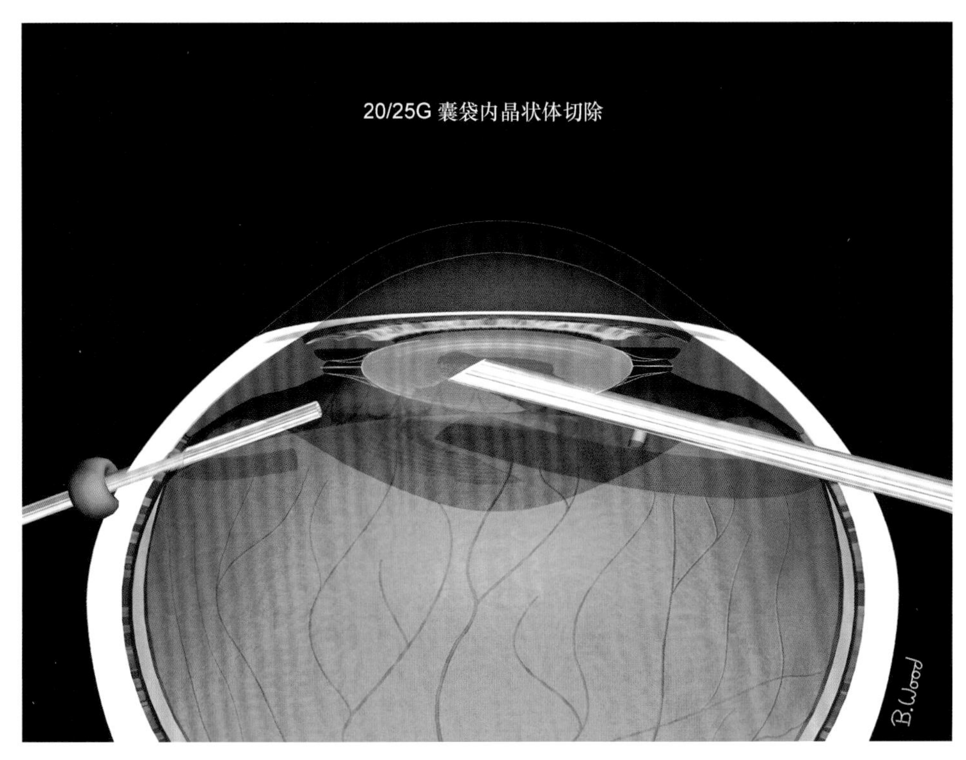

图 11.18 ■ 使用超声粉碎吸除晶体核、核鞘及皮质

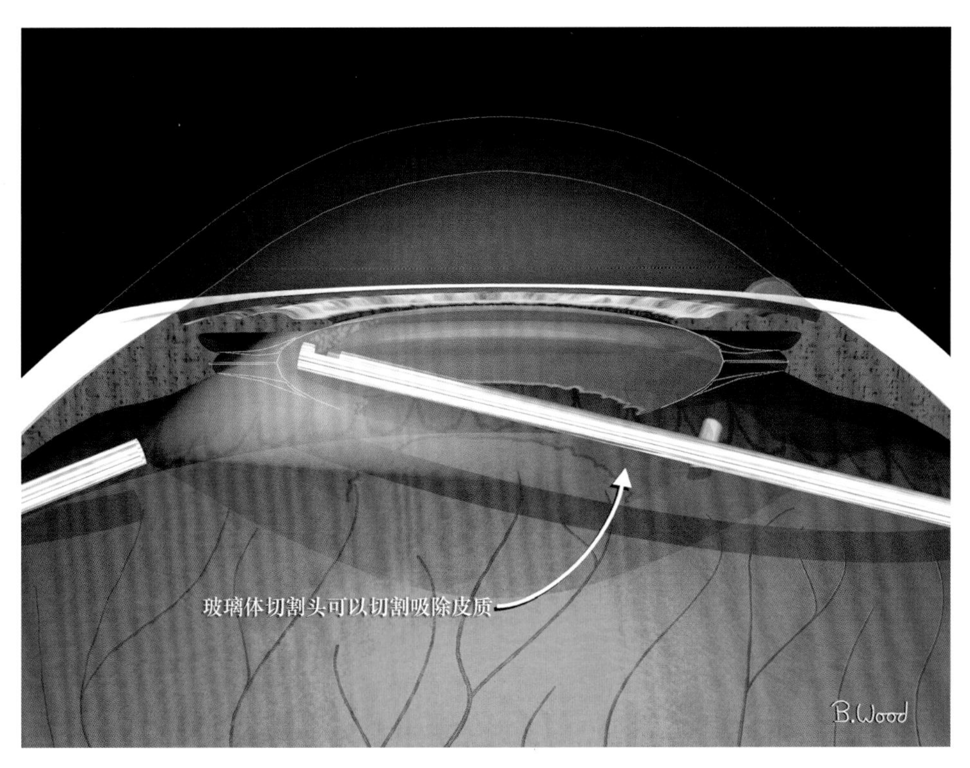

图 11.19 ■ 使用玻璃体切割头完成注吸，可以切割及轻柔抽吸，将皮质从囊袋中吸除

工晶状体，因其并发囊袋混浊的概率较低。可以经巩膜隧道或透明角膜切口（图 11.20）将人工晶状体植入睫状沟，位于完整的前囊前方。如前所述，应避免使用硅胶型人工晶状体，因为在气液交换时易在其表面形成水凝珠影响观察，并且会吸收硅油。三片式聚丙烯折叠型人工晶状体较单片式人工晶状体更适合用于睫状沟植入，因为后者较厚的晶体襻可能会与虹膜后表面摩擦，导致虹膜炎及色素播散。

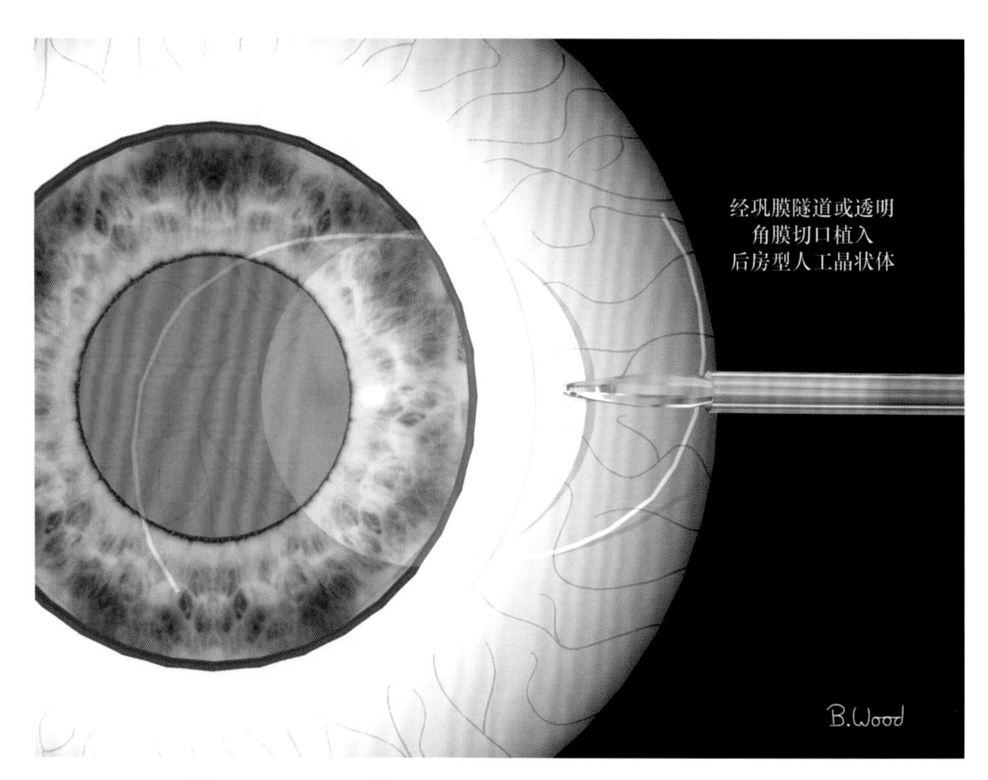

图 11.20 ■ 聚丙烯折叠型人工晶状体自透明角膜切口或巩膜隧道切口植入睫状沟内

经平坦部晶状体囊袋切开术

如果需要完全移除晶状体囊袋，可以先切开囊袋，自巩膜切口插入 MVR 刀，穿刺前后囊中央，以形成一个“边缘”。超声粉碎头常常会损伤后囊，所以一般不需要再穿刺。使用镊子完整夹除晶状体囊袋需要有个“边缘”。如果使用玻璃体切割头完成晶状体切除，并没有做 20 G 的超声粉碎切口，可以经 25 G 套管插入 25 G 或 27 G 的 MVR 刀，切开前囊。

经平坦部晶状体囊袋切除术

囊袋切开后，应使用眼内镊（如 MaxGrip）夹除前后囊，避免接触虹膜。环形撕除悬韧带比垂直拽断更安全，因为它引起周边视网膜的牵引力更小，特别是当玻璃体黏附于囊袋时。

避免玻璃体进入超声粉碎手柄

超声粉碎头可以乳化成形的玻璃体透明质酸凝胶，造成切除玻璃体的假象，实际上它不能乳化胶原纤维。超声粉碎的吸力作用于仍旧完整的玻璃体纤维会造成危险的急性玻璃体视网膜牵引。当玻璃体进入超声粉碎手柄，需要使用玻璃体切割头而不是超声粉碎头来切除玻璃体。永远不要用超声粉碎头切除玻璃体。

玻璃体切割术中的晶状体半脱位

处理半脱位的晶状体之前，最好彻底清除玻璃体。玻璃体切割过程中，晶状体会发生后移，但并不会损伤视网膜。当玻璃体清除彻底后，超声手柄可以安全清除晶状体。

先天性和儿童白内障

可选择经平坦部晶状体切除治疗婴幼儿和儿童白内障。这个年龄段的囊外白内障摘除术无一例外会发生囊袋混浊，需要手术切开或者 YAG 囊袋切开[16-19]。前段玻璃体切割术（参见第 17 章）减少了后期的玻璃体视网膜牵引和脱离。平坦部入路的手术减少了角膜并发症，并且能够清除周边所有的皮质及囊袋。笔者自 1975 年起做了许多儿童白内障手术，术后无一例发生视网膜脱离。传统的 I/A 会形成围绕虹膜、新生皮质、睫状体及平坦部的纤维环，引起周围玻璃体视网膜牵引。一旦形成这种解剖结构，即使轻微的外伤也可能引起视网膜脱离。对于年龄合适的儿童，如果眼轴正常，没有合并青光眼，可以选择白内障超声乳化、人工晶状体植入联合后囊切开及前段玻璃体切割术[20-23]。婴幼儿无晶状体治疗小组研究表明，植入人工晶状体与不植入人工晶状体，使用接触镜组最终视力结果无差异，但植入人工晶状体还需要花更多精力处理晶体襻。

外伤性白内障

许多外伤性白内障合并晶状体半脱位或玻璃体前皮质破裂。需要使用经平坦部玻璃体切割清除所有的玻璃体及晶状体除硬核以外的碎块，再使用超声粉碎清理较硬的晶状体核。治疗晶状体半脱位，切除晶状体及玻璃体后，需仔细检查周边的视网膜情况，因为能造成悬韧带断裂的力量足够引起视网膜截离或巨大裂孔。

瞳孔膜

瞳孔膜的形成是多组织共同作用的结果，从轻度混浊的膜到致密的钙化膜，其机械性能差异很大。这些膜可继发于手术、外伤及严重的炎症。可根据膜的类型不同，采取不同治疗方式[24]。YAG 激光囊袋切除术可用于较薄或中等致密的瞳孔膜。“眼前段重建”这个夸张的术语是不合适的。如前所述，经平坦部比经角膜缘手术更适合用于处理瞳孔膜。

膜切除术

YAG 激光足够处理晶状体囊膜，但是纤维膜往往需要玻璃体切割头完成。对于致密的膜，可先用 MVR 刀经平坦部切口穿刺切开造一个边缘，为玻璃体切割头提供一个切入点。亦可使用 25/27 G 的眼内剪分割膜，并将其从悬韧带或者瘢痕上切断。玻璃体切割头自 MVR 刀做好的边缘清除中等密度的晶体、虹膜或纤维组织。只有在膜可透见平坦部时，才能插入灌注管，以保证位置正确。如果放置灌注管的位置看不清，最好是双手法玻璃体切割，其中一只手将弯的钝头灌注管置于鼻上象限的睫状体平坦部。对于玻璃体切割头中等吸力模式无法切除的致密膜，应使用剪刀将膜切成多个三角形小块，再用玻璃体切割头切除。膜切除过程中如有必要，可用双极电凝止血。要注意不要过度切除组织，如果虹膜和膜状物贴合到一起，4 ～ 5 mm 直径的切口便足够了。在合并角膜散光、混浊和瘢痕的情况下，可以避开这些部位选择偏中心的切口。尽可能切除睫状膜，以减少低眼压和眼球痨的发生。有时，钙化膜可以切除至非钙化区。所有膜切除术均应联合前段玻璃体切割术，以防止继发瞳孔阻滞、玻璃体角膜接触以及减少睫状膜的形成。

前段玻璃体切割术的应用

前段玻璃体切割术适用于处理各种眼前段问题：白内障手术中玻璃体溢出、无晶状体眼瞳孔阻滞、玻璃体角膜接触、因玻璃体嵌顿于切口导致的黄斑囊样水肿、房水迷流型青光眼、无晶状体眼角膜移植术、二期人工晶状体植入和无晶状体眼小梁切除术。这些方法都是类似的，将在接下来的文中一一讨论。

前段玻璃体切割术

需要联合前段玻璃体切割术最常见且简单情况是白内障术中玻璃体溢出或无晶状体眼角膜移植术。玻璃体切割头放置于前段玻璃体的中央间隙中，避免在有吸力的情况下后退玻璃体切割头。避免接触虹膜、角膜内皮及囊袋。玻璃体基底部位于虹膜后方，此处玻璃体视网膜贴附的紧密程度是后极部的 100 倍。避免空气进入玻璃体切割头，否则会造成无法彻底停止负压吸引。玻璃体切割使用最高切速，避免脉冲式玻璃体视网膜牵引。前段玻璃体切割术在穿透性角膜移植术中应用是类似的，但是需要更为广泛地切除玻璃体，从而避免术后玻璃体角膜接触。手术结束时于前房留一个气泡可以避免玻璃体条索嵌顿于切口。常规白内障手术应仅在儿童白内障或玻璃体前皮质与混浊的后囊黏连紧密、无法抛光时选择性使用前段玻璃体切割。角膜缘入路后囊切开术总是会切到前段玻璃体，因为切割的角度，以及灌注系统会导致后囊向后移位。

虽然前段的手术医生偏爱角膜缘入路的前段玻璃体切割术，但它比平坦部入路的手术更容易造成角膜内皮和虹膜的损伤。当然，不能熟练掌握平坦部玻璃体切割术的手术医生在面对白内障术中后囊破裂时，还是建议使用角膜缘入路玻璃体切割术。平坦部入路可以更完全地切除玻璃体，而不损伤虹膜。若需要改为全段玻璃体切割术，角膜缘入路是不合适的，因为弯折的器械会引起角膜条纹状病变。无人工晶状体眼的瞳孔膜及人工晶状体后方的膜状物应经平坦部入路切除；视网膜母细胞瘤患者出现的放射性白内障以及一些严重的虹膜视网膜黏连的患者，平坦部切口不安全，可选择经角膜缘双手法切除晶状体。

闭合性前段玻璃体切割术的灌注选择

除非存在致密的前房积血、白内障或瞳孔膜，只能使用弯头套管针灌注双手操作，否则平坦部的灌注是玻璃体切割术的最佳选择。如果需要更广泛地切除玻璃体，应先使用前段灌注，双手法操作切除前段混浊的介质获得清晰的平坦部视野后，再放置平坦部的灌注管。如果术前超声检查显示视网膜在位（没有脱离），可在前段玻璃体切割前按常规放置 25 G 灌注管。永远不要在看不清的情况下盲目放置灌注，确保灌注不进入脉络上腔或视网膜下腔。

玻璃体角膜接触

针对一部分严格筛选的病例，前段玻璃体切割术可以彻底治疗因广泛的玻璃体角膜接触而引起的角膜水肿[25]。详细追问患者的病史，包括白内障术后角膜是否曾经透明过[26]，角膜内皮计数是否正常。这样可以避免使用玻璃体切割术治疗因角膜内皮丢失而引起的角膜水肿，从而导致手术失败。前段玻璃体切割术也不能治疗长期的玻璃体角膜接触引起的角膜水肿，通常联合角膜内皮移植术，如 DSEK 或 DMEK。与角膜缘入路相比，平坦部入路可防止进一步的损伤角膜内皮。玻璃体手术应该使用平坦部灌注，并在虹膜平面后完成，从而减少前房的湍流及角膜内皮损伤。

无晶状体眼的瞳孔阻滞

虽然 YAG 激光溶解玻璃体可以缓解一部分患者的瞳孔阻滞，但大多数时候仍需要前段玻璃体切割术[27]。平坦部入路手术可减少浅前房患者的虹膜及角膜内皮的损伤。

房水迷流型青光眼

经平坦部玻璃体切割术可以使玻璃体腔的液体通过前段玻璃体腔及悬韧带无障碍地引流，几乎可以缓解所有的房水迷流型青光眼。如果前房过浅持续 24 h，需要使用黏弹剂加深前房。

无晶状体眼滤过手术

大多数无晶状体眼滤过手术都会因为滤过泡的纤维化而失败。偶尔在无晶状体眼小梁切除术中会发现玻璃体堵塞滤过道的内口，需及时使用玻璃体切割头清除。玻璃体切割术在其他青光眼相关问题的处理中同样具有重要作用，如前房积血、晶体溶解性青光眼、硅油乳化继发性青光眼和血影细胞青光眼。

黄斑囊样水肿

如果玻璃体嵌于白内障手术切口中，但并没有合并黄斑囊样水肿，则不需要行玻璃体切割术。若仅有一丝玻璃体条索与切口相连，使用 YAG 激光玻璃体溶解足以切断玻璃体条索，解除虹膜摩擦，从而缓解黄斑囊样水肿。如果存在黄斑囊样水肿，切口处并没有玻璃体嵌顿，则玻璃体切割术也无益于改善水肿[28-29]。在考虑玻璃体切割术前，应尝试局部使用 0.3% 的奈帕芬胺（8 周）和 0.05% 的二氟泼尼酯（2 周冲击剂量）。如果患者对类固醇类药物无不良反应，应在予玻璃体切割术前先尝试结膜下或玻璃体腔注射曲安奈德。局部或结膜下使用类固醇药物可以控制炎症反应，治疗术后黄斑囊样水肿（Irvine Gass），但是在有晶体眼或人工晶状体眼（两腔室眼）中玻璃体腔药物浓度仅达到原药物浓度的 1/100。局部使用类固醇及非甾体抗炎药无法直接作用于黄斑区的炎症。玻璃体切割术可以改善视力主要在于清除混浊的屈光介质。后段玻璃体切割术引起的黄斑囊样水肿非常罕见。研究表明[30]玻璃体切割术并不能显著改善黄斑囊样水肿，却会引起无晶体眼的视网膜脱离及角膜内皮的损伤，所以选择玻璃体切割术治疗黄斑囊样水肿要谨慎[31-33]。

纤维海绵帮助测试或切除玻璃体，以及其他危险的清除玻璃体条索的办法均不应该使用。所有黏附于虹膜的玻璃体都需应用玻璃体切割头切除干净，因为玻璃体残留与炎症反应及黄斑囊样水肿密切相关。玻璃体切割过程中应使用较低的吸力，从而减少术后视网膜脱离的发生。当虹膜及手术切口被玻璃体纤维缠绕时，可使用玻璃体剪刀切断。手术结束时，一定要结膜下注射地塞米松，除非患者有激素性眼压升高的风险。

无晶状体眼角膜移植术

无晶状体眼角膜移植术可能会因为玻璃体内皮接触、瞳孔阻滞、玻璃体进入植片和植床的间隙而失败。这些病例可以“开天窗”式的前段玻璃体切割术来治疗，无需放置灌注。务必注意不要在切割过程中往后拖拽切割头，避免引起玻璃体视网膜牵引及空气进入。可以将眼内照明灯从角膜环钻开口伸入前段玻璃体，帮助观察。将虹膜铲经平坦部切口深入，轻轻压迫虹膜以加深前房，而不需要另外放置房角器械。

晶状体溶解性青光眼

吞噬晶状体碎块的巨噬细胞堵塞小梁网，亦需要使用玻璃体切割术治疗。用一个钝头小套管针贴着小梁网轻轻抽吸可以更加彻底地清除堵塞物。亦可以小心灌洗前房角。通常情况下，皮质会被周围的玻璃体包裹，且常常沉在下方。仔细清理这些物质，避免引起玻璃体视网膜牵引。

葡萄膜炎

严重的葡萄膜炎继发性白内障应使用经平坦部玻璃体切割术联合晶状体切除术治疗。仅玻璃体切割，保留晶状体会引起炎症物质沉积于晶状体后囊，导致黄斑囊样水肿几乎无改善。而单纯摘除白内障，不联合玻璃体手术会造成瞳孔或睫状体膜形成、瞳孔阻滞及严重的黄斑囊样水肿。在手术前，没有必要使用类固醇药物控制炎症反应使眼处于“安静”状态。玻璃体手术可以减轻炎症反应，而不是增加炎症反应，且减少眼球痨的风险。

避免进行虹膜操作或使用虹膜拉钩，以减少炎症反应。可以顶压巩膜，使用镊子夹除周边的晶状体囊袋，而不需要行虹膜切除术。除非患者会对类固醇类药物产生不良反应，否则应在结膜下注射类固醇类药物。众所周知，全身使用类固醇药物会引起一系列不良反应，所以应尽量避免。

严重葡萄膜炎患者应避免白内障超声乳化摘除术。保留的囊袋及植入的人工晶状体使得眼球分为前后两个相对独立的腔室，导致前列腺素、补体、细胞及其他炎症介质滞留于玻璃体腔，增加了黄斑囊样水肿的风险。保留的晶状体囊袋、玻璃体前皮质亦为睫状膜的形成提供了支架。

所以晶状体切除术后应该使用眼内镊夹除晶状体囊膜，以减少晶体相关炎症反应，避免因虹膜后膜及睫状膜形成引起低眼压、眼球痨及玻璃体视网膜牵引。

人工晶状体

玻璃体切割术可以有效地解决许多人工晶状体相关问题。有时，为了方便玻璃体视网膜术，功能正常的人工晶状体也可能被拿出。

人工晶状体后膜状物

YAG 激光可以治疗大多数晶体后囊混浊（硅油眼除外）。仅致密的膜状物需要经平坦部手术治疗，术中需要放置标准灌注以维持眼内压。切除膜状物前，需先用剪刀或者 MVR 刀刺穿囊膜，提供一个边缘。有时，致密的膜状物需要用剪刀放射状剪开，并将膜从睫状体及虹膜上环形分离下来。

人工晶状体全脱位复位

后房植入的人工晶状体有时会因为外伤或假性剥脱综合征而脱位于玻璃体腔。未行玻璃体切割术而直接处理脱位的人工晶状体是不可取的，会造成玻璃体视网膜牵引。在复位人工晶状体前，应使用常规的眼内灌注，眼内照明，在接触镜或者广角系统下用玻璃体切割头完成玻璃体切割术，以避免玻璃体视网膜牵引（图 11.21）。使用眼内镊[34]夹持人工晶状体光学部（图 11.22），用眼内导光提供照明以及帮助稳定人工晶状体。人工晶状体可以放置于囊袋完整的部位、睫状沟或前房。在一些患者中可通过旋转人工晶状体，避开引起脱位的囊袋缺损处而成功复位（图 11.23）。如果有足够的囊膜支撑，亦可将人工晶状体置于睫状沟（图 11.24）。如果患者没有青光眼及角膜内皮计数正常，三片式人工晶状体可以重新放置于前房。单片式人工晶状体、平板式人工晶状体和硅胶人工晶状体不可放置于前房。这些类型的晶状体脱位患者需用玻璃体切割头做周边虹膜根切口，从而避免瞳孔阻滞。偶尔，术中将人工晶状体移动到前房，看起来位于正中，但术后会发现向下移位，这跟人工晶状体过小有关。可以植入前房型人工晶状体或者使用 Yamane 的技术将前房不稳定人工晶状体重新固定。

缝线可以缠绕于晶体襻，继而缝于睫状沟固定。该方法操作复杂，需要一定的经验及周详的计划。术后会产生晶状体偏心及晚期的并发症，如缝线断裂及眼内炎。Yamane 手术已成为这些病例的首选方法。

摘除脱位的人工晶状体

有时，严重的炎症反应或视网膜疾病迫使术者摘除脱位的人工晶状体。如前所述，手术者在彻底切除玻璃体后，用眼内镊夹住人工晶状体光学区提至眼前段后，用另一只手持钻石刀做合适大小的透明角膜切口，此技术在取较大的眼内异物时亦会用

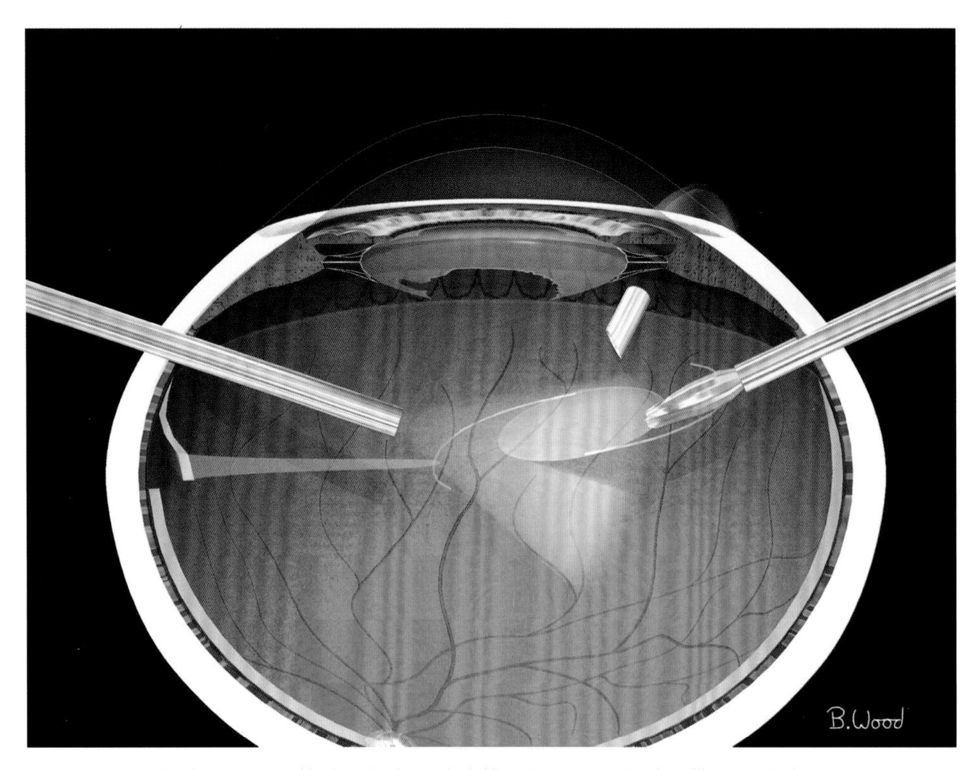

图 11.21 ■ 在复位人工晶状体前，先完成玻璃体切割，以避免玻璃体视网膜牵引

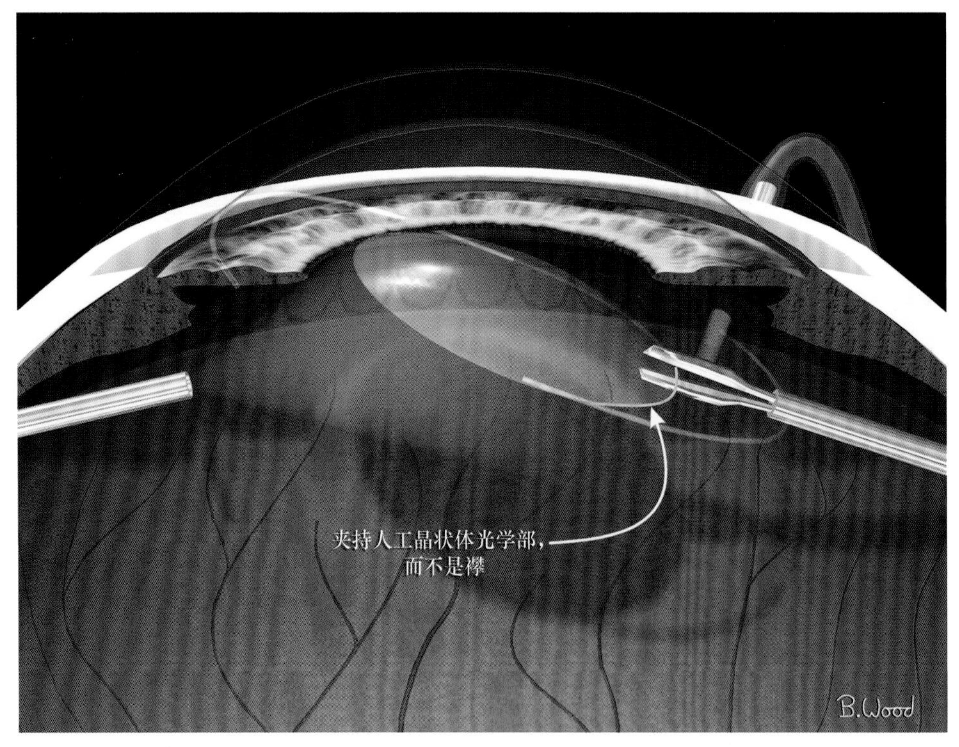

图 11.22 ■ 如果囊袋足够完整，可以将人工晶状体植于囊袋内。如果囊袋有足够支撑力，可以将人工晶状体植于睫状沟内。若患者未合并 Fuchs 营养不良及青光眼，亦可植于前房

到。接着自角膜缘切口伸入另一把镊子接过人工晶状体，夹出眼外。取出人工晶状体后，使用 9-0 单股尼龙线关闭角膜缘切口。虽然 10-0 的缝线缝合可以减少术后散光，但是在玻璃体切割过程中更易发生伤口渗漏及虹膜脱出。

经平坦部玻璃体切割术前摘除人工晶状体

有时，由于糖尿病性玻璃体前皮质纤维血管增

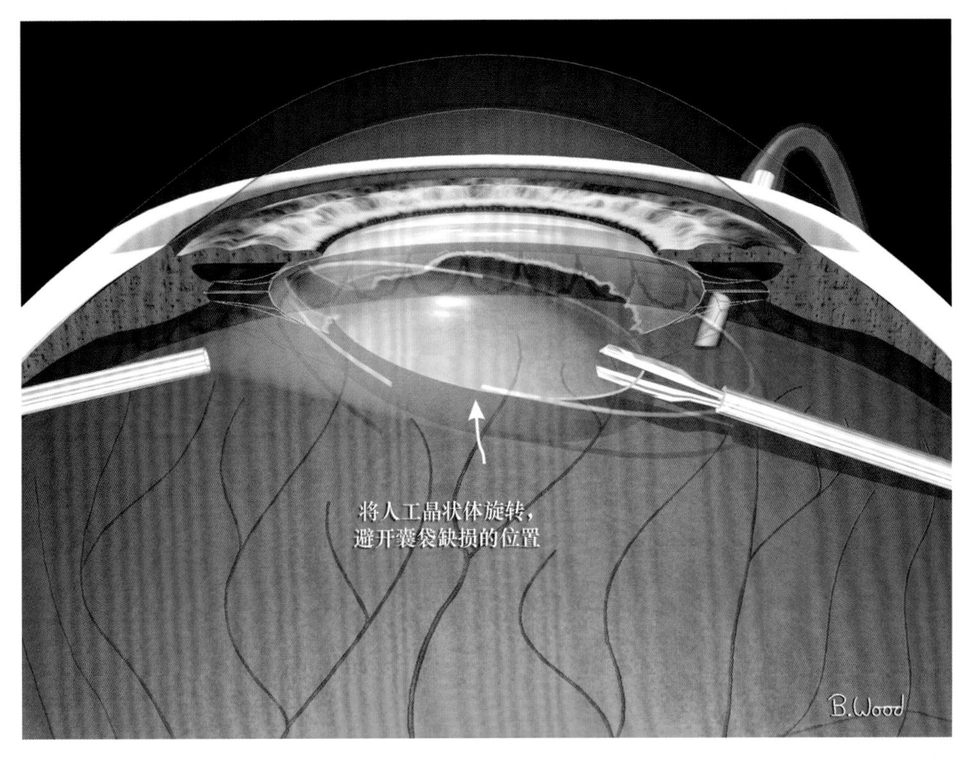

图 11.23 ■ 如果囊袋可以提供足够的支撑力，将人工晶状体旋转入囊袋，晶体襻避开囊袋缺损的位置

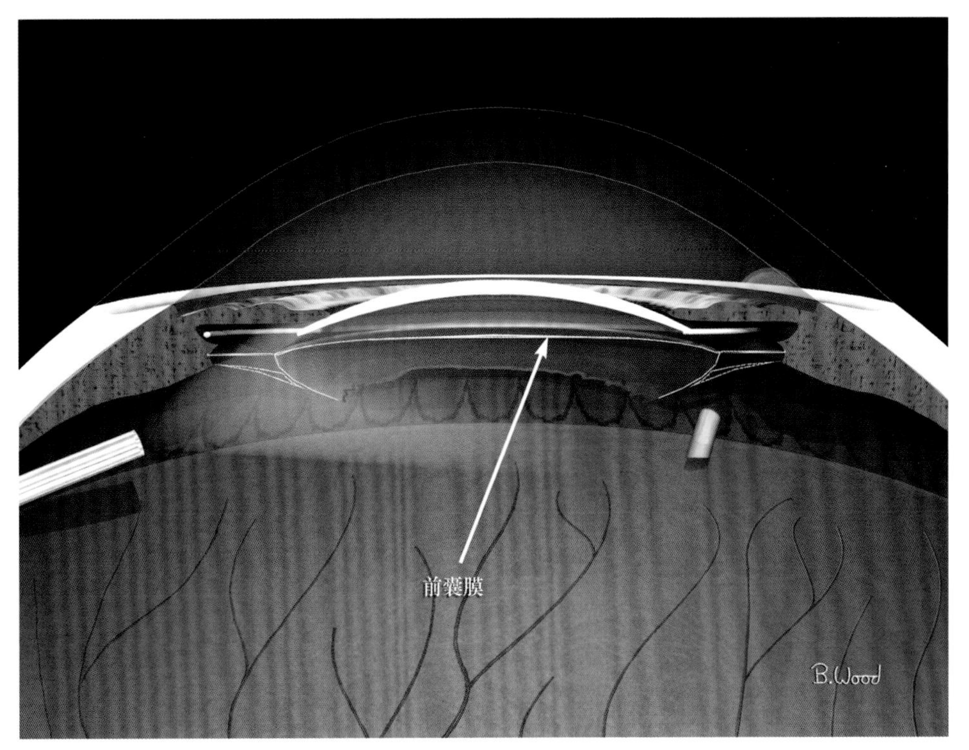

图 11.24 ■ 如果有足够的囊膜支撑，也可以睫状沟植入人工晶状体

殖、外伤、葡萄膜炎等诱因形成纤维血管膜，需要摘除人工晶状体。剪刀剪断晶体襻并使用黏弹剂填充维持前房。如果晶体襻被纤维膜包裹，无法用镊子夹持旋转出来，可以留在眼内。9-0 单股尼龙缝线紧密缝合会有利于切口密闭。

上皮植入

治疗上皮植入时，玻璃体切割头可以切除纤维组织、玻璃体前皮质及残余晶状体[35]。预先使用激光光凝虹膜，标记需要摘除的组织。激光不能杀光异常的细胞，但是可以帮助识别异常组织累及的边界。边切边探查，直到切除到异常组织的边缘，再用 Vannas 剪刀或切割头扩大切除虹膜 1 ～ 2 mm。9-0 单丝尼龙线紧密缝合切口。边往灌注管内注入气体，边用玻璃体切割头吸除液体，完成气液交换。再经角膜和巩膜对病灶累及区进行冷凝，范围超过边界 2 mm。气泡的隔热作用可以使异常组织受到均匀一致的破坏而减少巩膜损伤。幸运的是，白内障小切口技术及改进的切口构造使继发上皮植入极其罕见。

参考文献

1. Michels RG. Anterior segment and vitreoretinal surgery through the pars plana, Part I. *Ann Ophthalmol*. 1976;8:1353.
2. Michels RG. Anterior segment and vitreoretinal surgery through the pars plana, Part V. *Ann Ophthalmol*. 1976;8:1497.
3. Michels RG, Stark WJ. Vitrectomy technique in anterior segment surgery. *Trans Am Acad Ophthalmol Otolaryngol*. 1976;81:382.
4. Taylor HR, Michels RG, Stark WJ. Vitrectomy methods in anterior segment surgery. *Ophthalmic Surg*. 1979;10(10):25.
5. Michels RG. Anterior segment applications of vitrectomy techniques. *Trans Ophthalmol Soc U K*. 1978;98(4):458.
6. Stark WJ, Michels RG. Anterior segment surgery using instruments designed for pars plana vitrectomy. *Trans Pa Acad Ophthalmol Otolaryngol*. 1981;34:27.
7. Michels RG, Paton D. Results of radical anterior vitrectomy-a preliminary report of 26 cases. *Ophthalmic Surg*. 1970;1:33.
8. Charles S. Anterior segment vitrectomy. In: Carroll D, ed. *Surgery of the Eye*. Churchill Livingstone; 1988.
9. Charles S. The Charles anterior segment infusion sleeve. *Ocutome Fragmatome Newsletter*. 1978;3(2):6.
10. May D. Closed vitrectomy for vitreous prolapse during cataract extraction. *Ocutome Fragmatome Newsletter*. 1979;4(2):2.
11. Michels RG, Shockett DE. Vitrectomy techniques for removal of cataract lens material. *Arch Ophthalmol*. 1977;95(10):1767.
12. Morse PH. Intracapsular cataract extraction at the time of vitrectomy. *Ophthalmic Surg*. 1979;10(3):65.
13. Girard LJ, Hawkins RS. Cataract extraction by ultrasonic aspiration vitrectomy by ultrasonic aspiration. *Trans Am Acad Ophthalmol Otolaryngol*. 1974;78:50.
14. Charles S. Trans-pars plana and posterior chamber lensectomy with the Girard phacofragmenter and automated suction. In: Emery J, ed. *Current Concepts in Cataract Surgery, Selected Proceedings of the Fifth Biennial Cataract Surgical Congress*. C.V. Mosby; 1978.
15. Charles S. Trans-pars plana lensectomy update. *Ocutome Fragmatome Newsletter*. 1980;5(3).
16. Parks MM, Hiles DA. Management of infantile cataracts. *Am J Ophthalmol*. 1967;63:10.
17. Parks MM. Posterior lens capsulectomy during primary cataract surgery in children. *Ophthalmology*. 1983;90:344.
18. Calhoun JH. Cutting-aspiration instruments. *Int Ophthalmol Clin*. 1977;17(4):103.
19. Chrousos GA, Parks MM, O'Neill JF. Incidence of chronic glaucoma, retinal detachment and secondary membrane surgery in pediatric aphakic patients. *Ophthalmology*. 1984;91:1238.
20. Hamill MB, et al. Pediatric cataracts. *Curr Opin Ophthalmol*. 1999;10(1):4-9.
21. Malukiewicz-Wisniewska G, et al. Intraocular lens implantation in children and youth. *J Pediatr Ophthalmol Strabismus*. 1999;36(3):129-133.
22. Simons BD, et al. Surgical technique, visual outcome, and complications of pediatric intraocular lens implantation. *J Pediatr Ophthalmol Strabismus*. 1999;36(3):118-124.
23. Zwaan J, et al. Pediatric intraocular lens implantation. Surgical results and complications in more than 300 patients. *Ophthalmology*. 1998;105(1):112-118.
24. Treister G, Machemer R. Pars plana approach for pupillary membranes. *Arch Ophthalmol*. 1978;96(6):1014.
25. Wilkinson CP, Ramsey JJ. Closed vitrectomy for the vitreous touch syndrome. *Am J Ophthalmol*. 1980;90(3):304.
26. Snip RC, Kenyon KR, Green WR. Retrocorneal fibrous membrane in the vitreous touch syndrome. *Am J Ophthalmol*. 1975;79(2):233.
27. Irvine A. Pars plana vitrectomy for malignant and aphakic pupillary block glaucoma. *Trans Pac Coast Otoophthalmol Soc Annu Meet*. 1977;58:189.
28. Orth DH, Henry MD. Management of Irvine Gass Syndrome using argon laser photocoagulation and pars plana vitrectomy. Presented at the Bicentennial Cataract Surgical Congress, Miami Beach, Florida, February 1977.
29. Rice TA, Michels RG. Vitreous wick syndrome-current surgical management. *Am J Ophthalmol*. 1978;85:656.
30. Fung WE. Vitrectomy for chronic aphakic cystoid macular edema. *Ophthalmology*. 1985;92:1102.
31. Pendergast SD, et al. Vitrectomy for chronic cystoid macular edema. *Am J Ophthalmol*. 1999;128(3):317-323.
32. Ikeda T, et al. Vitrectomy for cystoid macular edema with attached posterior hyaloid membrane in patients with diabetes. *Br J Ophthalmol*. 1999;83(1):12-14
33. Holekamp NM. Treatment of pseudophakic CME. *Ocul Immunol Inflamm*. 1998;6(2):121-123.
34. Wilson DL. A new intraocular foreign body retriever. *Ophthalmic Surg*. 1975;6(4):64.
35. Stark WJ, Michels RG, Maumenee AE, Cupples H. Surgical management of epithelial ingrowth. *Am J Ophthalmol*. 1978;85(6):772.

第三部分

门诊治疗

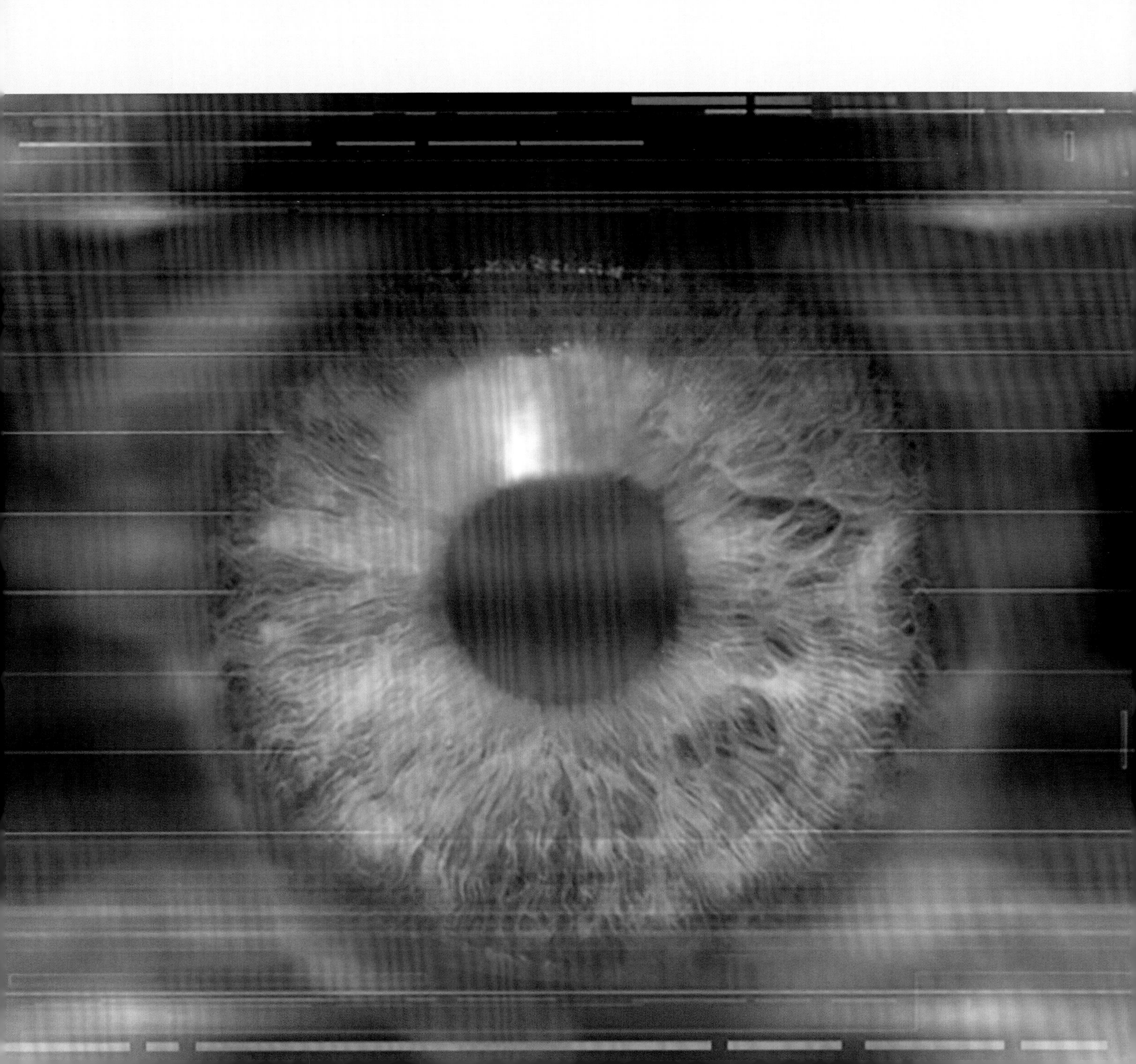

第 12 章 门诊治疗

（庄宏 译 干德康 审校）

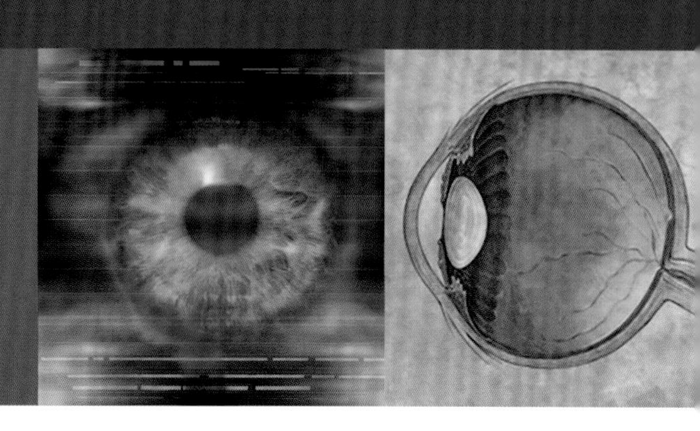

玻璃体腔注射术

除非是为了治疗眼内炎，否则伴有睑缘炎或结膜炎的患者应禁忌行玻璃体腔注射术。在玻璃体腔注射术前，要积极治疗眼外和眼表感染，直至裂隙灯下检查确认感染已愈。

在玻璃体腔注射术或玻切术前无需停用抗凝药，停药不会增加出血风险及出血量，反而会增加血栓栓塞的风险。即使已知此类风险，很多患者和他们的责任医护仍会在玻璃体腔注射术和玻切术前停用抗凝药，这可能将一些术后发生的脑卒中或心肌梗死错误地归咎于抗 VEGF 药物的应用。

在调整针筒药量以及注射时，注射器针头可能会接近鼻和口腔菌群。因此患者、技术人员和执行注射的眼科医生均应佩戴口罩。在操作无菌开睑器，暴露注射部位时，技术人员和眼科医生应戴无菌手套，避免无意中接触针头。

多数情况下无需结膜下注射利多卡因，麻醉所致的眼球穿孔风险和注射疼痛感使该操作得不偿失。在使用 5% 聚维酮碘（Betadine）消毒之前，可局部点利多卡因（2%），提高患者的舒适度。

所有患者都应使用聚维酮碘消毒以极大降低眼内炎的风险（图 12.1）。局部碘过敏反应的风险常常被夸大，对贝壳类产品的过敏与碘无关，而且每个人的甲状腺中都有碘，没有人对碘过敏。尚未见聚维酮碘引起过敏性休克的报道。术毕用无菌生理盐水冲洗眼睑和睫毛，并在术后局部使用眼表疾病的药物，可减轻聚维酮碘对皮肤的刺激性和角膜上皮毒性。

患者采取仰卧或半卧位，眼部与手术医生的肘部等高，对眼科医生而言最符人体工程学。应用无菌叶片式开睑器（图 12.2）撑开眼睑、暴露注射部位，避免接触睫毛。配 31 G 针头的无菌注射器经角膜缘后 3.5 mm，与注射点切面垂直的角度穿刺入玻璃体腔，

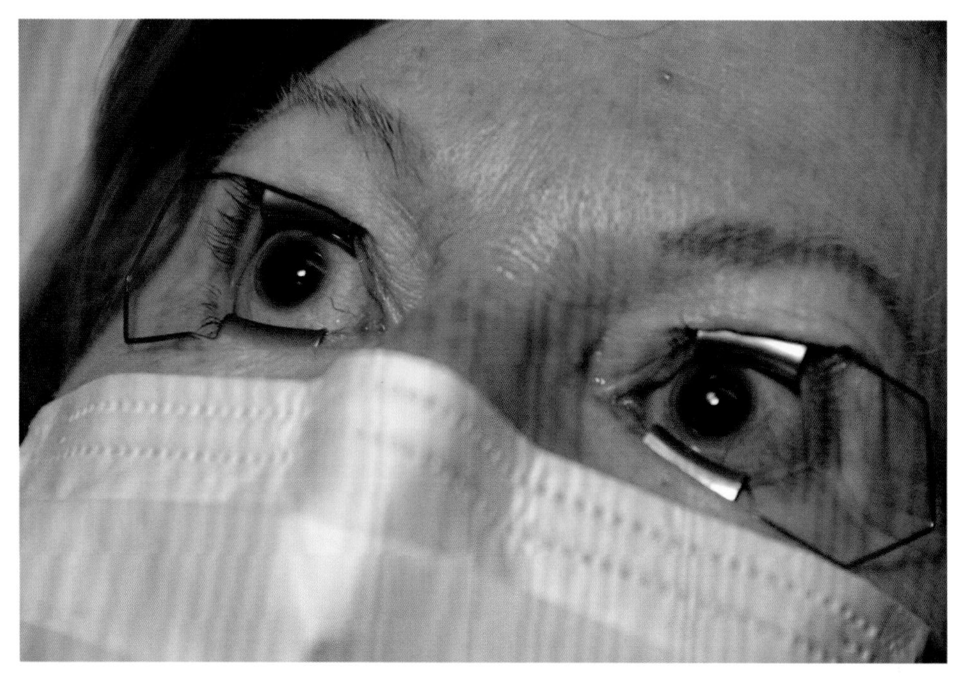

图 12.1 ■ 对于所有玻璃体腔注射术、气体注射以及置换术，均应术前使用 Betadine（聚维酮碘）溶液。患者、医生和技术人员必须戴口罩

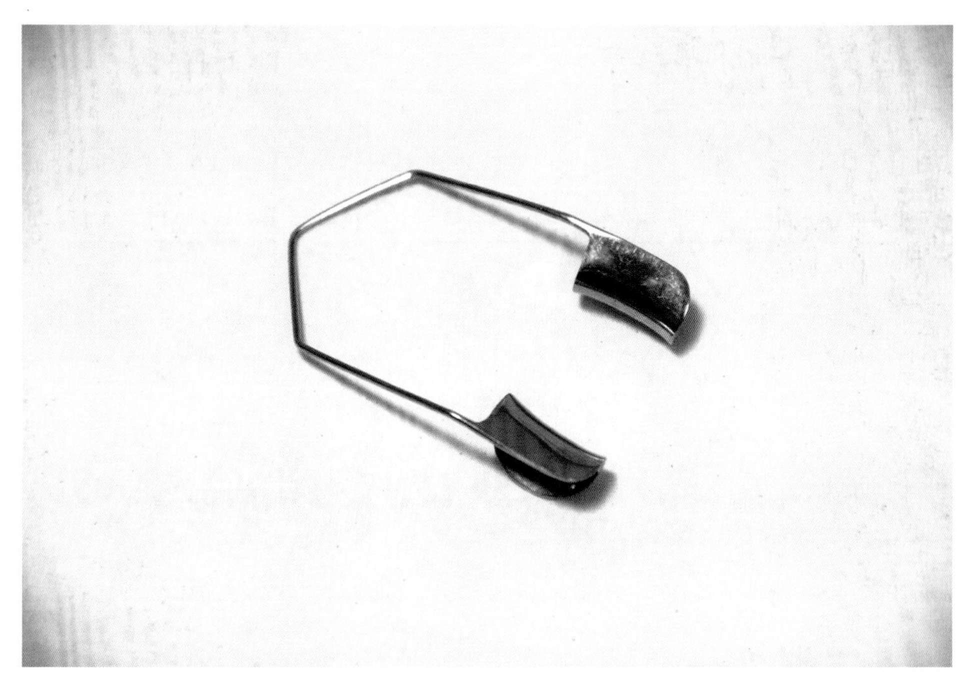

图 12.2 ■ 叶片式开睑器可以阻挡睫毛和眼睑，防止接触针头

对侧手的示指尖应紧靠针毂，维持针头的方向（图 12.3）。注射过程中，叮嘱患者注视天花板的一个固视点，房间内保持安静，禁止任何人走动、进入或离开房间，消除对患者的视觉和听觉刺激，避免眼睛和头部的转动。注射后用间接检眼镜检查眼底，确认血循环的正常。

充气式视网膜固定术

约一个世纪前，Ohm 和 Rosengren 就用空气填充来治疗视网膜脱离。Dominguez[1] 和后来的 Hilton、Grizzard[2] 报道了注射膨胀气体治疗孔源性视网膜脱离。当时，有些医生在气体注射前先使用冷凝术，而另一些医生则在视网膜复位后使用激光光凝术，和笔者在玻璃体视网膜手术中提出的复位后行视网膜固定术的概念相类似[3-9]。

由于视网膜脱离症状和体征的描述变量太多，手术方式选择及组合众多，以及手术医生的平均患者数相对较少，视网膜复位手术的愈后数据分析和

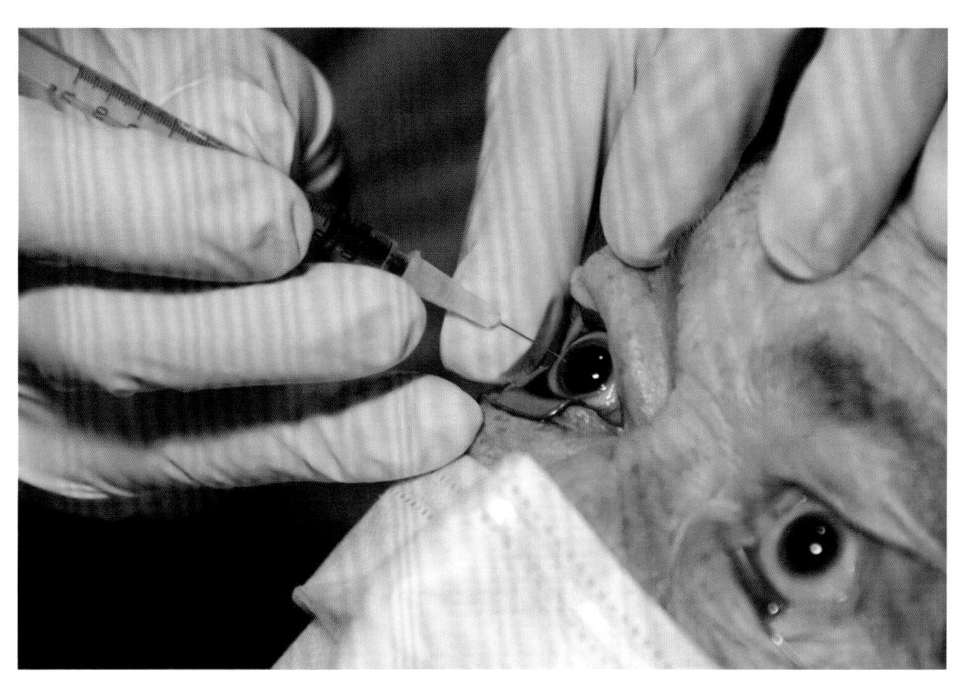

图 12.3 ■ 佩戴无菌手套，用对侧手的手指稳定针头的方向并保持开睑器远离注射部位

比较非常难。有些医生认为，充气式视网膜固定术会导致增殖性玻璃体视网膜病变（PVR），尽管如此，他们还是在巩膜扣带术后注射气体。但这种方法不能用于有 PVR 或玻璃体牵拉的患者。最理想的适应证是单一上方裂孔引起的孔源性视网膜脱离，但这种患者采用玻切术联合激光和气体填充可以使成功率提高 20% ～ 30%。不过，充气式视网膜固定术的费用比巩膜扣带术和玻切术低。有些医生建议这类患者采用 360°激光光凝视网膜，但会刺激 PVR 发生率的升高[10]。自 1988 年以来，笔者在不同患者中应用充气式视网膜固定术，但鉴于术后新发生的视网膜裂孔和少数情况下的 PVR 导致手术失败，以及此项手术的不可预测性，近年来很少再用。此术式的最佳适应群体是合并全身疾病的单纯上方视网膜脱离患者。经结膜、无缝线的 25/27 G 玻切术不仅保留了充气式视网膜固定术的许多优点，还将玻切、气体与激光相结合，取得了更好的治疗效果。

手术步骤

笔者采用地卡因表麻和（或）利多卡因结膜下注射麻醉，如果眼球转动过度或患者有不适感，可以采用球后或球周麻醉。

麻醉后，用 5% 聚维酮碘消毒。使用无菌开睑器，防止针头接触睑缘和睫毛。手术医生注意佩戴无菌手套，用过滤器抽吸气体，保持无菌。

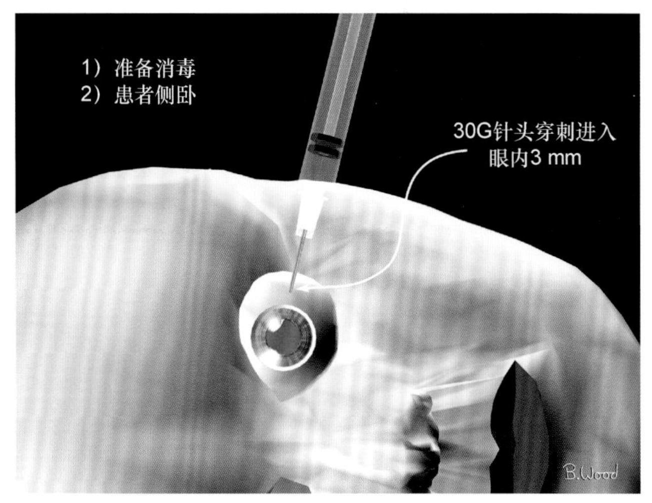

图 12.4 ■ 患者处于侧卧位，在眼球的最高点进行气体注射

因为 C_3F_8 可以膨胀 3 ～ 4 倍，SF_6 只膨胀 2 倍，所以笔者常用 C_3F_8。

注射气体时，患者最好是侧卧位（图 12.4），而非仰卧位或坐位。在注射时，针头恰好穿过睫状体平坦部，位于眼球的最高点，能够避免产生多个气泡（呈鱼卵样）。通过这种方法，所有气体都会注入初始气泡中，防止产生多个气泡（图 12.5）。采用 30 G 针头可以减少注射拔针后的气体泄漏。小直径的针头增加了注射阻力，减慢了注射速度，有助于减少产生鱼卵样小气泡的可能性。用 1 ml 注射器注射气

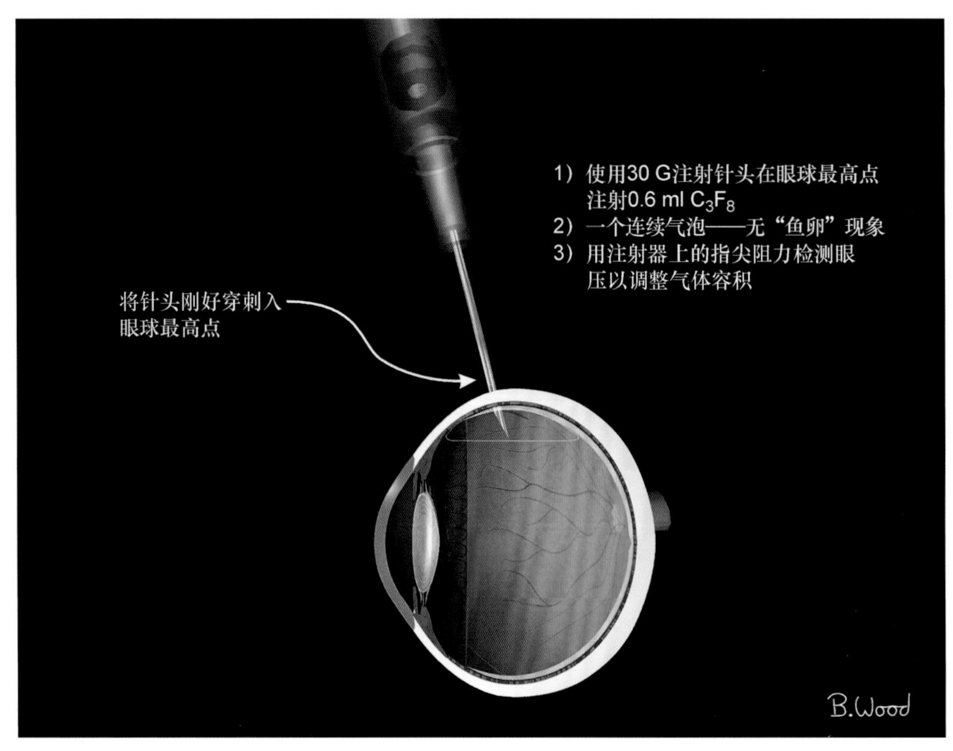

图 12.5 ■ 将 30 G 针头刚好穿刺入眼球内就进行注射，可以确保形成一个气泡

体，避免针头反复进出眼球，可减少眼内炎的风险。针头只需进入眼内 3 mm，避免无意中损伤晶状体和视网膜。患者采取侧卧位就很少会有突然抬头的动作，从而避免针头与视网膜接触。注入多少体积的气体仍有争议，大约可以注入 0.6 ml。笔者认为更大体积的气体可以使成功率提高，但是注射完要做前房穿刺，笔者在所有患者中都做了前房穿刺。注射后，开睑器可保持在原位，立刻调整患者体位至坐位，促使气泡滚动、离开注射部位，减少气体泄漏。用 27/30 G 针头接近下方角膜缘，水平方向经透明角膜斜行穿刺入前房，确保切口自闭。针头位置在虹膜前，避开瞳孔区，以免晶状体损伤。患者可能在注射后立即丧失光感，只要马上行前房穿刺降低眼压，光感就会恢复。

球形视网膜脱离不能行视网膜裂孔固定术，可以在气体注射后 1 ～ 2 天，视网膜下液已被视网膜色素上皮泵出，视网膜复位后再行视网膜固定术。间接检眼镜下激光光凝要优于三面镜（图 12.6）。如果预计视网膜复位后产生的屈光问题会影响间接检眼镜激光光凝裂孔，则应该在视网膜复位前行巩膜外冷凝术。

双针式气-液交换术

如果玻切术后发生不伴有牵拉或 PVR 的视网膜脱离，或玻璃体出血，可以使用非膨胀的 SF_6 气体（浓度为 25%）进行气液交换术（图 12.7）。与充气式视网膜固定术一样，在角膜缘后 3.5 ～ 4.0 mm 的眼球最高处进针，针头只穿刺入眼球内 2 mm，避免产生多个气泡。30 G 针头通过一根短管连接至一个 60 ml 充满了非膨胀气体的注射器，注射器由助手控制。另一个 25 ～ 30 G 的针头（根据眼内液的黏度），在眼球最低点的角膜缘后 3.5 ～ 4 mm 穿刺入眼球，连接至一个取出活塞芯杆的注射器针筒，类似一个手柄，针筒的开口端放置在集液罐上收集流出的液体。在气液交换时，密切观察引液针头，当出现气体时，气液交换过程可以终止，拔出引流针头，继续注射气体，用无菌棉签或戴手套的指尖对眼压进行触觉评估，调整眼压。

玻切术后有晶体眼患者在气液交换术后，如果不严格遵循面部朝下的体位，容易发生后囊下白内障，使随后的视网膜激光光凝术变得非常困难。

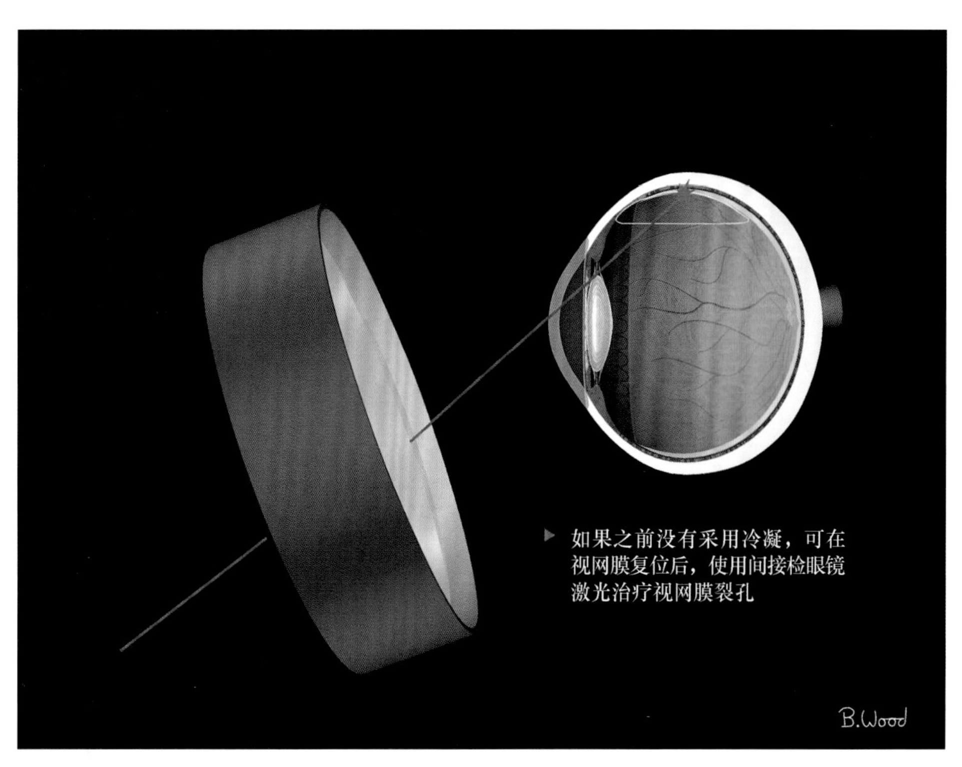

图 12.6 ■ 使用间接检眼镜进行视网膜光凝术。如果屈光介质混浊或多个气泡阻挡，可以应用冷凝术

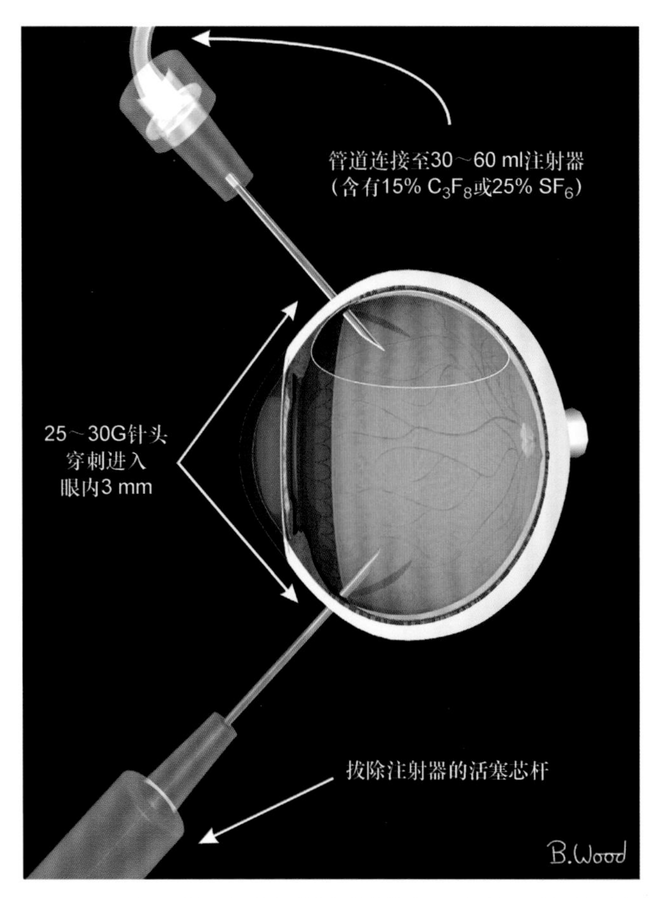

图 12.7 ■ 对于玻切术后出现视网膜脱离的患者，可以在诊室内进行双针式（30 G 注射，25 G 引流）气-液交换术。该技术可以确保非膨胀浓度的长效气体的完全填充

参考文献

1. Dominguez A. Cirugia precoz y ambulatoria del desprendimiento de retina. *Arch Soc Esp Oftamol*. 1985;48:47-54.
2. Hilton GF, Grizzard WS. Pneumatic retinopexy: a two-step outpatient operation without conjunctival incision. *Ophthalmology*. 1986;93:626.
3. McDonald HR, Abrams GW, Irvine AR, et al. Management of subretinal gas following attempted pneumatic retinal reattachment. *Ophthalmology*. 1987;94:319-326.
4. Hilton GF, Kelly NE, Salzano TC, et al. Pneumatic retinopexy. A collaborative report of the first 100 cases. *Ophthalmology*. 1987;94:307-314.
5. Roy FH. *Master Techniques in Ophthalmic Surgery*. Lippincott Williams & Wilkins; 1995:1118-1119.
6. Wilkinson CP, Rice TA. *Michels Retinal Detachment*. Mosby; 1997:596-612.
7. Brinton DA, Hilton GF. Pneumatic retinopexy. *Ophthalmol Clin North Am*. 1994;7:1.
8. Vygantas CM, Peyman GA, Daily MJ, Ericson ES. Octafluorocyclobutane and other gases for vitreous replacement. *Arch Ophthalmol*. 1973;90:235.
9. Norton EWD. Intraocular gas in the management of selected retinal detachments. *Trans Am Acad Ophthalmol Otolaryngol*. 1973;77:OP85-OP98.
10. Hilton GF, Tornambe PE. Pneumatic retinopexy: an analysis of intraoperative and postoperative complications. *Retina*. 1991;11:285-294.

第四部分

具体疾病的处理

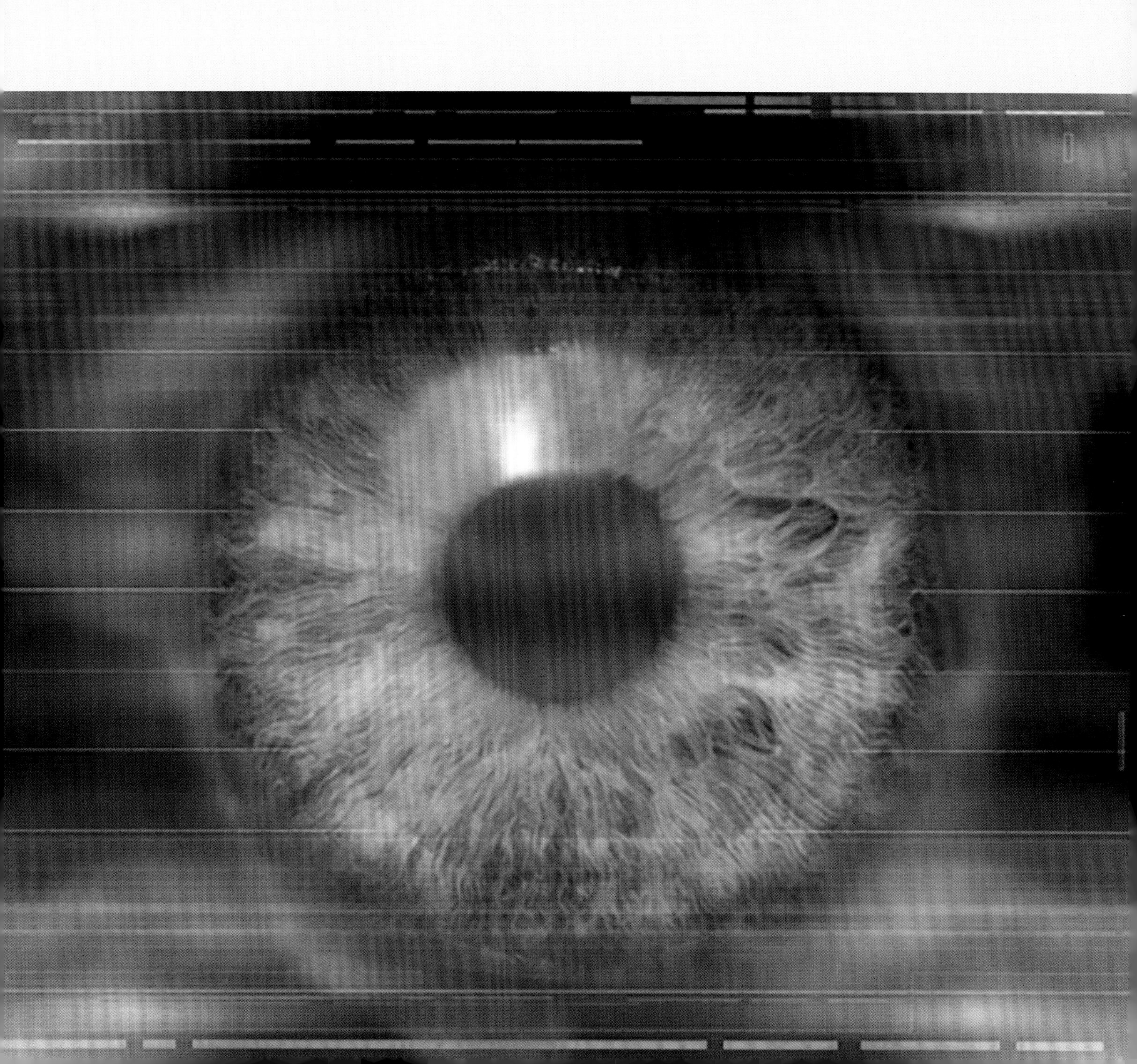

第 13 章

激光治疗视网膜裂孔和激光划界

（庄宏 译 王克岩 审校）

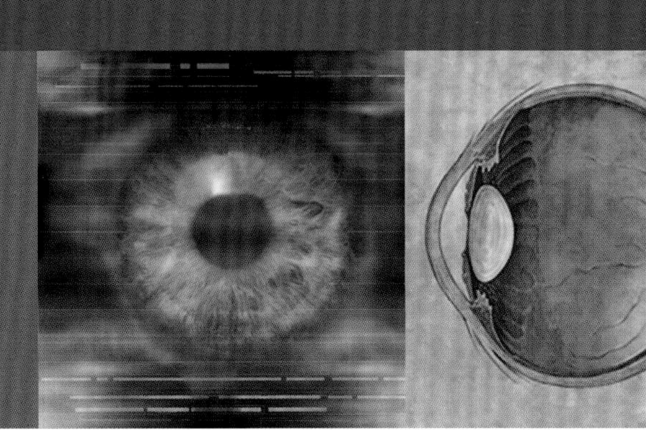

视网膜裂孔的预防性激光治疗

人群中玻璃体后脱离的发生率大约为 70%，但视网膜裂孔的发生率仅为 4% 左右[1]。每 1 万人中可能会有 6 人出现视网膜脱离，这一具体数字随着观察时期的不同存在差异。在接受视网膜固定术后仍然约有 2% 的患者发生视网膜脱离。视网膜固定术的并发症发生率极低，也难以评估[2]。决策是否需要视网膜固定术治疗涉及诸多因素，较为复杂。

传统观点认为仅有症状的视网膜撕裂孔需要治疗[3]。然而，所有手术医生都认同需要治疗的大马蹄孔许多都无症状，常常是在激光原位角膜磨镶术（LASIK）的术前检查和常规眼底检查中被医生发现[4]。

需要治疗的视网膜裂孔临床特征包括：较大裂孔、有瓣的撕裂孔而非圆孔、格变区外的裂孔、上方裂孔，以及存在玻璃体牵拉的裂孔[3, 5]。视网膜裂孔越大，玻璃体内跨裂孔的液流也越大，很可能会超过视网膜色素上皮泵维持亚临床视网膜脱离稳定的能力。以往认为圆孔很少受到牵拉，但在玻璃体切割术中却常发现圆孔处也存在牵拉，近期广角 OCT 的研究同样显示 98% 的圆孔受到牵拉。带游离孔盖的裂孔最不可能存在玻璃体牵拉[6]。裂孔边缘卷曲据称是提示存在切线方向牵拉，但是内界膜是有弹性的，经手术切除的正常视网膜会即刻内卷。上方裂孔的风险可能会更大一些，因为重力会增加亚临床视网膜脱离进展为需手术治疗的大范围脱离的可能性。

玻璃体切割术使玻璃体腔内的黏度降低约 800 倍。患眼在未经手术时，小圆孔可能无需处理，但在经过玻璃体切割术后的患眼却会导致视网膜脱离。在玻璃体切割术中，颞侧血管弓外的所有视网膜裂孔都应予以眼内激光治疗。在择期玻璃体切割术前发现的视网膜裂孔，最好在术前予以激光治疗。

裂孔周围的色素沉着提示裂孔存在已久，而并非黏附性强。因此，色素沉着只是激光的相对禁忌证[7]。其他支持治疗的因素包括对侧眼视网膜脱离病史，视网膜脱离家族史，从事体力活动的职业和（或）体育运动[8]。手术医生无法预测哪位患者会被安全气囊击中，谁会经历严重的跌倒，或遭受其他类型的创伤。这表明试图通过评估生活方式来猜测谁需要激光治疗是有问题的。

评估患者的社会经济状况，对于不太可能进行随访的患者也应考虑治疗。大多数手术医生认为，预计接受屈光手术、白内障手术或玻璃体切割术是积极治疗无症状视网膜裂孔和类似低风险裂孔的理由。很高比例的人群最终会接受白内障手术，这表明有必要对大部分患者的低风险裂孔进行治疗[8]。

预防性视网膜固定术采用激光要优于冷冻，因为激光治疗疼痛感较轻，引起增殖性玻璃体视网膜病变（PVR）的风险也更小。笔者首选少数几排低至中等强度的融合性光斑，而不采用更常见的多排高强度、宽间隔光斑。

一些医生推荐仅处理有症状的裂孔[1-9]。这在接受过高等教育的人群中会很有效，而在文化程度较低、有较多社会经济问题的人群中并不可靠。大裂孔的风险更甚于小裂孔。对侧眼有视网膜脱离，或在同一眼其他位置发生过视网膜脱离，或有视网膜脱离家族史，是对视网膜裂孔进行治疗的相对适应证。计划进行白内障手术的患者、运动员、某些存在高重力风险的职业或缺乏眼科诊疗条件的患者，也具备接受预防性治疗的指征。格变区外的视网膜裂孔风险更甚于格变区内的裂孔。上方裂孔的风险可能远高于下方裂孔。裂孔周围的色素并不提示其与视网膜色素上皮之间的粘连，而只是提示裂孔由来已久。在屈光手术或白内障手术之前，可以利用激光视网膜固定术治疗所有视网膜裂孔。手术前发现的问题被认为是术前既已存在的。如果是在白内障手术或 LASIK 术后才发现的问题，会被患者视作一种手术并发症。只要小心避开黄斑，不使用注射的方式进行麻醉，使用强度较低的视网膜固定术，风险极低。

激光可用于“隔离”视网膜脱离，将其称为“激光划界（laser delimiting）”更为合适。视网膜脱离范围足够小的话，两排激光并不会明显损害视野。经激光划界后的视网膜脱离偶尔会自发复位。激光限制对于小范围视网膜脱离具有良好的远期效果，但由于习惯和经济因素而未被充分采用。

与冷冻治疗的比较

与激光不同，冷冻会促使活性视网膜色素上皮细胞播散，可能增加 PVR 和黄斑前膜的风险[9]。PVR 和黄斑前膜被认为是治疗视网膜裂孔所致的并发症，但实际上也可能与视网膜裂孔引起视网膜胶质细胞和视网膜色素上皮细胞丧失接触抑制直接相关。冷冻导致炎症和渗出，但不会即刻产生粘连，而激光可产生中等强度的即刻粘连，且不引起渗出。此外，冷冻会引起更多疼痛和结膜损害。

技巧

在决定激光的最佳排数时需要斟酌光斑的间隔。光斑间隔过大（不重叠）会导致光斑之间发生视网膜下漏液，而光斑重叠会造成视网膜过度光凝的区域。大多数医生采用 2 ～ 3 排融合光斑。许多医生不治疗格变区内的圆孔，除非格变区外存在裂孔。由于热弥散至脉络膜并引起疼痛，门诊激光治疗的标准方法是逐个光斑进行，但在玻切术中运用类似移动画笔的技术来产生融合光斑是更优的方法。融合激光会增加热能的均匀一致性，既不会重叠，也不会间隔过大。

选择最佳激光能量也是一个需要斟酌的问题。激光能量低不会产生足够色素以保证治疗的有效性，而激光能量过高会产生过度炎症，可导致坏死、PVR 和黄斑前膜。完全包绕视网膜裂孔至关重要。许多患者裂孔前缘未得到足够的激光治疗。三面镜（150°视野）是治疗视网膜裂孔最常用的角膜接触镜。除非要对极其周边裂孔的前缘进行充分治疗，其他视网膜裂孔也可采用各种广角镜（＞130°）进行治疗。Eisner 巩膜压陷器可配合三面镜使用，有效扩展观察范围，但会造成一些不适，这种方法未被广泛采用。确保瞳孔充分散大非常重要，这有助于对裂孔前缘进行有效治疗。如果因为后囊膜混浊或皮质性白内障的遮挡而无法看清裂孔前缘，即便压陷巩膜也无改善，激光治疗必须向前延伸至裂孔两端的锯齿缘或者联合冷冻治疗。

在大多数情况下，笔者选择激光间接检眼镜（laser indirect ophthalmoscope，LIO）进行视网膜固定术，而不采用裂隙灯联合角膜接触镜下的激光治疗，因为在间接检眼镜下便于进行巩膜顶压，后囊膜混浊或皮质性白内障对观察的影响也较小。当裂孔周围存在视网膜下液（亚临床视网膜脱离）时，需要至少两排激光包绕整个积液区。这些患者需要从裂孔一端的锯齿缘到另一端锯齿缘的激光包围才能形成完全划界，而这最好是通过激光间接检眼镜和巩膜顶压来完成。LIO 也适用于因罹患严重的骨质疏松症或脊柱侧弯而乘坐轮椅、脊柱畸形的患者。LIO 也是在玻璃体腔气泡填充的情况下进行激光治疗的理想选择，通过反复尝试调整头部 / 气泡的相对位置可优化聚焦并封闭裂孔。LIO 还是在手术室用于儿童病例或视网膜复位手术的同时进行对侧眼治疗的理想选择。LIO 的治疗便于联合采用巩膜顶压。

激光视网膜固定术几乎不需要球后阻滞麻醉。对巩膜较薄的近视患者实施球后阻滞麻醉会增加发生眼球穿孔的风险，而他们也正是视网膜裂孔发生率较高的患者。

如果患者难以忍受激光治疗时的疼痛，可选择利多卡因进行结膜下或球周麻醉，而不是球后阻滞麻醉。尽管这通常达不到完全麻醉的效果，但可以避免球后注射的风险并提供足够的镇痛效果。

患者可以在激光治疗后 7 ～ 14 天恢复正常活动，因为此时激光所产生的抗牵拉强度已达最大。通常不必要求患者长时间暂停工作、家务和锻炼。

随着人群寿命增加、对医疗的更高期望，以及对今后外伤的不可预计，都有必要对大部分视网膜裂孔进行激光治疗。手术设备和技术的进步会降低并发症发生的可能性。较短的恢复期使不便中断工作和从事体力劳动的患者更容易接受治疗。

参考文献

1. Foos RY. Posterior vitreous detachment. *Trans Am Acad Ophthalmol Otolaryngol*. 1972;76:480.
2. Linder B. Acute posterior vitreous detachment and its retinal complications. *Acta Ophthalmol*. 1966;87:1.
3. Foos RY. Anatomic and pathologic aspects of the vitreous

body. *Trans Am Acad Ophthalmol Otolaryngol*. 1973;77:171.
4. Foos RY. Tears of the peripheral retina: pathogenesis, incidence, and classification in autopsy eyes. *Mod Probl Ophthalmol*. 1975;15:68-81.
5. Byer NE. Clinical study of retinal breaks. *Trans Am Acad Ophthalmol Otolaryngol*. 1967;71:461-473.
6. Byer NE. The natural history of asymptomatic retinal breaks. *Ophthalmology*. 1982;89:1033-1039.
7. Byer NE. Long term natural history of lattice degeneration of the retina. *Ophthalmology*. 1989;96:1369-1401.
8. Byer NE. Cystic retinal tufts and their relationship to retinal detachment. *Arch Ophthalmol*. 1981;99:1788-1790.
9. Byer NE. Natural history of posterior vitreous detachment with early management as the premier line of defense against retinal detachment. *Ophthalmology*. 1994;101:1503-1513.

第 14 章

巩膜扣带术

（张婷　译　王克岩　审校）

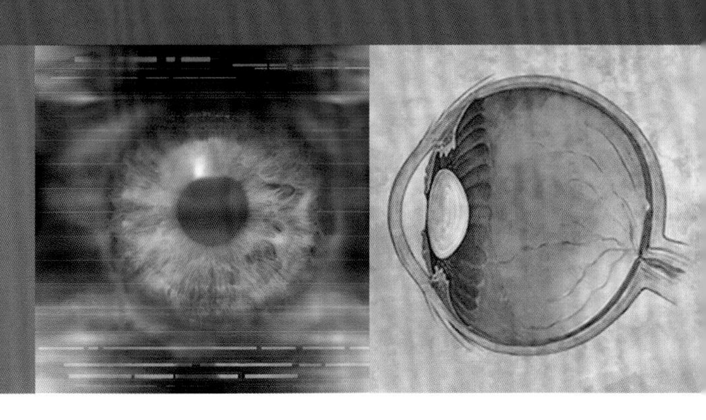

病例选择

鉴于现代玻璃体切割术修复繁简各异的视网膜脱离均取得良好疗效，巩膜扣带术的作用难免受到更多质疑。即使在这个倡导循证医学的时代，要设计出能够包罗各种病情、外科技术和手术技巧的临床试验，仍极度困难。笔者不采用巩膜扣带与玻璃体切割的联合手术，因为这样非但没有额外好处，反而会显著增加手术风险和并发症。节段性巩膜扣带术适用于某些有晶状体眼年轻患者的简单孔源性视网膜脱离。对于合并增殖性玻璃体视网膜病变（proliferative vitreoretinopathy，PVR）者，需采用玻璃体切割术，而非巩膜扣带术。玻璃体切割术联合气体填充是复位上方视网膜脱离的理想术式。玻璃体切割术会导致晶状体核硬化进展，但不造成新发白内障。全氟化碳液（perfluorocarbon，PFO；也叫重水）是针对下方视网膜脱离比较理想的眼内填充物，因为适时重水填充不必限制患者活动，无痛，也不损害结膜，而结膜的完整性对以后需要接受青光眼手术的病例十分重要。由于适时重水眼内填充不会引起屈光不正，对于屈光手术或白内障手术后的患者更为理想。此外，年轻患者，尤其是近视却尚未发生玻璃体后脱离（posterior vitreous detachment，PVD）的孔源性视网膜脱离患者，适时重水填充会缓和地造成 PVD；14 天后取出重水时，可同时清除玻璃体后皮质。年轻的近视患者通常没有 PVD，而是发生圆形视网膜裂孔。最近采用广角 OCT（Charteris）扫描的临床研究显示，98% 的圆形裂孔也受到玻璃体的牵引。

硅海绵 *vs.* 硬硅胶

“硬”硅胶光滑的表面和相对不可压缩性使其比硅海绵更适用于巩膜扣带术。硅海绵因为较高的脱出率和感染率而不被青睐[1]。硅海绵在巩膜缝线处能形成较高的加压嵴，而在巩膜缝线之间的加压嵴则较低。这种不规则的扣带轮廓更容易造成放射状视网膜褶皱。缝线之间加压效果较差的区域会形成结膜下隆起，产生 Dellen 样凹陷效应，导致加压物暴露（图 14.1）。

巩膜层间加压 *vs.* 巩膜外加压

板层巩膜切开曾是巩膜扣带术中被广泛采用的方法，但由于其操作不便、耗时且具有高风险，现已被淘汰。板层巩膜切开的初衷是避免全层热凝造成巩膜损伤。虽然将扣带埋在板层巩膜瓣下可以减少其向外脱出，但该操作可增加眼内侵蚀的风险，延长手术时间，操作不便，并增加穿透巩膜和视网膜的风险。

巩膜扣带术联合玻璃体切割术

巩膜扣带术显然被过度地联合用于玻璃体切割术。巩膜扣带术非常容易导致轴性近视、斜视、上睑下垂、疼痛、结膜损伤和眼表疾病。对于巨大视网膜裂孔、PVR，甚至是一些常规的孔源性视网膜脱离，巩膜扣带术都已不再适用。玻璃体切割术可解除玻璃体牵引，并在术中实现视网膜完全复位，因此没有必要再将巩膜扣带术与玻璃体切割术联合。

环扎带

用一根环扎带做预防性巩膜扣带术被认为可形成一个新的锯齿缘，以应对将来可能发生的周边部玻璃体视网膜牵引。在早年的玻璃体切割术中经常联合使用环扎带进行预防性巩膜扣带术[2]。现已不再使用此类联合手术，这得益于更好的玻璃体切割头、玻璃体切割手术技术、液流控制技术、视网膜切开方法和广角观察系统的出现。局部麻醉、门诊手术、费用控制，以及为避免一些可控的并发症，诸如疼痛、斜视、严重的轴性近视、结膜损伤和上睑下垂，都促使预防性巩膜扣带术被淘汰。

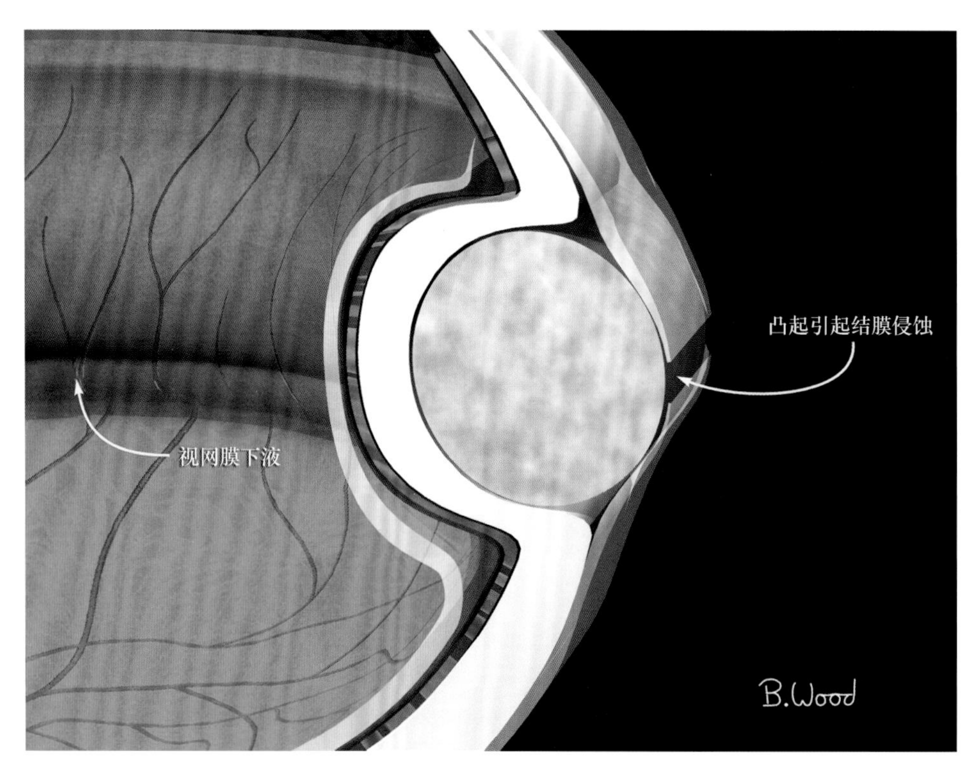

图 14.1 ■ 褥式缝线间的硅海绵在扣带顶端处凸起，引起结膜的侵蚀，导致扣带暴露并脱出。此外，由于硅海绵柔软，在巩膜缝线间形成的加压嵴较低，这可产生放射状皱褶，视网膜裂孔也未得到充分的顶压

环形外加压

由于环扎带狭窄，仅仅使用环扎带常不足以对某些特殊的视网膜裂孔实施加压。若环形外加压可以覆盖视网膜裂孔的后缘，推荐优先采用环形外加压而不是放射状外加压。环形外加压物的放置不要求像放射状外加压那样精确，不会造成黄斑部变形，并可覆盖更大范围的玻璃体基底部病变。靠后极部的视网膜裂孔应当采用玻璃体切割术。无论是单独的巩膜扣带术还是联合玻璃体切割术，笔者已经放弃使用放射状外加压或硅海绵长达 40 多年。

巩膜扣带术应当在手术显微镜下进行，而不是裸眼或头戴式放大镜。术中应特别注意保护眼外肌、眼球筋膜、巩膜和结膜（图 14.2）。

使用 5-0 单纤维尼龙缝线，在后部巩膜平行于角巩膜缘的方向预置一针。与垂直于角巩膜缘方向的缝线相比，平行于角巩膜缘方向进针可在巩膜内穿行较长距离，且不影响将扣带尽量向后放置。与垂直于角巩膜缘方向的两针缝线相比，在后部巩膜做平行于角巩膜缘的单针缝线，可将视网膜穿孔风险减少一半。后部巩膜缝线通常选择在距离最靠后的裂孔后缘 3 mm 处进针，若 5 mm 则更好。

巩膜扣带放置过于靠近角巩膜缘容易导致巩膜扣带术失败。

所有前部巩膜的缝线应在巩膜厚实处平行于角巩膜缘进针，进针位置参照直肌附着端的连线。在这个巩膜较厚的区域缝线可以使加压效果更为持久。直肌附着端的连线又正好对应锯齿缘，因此在此处沿平行于角巩膜缘方向的巩膜进针不会造成视网膜穿孔（图 14.3）。将巩膜扣带前缘沿锯齿缘放置可防止因环扎带细窄或加压块位置靠后而导致经由加压嵴前部漏液至视网膜下。

如果标准宽度的硅胶块不符合手术要求，可将其根据需要进行裁剪。针对每一个病例都可以个性化裁剪加压块的宽度，使其在扎紧后能贴合眼球弧度。跨度超过外加压物 1 ～ 3 mm 的巩膜缝线不足以产生最理想的加压效果。如果巩膜缝线跨度小，外加压物宽度除以缝线跨度得到的是一个大比值，只可将该加压物部分压陷入巩膜。加压物向外凸起部分会损害覆盖其上的球结膜，最终形成结膜穿孔，这与使用硅海绵所观察到的结膜损害类似，并且这样的外加压不能产生足够的扣带效果。在硅胶块的直角边稍事修剪使其变圆钝，似乎可以减少巩膜或球结膜的破坏。每个象限安置 2 或 3 对褥式缝线可提供最为均匀一致的加压效果，并减少加压块向外凸起或缝线切割巩膜的发

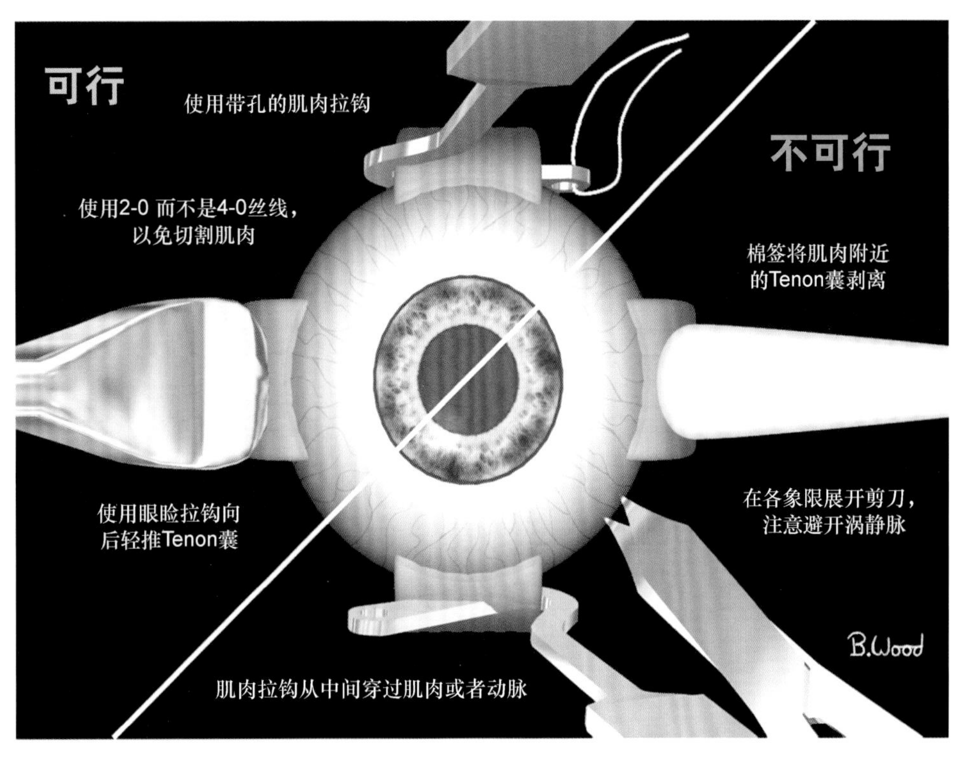

图 14.2 ■ 运用简洁的手术方法节省时间，降低难度，还可减少并发症

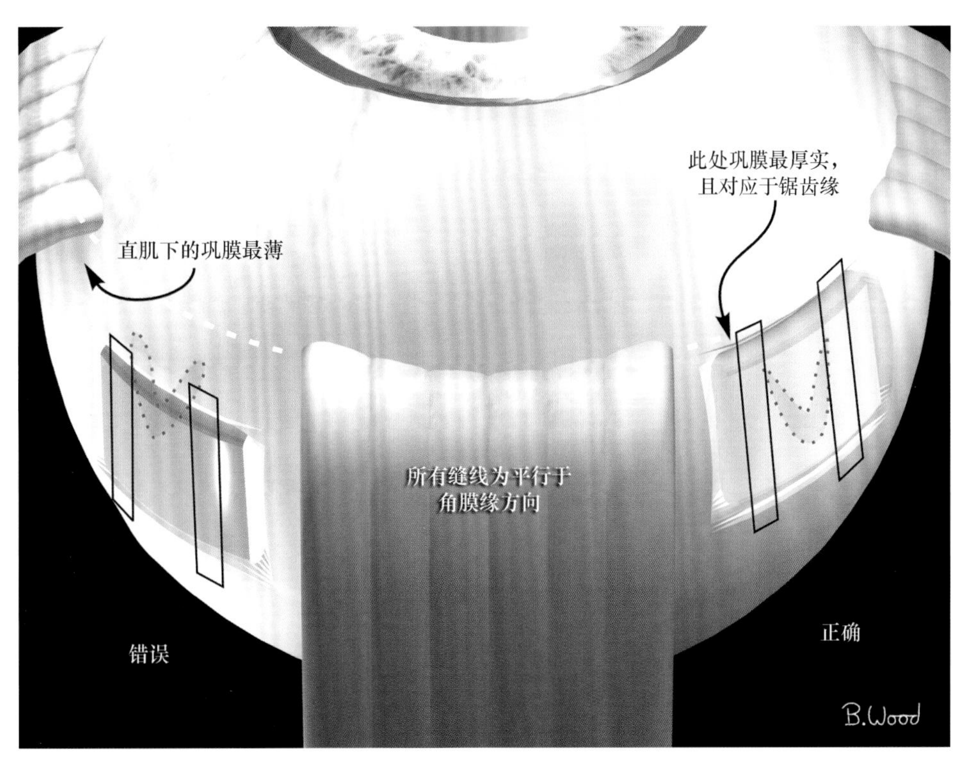

图 14.3 ■ 褥式缝线在前部巩膜的进针位置应参照直肌附着端的连线，选择在巩膜较厚处。较厚的巩膜有助于减少术后缝线切割巩膜。该位置对应于锯齿缘，因此不会由于进针穿透巩膜而损伤视网膜。将前部巩膜的缝线靠前放置可防止经由加压嵴前部漏液形成视网膜下液

生。如果有不带凹槽的外加压块，推荐优先选用，因为这种外加压块不会沿凹槽折叠，而且若采用笔者所述的环形外加压技术，几乎不需要联合使用环扎带。

笔者所有的巩膜扣带术都采用上述巩膜环形外加压的方法。对视网膜脱离的所有象限均进行外加压，引流视网膜下液就采用细针直接穿刺的方法，从不使

用环扎带、硅海绵和放射状外加压。如前所述，尽量避免损伤上直肌，只有在非常必要的情况下，才用缝线牵引暴露肌肉。做最小量的视网膜固定术。

用宽的环扎做巩膜扣带术

针对 PVR，笔者不再使用巩膜扣带的方法。那些推崇巩膜扣带的手术医生们建议采用 360°、中等高度、较宽的外加压，采用前文所述的环形外加压缝合技术。使用硅海绵做环形外加压可能导致经由加压嵴前缘或后缘向视网膜下漏液的情况。PVR 是一弥漫性进程，因此无须刻意地规划巩膜扣带方案，而采用高度一致、宽的环扎即可（图 14.4）。

环形外加压在后部巩膜的缝线进针位置应尽量靠后，但不要压迫涡静脉；环形外加压在前部巩膜的缝线进针位置应位于外直肌附着端连线的巩膜较厚处。缝线跨度通常是 10 ～ 12 mm，硅胶带通常宽 6 ～ 9 mm。扎紧缝线后可使巩膜扣带表面与眼球表面齐平。巩膜扣带的两端用 5-0 尼龙缝线做两针间断缝合加以连接。缝线在扣带内应有足够长的穿行距离，便于埋藏线结。为使扣带在眼内形成高度一致、平滑的加压嵴，应避免使用线结或袖套来结合。在将环形扣带固定到位之前，直接采用细针穿刺技术引流视网膜下液。

巩膜缺损

前文所述的环形巩膜扣带适用于大多数薄巩膜的病例。不应使用保存的异体巩膜和阔筋膜，这会给手术操作增加一定的复杂性、感染风险，以及缝合处撕裂的风险。除非特别大，一般的巩膜全层缺损可以通过对合缺损边缘的正常组织来修复，而无需过度缝合。这种方法产生的巩膜缩短效果还可能有助于对抗 PVR 或与创口相关的细胞增殖反应。小片的巩膜渗漏区域可以用各种组织黏合剂来处理。硅海绵比硬硅胶更加容易侵蚀巩膜，因此不推荐使用。

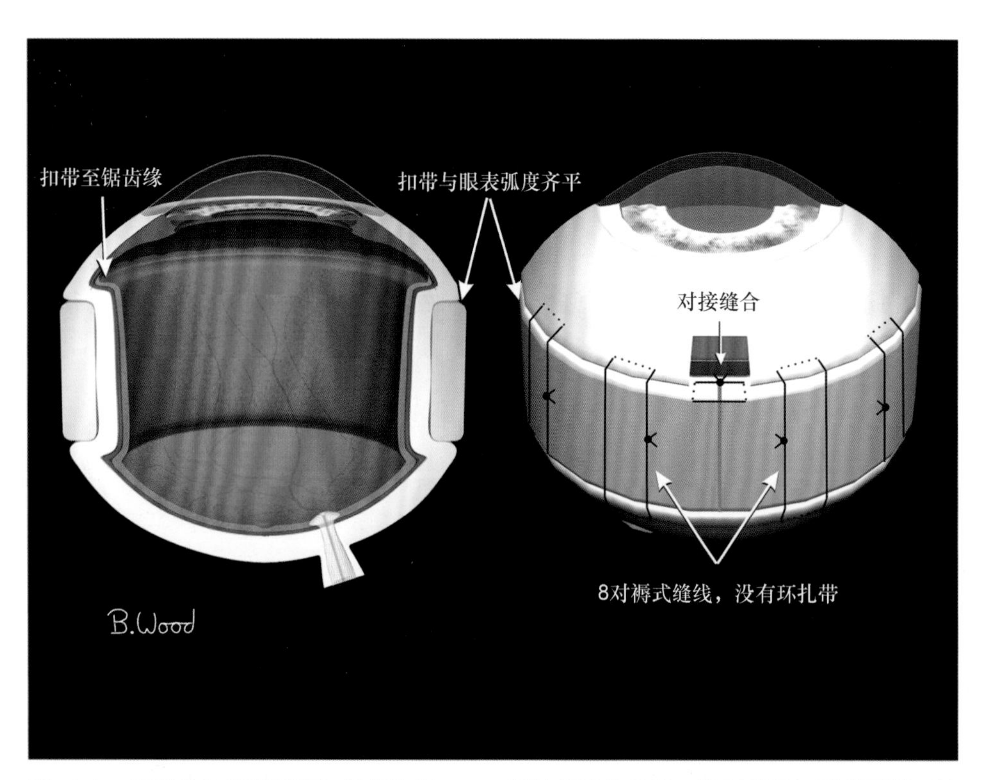

图 14.4 ■ 环形外加压用巩膜扣带来治疗 PVR。环扎带并非必需，将环形外加压的两端对接缝合。每个象限采用 2 或 3 对褥式缝线固定

参考文献

1. Russo CE, Ruiz RS. Silicone sponge rejection; early and late complications in retinal detachment surgery. *Arch Ophthalmol*. 1971;85:647.
2. Desai UR, Strassman IB. Combined pars plana vitrectomy and scleral buckling for pseudophakic and aphakic retinal detachments in which a break is not seen preoperatively. *Ophthalmic Surg Lasers*. 1997;28(9):718-722.

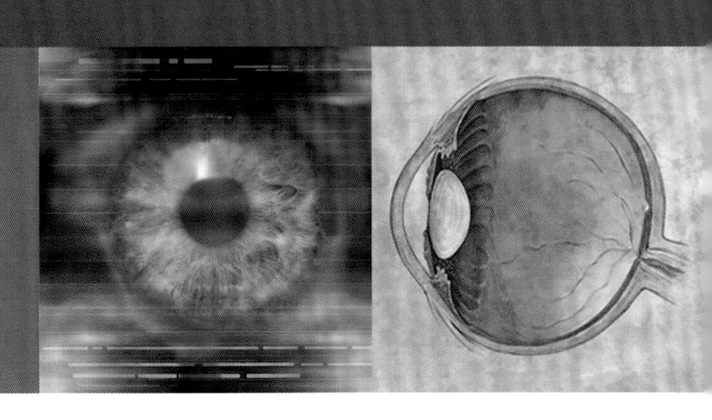

第 15 章 玻璃体切割术治疗视网膜脱离

（张婷 译 倪颖勤 审校）

适应证

采用玻璃体切割术治疗视网膜脱离的实践日益增加[1]，原因在于以下方面：更多手术医生获得了玻璃体切割术的培训机会，切割头和液流控制技术的发展、手术器械口径变小、广角观察系统和全氟化碳液的普及，视网膜下液引流技术和视网膜固定术的改进，以及越来越多的研究结果显示出玻璃体切割术相较巩膜扣带术或玻璃体切割术联合巩膜扣带术的优越性。在玻璃体切割术、巩膜扣带术和充气性视网膜固定术中择一术式是一个非常复杂的问题。巩膜扣带术较玻璃体切割术的唯一优点是核性白内障的发生率低。而玻璃体切割术的优点如下：不引起轴性近视，不损伤眼外肌或上睑提肌而致斜视或上睑下垂，术后疼痛和结膜损伤也小得多。如果患者后期需行青光眼手术，保护结膜和眼球筋膜十分重要。由于结膜愈合不良和角膜上皮脱落，许多巩膜扣带术患者会罹患眼表疾病。包括笔者在内的大部分手术医生选择使用玻璃体切割、气体或全氟化碳液（PFO，也叫重水）和激光治疗所有视网膜脱离[2]。一些手术医生倾向于使用玻璃体切割、气体和激光治疗上方视网膜脱离，使用巩膜扣带术治疗下方视网膜脱离，但适时重水填充更适用于后者。若视网膜裂孔有牵引，特别是大的马蹄孔，或是血管撕脱者，均应行玻璃体切割术。近来采用广角 OCT 的临床研究显示，98% 的患者中圆形裂孔也被玻璃体牵引。合并玻璃体积血或明显的玻璃体混浊时，需行玻璃体切割来探查视网膜裂孔。笔者几乎从不采用巩膜扣带术，也从不行玻璃体切割术联合巩膜扣带术。

手术步骤

玻璃体手术操作最重要的是尽可能多地切除周边玻璃体，且不损伤晶状体或造成新的视网膜裂孔。巩膜顶压法有助于实现这一目的。广角观察系统有助于周围部玻璃体切割和眼内光凝，尤其是利用接触式广角观察系统，甚至不需要术中顶压巩膜。接触式广角视网膜镜（Volk 或 AVI）的视野比非接触式广角观察系统大 10°，还可以抵消由白内障手术、角膜缘松解切口（limbal relaxing incision，LRI）、放射状角膜切开（RK）、Lasik、穿透性角膜移植（PK）、外伤、圆锥角膜、翼状胬肉及其切除等因素导致的角膜散光。此外，与非接触式视网膜镜（BIOM、RESIGHT、EIBOS）相比，接触式广角观察系统不大需要转动眼球，避免了 27 G 玻璃体切割术中器械的弯曲。

应解除所有视网膜裂孔的牵引。切除裂孔前缘的牵拉与切除瓣上更明显的牵拉同样重要。切除裂孔瓣可确保去除牵引，还可减少引流视网膜下液时视网膜嵌顿于笛针口的情况。

准备开始液-气交换时，选择原来的视网膜裂孔来引流视网膜下液。如果裂孔很小且被皮质性白内障或后囊膜混浊所遮挡，要做后部视网膜切开来引流或使用重水。使用玻璃体切割头的触发模式或 25/27 G 双极电凝凝固并标记一个视网膜切开内引流口（图 15.1）。在血管弓之外，视网膜下液的最后缘通常是不错的放液点。于鼻侧放液比颞侧好，可避免视网膜切开的出血波及黄斑。对于气体填充者，上方放液较下方合适。25/27 G 切割头在单切模式下做一个理想的小圆形视网膜切开口（图 15.2）。对于视网膜下液的眼内引流，首选 27 G 无软头移液手柄（图 15.3）。应该在液-气交换之前先引流视网膜下液，最好是利用已有的周边视网膜裂孔进行引流，这样可以避免视网膜下液后移。若液-气交换过程中人工晶状体表面起雾，应排出空气，再注入重水将视网膜下液推向周边，再从视网膜裂孔排出视网膜下液（图 15.4）。随后在重水填充下进行眼内光凝（图 15.5），再进行重水-空气交换。除了上方以外的其他方位的视网膜脱离还可使用适时重水填充。如果已行 YAG 后囊膜切开，加上玻璃体前皮质已被破坏或被切除，

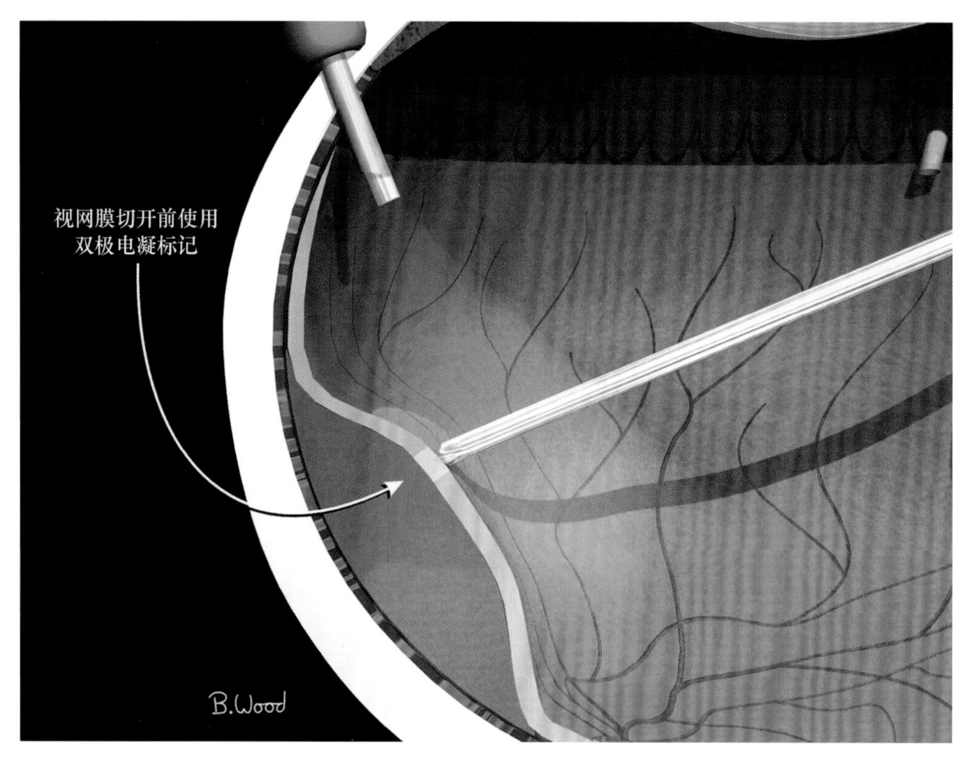

图 15.1 ■ 在做视网膜切开内引流口之前，使用双极电凝进行标记，便于液-气交换视网膜复位后分辨引流口位置

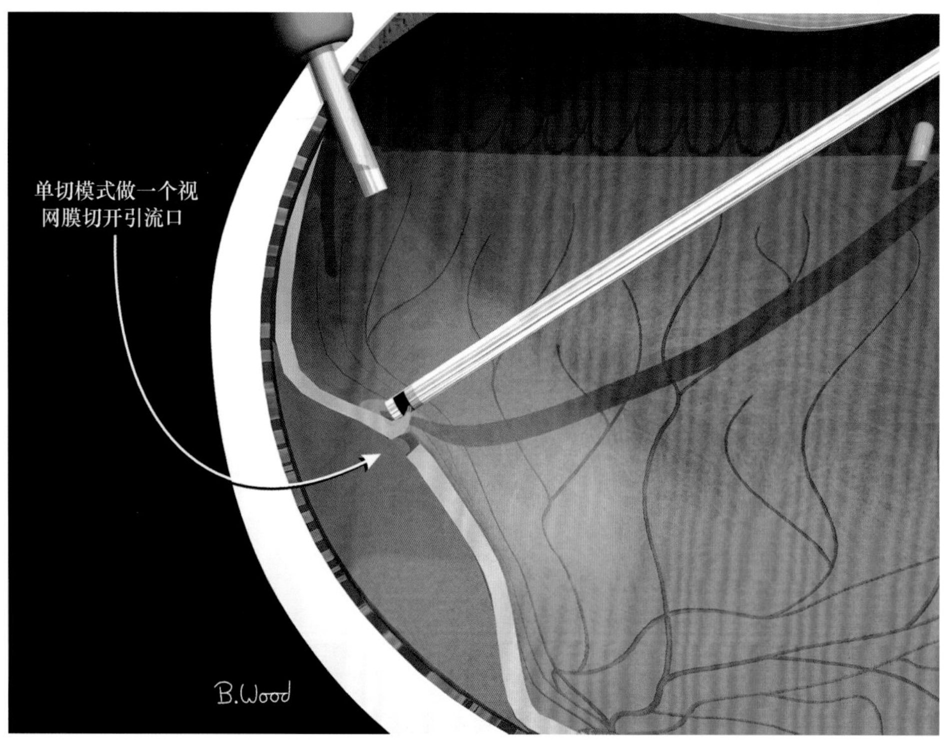

图 15.2 ■ 用 20/25 G 切割头的单切模式做一个小圆形视网膜切开内引流口

可预见人工晶状体起雾现象。

通过视网膜裂孔或视网膜切开引流口可有序引流几乎所有视网膜下液。初步引流视网膜下液后，残留的黏滞的视网膜下液常向后移动，并重新聚积于视网膜切开引流口附近。反复引流可去除大部分视网膜下液。最好反复引流直至没有视网膜下液积聚，以便在视网膜裂孔或者切开口周围进行激光光凝。

笔者使用 25/27 G 无缝线经结膜玻璃体切割

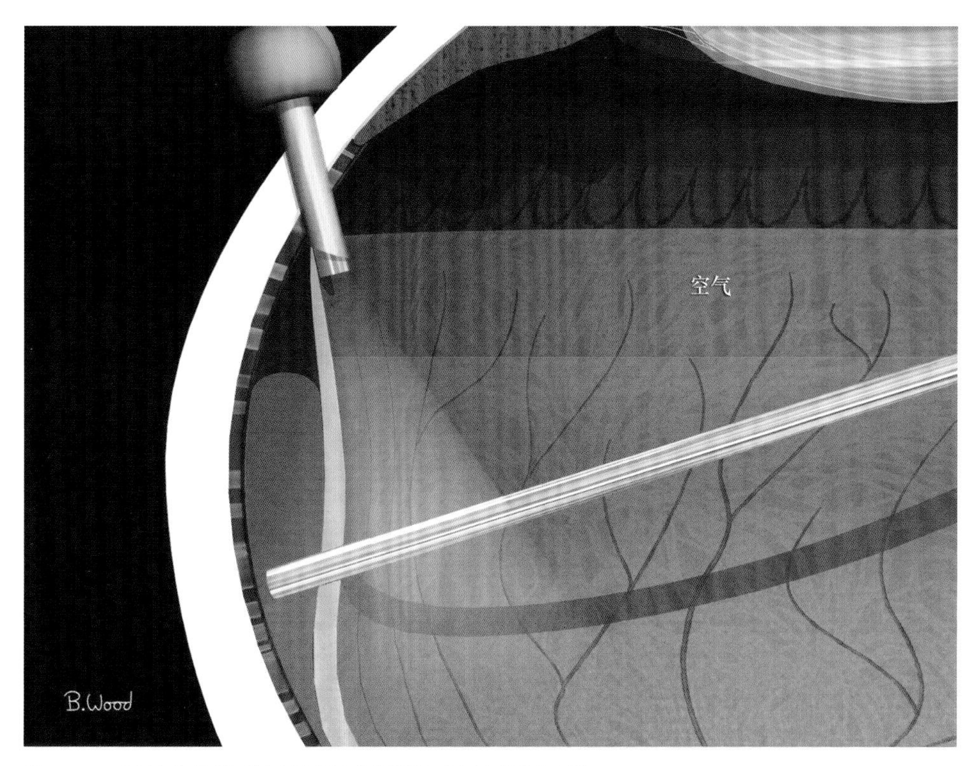

图 15.3 ■ 无软头移液手柄是引流视网膜下液的理想选择

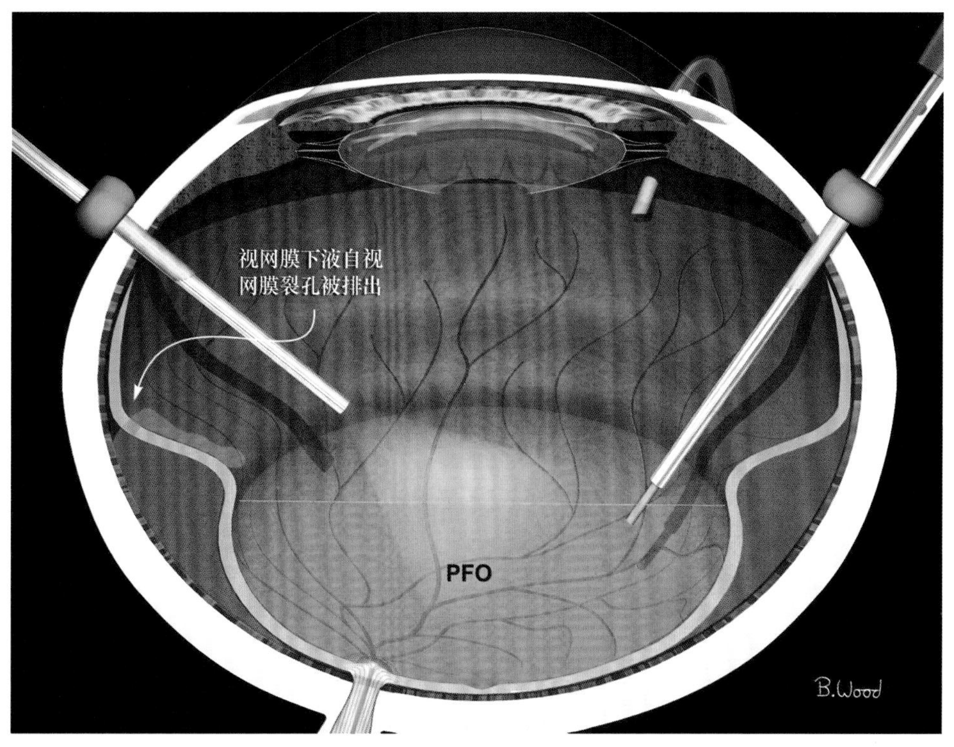

图 15.4 ■ 全氟化碳液，如 Alcon 的重水，可将视网膜下液向周边推挤并通过视网膜裂孔排至玻璃体腔。若液-气交换过程中人工晶状体表面起雾，可使用重水帮助排出视网膜下液

术来处理所有的视网膜脱离。不使用重水时，用 25/27 G 无软头移液手柄可以完成视网膜下液引流和液-气交换。在光凝所有视网膜裂孔后，25/27 G 移液手柄很适用于空气-气体交换或重水-气体交换。如果使用软头笛针引流视网膜下液，视网膜裂孔边缘容易被吸附，因为软头容易被胶冻样的视网膜下液堵塞。

在视网膜脱离甚至是黄斑疾病的玻璃体切割术

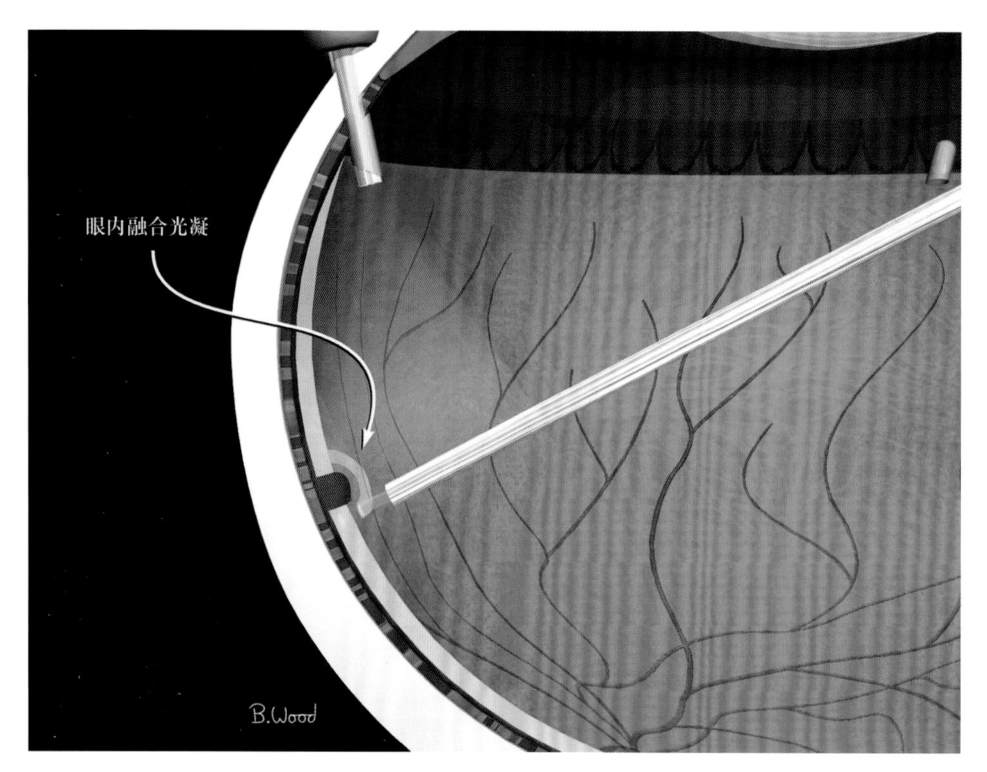

图 15.5 ■ 反复眼内引流有助于完全去除视网膜下液以及进行眼内光凝

中，许多手术医生会行 360°光凝，但是这样可能并不会减少术后视网膜脱离的发生，反而可能导致术后炎症、黄斑囊样水肿和 PVR。一些手术医生甚至采用激光间接检眼镜（laser indirect ophthalmoscopy，LIO）而不是眼内激光，这一做法的缺点诸多。激光间接检眼镜会损伤虹膜甚至黄斑，其唯一好处是在对周边视网膜行眼内光凝时不会碰到晶状体。采用下列措施可避免眼内照明或激光意外碰触晶状体：巩膜顶压，使用可弯曲或可转向激光头，以及双手交替使用激光头和眼内照明。

尚无临床试验表明在玻璃体切割术治疗视网膜脱离时需要联合应用巩膜扣带术，笔者也认为其被广泛过度地使用。为了避免屈光不正、斜视、上睑下垂、疼痛、结膜水肿、眼表疾病和结膜损伤，笔者从不联合巩膜扣带术。

表面张力处理

对孔源性视网膜脱离和牵引性视网膜脱离的处理，不论是一个还是多个裂孔，都需要用气体、适时重水或硅油填充进行表面张力处理。去除玻璃体这种透明质酸凝胶后，房水会填充玻璃体腔，眼内液体黏度降低了 800 倍。这降低了视网膜色素上皮泵产生的跨视网膜压力梯度。因此，在玻璃体切割术后，亚临床视网膜脱离很少能够保持稳定，即便是很小的裂孔也可在数小时至数天内发展为全视网膜脱离。激光斑和冷凝斑需要 10 ～ 14 天才能达到最大的抗张强度，而 SF_6 气泡通常可持续 7 ～ 10 天，因此采用等膨胀的 SF_6 完全填充即可。笔者不用持续时间更长的 C_3F_8 气体。对于视网膜脱离或黄斑裂孔手术，空气不能维持足够的填充时间。

适时重水填充

自 2001 年，笔者就一直使用适时重水填充治疗下方视网膜脱离或下方、颞侧或鼻侧巨大裂孔，适时定义为 14 天。适时重水填充的优点如下：①患者可采取坐位、侧卧位或平卧位，不用面朝下或俯卧；②与巩膜扣带术相比，不会导致屈光不正、斜视、上睑下垂，无疼痛，炎症反应轻微；③患者可以乘坐飞机，也可工作。其缺点有：①需要两次手术，第二次手术将重水取出，当然硅油也需行二次手术取出；②重水小滴会残留于前房和玻璃体腔。即使术中仔细清除，悬韧带上也可附着重水。一些学者认为重水有毒，但尚无证据证实其毒性，且患者术后视力都很好。某些患者的视网膜和晶状体表面会出现轻度炎症沉着物，重水取出数周后，这些沉着物会消失。部分患者的重水会移位至前房，引起眼压升高。与玻璃体切割术联合气体、眼内光凝术一样，这一操作要求全方位解除玻璃体牵引，尤其是视网膜裂孔的牵引（图 8.23）。

不需要在没有发生玻璃体后脱离的年轻近视眼中人为制造玻璃体后脱离。重水在眼内的 14 天里，会缓和诱发玻璃体后脱离。在二次手术取出重水时，可彻底去除玻璃体后皮质。需要使用广角观察系统，有时还需要巩膜顶压，完成彻底的周边玻璃体切割。然后，用 MedOne 双孔导管将重水注入至视神经表面，同时灌注液从附属管腔流出，眼压得以平衡。Alcon 的 25/27 G 带照明铰接式激光头可对每一个裂孔和可疑部位行融合性光凝。如果视网膜下液不能完全吸除，可将移液手柄插入裂孔吸取视网膜下液，或做一个很小的视网膜切开引流口，同时注意不要移除重水。如果重水注入后仍然有玻璃体牵引，可以小心地把切割头放在重水液泡外，在重水“下”（under）去除牵引。这种技术被称为“界面玻璃体切割术”，类似于空气或硅油“下”的玻璃体切割术。

硅油填充

大部分的 PVR 患者都需要使用硅油，巨大裂孔和视网膜切开也需要硅油填充。与空气或气体相比，硅油的内表面张力较小，且不被吸收，可以长期留于眼内直至再次手术取出。许多手术医生对硅油有以下一些误解：①硅油有毒，必须在数月内取出；②硅油会导致视力下降；③硅油填充眼好发青光眼，大部分硅油填充眼发生的青光眼与硅油相关；④硅油填充后没有体位限制；⑤硅油可有效治疗黄斑裂孔；⑥与 1000 cSt 硅油相比，5000 cSt 硅油的乳化明显更少；⑦对于囊内后房型人工晶状体眼或囊膜完整者，也需行下方周边虹膜切除。与气体不同，硅油不会膨胀，因此可用于有空乘需求的患者。下方裂孔患者要求俯卧位。鼻侧或颞侧裂孔患者可选择侧卧位。黄斑裂孔性视网膜脱离不采用气体填充视网膜固定术；非常大的裂孔、伴有炎症反应或者需要采用视网膜切开的患眼导致 PVR，也不采用气体填充视网膜固定术。玻切术中看不清的裂孔也可在视网膜下液消失、视网膜水肿消散或炎症消退后再处理。这种“不采用气体填充”的硅油填充方式被称为“孔源性视网膜脱离限制术”。

硅油可引起硅油相关炎症性黄斑水肿（SOME），当硅油存留眼内时，SOME 几乎无法治疗。取出硅油后，硅油相关黄斑囊样水肿可能也不改善，就算改善也将非常缓慢。

硅油乳化相关青光眼并不少见，且很难治疗。小梁网中的硅油小滴很难完全去除，滤过泡和引流管中也常有油滴。

笔者使用空气–硅油交换而不是液体–硅油交换。

小结

单纯玻璃体切割术治疗孔源性视网膜脱离在以下方面明显优于巩膜扣带术[3]：术后无斜视，不影响屈光状态，无上睑下垂，无疼痛，无结膜损伤、眼表疾病和结膜水肿。玻璃体切割术需要先进的器械，如广角观察系统、全氟化碳液、先进的液流控制技术和高速切割头。玻璃体切割术要重视周边玻璃体切割，特别是解除裂孔瓣的牵引。与 23 G 相比，25/27 G 玻璃体切割术的液流稳定性更好，患者的不适更少，结膜损伤、结膜下出血以及结膜水肿也更少。

参考文献

1. Kapran Z, Acar N, Altan T, Unver YB, Yurttaser S. 25-Gauge sutureless vitrectomy with oblique sclerotomies for the management of retinal detachment in pseudophakic and phakic eyes. *Eur J Ophthalmol*. 2009;19(5):853-860.
2. Arya AV, Emerson JW, Engelbert M, Hagedorn CL, Adelman RA. Surgical management of pseudophakic retinal detachments: a meta-analysis. *Ophthalmology*. 2006;113(10):1724-1733.
3. Brazitikos PD, Androudi S, Christen WG, Stangos NT. Primary pars plana vitrectomy versus scleral buckle surgery for the treatment of pseudophakic retinal detachment: a randomized clinical trial. *Retina*. 2005;25(8):957-964.

第 16 章

视网膜巨大裂孔

（倪颖勤 译/审校）

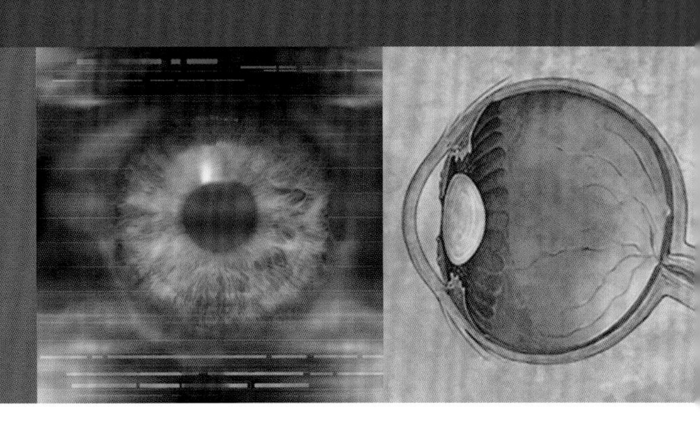

传统意义上的视网膜巨大裂孔指＞ 90°的裂孔。由于脱离的视网膜有翻转折叠的倾向，在玻璃体切割术和眼内气体出现之前，巨大裂孔视网膜脱离的手术操作非常困难。Chang 医师尝试将全氟化碳液（PFO，重水）应用于巨大裂孔视网膜脱离手术，这是一个重大进展。如今，大多数手术都能成功。远期成功率很大程度上取决于增殖性玻璃体视网膜病变（PVR）的程度。虽然外伤和周边部视网膜遗传性病变在巨大裂孔发病中有一定的作用，但其确切的发病机制仍不清楚。巨大裂孔合并 PVR 的发生率较高，可能与大范围视网膜色素上皮（RPE）和活化的 Müller 细胞暴露于玻璃体基质有关。RPE 细胞可沿着玻璃体和视网膜表面迁移。视网膜裂孔边缘的暴露可能使 Müller 细胞也迁移到视网膜表面。在这些病例中，在视网膜的光感受器侧从未观察到有玻璃体。视网膜的向内翻转是由于玻璃体的收缩、内界膜的内在弹性和 PVR 引起的。虽然偶尔需要鉴别巨大裂孔与巨大锯齿缘离断，但这对于两者的治疗策略和预后没有多大影响。

巨大裂孔伴视网膜折叠最好的处理方式是玻璃体切割术和重水的使用。巨大裂孔合并 PVR、伤口处的玻璃体嵌顿、晶状体脱位或玻璃体出血是玻璃体切割术的绝对指征，无论裂孔的大小如何。巩膜外手术无论是作为一种独立的手术方式还是联合玻璃体切割术，都无益于巨大裂孔的治疗。

手术步骤和技巧

如果患者有上方的巨大裂孔并且术中使用了 SF_6，需要做好 1 周左右面朝下体位的心理准备。适时重水的使用（2 周）最适合下方、鼻侧和颞侧的巨大裂孔。下方巨大裂孔的患者可以坐、站立或半斜躺，但如果使用适时重水，则不能俯卧。鼻侧或颞侧巨大裂孔的患者使用适时重水时，必须侧躺在巨大裂孔同侧。

笔者使用 25/27 G 玻璃体切割术、适时重水和激光来治疗下方、鼻侧或颞侧巨大裂孔。重水-气体或重水-硅油交换用于上方的巨大裂孔。术中使用重水可以实现折叠视网膜的最佳复位。适时重水可以防止巨大裂孔的滑脱，但需要两个步骤，且不能用于上方的巨大裂孔。

晶状体的处理

只有在白内障明显影响玻璃体手术的可视性时，才应联合超声乳化-玻璃体切割及人工晶状体植入术。在过去，巨大裂孔被认为是平坦部晶状体切除术的适应证，但笔者认为，在目前先进的玻璃体切割术技术下，没有必要进行此手术。

玻璃体切割术

由于视网膜活动度大，切除玻璃体时应使用线性控制的低吸引力和高速切割（10 ～ 20 K 切割 / 分）。玻璃体偶尔附着在巨大裂孔的后缘。笔者对所有巨大裂孔手术都使用 25/27 G 高度切割技术，因为其液流更加稳定，在高度活动的视网膜附近切除玻璃体也很安全。

视网膜表面的玻璃体必须切除干净，特别是裂孔末端，并切除前瓣，以防止引流视网膜下液时玻璃体堵塞引流管，并防止后期玻璃体牵引导致再脱离（图 16.1）。在切除周边部玻璃体时，最好将裂孔前缘已脱离的睫状体无色素上皮一并切除，以减少睫状膜的形成，后者将导致低眼压。

流体-空气-气体交换

在一些裂孔相对较小、视网膜无明显翻转的病例中，视网膜下液的内引流和流体-空气交换可以在没有重水的情况下进行。视网膜下液的内引流必须在液体-空气交换之前开始，并在交换过程中保持

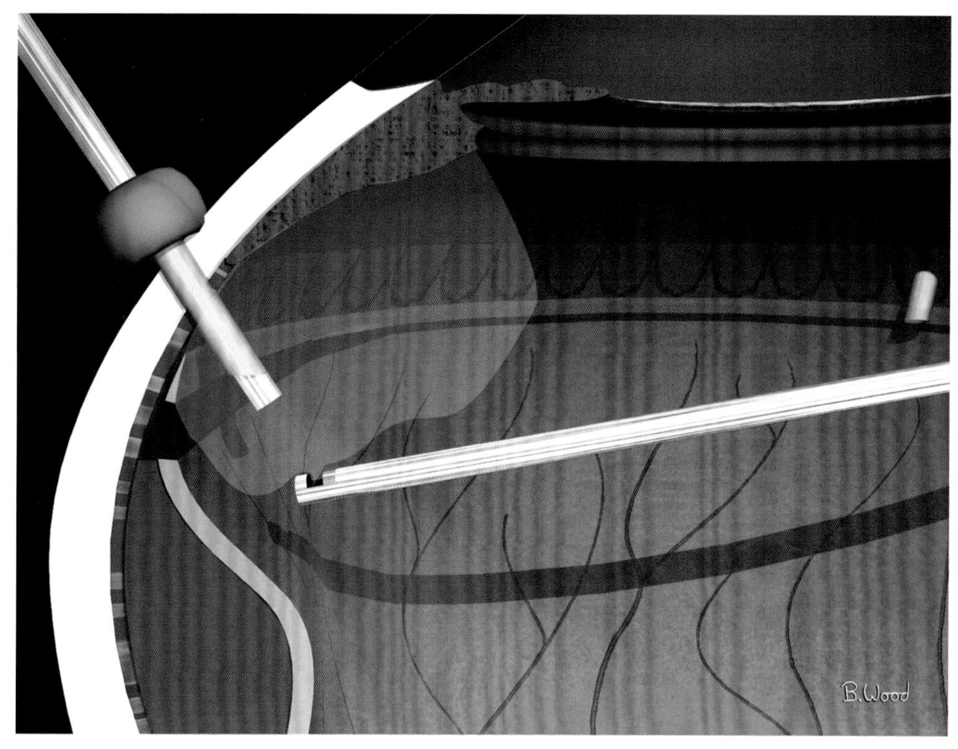

图 16.1 ■ 应 360°切净周边玻璃体，并尽量贴近视网膜。巨大裂孔的前瓣也应切除。25 或 27 G 玻璃体切割术是巨大裂孔的理想选择，因为它具有更好的流体稳定性

引流。不带软头的移液管应该放置在巨大裂孔边缘的前方。视网膜下液被排出时，视网膜将缓慢复位。将术眼向巨大裂孔侧旋转可同时引流玻璃体液与视网膜下液，有助于视网膜下液完全引流和更好的视网膜复位。

重水

重水可以排出所有的视网膜下液，使视网膜复位到一个接近正常情况下的非折叠状态，让激光能作用于视网膜和视网膜色素上皮。重水同硅油、空气和气体一样可以利用表面张力来稳定视网膜。硅油和气体因比重比灌注液小而上浮。重水的密度大于灌注液、视网膜下液和视网膜，因此下沉于眼内的最低位。视网膜复位过程中，只有内界膜的弹性和 PVR 导致的僵硬使其受限。视网膜下液比重水比重小，因而通过裂孔上浮到前部玻璃体腔。笔者所有手术都使用 Alcon 的重水。

使用 MedOne 双孔 25 G 注射套管，在视盘附近将重水注射到视网膜前表面（图 16.2）。由于眼内照明堵塞一个巩膜切口，而重水和 BSS 灌注液都不可压缩，应当使 BSS-Plus 从双孔套管流出以防止眼压升高。重水应该一直注射到视网膜完全展开且所有视网膜下液排尽，这意味着所有病例都完全注满重水。双孔套管应在前部移动，尖端仍然与单个重水液泡的顶部接触，因为此时重水充满了整个眼球，可防止重水通过引流口流出并避免形成多个小泡。注射完毕时，重水需到达睫状体平坦部，此时所有视网膜下液和 BSS 都消失（图 16.3）。David Wong 强调，灌满重水，关掉灌注，可以防止巨大裂孔向后滑脱。重水的注入、空气交换，以及之后的空气-气体交换（AGX）或空气-硅油交换（ASX）必须仔细操作，以防止裂孔滑脱；使用移液管吸取重水时必须保证其始终位于重水-液体界面之上，这样才能使所有含盐溶液（包括 BSS）在重水之前被吸出（图 16.4）。当交换完成时，移液管须缓慢地向后移动。BSS- 重水界面比 BSS- 全氟萘烷界面更容易看到，因为两者折射率相差更大。

如果在巨大裂孔和 PVR 同时存在时使用重水，应避免重水进入视网膜下，特别在使用 Alcon 25 G 内界膜镊由内向外剥除所有前膜时（图 16.5）。当重水的重力和界面张力作用小于视网膜和 PVR 膜的硬度时，重水会进入视网膜下空间[2-4]。

视网膜固定术

视网膜裂孔的后缘应采用连续激光进行固定。（图 16.6）。使用间隔的光斑时需要光凝的面积更大，

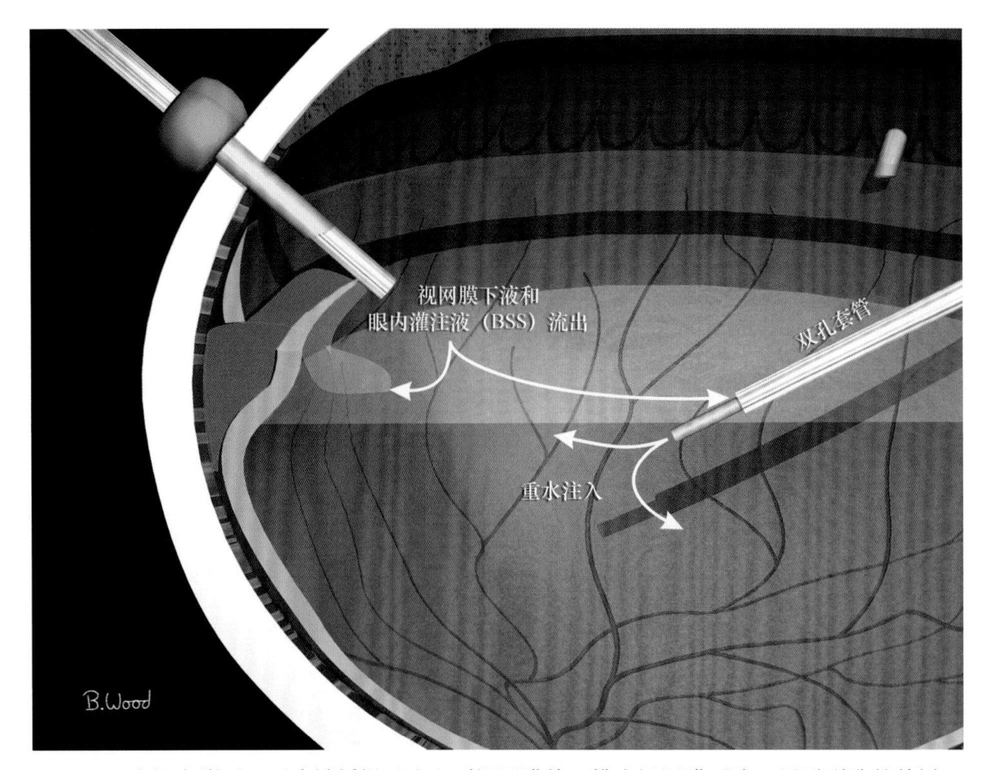

图 16.2 ■ 在视盘附近，重水被缓慢地注入到视网膜前，排出视网膜下液，展平裂孔的前瓣

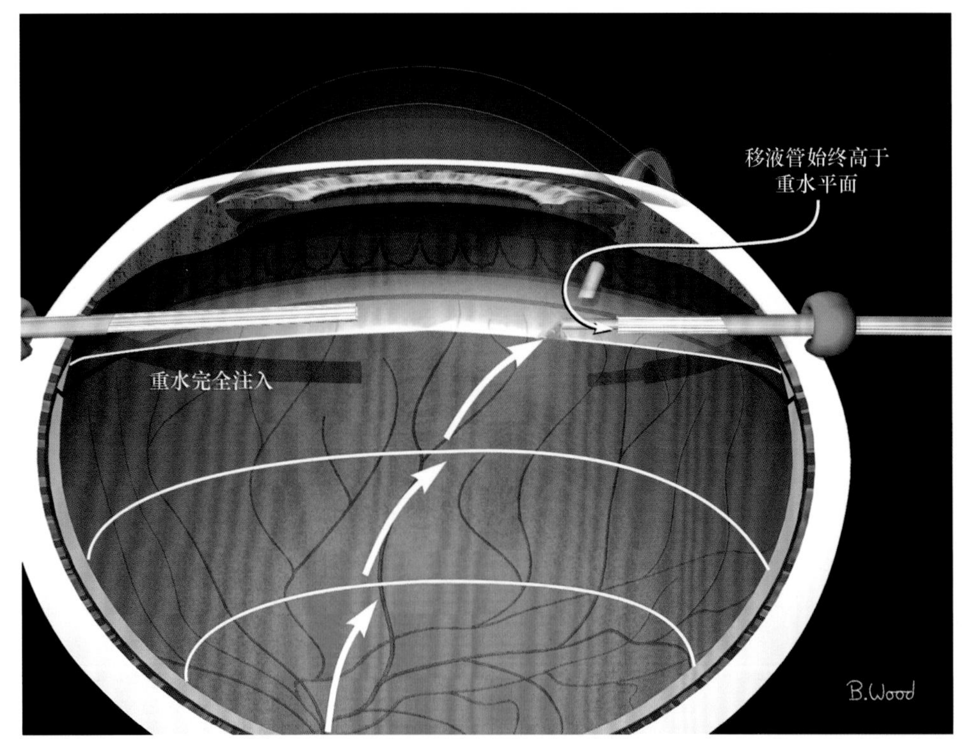

图 16.3 ■ 持续注入足量的重水，使重水平面到达巨大裂孔之前

并容易造成光斑之间视网膜下液渗漏。应小心将光凝斑沿着裂孔的前缘一直覆盖到平坦部，以避免视网膜下液渗漏。532 nm 的绿色二极管激光是视网膜固定术的最好选择[5-7]。使用红色或近红外激光时很难判断治疗的强度。与激光相比，冷冻治疗可能加重 PVR 和视网膜滑脱[8-12]。间接眼底镜下激光可能会损伤角膜、虹膜和晶状体。

术后表面张力的处理

术后表面张力的处理方法包括使用适时重水、硅

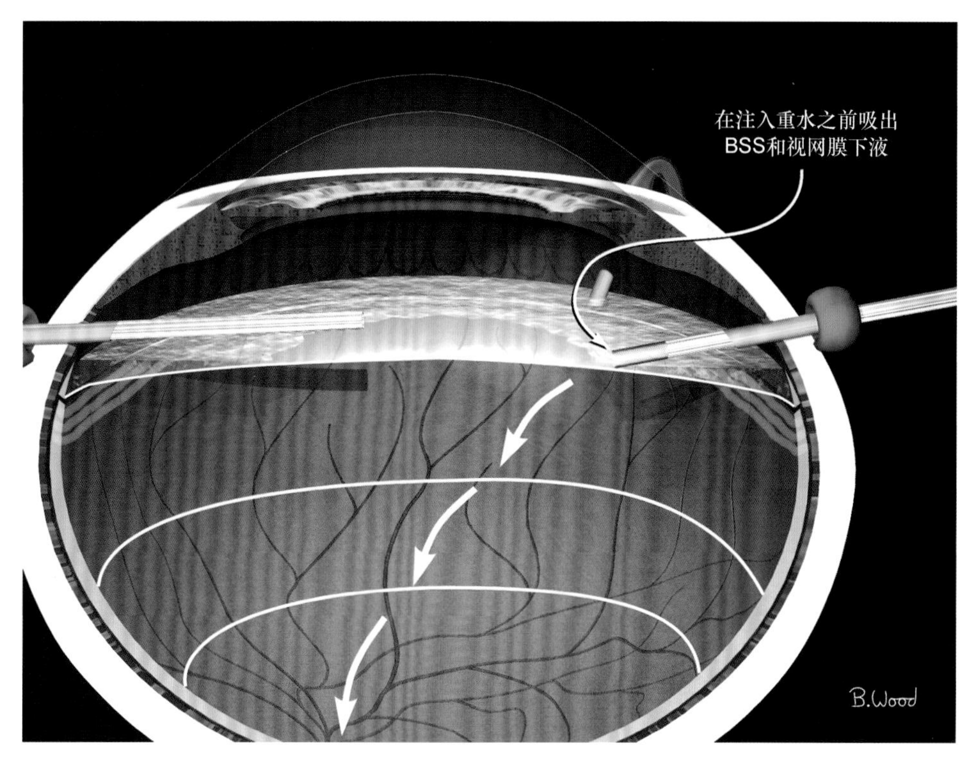

图 16.4 ■ 在重水与气体或硅油做交换时，移液管开口必须放置在周边部并始终位于重水-液体界面之上，这样才能使所有含盐溶液（包括 BSS）在重水之前被吸出

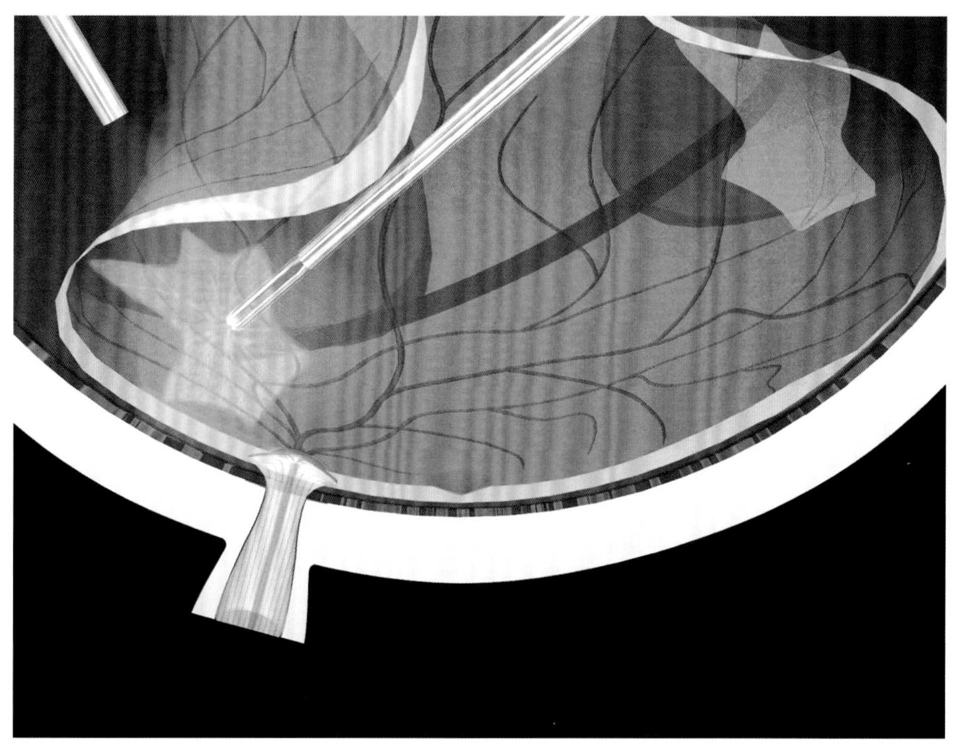

图 16.5 ■ 使用内界膜镊，由内向外剥除视网膜前膜

油和气体。适时重水的优点是避免了在重水-气体或重水-硅油交换过程中可能发生的视网膜滑脱。一个小的缺点是需要第二次手术来移除重水。重水是理想的适时填充物，但在美国是超适应证的。气体可以吸收，不需要手术取出。膨胀气体与空气混合时会膨胀，气泡的大小随着时间的推移而减小，但会妨碍患者的视力，也妨碍医师观察眼底。硅油是巨大裂孔合并 PVR 的最佳选择。重水与气体或硅油交

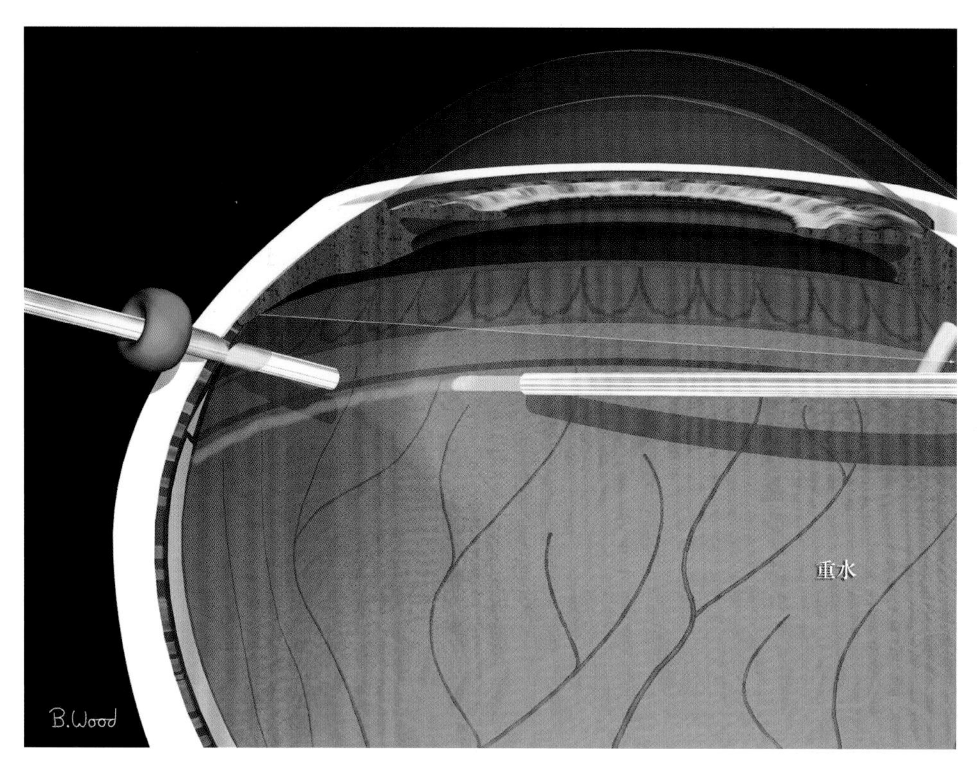

图 16.6 ■ 用成排的融合的眼内激光光凝对视网膜裂孔的后缘进行固定，两侧延伸至锯齿缘

换时会导致视网膜后滑脱。在交换前进行视网膜激光光凝，以确保光凝位置正确，避免过度治疗。在空气-气体或者空气-硅油交换之前进行重水-空气交换，应当把移液针放置在晶体或人工晶状体后，使针头保持在空气-BSS 和 SRF 界面之下。这样操作可以使重水最后被排出，减少视网膜后滑脱的发生。当去除最后几滴重水时，眼睛应该向裂孔方向转动，以确保去除所有的视网膜下液。患者必须在术后立即采用并保持面向下体位，以便视网膜复位。在某些情况下，会出现永久性的褶皱。视网膜褶皱并不是一个严重的问题，除非累及黄斑或造成大片视网膜色素上皮裸露。在术中，如果为消除皱褶而进行额外操作会损伤视网膜和（或）视网膜色素上皮，可能会刺激 PVR 的形成。

当使用气体或硅油填充时，有人试图让患者间断保持面向下体位、选择其他体位或缩短面向下体位的时间。在笔者看来，这些措施降低了手术的成功率。适时重水填充允许所有患者坐、站立和仰卧睡觉，下方裂孔患者可以半卧位休息，鼻侧或颞侧裂孔患者可以侧卧休息。

结论

使用上述方法，几乎所有的患者术中都可成功复位视网膜，并维持至术后 3 周。然而，远期成功率从 50% 到 90% 不等，这与 PVR、手术技术和病例选择有关[13]。PVR 可以在油下处理。很多病例会继发视网膜前膜（黄斑皱褶），可以通过玻璃体切割术和内界膜剥除有效解决，术后可获得视力恢复。

对侧眼的处理

非外伤性、有遗传倾向的巨大裂孔患者具有较高的双眼发病率，这一点非常值得重视[14]。由于对侧眼也有可能发生巨大裂孔，需要对其进行预防性处理。众所周知，视网膜裂孔尤其是巨大裂孔通常发生在既往接受过光凝或冷凝治疗的视网膜的后缘，而玻璃体的收缩可以把视网膜从高而宽的巩膜加压嵴上牵拉下来。笔者目前用激光来治疗对侧眼的视网膜裂孔，但不进行 360°光凝或巩膜扣带术。

参考文献

1. Chang S, Lincoff H, Zimmerman NJ, et al. Giant retinal tears: surgical techniques and results using perfluorocarbon liquids. *Arch Ophthalmol*. 1989;107:761.
2. Glaser BM, Carter JB, Kupperman BD, et al. Perfluoro-octane in the treatment of giant retinal tears with PVR. *Ophthalmology*. 1991;98:1613.

3. Darmakusma IE, Glaser BM, Sjaarda RN, et al. The use of perfluoro-octane in the management of giant retinal tears without PVR. *Retina*. 1994;14:323.
4. Verstraebten T, Williams GA, Chang S, et al. Lens-sparing vitrectomy with perfluorocarbon liquid for the primary treatment of giant retinal tears. *Ophthalmology*. 1995;102:17.
5. Charles S. Endophotocoagulation. *Retina*. 1981;1:117.
6. Yoon YH, Marmour MF. Rapid enhancement of retinal adhesion by laser photocoagulation. *Ophthalmology*. 1988;95:1385.
7. Powell JO, Bresnick GH, Yanoff M, et al. Ocular effects of argon laser radiation. II. Histopathology of chorioretinal lesions. *Am J Ophthalmol*. 1971;71:1267.
8. Campochiaro PA, Kaden IH, Vidaurri-Leal JS, Glaser BM. Cryotherapy enhances viable intravitreal dispersion of retinal pigment epithelial cells. *Arch Ophthalmol*. 1984;103:434.
9. Kreissig I, Lincoff H. Mechanism of retinal attachment after cryosurgery. *Trans Ophthalmol Soc U K*. 1975;95:148.
10. Jaccoma EH, Conway BP, Campochiaro PA. Cryotherapy causes extensive breakdown of the blood retina barrier. A comparison with argon laser photocoagulation. *Arch Ophthalmol*. 1985;103:1728.
11. Campochiaro PA, Kaden IH, Vidaurri-leal J, Glaser BM. Cryotherapy enhances intravitreal dispersion of viable retinal pigment epithelial cells. *Arch Ophthalmol*. 1985; 103:434.
12. Glaser BM, Vidaurri-leal J, Michels RG, et al. Cryotherapy during surgery for giant retinal tears and intravitreal dispersion of viable pigment epithelial cells. *Ophthalmology*. 1993;100:466.
13. Machemer R, Allen AW. Retinal tears 180 degrees and greater. Management with vitrectomy and vitreoretinal gas. *Arch Ophthalmol*. 1976;94(8):1340.
14. Freeman HM. Fellow eyes of giant retinal breaks. *Mod Probl Ophthalmol*. 1979;20:267.

第 17 章

增殖性玻璃体视网膜病变

（陈涵　译　陈玲　审校）

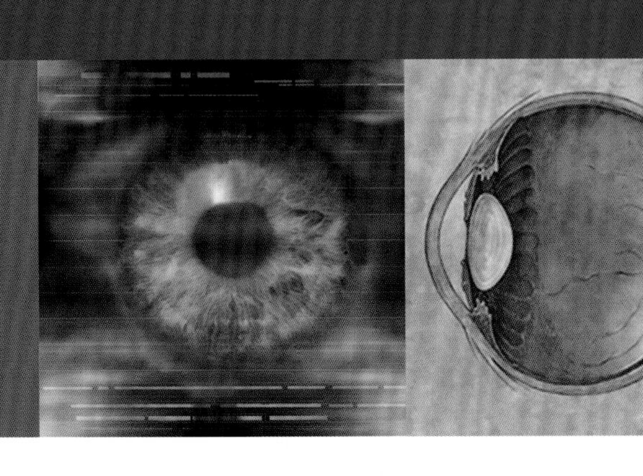

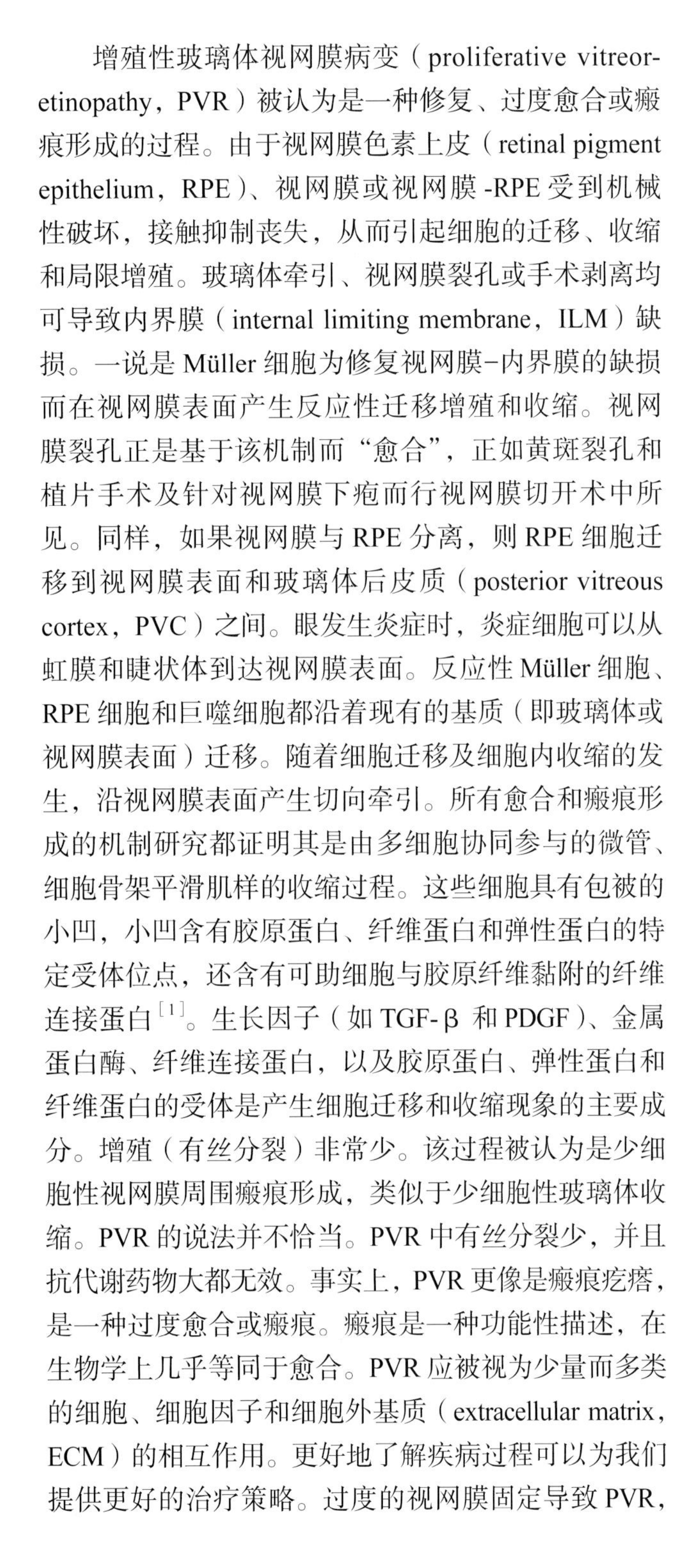

增殖性玻璃体视网膜病变（proliferative vitreoretinopathy，PVR）被认为是一种修复、过度愈合或瘢痕形成的过程。由于视网膜色素上皮（retinal pigment epithelium，RPE）、视网膜或视网膜 -RPE 受到机械性破坏，接触抑制丧失，从而引起细胞的迁移、收缩和局限增殖。玻璃体牵引、视网膜裂孔或手术剥离均可导致内界膜（internal limiting membrane，ILM）缺损。一说是 Müller 细胞为修复视网膜–内界膜的缺损而在视网膜表面产生反应性迁移增殖和收缩。视网膜裂孔正是基于该机制而“愈合”，正如黄斑裂孔和植片手术及针对视网膜下疱而行视网膜切开术中所见。同样，如果视网膜与 RPE 分离，则 RPE 细胞迁移到视网膜表面和玻璃体后皮质（posterior vitreous cortex，PVC）之间。眼发生炎症时，炎症细胞可以从虹膜和睫状体到达视网膜表面。反应性 Müller 细胞、RPE 细胞和巨噬细胞都沿着现有的基质（即玻璃体或视网膜表面）迁移。随着细胞迁移及细胞内收缩的发生，沿视网膜表面产生切向牵引。所有愈合和瘢痕形成的机制研究都证明其是由多细胞协同参与的微管、细胞骨架平滑肌样的收缩过程。这些细胞具有包被的小凹，小凹含有胶原蛋白、纤维蛋白和弹性蛋白的特定受体位点，还含有可助细胞与胶原纤维黏附的纤维连接蛋白[1]。生长因子（如 TGF-β 和 PDGF）、金属蛋白酶、纤维连接蛋白，以及胶原蛋白、弹性蛋白和纤维蛋白的受体是产生细胞迁移和收缩现象的主要成分。增殖（有丝分裂）非常少。该过程被认为是少细胞性视网膜周围瘢痕形成，类似于少细胞性玻璃体收缩。PVR 的说法并不恰当。PVR 中有丝分裂少，并且抗代谢药物大都无效。事实上，PVR 更像是瘢痕疙瘩，是一种过度愈合或瘢痕。瘢痕是一种功能性描述，在生物学上几乎等同于愈合。PVR 应被视为少量而多类的细胞、细胞因子和细胞外基质（extracellular matrix，ECM）的相互作用。更好地了解疾病过程可以为我们提供更好的治疗策略。过度的视网膜固定导致 PVR，并且反复手术干预且手术间隔短是 PVR 的常见原因。手术操作时间过长、广泛的视网膜固定术、视网膜冷凝术、虹膜损伤以及过度的周边视网膜“剥膜”而不是视网膜切除都是医源性 PVR 的原因。与癌症手术或脓肿引流术不同，我们的目标是最小的组织损伤，而非切除所有病变组织。PVR 手术医生应该像整形外科医生一样思考，而不是肿瘤外科医生。

细胞骨架收缩引起细胞在切线方向上的缩短，随后产生胶原蛋白，此时意味着进入后期稳定阶段。基底膜和胶原蛋白可被认为是 Bruch 膜或内界膜的再生，犹如复刻了胚胎发育过程。

PVR 可以局限并产生孤立的星形皱襞、固定皱襞、视网膜下增殖膜或黄斑前膜。增殖膜可更广泛，表现为我们已不再使用的体征术语“大片视网膜增殖”。若增殖的胶质细胞或 RPE 细胞蔓延到邻近的玻璃体后皮质后表面，那么使用旧术语“大片玻璃体收缩”较为适宜。目前尚无科学证据证实玻璃体细胞在 PVR 发病机制中的作用。

对解剖的理解是手术干预的决定性因素。核心玻璃体切割术实际上是去除冠状面上融合的玻璃体后皮质（PVC）和前皮质（anterior vitreous cortex，AVC），这种情况下没有球形玻璃体核心。要牢记的是，玻璃体基底部并没有体积，不能像外科医生经常说的那样“剥除”，它是周边玻璃体和视网膜之间的附着区域。外科医生常说他们进行了玻璃体基底部的分离，事实并非如此，尽管对视网膜表面的周边玻璃体所谓的“剥除”必不可少。环形的玻璃体胶原纤维产生少细胞性收缩，将视网膜赤道部向内牵拉。这些纤维与玻璃体基底部相邻，很难通过剥离来去除。与玻璃体基底部相邻的少细胞玻璃体胶原纤维由于收缩而变短，加之其前后走向，即表现为笔者最初定义的前部环状牵引。当存在前部环状牵引时，赤道部被拉向平坦部。切除这一前部 PVR 复合体对于解除赤道部视网膜上的前后牵引至关重要。视网膜前膜常出现于玻璃体基底部后缘的后部，“剥离周边 PVR 增殖膜”这个说法也并不恰当。

视网膜下腔的瘢痕可表现为多种物理形态，如后文所述（“视网膜下增殖”）。盘状结构可以形成反向的星形皱襞。视网膜下条带（条索）可能是 RPE 细胞或反应性 Müller 细胞沿着纤维条索增殖形成的管道，随之收缩导致视网膜下的多分支结构，从而抬高视网膜。如果条带呈环形且位置相对靠后，便可形成环状结构，并最终导致闭漏斗型视网膜脱离。

病例选择

玻璃体切割术与巩膜扣带术

玻璃体切割术应被视为从解剖角度解决玻璃体视网膜牵引的机械性手段。它对于预防 PVR 没有作用，也不必在试行一次或多次巩膜扣带术后才考虑玻璃体切割术。对于所有继发于 PVR 的视网膜脱离病例，最佳方式是采用不联合巩膜扣带术的 25/27 G 玻璃体切割术。

手术可行性

即使是闭漏斗形态下，广泛的星形皱襞也是可以通过手术解除的。若先前的手术已进行了广泛的剥膜，复发的增殖膜黏附视网膜会更紧。过度的视网膜固定可能导致 RPE 和 Müller 细胞再增殖，同时视网膜表面剥离可能导致更多的 Müller 细胞增殖。广泛的视网膜下盘状增殖常意味着已丧失手术机会。极度水肿的视网膜可与弥漫性视网膜下盘状增殖相混淆，使临床评估存在困难。在应用视网膜上及视网膜下剥膜、视网膜下液（subretinal fluid，SRF）内引流、视网膜切除和硅油等手段之前，巨大视网膜裂孔和弥漫性表面增殖被认为是无法手术的。除了增殖形态的物理因素所致无法手术外，患者本身以及生物学条件等诸多因素也与手术可行性相关。如果患者的增殖形态明显适宜手术，但在玻璃体切割术后多次复发，则表明患者本身的生物学特性导致其不宜手术，特别是当患者对侧眼有功能、合并有其他疾病或高龄的情况下。虹膜新生血管、青光眼性视神经萎缩和严重葡萄膜炎也影响手术可行性。

与非活动性病例相比，近期有极度增殖活动和炎症成分的病例预后更差[2]。在这种情况下，应在手术前观察一段时间以及结膜下注射类固醇［Charles 1979 年未发表的数据，以及与 Ronald Michels（已故）的个人交流］。Steven J. Ryan（已故）认为特定的细胞周期是这种修复或瘢痕形成过程的特征。如果手术延迟至增殖稳定，同时炎症反应降至最低，可减少增殖复发。增殖静止可以通过以下几点判断：极少的细胞和闪辉，结膜充血减轻，患者感觉舒适，以及视网膜前膜不再进展。

手术顺序和技巧

晶体或人工晶状体的处理

在大多数后部 PVR 病例中，透明晶状体可予以保留。但是在有严重前部 PVR 的情况下，为了能够充分切除前段玻璃体以及减少睫状膜形成，可能需要去除晶状体。如果眼内炎症非常严重，应进行晶状体囊内切除。否则，可行超声-玻璃体切割联合人工晶状体植入，以助后段硅油保持原位。

如果是后房型人工晶状体，应予保留。有些前房型及虹膜平面人工晶状体必须取出。透明角膜切口、黏弹剂的应用以及剪断人工晶状体襻可大大减少取出植入物时眼内出血的发生率。若襻周有瘢痕形成，预料去除时可能导致出血，则剪断的人工晶状体襻可予保留。囊袋全切可减少虹膜凹陷、虹膜根切口闭合、睫状膜形成和低眼压的发生率。切勿为行二期睫状沟内人工晶状体植入术而保留囊袋。

分区化

炎症在 PVR 的发生和发展中都起了作用。源头组织产生生长因子，作用于基底组织。在 PVR 中，靶组织（视网膜）与源头组织位于同一空间，而在增殖性糖尿病视网膜病变中（由视网膜产生的 VEGF 作用于虹膜和小梁网），二者相隔较远。黏弹剂、纤维蛋白、炎症和血液被认为是加剧 PVR 的培养基。晶状体或人工晶状体将眼分隔为二，延长了细胞培养基样环境，并为迁移提供了基底物。PVR 病例若去除晶状体，会增加细胞因子、细胞和血清成分（如纤维连接蛋白）从小梁网的外流。同样，气体和硅油的隔离作用使细胞和因子在视网膜-气泡界面产生积存，会潜在地加重 PVR。

玻璃体切割术

首先切除 AVC，以及所有附着于白内障、外伤伤道以及虹膜的玻璃体。应使用极低吸力的比例抽吸，以免抽吸产生玻璃体视网膜牵引而致视网膜裂孔。使用尽可能高的切割速率来减少玻璃体视网膜跳动性牵引。PVC 通常与 AVC 融合，一步即可切除。几乎所有 PVR 病例都存在玻璃体后脱离（vitreous detachment，PVD）。少细胞性玻璃体纤维收缩使 PVC 和 AVC 汇合在一起形成“冠状面”（frontal plane，FP）样结构（图 17.1）。“核心玻璃体切割术”是一种误称。在 PVR 眼中并不存在球形核心玻璃体。

前部 PVR

前后向的玻璃体纤维通常从玻璃体基底部后缘的视网膜表面延伸至扁平部、睫状体和虹膜。通常，这些纤维由于少细胞性玻璃胶原纤维收缩，将赤道部视网膜向前牵拉形成环形皱褶。1975 年笔者首次将这种现象描述为前部环状收缩。少细胞性牵拉导致前段玻璃体和 PVC 在冠状面产生融合，在 PVR 病例中非常典型。这里不存在“核心玻璃体”。前部 PVR 经常被误称为“玻璃膜”，或手术医生常错误地声称他们“剥除了玻璃体基底部”。为了使视网膜复位，前部 PVR 必须清除。

1. 通过助手或免持型辅助装置顶压巩膜，有利于分离前部 PVR。前部 PVR 的放射状部分若较宽，可使用玻璃体切割头切除；若较窄，则可使用弯剪（图 17.2）。对此，25/27 G 玻璃切割头是理想的选择。使 25/27 G 内界膜镊沿切线方向从后向前剥离后部视网膜前膜（epiretinal membrane，ERM）直至玻璃体基底部的后缘。用切割头配合导光纤维将玻璃体和 ERM 与周边视网膜钝性分离。有时可用弯剪将环形结构分层剥离或截断（图 17.3）。

视网膜前膜

PVR 形成的 ERM 与视网膜的黏附力弱，通常可沿切线方向剥离而无需切割（图 17.4）。剥膜时使用内界膜镊远比用铲钩或将镊子一叶置于前膜下夹取要好得多。因为内界膜镊接触的是 ERM，而非视网膜。使用爱尔康 DSP 无钩内界膜镊可降低医源性视网膜裂孔的发生率。笔者将这种方法称为由内而外的镊子剥膜法，与黄斑前膜、内界膜以及弯剪截断分割及分层剥离的方向类似。DSP 内界膜镊应始于星形皱襞的中心点，即 ERM 脊。只有皱襞外缘偶尔清晰可见时才于此起瓣。通常最好用镊子沿切线向往外周剥离，因为中央视网膜比外周视网膜强韧得多。外周 ERM 可延伸至玻璃体基底部，一旦从视网膜表面揭起，通常可在解除前环牵引的同时用玻璃体切割头切除。如果前膜粘连紧密，则应用 25 G 弯剪

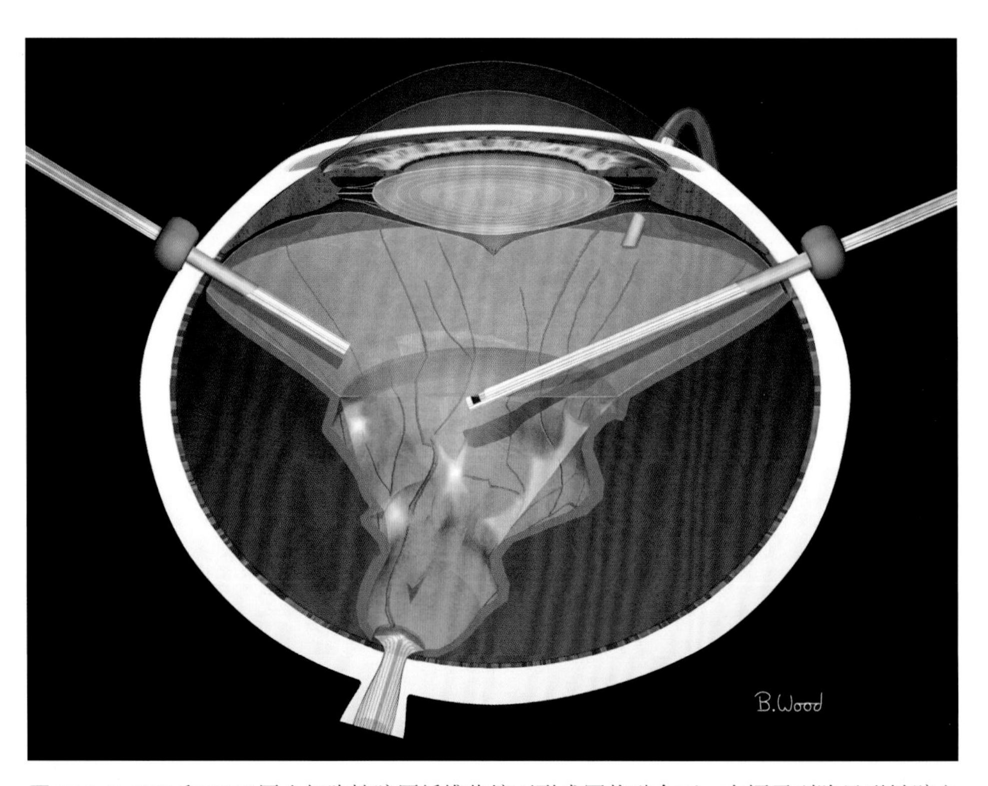

图 17.1 ■ AVC 和 PVC 因少细胞性胶原纤维收缩而形成冠状融合面。在镊子剥除星形皱襞之前，应先除去此融合面

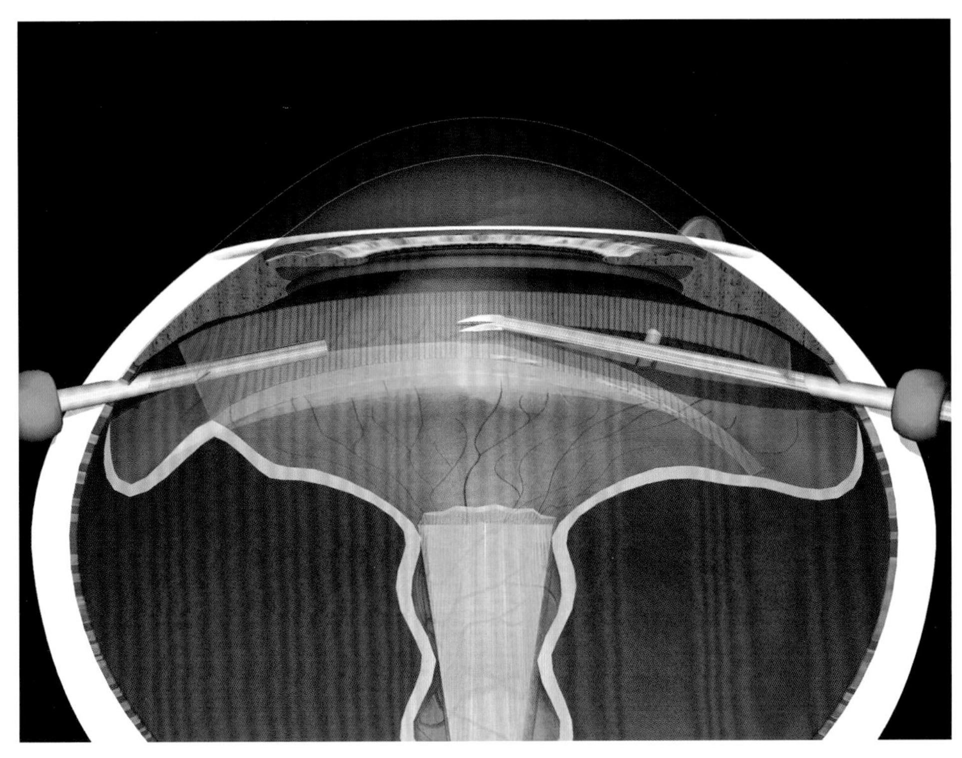

图 17.2 ■ 前部 PVR 的放射状（前后向）部分也被称为前部环形收缩。如果此处空间过窄，无法自如使用玻璃体切割头操作，可使弯剪切除。为便于操作，首选精细的 25 G 切割头

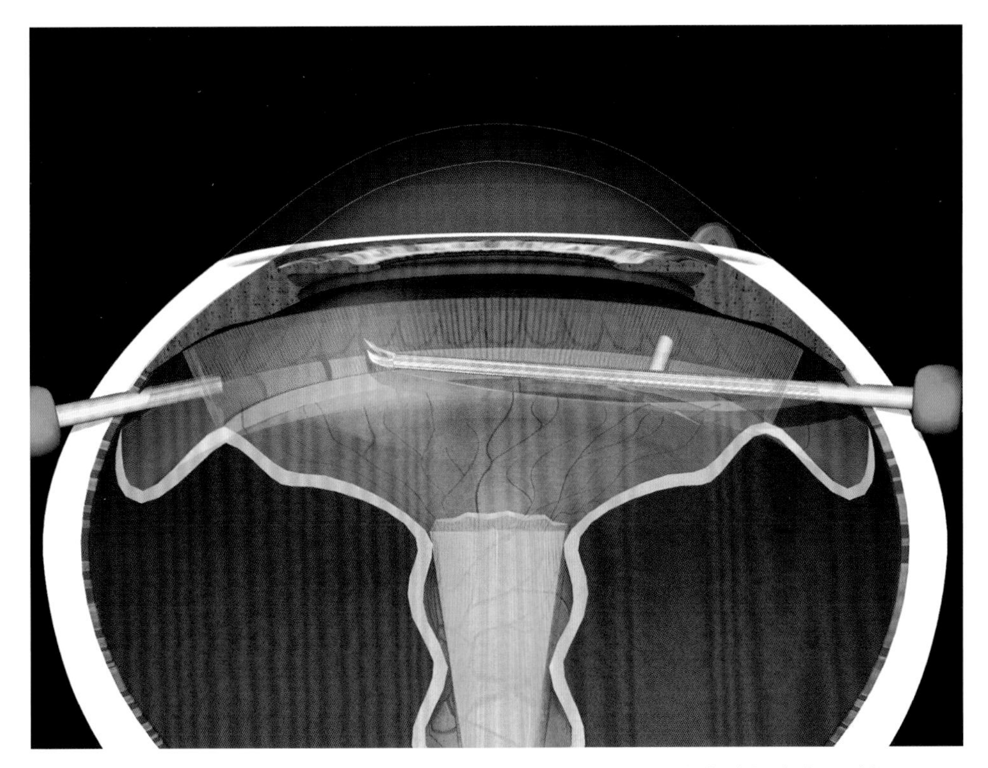

图 17.3 ■ 使用弯剪将视网膜赤道面上的 ERM 和致密的环状纤维截断分割或分层剥离

将其截断分割和（或）分离。如果无法将星形皱襞、固定褶皱或视网膜-视网膜粘连处的 ERM 剥离、截断或分离，则可能需做视网膜切除术。必须尝试使用剪刀截断或分层剥离以松解在赤道部引起环形牵引的 ERM。如果前膜与视网膜表面粘连紧密而无法安全地完成上述操作，可以在保留这部分 ERM 的情况下，在气下进行视网膜切除术。致密、明显纤维化的 ERM 偶尔可用弯剪从视网膜表面分离，操作时刃

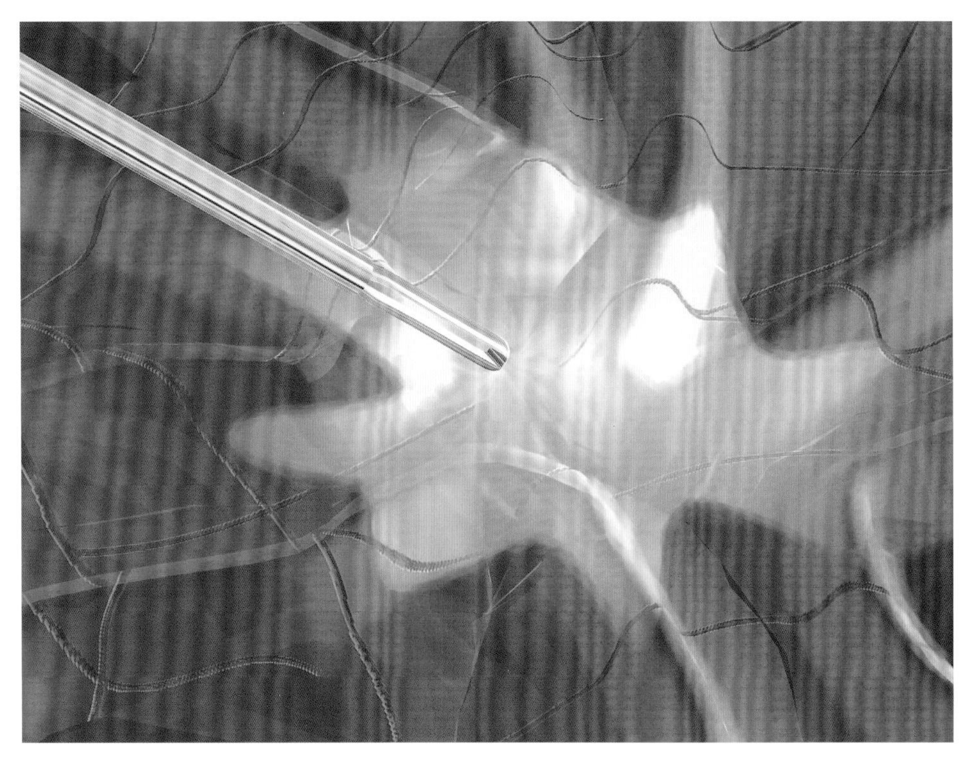

图 17.4 ■ 使用爱尔康 25 号 DSP 内界膜镊由内面外剥离 ERM。铲钩、黏弹剂分离以及将镊子的一叶置于前膜下的操作更容易损伤视网膜

面应平行于视网膜表面。用弯剪截断分割 ERM 的致密部分可有效解除牵引，但未广泛利用（图 17.5）。当视网膜表面完全暴露，视网膜游离，锐角变钝时，剥膜便完成了。

视网膜下增殖

就像 ERM 形态存在差异，视网膜下增殖也可表现为多种解剖形态。鉴于增殖多呈盘状形态，用“条

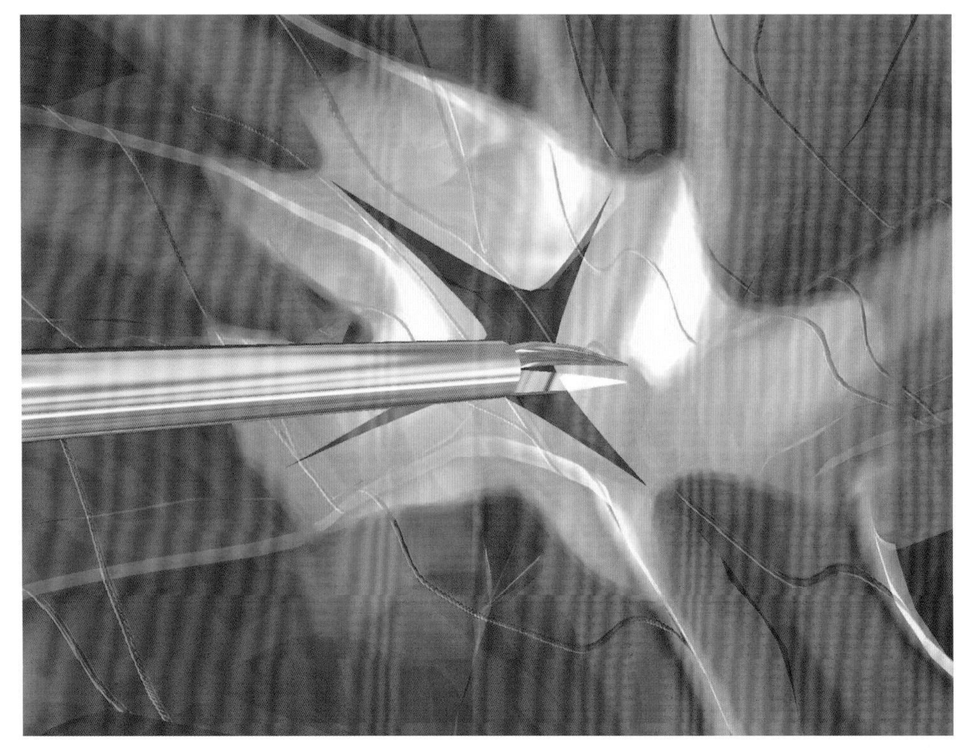

图 17.5 ■ 使用弯剪对致密的 ERM 进行由内面外的离断非常有效，但往往未得到充分利用

索”描述并不恰当。

如果视网膜下盘状增殖范围不大，可通过内引流视网膜下液、气-液交换和硅油填充解决。如果视网膜在这一过程中复位，则不需要进行视网膜下操作。如广泛增殖导致视网膜抬高，则需要使用镊子清除视网膜下增殖。

视网膜下条索通常可以通过镊子取出（图 17.6）或将其剪断，而后进行视网膜下液内引流、气-液交换，并彻底引流出视网膜下液。持 25 G DSP MaxGrip 镊子在视网膜下增殖最致密的部位（图 17.7）穿过视

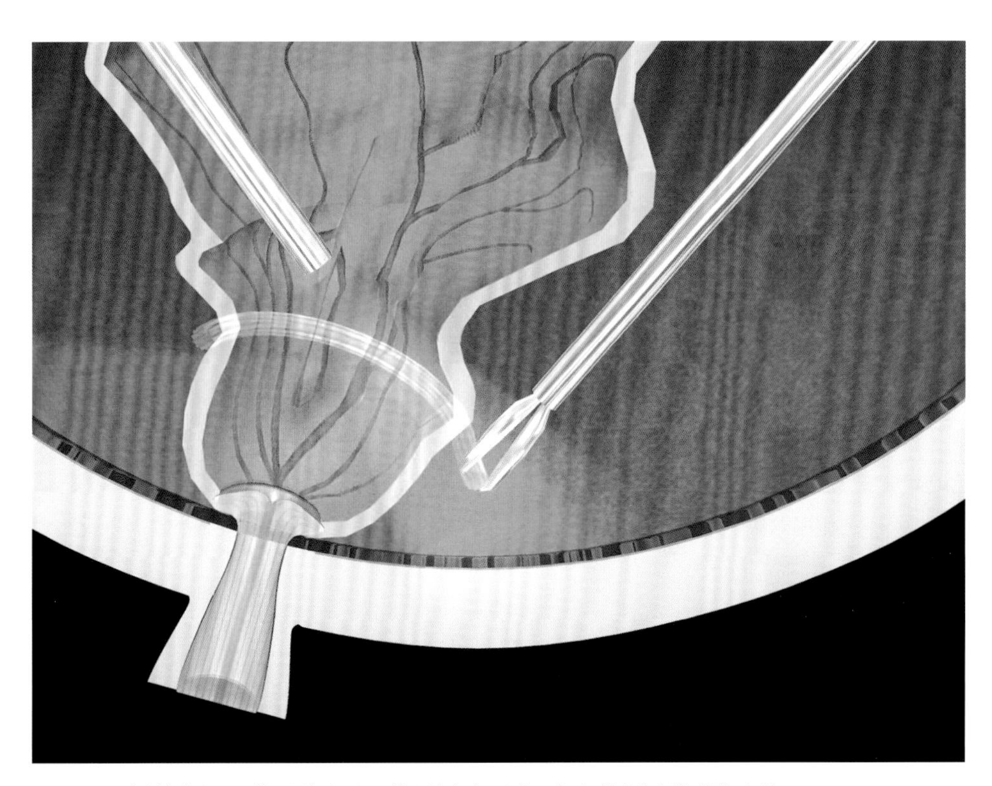

图 17.6 ■ 树枝状视网膜下增殖可以使用镊子经原已存在的视网膜裂孔去除

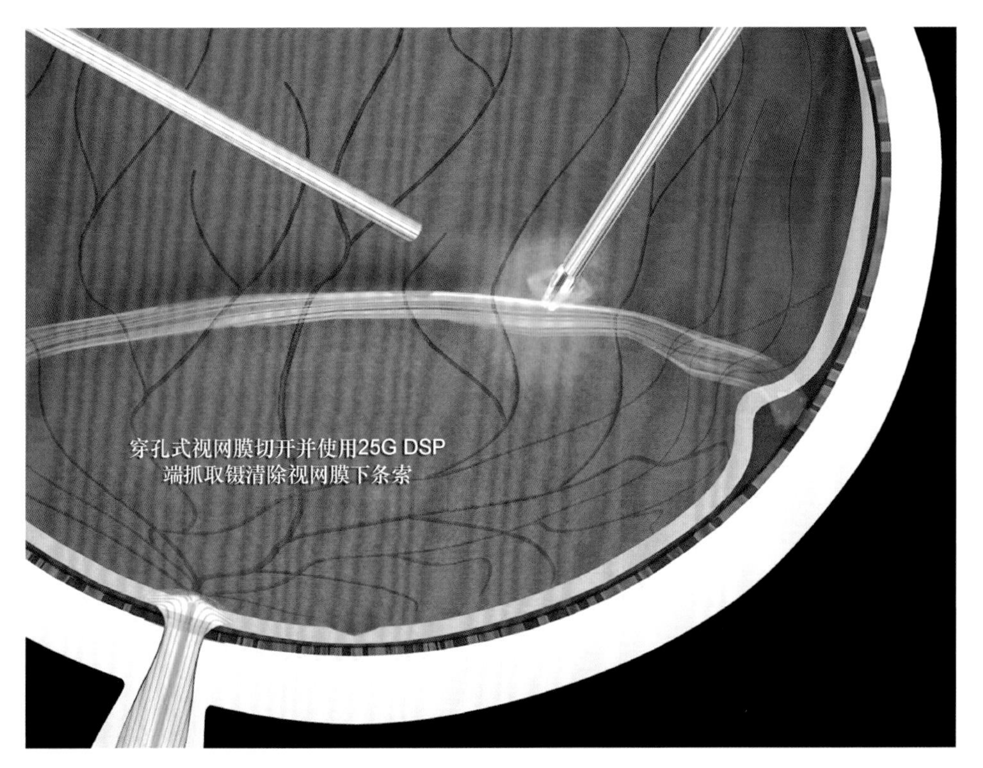

图 17.7 ■ 穿孔式视网膜切开后，用镊子扩大切口并抓取条索以去除树枝状视网膜下增殖

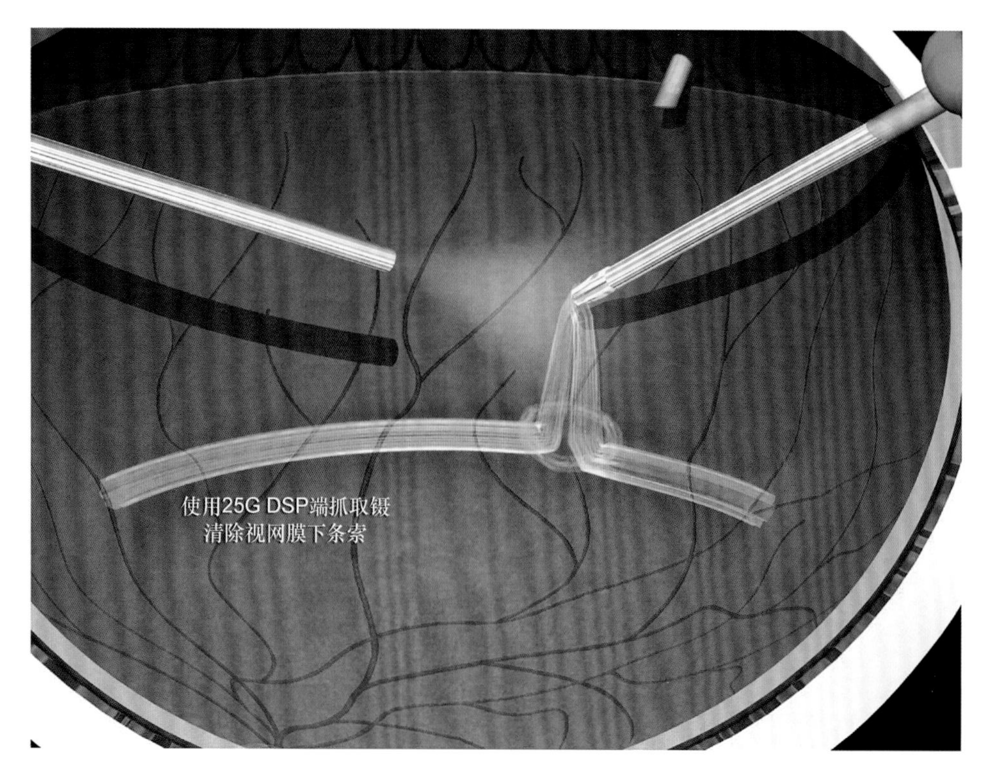

图 17.8 ■ 采用连续抓取法并以导光作为支点，将长条形的树枝状视网膜下增殖完全去除

网膜，抓取并清除增殖组织（图 17.8）。必须注意避免将视网膜误卡在镊子中或损坏 RPE 或脉络膜。通常视网膜下条索会断裂，牵引由此解除。

位于极后部的环状视网膜下条索会形成一孔环状（所谓的餐巾环样）结构。在完成玻璃体切割术并持颞由内向外完成剥膜后，使剪刀经已有的视网膜裂孔进入视网膜下腔，或者在“餐巾环”上方的视网膜处用镊子行穿刺造孔。术者可使用剪刀通过此孔进入视网膜下腔，在距“餐巾环”一定距离处将其剪断。导光可用于照射视网膜下腔，并通过触碰视网膜，确定牵引是否得到松解。有时，有必要在数个不同位置将“餐巾环”剪断。极少数情况下，如果视网膜下腔中存在广泛的增殖膜，为了看清并进入视网膜下腔，可以进行 90°或更大的环形视网膜切开。穿孔式视网膜切开有助于为处理视网膜下增殖打开通道。大多数 PVR 病例需行视网膜下液内引流、气-液交换并在视网膜下液完全引流后，再进行眼内激光光凝以及气-硅油交换。

视网膜切除术

40 年来，笔者一直倡导视网膜切除术，而不是 Machemer 的视网膜松解切开术。视网膜切除术切除环形切口前的所有组织，可减少睫状膜的形成、术后低眼压的发生以及周边 PVR 的复发（图 17.9）。除非视网膜嵌顿在外伤伤口或既往环扎术中经巩膜放液处，否则应行视网膜切除，并使用空气、重水（perfluorooctane，PFO；全氟化碳液）或硅油填充。笔者提出了“增量式视网膜切除术”这个术语，即适度扩大视网膜切除范围更利于视网膜复位，同时最好采用表面张力剂填充眼内，而非灌注液。如果视网膜切除已达到 270°，通常最好延长至 360°，因为剩余象限的未切除视网膜通常术后会收缩。

视网膜复位试验

视网膜复位试验定义为：视网膜下液内引流、气-液交换联合视网膜下液完全引流，以确认是否需进一步清除增殖。术中经灌注套管输入空气，并使用不带软头的笛针或玻璃体切割头抽吸视网膜下液。除了注入硅油、重水及取油操作之外，笔者使用爱尔康 25/27 G 笛针行视网膜下液引流及其他所有术中交换。有时，通过这一步骤可以暴露被闭漏斗遮挡的后极部 ERM。可在空气下用镊子剥除、截断分割或分层剥离这些新发现的增殖膜，进一步解除切向牵引。

有时，通过视网膜复位试验可进一步探明玻璃体视网膜牵引。这是开展界面玻璃体切割术（在空气中进行玻璃体切割术）的理想情况。切割器口位于残留的玻璃体中，在气泡之外，置于视网膜和玻璃体之间的中间点（图 17.10）。在视网膜复位试验中出现中至

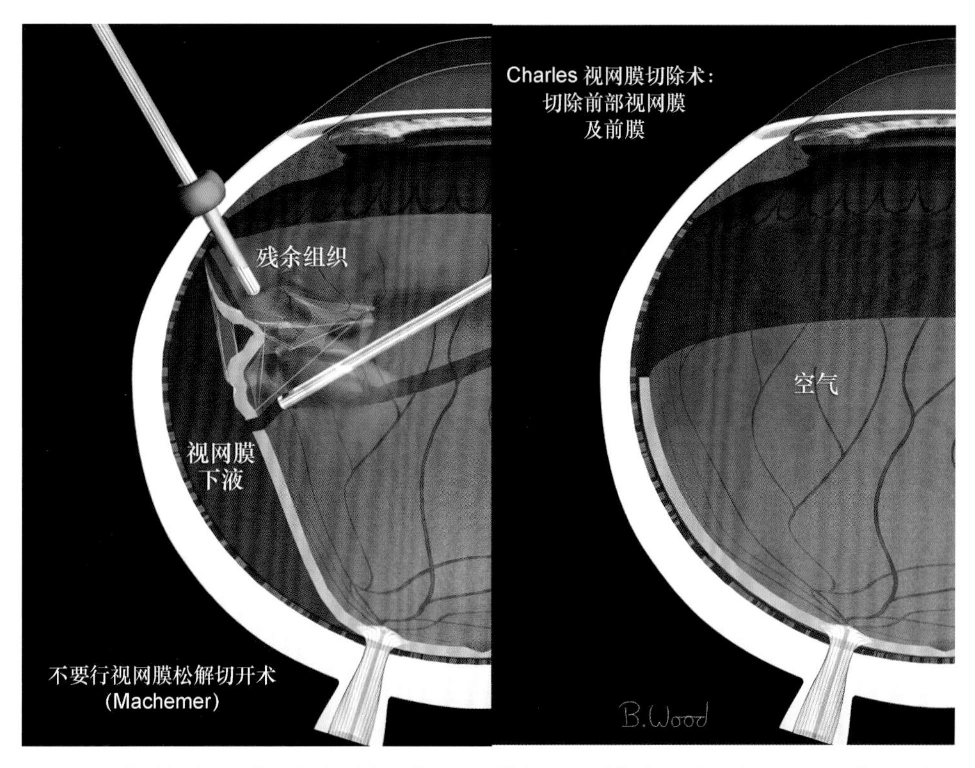

图 17.9 ■ 如利用视网膜下液内引流和气-液交换行视网膜复位试验时出现了视网膜下积气，应再进一步行玻璃体切割，使用镊子剥除、截断分割或分层剥离增殖膜以使视网膜复位。如果视网膜下积气未消除，则行增量式视网膜切开

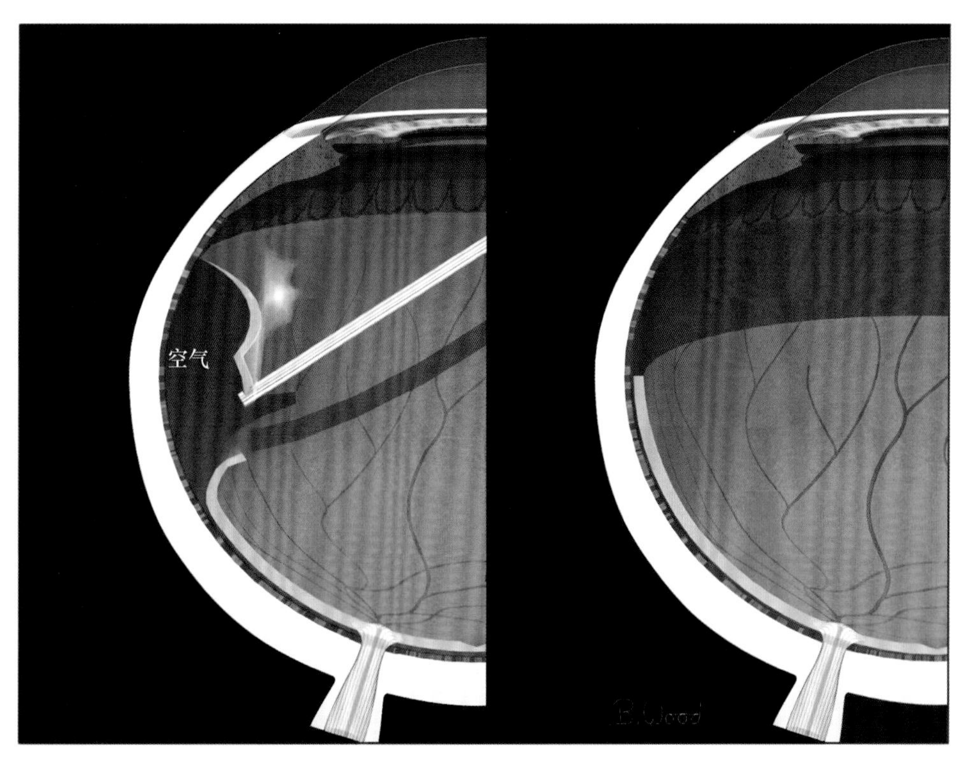

图 17.10 ■ 视网膜切除术比视网膜松解切开术更好，因为它可减少睫状膜、低眼压、虹膜凹陷和复发性增殖的发生。有别于视网膜松解切开术的是，为了减少低眼压和复发性增殖的发生，所有位于环形切口前的组织必须被清除

少量的视网膜下空气表明牵引尚未完全解除。在牵引未得到完全解除之前，除非眼内重新注入灌注液，否则不可能清除视网膜下的空气。最好将视网膜下空气留在原位，并在空气下进行进一步的玻璃体切割、剥

膜、截断分割/分层剥离、视网膜下操作或视网膜切除术。如果视网膜复位试验成功，则再进行激光处理所有裂孔，而后行气-液交换或更为常规的气-硅油交换术。

有时，视网膜缺损会大大扩大，或者在进行复位试验时自发形成缺损。这解除了缩短的视网膜上的切向牵引，并促进视网膜和色素上皮的贴合。少数情况下过大的缺损无法处理，但是在很多情况下是有利于视网膜复位的。

PVR 视网膜的基本力学矛盾是视网膜缩短的同时，又要与眼球内壁的刚性半球表面相顺应。视网膜周围增殖膜的张力和收缩力超过视网膜本身张力和经视网膜正常压力梯度约 100 系数。

全氟化碳液

虽然全氟化碳（PFO，重水）可在清除 ERM 时用于稳定视网膜，但常常造成中心凹下重水残留。"填充"一词并不适宜。由于重水不具亲水性，不能与视网膜和视网膜下液混溶。它提供了 1.67 倍的惯性和重力稳定性。当裂孔巨大，ERM 未充分剥除，重水易进入视网膜下腔。直接重水-空气交换时，应将无软头笛针从周边置入，端口恰位于气液界面之下，并将笛针顺着视网膜界面上下缓缓推进。在清除重水之前应先去除所有液化玻璃体、视网膜下液及灌注液，这样可防止在进行重水-油或重水-气体交换时出现巨大裂孔后滑移的情况。

嵌顿于巩膜切口、外伤创口或巩膜引流造口处的视网膜可形成陡峭的皱襞。如是单个皱襞，则行垂直于皱襞长轴的视网膜切口可解除牵引，类似于整形外科医生松解单个瘢痕。对于视网膜周围增殖膜中心发出的多个放射状陡峭皱襞，则可能需要围绕增殖中心或更大范围行视网膜切除术。通常，放射状皱襞及环形皱襞两者都需要做环形切开。

广泛的视网膜缩短无法通过剥膜、截断分割或分层剥离来处理，需要进行大范围的环形视网膜切除术。其他术者使用"视网膜松解切开术"，表明他们的方法没有切除视网膜。笔者开创了视网膜切除术，即切除所有位于环形视网膜"松解"切开术前部的组织。完全清除的优点是：减少睫状膜形成导致的低眼压的发生，减少缺血组织导致的虹膜新生血管形成，以及减少由平坦部组织环形收缩引发的硅油泡前移。行大范围环形视网膜切除术的病例的处理与伴有 PVR 的巨大裂孔的处理方式类似，应使用硅油长期填充而非巩膜环扎术。

在诊室中，我们往往无法预判是否需要进行大范围的视网膜切除术。过度的视网膜切除可能是由于低估了清除增殖膜的作用。只有在复位试验失败后才需要进行视网膜切除术。无论何时都应在彻底清除增殖膜后再行视网膜复位试验，并在出现视网膜下空气时，立即停止复位。术中一边以增量式视网膜切除术联合电凝血管止血，一边采取增量式视网膜下液引流，反复交替以完成复位。只有当视网膜十分僵硬且无法机械性展开，或当视网膜已完全复位时，才停止这一步骤[3]。

术中视网膜复位可归因于：气-液界面的表面张力、视网膜裂孔的大小、视网膜僵硬程度和球壁的轮廓。当周围增殖膜清除完成并进行了视网膜复位试验后，可能更易于判断视网膜的机械应力情况。尝试视网膜复位时，机械性将视网膜保持在位，有时可能奏效[4]。这可以通过眼内导光、玻璃体切割头及带软头的笛针来实现。

巩膜扣带术

30 年来，笔者从不在 PVR 病例中使用环扎带，也从不对已有的环扎带进行调整。由于手术时间较长，环扎以及调整环扎带会增加疼痛、炎症、屈光不正、低眼压、斜视、上睑下垂、手术时间和人工成本。高高隆起的巩膜环扎加上视网膜显著缩短可能会使后极部视网膜与 RPE 分离。

硅油

硅油最初只是作为一种表面张力剂或剥离工具，在不行玻璃体切割术、不引流视网膜下液的前提下注入眼内硅油，迫使视网膜后退以产生剥离 ERM 的效果。这种方法不适用于严重的或视网膜下的增殖。最近的研究认为，改良后的硅油没有表现出既往具有的视网膜毒性。Ando 开创的无晶体眼下方虹膜根切术可使房水从睫状突进入前房，为角膜内皮提供了营养[5]。用镊子取出全部晶状体囊膜可预防纤维增殖，维持虹膜根切口通畅。去除全部囊膜也避免了低眼压和眼球痨的发生。

房水对角膜的营养作用可减少硅油所致的硅油角膜病变。角膜病变见于＜ 5% 的长期硅油填充眼。减少硅油中的低分子量成分，提高其平均分子量使其黏滞性更高，并纯化去除金属离子以减少硅油乳化、角膜内皮损伤及青光眼的发生。炎性硅油黄斑水肿（silicone oil macula edema，SOME）仍然是一个非常重要的问题，硅油乳化性青光眼也是如此。

硅油的物理效应来自其与水（房水）的不相溶性而产生的界面（表面）张力。经视网膜压力梯度能否复原取决于视网膜裂孔大小和形状以及视网膜表面的顺应性。黏滞度是经视网膜压力梯度中最小的因素，硅油/房水的界面张力为 50 dyne/cm，比空气（气体）-液体的界面张力（70 dyne/cm）低 50%。

使用硅油长期填充封闭裂孔可以避免施行视网膜固定术，从而减少因组织破坏导致的再增殖[6]。长期保持的表面张力堵塞了因收缩而产生的裂孔和手术时遗漏的裂孔。硅油可以通过避免视网膜固定术而减少再增殖的发生，但没有直接抑制增殖的作用。硅油还可能增加再增殖的发生率，因为细胞和细胞因子会积存于硅油-视网膜界面，并且硅油会阻止药物到达视网膜表面。

视网膜切除术和（或）先前接受过多次注气手术是在处理 PVR 时使用硅油的相对适应证。必须告知患者硅油乳化性青光眼、黄斑水肿以及需要取油或长期硅油填充的可能性。

硅油应用于堵住术中未发现的裂孔以及由于 PVR 复发导致的新裂孔。笔者更推荐在液-气交换后再进行气-油交换而不是直接液-油交换，除非人工晶状体后界面产生雾气附着。该现象的原因是空气和人工晶状体后囊膜接触，故需行 YAG 激光囊膜切开术或术中行囊膜切开并破坏 AVC。有些术者误认为人工晶状体蒙雾是因为使用了硅脂人工晶状体。这种情况可发生于所有类型的人工晶状体，但是在硅脂人工晶状体中更常见。因为硅脂人工晶状体屈光指数低，所以较厚，产生的后囊混浊也更厚，因此使用 YAG 次数多并需使用更高能量。对粘连紧密的前膜进行视网膜切除术时，使用硅油堵塞裂孔常可免去视网膜固定术。一些病例在先前手术中，其他医生因尝试剥除粘连紧密的增殖膜而造成了很多视网膜裂孔。笔者对这些病例再次实施手术时，常常在行视网膜切除后不做视网膜固定术。硅油下长期稳定的界面张力是解决这些困难病例的绝佳工具。过度视网膜固定术会导致复发性 PVR 和纤维蛋白综合征。长期硅油填充消除了对视网膜固定术的需求。过分强调取出硅油通常会导致视网膜再次脱离。当硅油被隔绝于人工晶状体后面时，并发症并不常见。1000 cSt 和 5000 cSt 硅油的乳化率和并发症发生率大致相等，但 1000 cSt 硅油的注入和取出速率是 5000 cSt 硅油的 5 倍。

许多外科医生误认为需要取出硅油才能对 PVR 或黄斑前膜进行再手术。笔者发现“在油下”操作相比在空气及重水下操作具有相当的好处。这种技术称为界面玻璃体切割术。切除残留玻璃体、镊子剥膜、视网膜切除术和视网膜下液引流在油、空气和重水下均有效。优点包括手术创伤小、手术时间缩短以及可对视网膜上残余作用力进行实际评估。需要重申的是，硅油的界面表面张力比气体或空气低约 50%。术后第一天，术中空气下复位的视网膜常常被发现在硅油下呈部分脱离。使用 MedOne 和爱尔康 Constellation 高速玻切机特有的短频高压灌注管注入硅油，是在硅油“下”再次手术的理想选择。做法是去除视网膜下液，并在眼球变软时用特殊灌注管再注入硅油，不断重复该过程，直到视网膜复位并且眼压正常。

视网膜固定术

在视网膜复位试验成功完成后，以眼内光凝封闭视网膜裂孔。40 年前笔者开创的复位后视网膜固定术可令视网膜和 RPE 之间黏附力更强。它可以限制与 PVR 有关的 RPE 细胞的迁移。由于视网膜固定与 PVR 形成有关，并且炎症可导致视网膜-视网膜粘连，视网膜固定应局限于视网膜裂孔处或疑似裂孔区域。笔者从不在 PVR 病例中进行全视网膜光凝术，以避免复发增殖和纤维化。出于同样的理由，笔者倾向于单排融合性激光包围视网膜缺损（图 17.11），从不使用多排光凝，只在一些增殖和炎症反应严重的病例行硅油填充后使用，以免于行视网膜固定术。

弹性视网膜补片

用弹性视网膜补片封闭所有视网膜缺损理论上可以取代硅油、气体和视网膜固定术。理想的视网膜补片应该非常柔韧，比视网膜更有弹性，比视网膜渗透性更低，并且不黏附在 RPE 上。房水是理想的玻璃体替代品，如果有可用的弹性视网膜补片，则可以使用房水代替气体或硅油。

预后

手术效果高度取决于于病例选择、手术方法和手术经验。使用常规玻璃体手术技术，50% ～ 85%

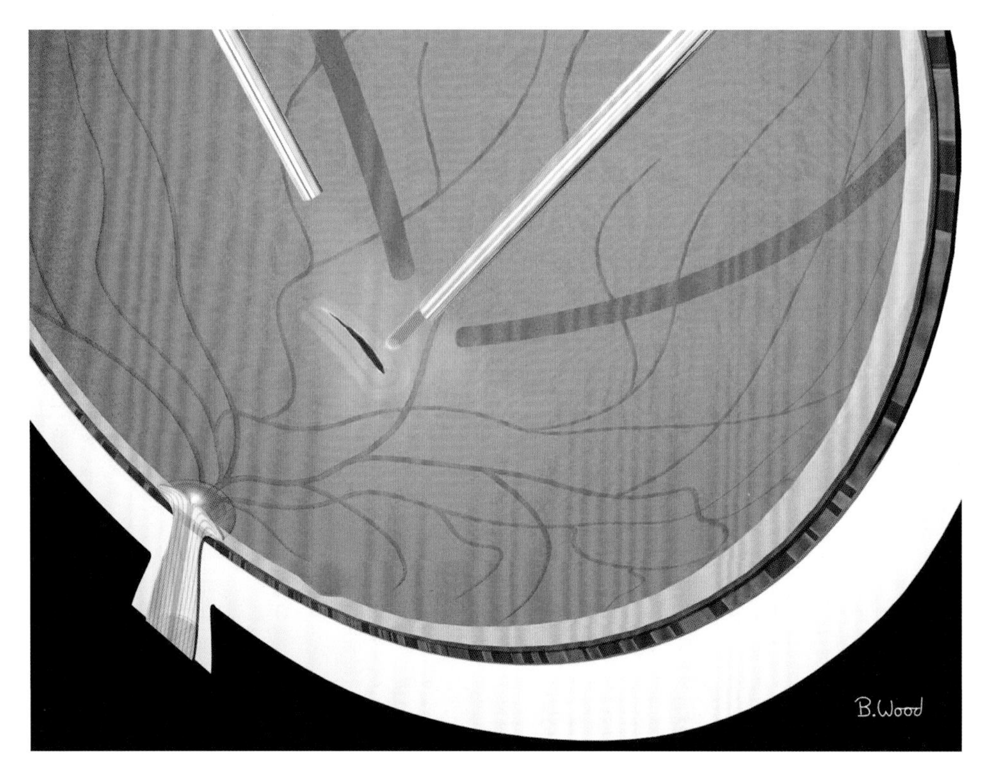

图 17.11 ■ 彻底引流视网膜下液后，应行融合性眼内光凝包围视网膜内引流口

的病例实现了长期视网膜在位[7]。使用上述手术方法和病例选择标准，90% 的病例可以通过手术复位，超过 74% 的病例视网膜可长期保持在位[8-9]。大约 50% 的病例视力能维持大于 5/200，但是很多病例需要一次以上手术。

并发症

增殖性玻璃体视网膜病变复发

PVR 复发是最常见的并发症。在大多数复发病例中，再行颞子剥膜、视网膜下手术、视网膜切除、气-硅油交换（如果初始手术使用了气体）和眼内光凝可使视网膜再次成功复位。再次手术在油下操作远比取油后再手术要好得多。药物尚未被证实可降低复发性 PVR 的概率。在硅油眼中，注入的抗增殖药物假设确有效果，也无法到达视网膜表面。

炎症

由于视网膜裂孔多采用激光光凝处理，避免了多排冷凝常造成的渗出性脱离和纤维蛋白综合征等并发症。除非患者对激素反应过强，否则每个 PVR 病例皆应行结膜下注射地塞米松，而不使用全身激素。

参考文献

1. Kohno T, Sorgente N, Ryan SJ. Fibronectin distribution at the vitreoretinal interface. *Invest Ophthalmol Vis Sci.* 1983;24(1):240.
2. Charles S. Presentation at 11th Annual Estelle Doheny Eye Foundation Conference. Los Angeles, CA, September 1979.
3. Han DP. Relaxing retinotomies and retinectomies. Surgical results and predictors of visual outcome. *Arch Ophthalmol.* 1990;108(5):694-697.
4. Machemer R, Laqua H. Pigment epithelium proliferation in retinal detachment (massive penretinal proliferation). *Am J Ophthalmol.* 1975;80:1.
5. Ando F. Intraocular hypertension resulting from pupillary block by silicone oil. *Am J Ophthalmol.* 1985;99:87.
6. Charles S. Vitrectomy for retinal detachment. *Trans Ophthalmol Soc U K.* 1980;100(4):542.
7. Sternberg P, Machemer R. Results of conventional vitreous surgery for proliferative vitreoretinopathy. *Am J Ophthalmol.* 1985;100:141.
8. Charles S. Methodology and research on proliferative vitreoretinopathy. Presented at Retina Society Meeting. Cleveland, OH, November 1985.
9. Charles S. Vitreous surgery for proliferative vitreoretinopathy. Presented at Vitreous Society Meeting. Orlando, FL, October 1985.
10. Lewis H, et al. Causes of failure after repeat vitrectomy for recurrent proliferative vitreoretinopathy. *Am J Ophthalmol.* 1991;111(1):15-19.

推荐读物

Asaria RHY, Charteris DG. Proliferative vitreoretinopathy: developments in pathogenesis and treatment. *Compr*

Ophthalmol Update. 2006;7:179-185.
Charteris DG. Proliferative vitreoretinopathy: pathobiology, surgical management, and adjunctive treatment. *Br J Ophthalmol*. 1995;79:953-960.
Charteris DG. Prevention of proliferative vitreoretinopathy. In: Kirchhof B, Wong D, eds. *Essentials of Ophthalmology, Vitreoretinal Surgery*. Berlin Heidelberg; 2005.
Charteris DG, Aylward GW. Proliferative vitreoretinopathy. In: Yanoff M, Duker J, eds. *Ophthalmology*. 4th ed. Elsevier Amsterdam; 2013.
Charteris DG, Hiscott P, Grierson I, Lightman SL. Proliferative vitreoretinopathy: lymphocytes in epiretinal membranes. *Ophthalmology*. 1992;99:1364-1367.
Charteris DG, Sethi CS, Lewis GP, Fisher SK. Proliferative vitreoretinopathy: developments in adjunctive treatment and retinal pathology. *Eye*. 2002;16:369-374.
Eastlake K, et al. Muller glia as an important source of cytokines and inflammatory factors present in the gliotic retina during proliferative vitreoretinopathy. *Glia*. 2016;64:495-506.
Sethi CS, Lewis GP, Fisher SK, et al. Glial remodelling and neural plasticity in human retinal detachment with proliferative vitreoretinopathy. *Invest Ophthalmol Vis Sci*. 2005;46:329-342.

第 18 章

黄斑前膜、玻璃体黄斑牵引综合征、黄斑劈裂

（陈涵　译　陈玲　审校）

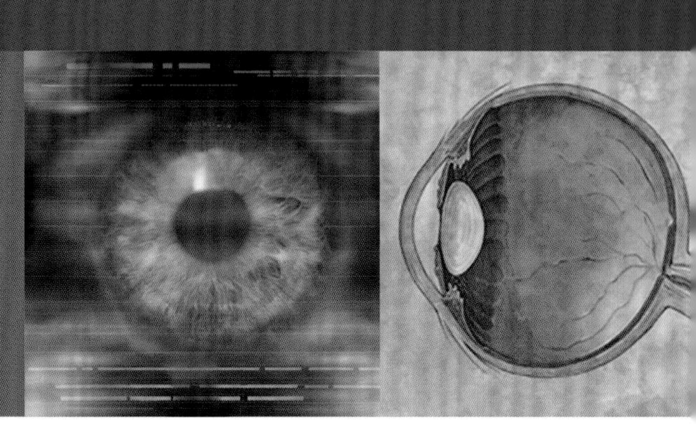

黄斑表面的膜可由几种致病机制引起，其共同机制是组织的损伤和修复。黄斑前膜（Epimacular membranes，EMM）缺乏细胞，主要是胶原化的组织。黄斑前膜也称为黄斑褶皱、玻璃纸样黄斑病变、视网膜表面皱纹和黄斑前纤维化。上述这些称谓都有一定的缺陷，因此黄斑前膜是目前最广为接受的名称。

发病机制

后部玻璃体分离导致内界膜（internal limiting membrane，ILM）缺损，Müller 细胞从缺损处迁移和增殖，形成了所谓的特发性黄斑前膜[1]。视网膜裂孔、视网膜固定术、光凝、炎症和缺血性疾病可导致视网膜表面的反应性 Müller 细胞增殖。视网膜色素上皮细胞也可通过视网膜裂孔迁移并在视网膜表面增殖，类似于增殖性玻璃体视网膜病变（proliferative vitreoretinopathy，PVR）。黄斑前膜可以被认为是局部的 Müller 细胞或视网膜色素上皮诱导的 PVR。

视力丧失的病因

ILM 上膜收缩产生的扭曲力延展到光感受器和 Müller 细胞。由于 Stiles Crawford 效应，光感受器错位而导致视力下降。光以一定的角度照射到光感受器上，令视敏度降低 30 dB。Müller 细胞的作用类似于光纤元件的光波导，通过折射率差异达到全内反射。哪怕术后光学相干断层扫描（coherence tomography，OCT）显示结构正常，但由于光感受器和 Müller 细胞的适应性重排（即可塑性），视力恢复过程将持续数月之久[2]。

少细胞的黄斑前膜收缩可导致 OCT 上所示的非孔源性黄斑区隆起。黄斑与具有液泵作用的色素上皮脱离，导致可逆性黄斑水肿，可能是视力损害的原因。有学说提及内界膜上的牵引可致黄斑水肿，但机制未明，这一理念是有瑕疵的。

病史

典型的黄斑前膜患者在几周时间内出现视物变形伴视力丧失，随后视觉功能相对稳定。尽管近期视力下降的病史典型，但医生往往会建议患者待视力从 20/50 降至 20/80 或更差的时候再考虑手术。事实上，患者视力通常会稳定在这个水平或者接近于起病初期的视力。由于基线视力好及病程短的患者预后更好，最好在第一次就诊时就做出手术干预的决定。

患者选择

与所有外科手术一样，手术决定是一个多因素过程，取决于症状、视力损失程度、视觉需求、对侧眼的情况、晶状体或人工晶状体的情况、年龄、病程、健康状况、合并其他眼科疾病以及术者的经验和技能。伦理基础与合理的临床判断是手术决策过程中无可替代的考量因素。

OCT 成像对于黄斑前膜患者的评估至关重要。玻璃体后皮层很少黏附于典型的黄斑前膜。

由于术式和显微镊获得了改良，且手术经验也日益丰富，笔者在特定患者中，将手术的视力阈值从 20/80 提高到 20/20，术前视力为 20/20 的患者如果有明显症状、身体健康、相对年轻，并且了解相关问题，可以并且应该进行手术。患者的自觉症状及其对日常生活的影响比视力更重要。病程是一个相对而非绝对的标准，有病程长达 10 年的患者术后也有显著视力改善。慢性病程的患者，比如中心性浆液性视网膜病变，如果视网膜下液很少，继发的光感受器不可逆退行性变很轻，其视力也可能得到改善。除血管疾病亚组外，继发于黄斑隆起的水肿往往可逆，并非玻

璃体视网膜手术的禁忌证。前膜发生之前视力即很差的患者应列入手术禁忌。视网膜复位后视力恢复缓慢且术后 1 个月即发生典型黄斑前膜的患者，手术决策尤其困难。患有严重遗传性视网膜变性或视网膜中央动脉阻塞的患者，由于视网膜明显变薄，出现显著的网膜表面皱纹，但没有前膜。这些情况下禁忌手术。

玻璃体黄斑牵引综合征

一些患者的黄斑隆起继发于少细胞的玻璃体后皮质收缩，伴有玻璃体与黄斑的显著粘连[3-4]，称为玻璃体黄斑牵引综合征（vitreomacular traction syndrome，VMT）。SD-OCT 或 SS-OCT 对于评估这些患者具有无可估量的价值。对这些患者进行手术时，必须注意避免在制作玻璃体后脱离（posterior vitreous detachment，PVD）时撕裂中心凹。如果担心在制作玻璃体后脱离时产生黄斑孔，则在切除玻璃体之前，有时需要用精细的弯剪来去除中心凹前的玻璃体后皮质（图 18.1）。内界膜剥除在 VMT 手术中必不可少，它增加了视网膜顺应性，并确保没有残留的玻璃体牵引或视网膜前膜。内界膜剥除应朝向中心凹，并沿着视网膜表面切线方向剥膜，向上提则会增加医源性黄斑孔的概率。

玻璃体黄斑劈裂

OCT 成像使玻璃体视网膜手术医生能够辨识玻璃体黄斑劈裂。用裂隙灯和 90D 前置镜或接触镜检查时，黄斑劈裂几乎是看不见的。使用亮蓝染色和 SF_6 等膨胀气体可提升内界膜剥除术的效果。不能略去内界膜剥除术。必须注意避免在合并黄斑囊肿的 VMT 患者中造成视网膜内层缺损。镊子以圆周做运动、朝向中心凹剥离并避免提拉动作，都至关重要。不应强求制作玻璃体后脱离。由于风险大而效果差，我们从不推荐使用重组微纤溶酶（Ocriplasmin）处理玻璃体黄斑粘连，但如果粘连局限且患者没有玻璃体切割术指征，则可使用充气视网膜固定术。

非孔源性增殖性玻璃体视网膜病变

有些患者除了有黄斑前膜外，还伴有 PVR 造成的多个星形皱襞。去除这些额外的视网膜前膜会刺激 PVR 复发，除非增殖引起了黄斑隆起或扭曲，否则不必处理。

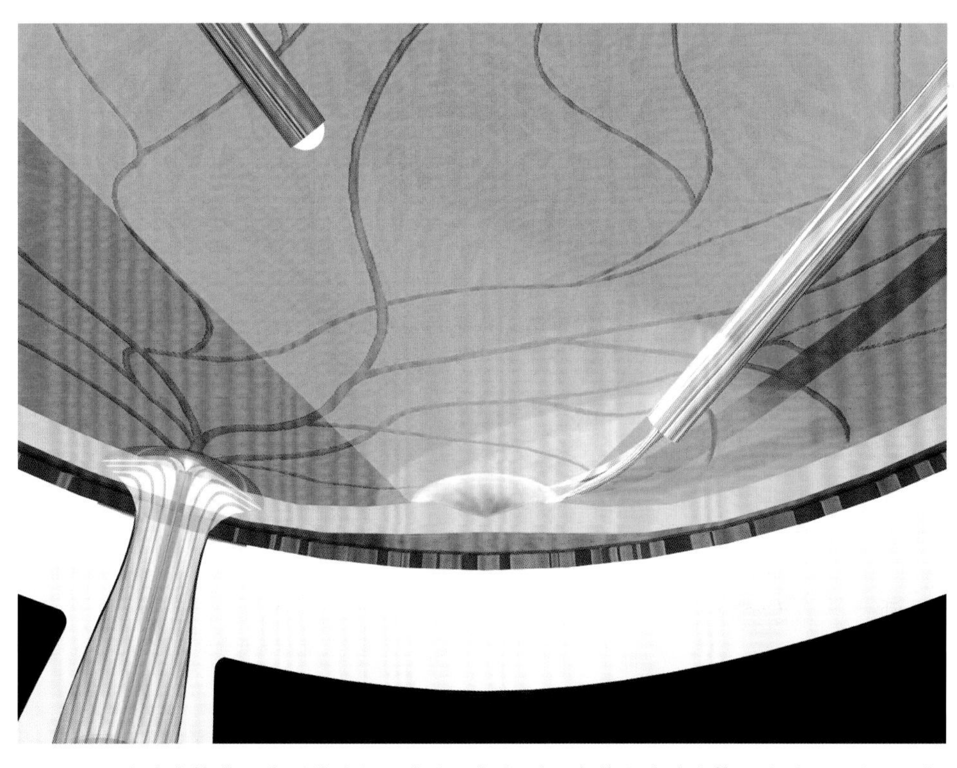

图 18.1 ■ 在玻璃体黄斑牵引综合征患者中，偶尔需要弯剪去除玻璃体后皮质，以防止因绷紧的后皮质缠入切割头而撕裂中心凹

剥膜时需玻璃体切割

笔者最初提出了不切除玻璃体直接剥膜的理念，但在实践数百例患者后因出现严重飞蚊症，并且患者术中出现视网膜脱离时无法于诊室内进行液-气交换术而停止推广这种方法。如果玻璃体已被切除，术后视网膜脱离则可以在诊室内用双针头、液-气交换和激光视网膜固定术处理。后囊下白内障的发生率增加也许和前玻璃体皮质切除后增强了液体湍流有关。保留玻璃体前皮质可减少术后后囊下白内障的发生，但不会减少核性白内障的发展。

视网膜前膜及内界膜剥除

Machemer 在 1972 年开展玻璃体切割术后不久，就开创了用弯针头剥膜的理念技术。O'Malley 随后开发了圆形的成角器械用于剥膜，他称之为铲钩。笔者和已故的 Ron Michels 推广了这种方法。使用弯针和铲钩需要见到黄斑前膜的外缘，通常称为"边缘"，除非前膜中已形成了一条裂缝。寻找边缘有产生视网膜裂孔的风险。由于某些情况下很难找到"边缘"，笔者最早开发了镊子剥膜（夹取剥离）技术。与 Machemer 的由外向内剥膜法不同，笔者的由内而外剥膜的第一步是使用内界膜镊夹取前膜中心点（图 18.2）。虽然笔者曾建议以 MVR 刀或锐钩在黄斑前膜的表面中心划一条缝，但若有爱尔康 25 G DSP 内界膜镊，便无此必要。可通过以下几点来确认膜的中心点：放射状条纹的走向、膜内最不透明的区域，以及镊子侧向移动引起的膜与视网膜之间的相对运动。因为 Eckardt 型镊有方角，可撕裂神经纤维层或引起出血，笔者开发了一种适形镊子。适形镊的尖端具有与视网膜相匹配的曲率半径。笔者将 25/27 G 的爱尔康一次性 DSP 内界膜镊（图 18.3）应用于所有患者。如果膜非常光滑和紧绷（所谓的玻璃状），可使用爱尔康 25/27 G MVR 刀，但有 DSP 内界膜镊时很少需要这样做。剥膜时应持镊子沿着视网膜表面切线方向做圆周运动（图 18.4）。术者应在剥膜过程中始终关注中心凹，而不仅仅聚焦于镊子，以防撕裂中心凹。剥膜过程中若发现视网膜表面有细微纤维被提起，意味着此处内界膜粘连很强。在所有情况下，都必须使用 25/27 G DSP 镊进行内界膜剥离。Kampik 认为剥除内界膜可降低前膜的复发率。剥除内界膜可立即消除网膜皱褶，从而改善术后的视物变形[5]。如果在剥膜过程中发现前膜与中心凹、血管或任何视网膜区域的粘连非常强，则应使用弯剪进行分层剥离而不是撕除（图 18.5）。如果内界膜剥离后仍存明显

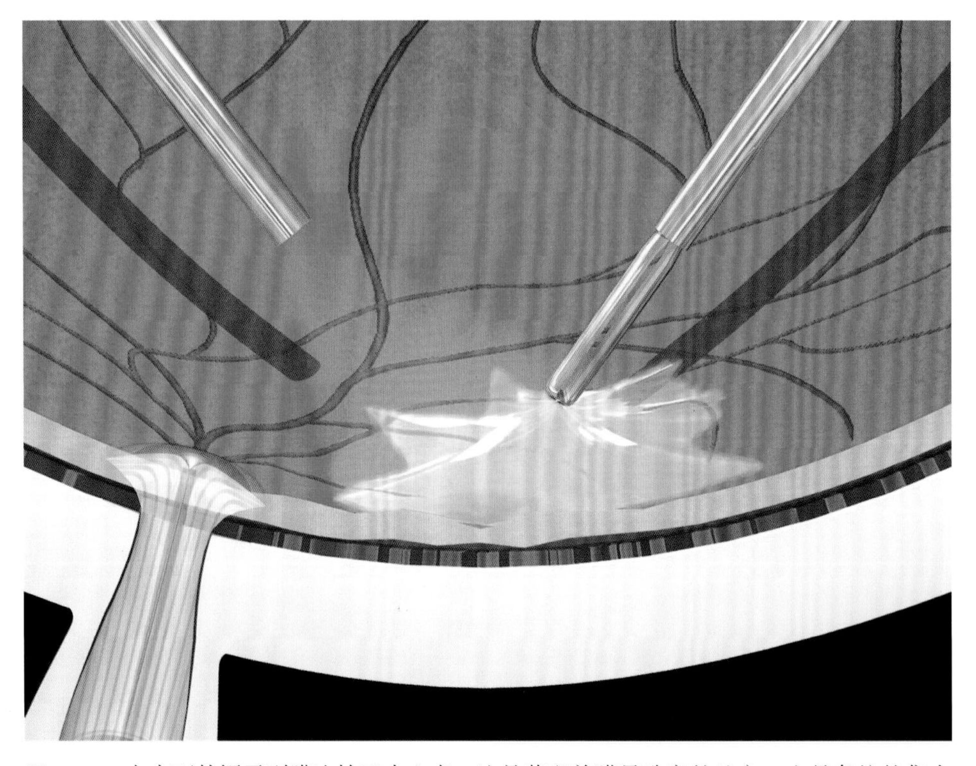

图 18.2 ■ 由内而外镊子剥膜法始于中心点，这是黄斑前膜最致密的地方，也是条纹的集中点。由于会损伤视网膜，不推荐使用铲钩，也无需找前膜边缘

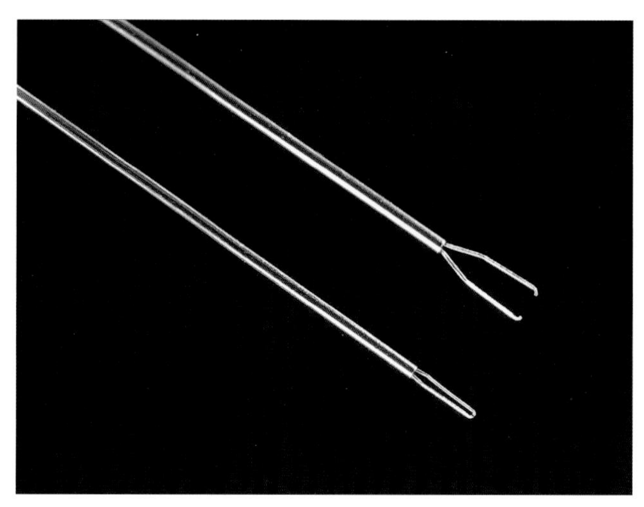

图 18.3 ■ 爱尔康 25/27 G DSP 内界膜镊是剥除黄斑前膜和内界膜的理想选择

皱褶，可使用端口圆钝、经过抛光的玻切头轻轻抚平视网膜皱褶，笔者将这种方法称为“抛光”。中等大小的膜片应在剥除后用镊子经平坦部的套管夹出。如果膜较大或致密，则应在显微镜同轴照明下，在前中部玻璃体腔中用玻切头将其切除。这需要带自闭阀的套管，目前已应用于所有患者。

视网膜裂孔的处理

后极部的视网膜裂孔通常都是可避免的医源性裂孔，保持术野清晰并小心操作，可使其发生率接近于 0。在手术结束时，应顶压巩膜检查外周视网膜，所有视网膜裂孔均应通过液体-空气交换、空气-气体（25% SF_6）交换和眼内激光光凝来处理。对于非常小的后极部裂孔，使用 SF_6 等膨胀气体，不需激光，裂孔边缘可操作光滑圆钝的玻切头使其闭拢。

合并白内障的处理

如果合并有 3 ～ 4 级以上的核硬化或后囊下晶状体混浊，应在玻璃体视网膜手术前先行白内障手术。虽然这种方法会增加成本并使患增者接受两次手术，但它可以在玻璃体切割术时带来卓越的视野以及获得最佳的屈光效果。剥除内界膜的黄斑前膜手术要求清晰的视野。应考虑到玻璃体手术会使已有的核硬化性白内障进展。白内障手术结合所有力求满足屈光需求的最新技术时，可获得最理想的屈光效果。使用超乳联合玻璃体切割术想要获得最佳屈光效果很具挑战性。因此更好的方法是，如果术野足够清晰，首先进行玻璃体视网膜手术，并在核硬化明显进展时，再让经验丰富的白内障医生进行屈光性白内障手术。

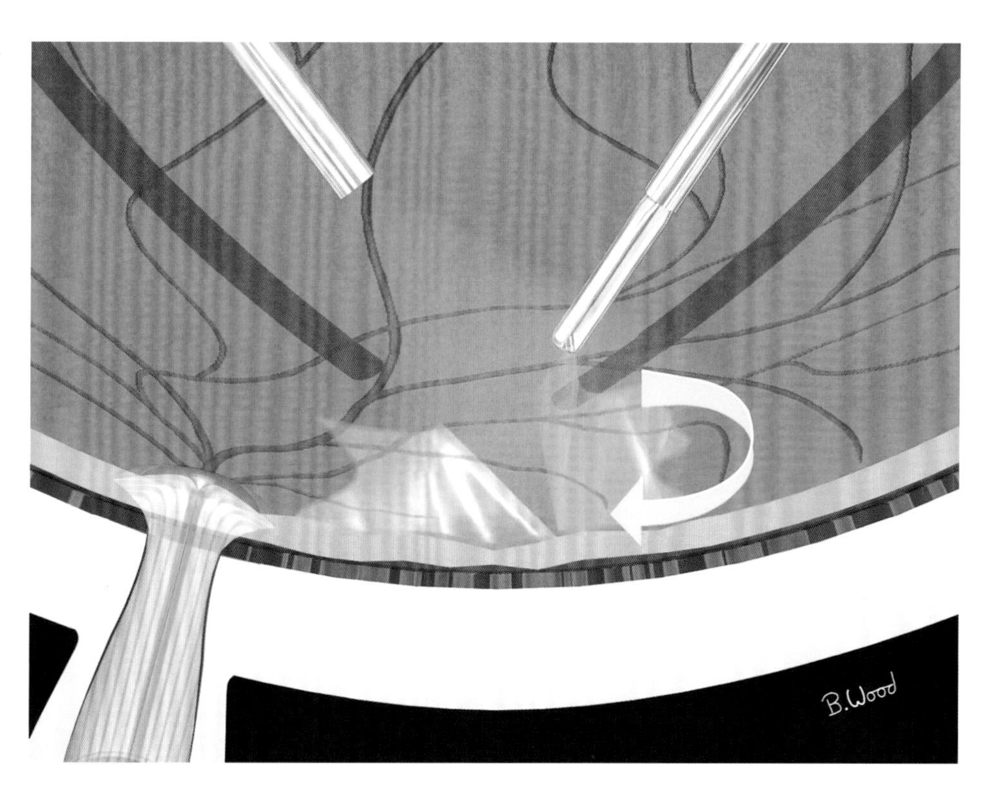

图 18.4 ■ 由内而外的镊子剥膜法是沿着视网膜表面切线方向，在观察中心凹的同时做圆周运动剥膜，这样便不会撕裂中心凹

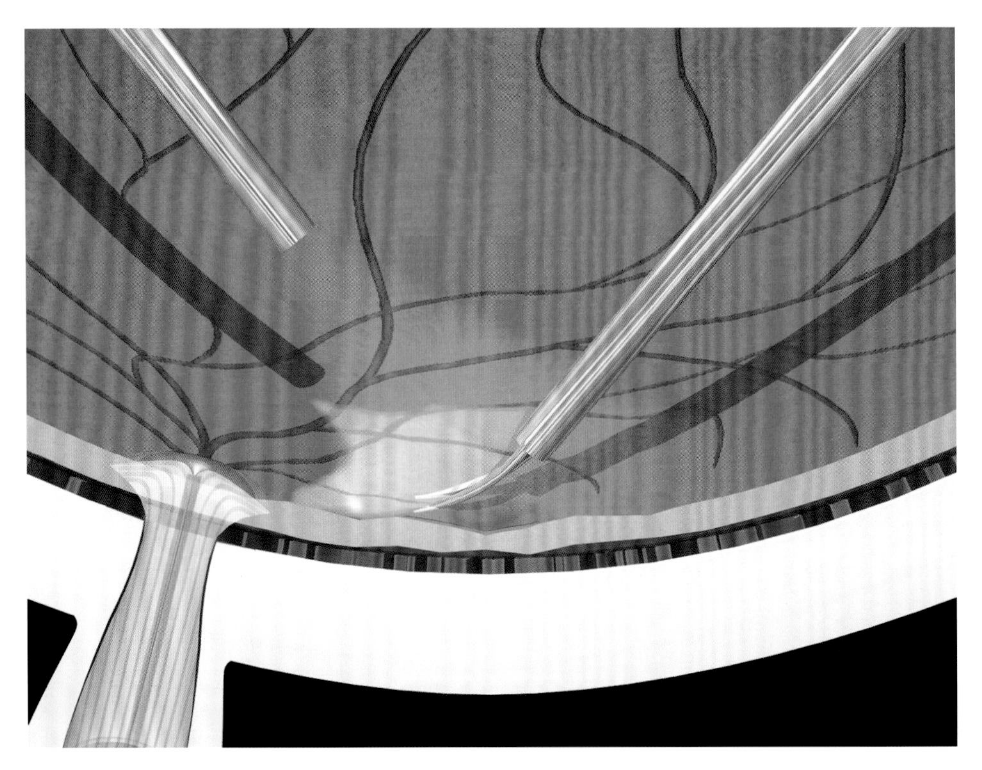

图 18.5 ■ 如果黄斑前膜粘连非常紧密，应使用弯剪进行分层剥离，避免撕裂视网膜

并发症

孔源性视网膜脱离

孔源性视网膜脱离与玻璃体切割时基底部玻璃体意外受力、器械进出以及玻璃体嵌顿于巩膜切口有关。通过使用高质量的切割头、低负压和尽可能高的切割速率（20 000）并避免在抽吸激活时拉回玻切头，可以减少意外牵引发生。手术结束时应使用广角镜和巩膜顶压检查周边视网膜。所有视网膜裂孔均应使用眼内激光和液-气（25% SF_6）交换进行处理。

复发性黄斑前增殖

在将视力下降归因于黄斑之前，必须先排除影响视力的白内障。所有黄斑前膜患者都使用亮蓝染色并剥除内界膜，几乎可消除黄斑前膜的复发。

视网膜发白

在相当比例的患者中，在剥除内界膜的区域会立刻出现视网膜发白现象。几天内会自行消失，且并不影响视力预后。这种现象表明神经节细胞轴浆流的瘀滞。Michels 指出，在很多患者中，术前就存在视网膜发白现象，可能是前膜通过内界膜牵拉了神经纤维层。

Müller 细胞损伤

有文献使用了不合逻辑的术语“视网膜小凹”和“解离的神经纤维层”来描述内界膜和视网膜前膜剥除后的表现。这些改变可能是不完美剥膜的结果，并且是可避免的。Sigler 和 Randolph[6] 回顾了笔者的病例后描述了视网膜内层的囊样改变。这种“囊腔”最有可能是其基底膜上的细胞膜被撕脱，导致了 Müller 细胞丢失（图 18.6）。OCT 上典型的垂直柱状空腔不是水肿，对玻璃体腔内或眼周激素、玻璃体腔内注射抗 VEGF 药物或全身应用非甾体抗炎药（NSAID）都没有显著反应。这种“囊样改变”会逐渐消失，同时恢复一定视力。

白内障

玻璃体切割术后的后囊下白内障是完全可以避免的。后囊下白内障可能是由使用了质量差的灌注液（如乳酸林格溶液而不是爱尔康 BSS Plus）引起的。

黄斑前膜手术相关的核硬化发生率增加是由玻璃体切割术后玻璃体前段的氧张力增加所致。玻璃体切割术可将黏度系数降低 800 倍，黏度是扩散方程中的一个参数。术前已有的核硬化性白内障基本 100% 会在术后进展，但透明的晶状体不会因玻璃体切割术而

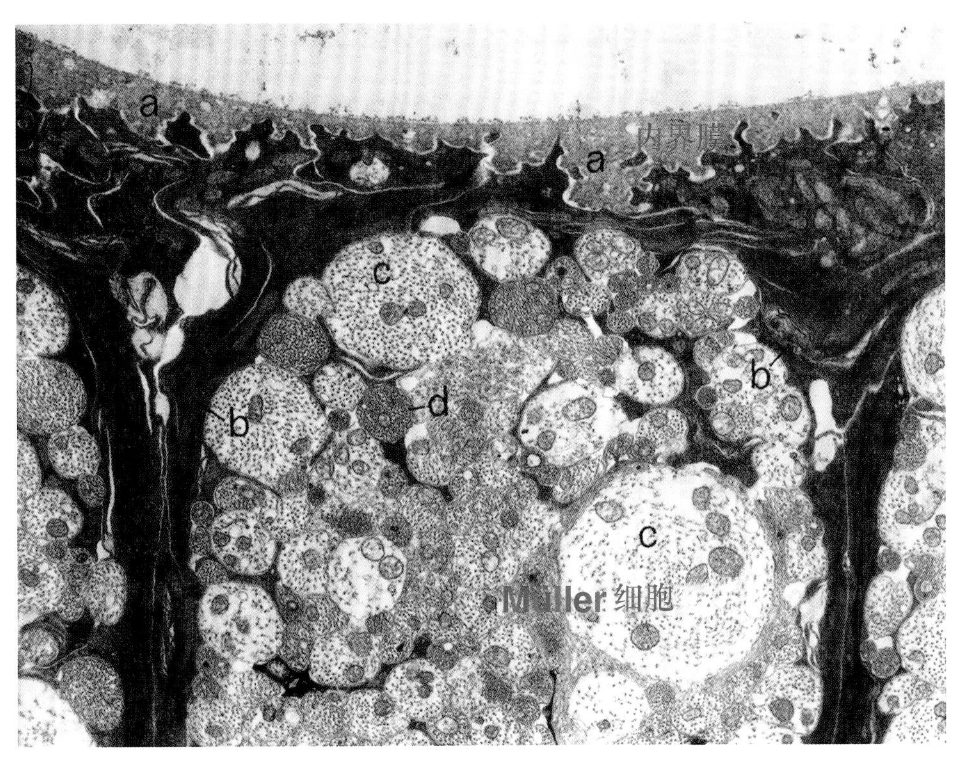

图 18.6 ■ 内界膜是 Müller 细胞的基底膜。剥离黄斑前膜和高度黏附的内界膜少数情况下会导致 Müller 细胞损伤（Müller cell damage，MCD），其特征表现为视网膜内的柱状缺损，经常被误诊为水肿

发展为核硬化。

参考文献

1. Roth AM, Foos RY. Surface wrinkling retinopathy in eyes enucleated at autopsy. *Trans Am Acad Ophthalmol Otolaryngol*. 1971;75:1047.
2. Ooto S, et al. High-resolution imaging of the photoreceptor layer in epiretinal membrane using adaptive optics scanning laser ophthalmoscopy. *Ophthalmology*. 2011;118(5):873-881. doi: 10.1016/j. Ophtha.2010.08.032
3. Smiddy WE, Michels RG, Glaser BM, et al. Vitrectomy for macular traction caused by incomplete vitreous separation. *Arch Ophthalmol*. 1988;106:624-628.
4. Melberg NS, Williams DF, Balles MW, et al. Vitrectomy for vitreomacular traction syndrome with macular detachment. *Retina*. 1995;15:192-197.
5. Schechet SA, DeVience E, Thompson JT. The effect of internal limiting membrane peeling on idiopathic epiretinal membrane surgery, with a review of the literature. *Retina*. 2017;37(5):873-880. doi: 10.1097/IAE.0000000000001263
6. Sigler EJ, Randolph JC, Charles S. Delayed onset inner nuclear layer cystic changes following internal limiting membrane removal for epimacular membrane. *Graefes Arch Clin Exp Ophthalmol*. 2013;251(7):1679-1685. doi: 10.1007/s00417-012-2253-8

Suggested Reading

Duker JS, Kaiser PK, Binder S, et al. The International Vitreomacular Traction Study Group classification of vitreomacular adhesion, traction, and macular hole. *Ophthalmology*. 2013;120(12):2611-2619. doi: 10.1016/j.ophtha.2013.07.042

第 19 章

黄斑裂孔

（雷博雅　译　周旻　审校）

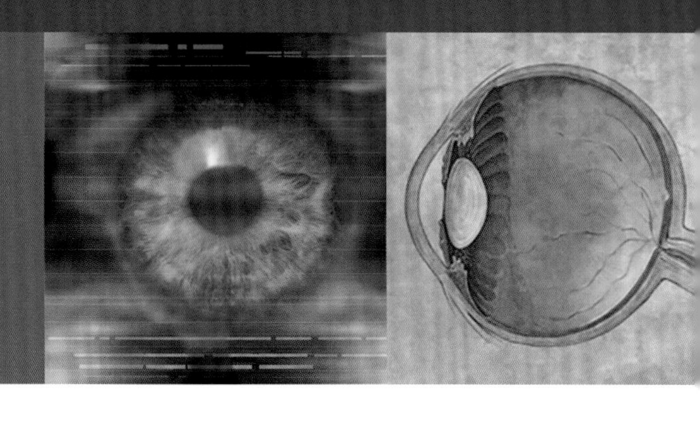

黄斑裂孔既往认为无法治疗，直到 Kelly 和 Wendell 引入核心玻璃体切割联合气液交换的概念（利用空气与 SF_6 或空气与 C_3F_8 混合而成的不膨胀气体）。他们的目标是复位伴有视网膜下液的全层黄斑裂孔翘起的孔缘，以消除环绕绝对暗点的相对暗点。他们很快取得意外发现，即黄斑裂孔常常可以闭合，且视力显著改善。最初许多手术医生质疑他们的成果，但幸运的是它最终成为了标准治疗。当时普遍的观点认为，在玻璃体后脱离时引起神经组织的撕脱，导致黄斑裂孔形成，临床常见的孔盖似乎证实了这一错误观点。而使用电镜对手术中移除的孔盖组织进行检查，研究者们却发现其中神经组织极少，大部分孔盖是由胶质组织构成，这解释了为什么裂孔闭合后有明显的视觉改善。随后，眼部光学相干断层扫描（OCT）显示，在手术成功的患者中，中心凹结构可以重建至接近或完全正常。显然，黄斑裂孔的原位闭合与在视网膜脱离修复中使用的术语“闭合”有很大的不同。Don Gass 在黄斑裂孔领域做出的充实工作得到了大量关注，涉及黄斑裂孔发展过程的临床观察、致病机制的理论推测，以及黄斑裂孔的分类系统。虽然所有手术医生都认同玻璃体后皮质及内界膜的弹性参与了黄斑裂孔的发生，但其具体的发病机制仍不明确。黄斑裂孔在女性中发生的概率大约是男性的 3 倍，但这一观察结果还没有明确的解释。许多外科医生已经注意到，在明显的玻璃体后脱离发生之后，原本附着在视盘上的玻璃体表现为视乳头前的环形结构（Weiss 环）。附着在黄斑裂孔边缘的玻璃体几乎不与附着在视盘或中周部视网膜上的玻璃体相连续。Gass 分类没有意义，因为即使用 OCT 观察，也难以确定视网膜上是否还存在玻璃体黏附。手术治疗的成功标准为临床上裂孔消失、OCT 上接近正常的中心凹解剖结构，以及视力明显改善。

黄斑裂孔的手术适应证

与黄斑裂孔的病程相比，裂孔的大小对其术后闭合率的影响更加重要。孔径在一定范围内时，其病程长短对术后闭合率的影响微乎其微，但对术后视力有中度影响。对于继发于慢性黄斑水肿（如糖尿病视网膜病变、视网膜静脉阻塞、白内障术后黄斑水肿及葡萄膜炎）的黄斑裂孔，大多数手术医生并不建议进行手术。外伤性黄斑裂孔是否需要手术治疗需要经过一个复杂的决策过程，因为患者可能存在相关的光感受器、视网膜色素上皮（RPE）和视神经损伤，另外，小部分外伤性黄斑裂孔会在 1 ～ 2 个月内自发闭合。如果有充分的证据表明黄斑裂孔是唯一的显著损伤，这些患者可以在合理的观察期后进行手术。

眼部光学相干断层扫描

眼部光学相干断层扫描（OCT）在黄斑裂孔患者术前和术后的检查中意义重大。在临床上很难鉴别黄斑板层裂孔和全层裂孔。部分裂孔在内界膜水平非常小，但在外层视网膜水平要大得多；部分裂孔还会出现相反的表现。如 Spaide 所报道，部分裂孔只存在外层视网膜缺损，这些情况内界膜剥除联合气体填充治疗效果较好。玻璃体黄斑牵引和玻璃体黄斑劈裂在 OCT 图像上非常明显，但是在裂隙灯生物显微镜下无法确定。有些裂孔是由典型的黄斑前膜而不是玻璃体皮质牵拉引起，它们没有卷边，常呈椭圆形。目前 Gass 分类系统已不再适用，而 OCT 则更具指导意义。黄斑裂孔及其相关疾病目前被分类为板层病变、全层病变，黄斑前膜相关，玻璃体黄斑牵引综合征，或玻璃体黄斑劈裂。黄斑裂孔的直径是影响其术后闭合率的主要因素，其可用 OCT 进行准确测量。临床上患者是否已发生玻璃体后脱离对治疗影响不大，因为在所有患者中都必须尝试制作玻璃体后脱离，并剥除内界膜以去除所有黏附的玻璃体后皮质。一些患者术后黄斑裂孔虽闭合，但是仅恢复些许视力，其中部分患者可能在术中被吲哚菁绿毒性影响，或 RPE、光感受器或神经纤维层受到损伤。

OCT 对于确定黄斑裂孔是板层裂孔还是全层裂孔至关重要。在大直径板层裂孔的基底上，临床检查常常难以发现非常小的全层裂孔。有时我们会在内层发现很小的裂缝样全层裂孔与外层的基底较大的全层裂孔相重叠，表现为黄斑囊肿。频域 OCT 在评估黄斑疾病中非常重要，仅进行时域 OCT 检查是不够的。在 OCT 检查或内界膜剥除技术普及之前进行的一项多中心临床试验提示，没有证据证实对板层裂孔的患者进行手术干预能够预防其进展为全层黄斑裂孔。超声和 OCT 检查都不能预测板层黄斑裂孔是否会进展为全层黄斑裂孔，另一眼的状态也难以提供有价值的信息，因为黄斑裂孔仅有小于 10% 的概率累及双眼。虽然病程长短对视力预后有影响，但在病程较长的黄斑裂孔患者中，使用频域 OCT 和自发荧光成像对裂孔下方的 RPE 进行评估可能会更有效地对患者的视力预后进行预测。一些研究表明，部分病程较长的黄斑裂孔在术后也可有相当的视力恢复。由慢性黄斑水肿继发黄斑囊样改变，进而引起的黄斑裂孔的患者视力预后往往较差，因为糖尿病性黄斑水肿或视网膜静脉阻塞会引起黄斑缺血。同样，由慢性炎症性黄斑水肿引起的黄斑裂孔的视力预后相对较差。

外伤性黄斑裂孔偶尔会在伤后 4 ～ 6 周自发闭合，因此在决定手术治疗前应先观察一段时间。瞳孔传入阻滞被认为可能是手术治疗的相对禁忌证，因为这往往提示着合并视神经损伤。如上所述，利用 OCT 和共焦自发荧光检查来评估裂孔下的 RPE 结构，能够有效预测视力预后。在乳斑束区域出现脉络膜裂伤也是手术治疗外伤性黄斑裂孔的相对禁忌证，这些患者通常也会伴有瞳孔传入阻滞。

近年来，对板层黄斑裂孔的处理方式也发生了变化。目前认为，板层黄斑裂孔是否需要接受手术治疗，主要取决于患者视物变形的症状，以及黄斑区是否有劈裂或囊腔形成。手术目标是改善患者的视觉功能，而不是预防全层黄斑裂孔的形成，因为无法预料板层黄斑裂孔是否会进展成为全层黄斑裂孔。当对板层黄斑裂孔及玻璃体黄斑劈裂的患者进行手术治疗时，使用 SF_6 填充提供表面张力支撑，联合亮蓝染色辅助内界膜剥除，以使黄斑中心凹结构尽量恢复正常或接近正常，并改善或消除患者症状。

裂孔闭合的机制

传统观念认为玻璃体后脱离的制作在手术治疗黄斑裂孔中起着重要的作用，这一观念并不正确。人们经常认为，制作玻璃体后脱离可以解除玻璃体对黄斑的牵引，但事实上，玻璃体后皮质通常黏附在视盘、鼻侧和中周部视网膜，而非黄斑。与充气性视网膜固定术相似，谨慎制作玻璃体后脱离可以减少气泡对残留玻璃体的牵拉，避免引起下方视网膜裂孔。核心玻璃体切割的作用是以气泡交换玻璃体，使内界膜染色能够完成，并最终使气泡与黄斑裂孔边缘接触。

目前普遍认同内界膜剥除可以提高裂孔闭合率，但其中的缘由比较复杂。内界膜剥除确保解除了残留玻璃体对视网膜表面切线方向的牵拉，这一牵拉即使在有明显的玻璃体后脱离发生（Weiss 环）的眼中也可存在。此外，内界膜剥除保证了成功去除经常并存的视网膜前膜。内界膜剥除使视网膜顺应性增加了 50% 以上，这使得气泡和裂孔接触之后，向内的横向表面张力能够促进裂孔闭合。另一种可能的解释是，内界膜剥除能够促发机械信号给 Müller 细胞，促使其在内向界面张力使裂孔边缘位置性闭合后帮助裂孔边缘愈合。

大多数外科医生都使用“填塞”（tamponade）一词描述空气、气体和硅油的作用机制。某些时候，填塞意味着“压”，但“填塞”这一词来自法语，实际含义是“密封”。在描述气泡的作用时，使用术语“表面张力控制”或“界面表面张力”更加准确和客观。很明显，气泡消除了经裂孔的液流，这是它被用于视网膜脱离复位术的原因。正如 Reppucci 所指出的，气泡最重要的功能是由表面张力带来的向内的横向张力。表面张力沿着两种不可混溶物质的界面起作用，有效地将表面向内拉。表面张力使从水龙头上掉下来的液滴保持接近球形，也使得肥皂泡可以呈现球形。关键的概念是，在手术结束，气泡接触裂孔之后，气泡会立即将裂孔的边缘向内拉。另外，正如笔者所指出的，气泡的另一个功能是预防跨视网膜液流（葡萄膜-巩膜流出）。Tornambe 引入了水化假说来解释 OCT 上显示的裂孔周围的明显水肿，水肿引起的视网膜增厚加上内界膜的弹性导致了裂孔边缘的外翻。消除水肿有助于恢复中心凹的解剖结构，解除孔缘的外翻，促进孔缘靠近。气泡也会使视网膜表面干燥，这也可能会在内向表面张力促进裂孔孔缘靠近后刺激 Müller 细胞修复裂孔。

制作玻璃体后脱离的方法

许多外科医生使用笛针或玻切头在侧向（切线）运动来制作玻璃体后脱离。这种方法在玻璃体基底部产生的剪切力可能会导致医源性视网膜裂孔。一种更好的方法是将玻切头放置在视盘边缘的鼻侧、上方和下方，玻切头开口远离视盘中央，采用只吸不切的模式将玻切头向前（朝向角膜）拉动（图 19.1）。这种方法可以使用 25/27 G 玻切头更加可靠地制作出玻璃体后脱离。认为更高的流量有助于制作玻璃体后脱离是一种错误的观念，当玻切头开口被占用时是没有液流的，如果不是这样，25/27 G 的玻切头也不会制作出玻璃体后脱离。能否制作出玻璃体后脱离主要取决于手术技巧。

内界膜剥除

外科医生通常将内界膜剥除等同于吲哚菁绿或曲安奈德染色。吲哚菁绿已被证明对视网膜神经细胞、胶质细胞和 RPE 细胞具有毒性（图 19.2），这也可能与术中光毒性损伤增加有关[1]。一些使用吲哚菁绿辅助内界膜剥除的论文报告了 90% 的裂孔闭合率，但其视力预后常常低于使用亮蓝进行内界膜染色剥除的报道。有报道证据表明曲安奈德可能会降低裂孔闭合率，因其颗粒沉积在裂孔内或视网膜下间隙。

亮蓝染色

历史上，在美国亮蓝必须由一家合成药房配制，因为在美国，其为适应证外用途，而在美国以外，其使用已被作为临床标准。亮蓝于 2019 年底获得了美国 FDA 的批准。亮蓝比吲哚菁绿更安全，因为它是在 BSS 而不是灭菌水中制备，BSS 具有合适的 pH 和渗透压，体外研究已经证明了其对视网膜、胶质和 RPE 细胞的安全性。亮蓝染色可以而且应该被重复数次，其不需要在空气下进行注射或限制其暴露时间。亮蓝染色在黄斑全层或板层裂孔、黄斑前膜、玻璃体黄斑劈裂、玻璃体黄斑牵引综合征、视网膜脱离手术后黄斑褶皱以及低眼压性黄斑病变的治疗中具有重要的价值。

比起钩子、MVR 刀或膜刮刀，更推荐使用 Alcon 25/27 G DSP 内界膜镊（图 19.3）。当术者尝试寻找或制作一个“边缘”来剥膜时，钩、MVR 刀和膜刮刀往往会导致不必要的视网膜表面损伤。使用钩、MVR 刀和膜刮刀来制造剥膜的“边缘”后，仍然需

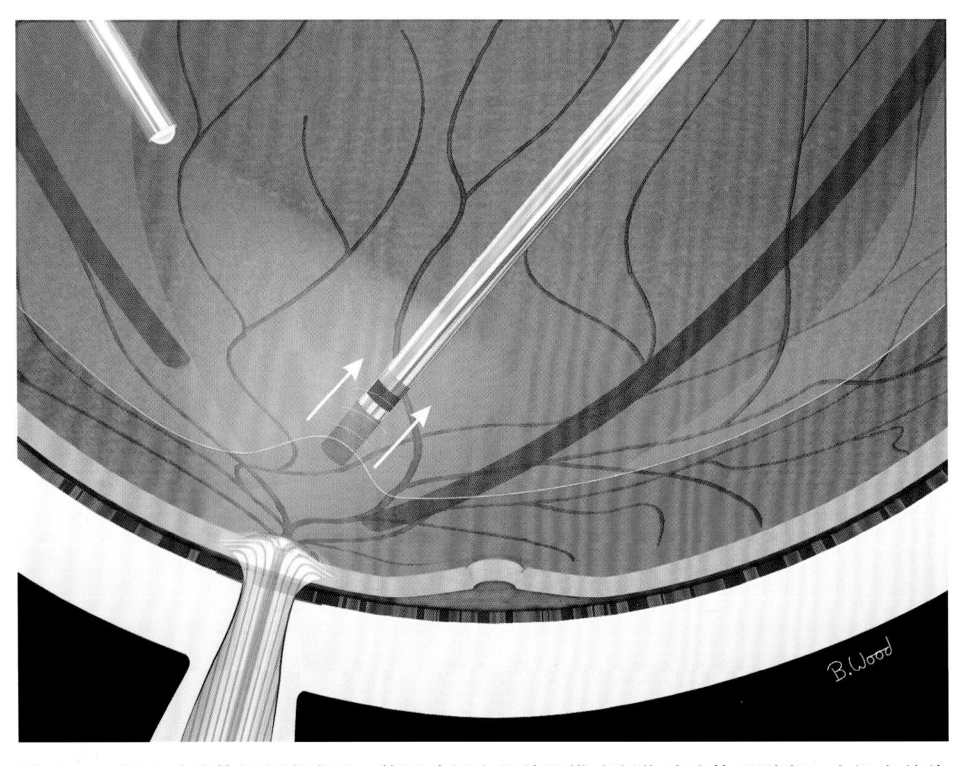

图 19.1 ■ 核心玻璃体切割完毕后，使用玻切头的单吸模式制作玻璃体后脱离，在视盘前将玻璃体向前拉（而非切线方向）。玻璃体后皮质的剥除应延伸至中周部，需要仔细检查周边视网膜以确保不会有因玻璃体后脱离而产生的视网膜裂孔

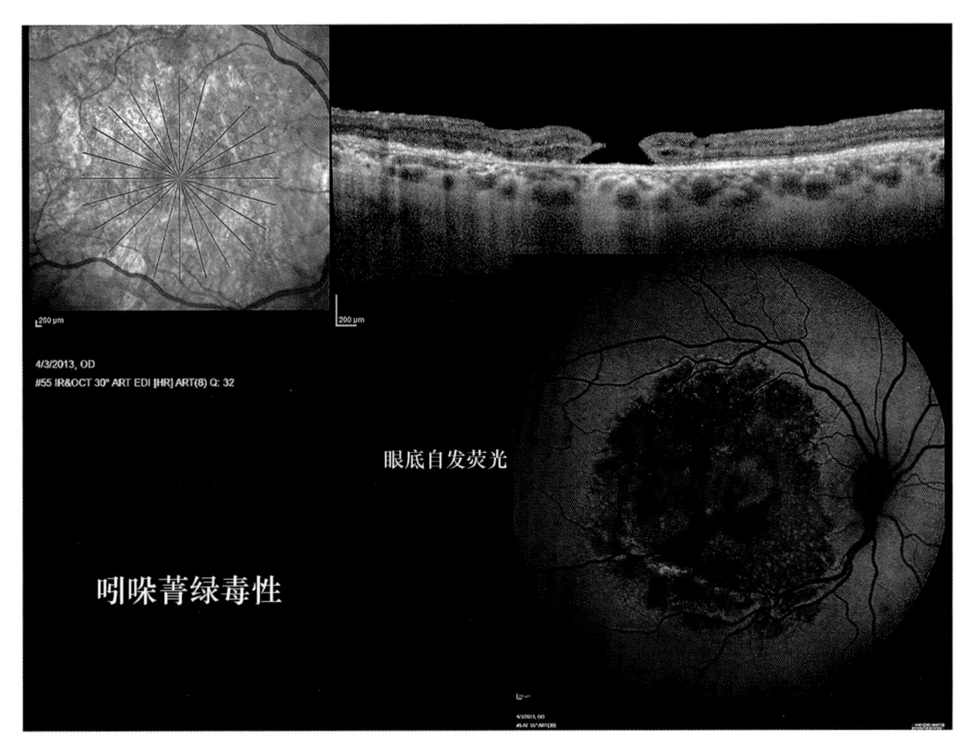

图 19.2 ■ 眼底自发荧光成像显示了特征性的吲哚菁绿毒性表现。亮蓝是最安全的内界膜染色剂

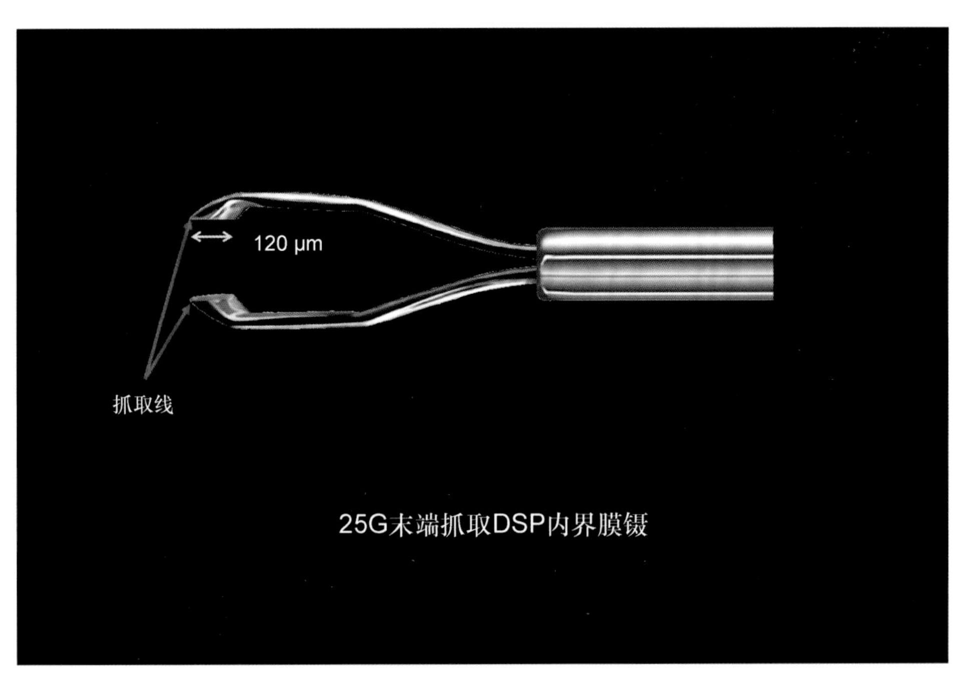

图 19.3 ■ 25/27 G DSP 内界膜镊被用于剥除残留的玻璃体后皮质、黄斑前膜和内界膜（Image Courtesy of Alcon）

要镊子来进行内界膜的剥除，这使得完成操作需要两个步骤。另一个因素是使用质量不佳的镊子不能真正地抓住内界膜的边缘。用于内界膜剥除的镊子应该在抓取膜的边缘表面后能够闭拢，闭合位置不应该超过抓取边缘 120 μm。随着镊子的反复使用、清洗、消毒，镊子表面被侵蚀，刀片向外弯曲，可重复使用的镊子很快失去了抓紧内界膜边缘的能力。重复使用一次性镊子也会迅速降低其抓取内界膜边缘的能力，并产生污染风险，因为镊子有一个制动杆管腔。内界膜剥除在所有黄斑裂孔的患者中都是

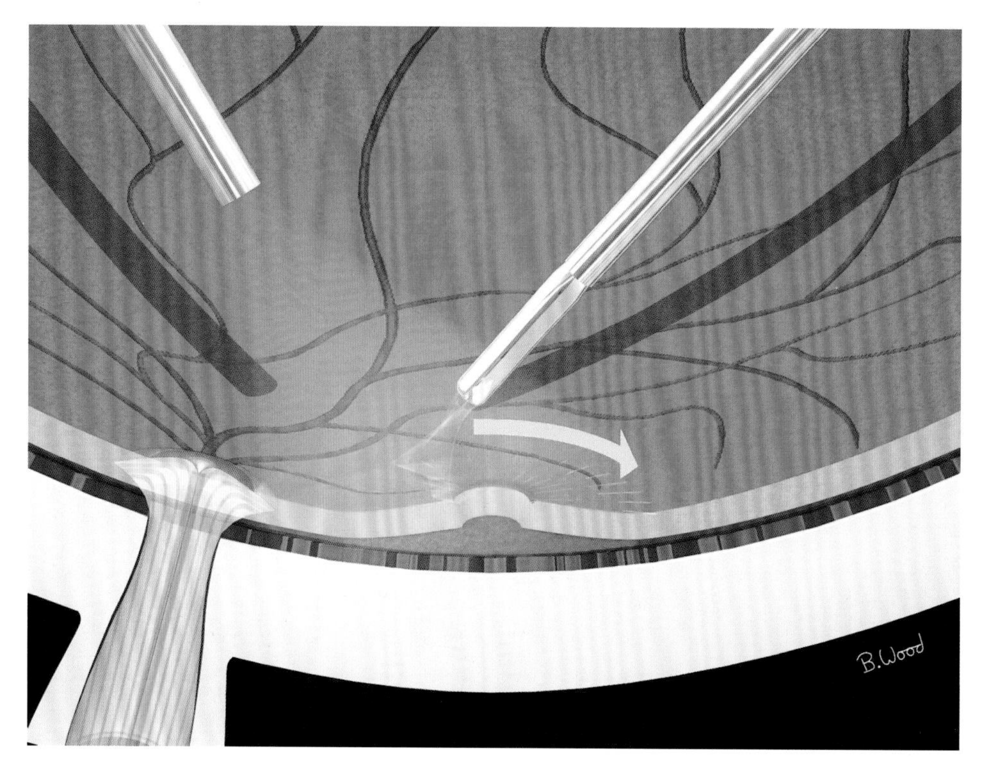

图 19.4 ■ 内界膜必须被 360°全周剥除，使用钩或膜刮刀无法实现末端抓取的技术

必要的。在最初和随后的内界膜抓取中应放慢速度，注意避免神经纤维层损伤。镊子的运动应该非常缓慢、呈切线方向、环形或朝向裂孔，永远不要向前提升（图 19.4）。由于黄斑颞侧的视网膜较薄，且该部位视网膜向前倾斜具有一定的坡度，在该部位操作时需要特别注意，在进行剥除操作时配合一定程度的收回动作。

表面张力管理

多年来笔者一直使用 C_3F_8，错误地认为是胶质细胞将裂孔拉在一起，更长时间的表面张力作用将提高预后，但在 2006 年学习了 Reppucci 的表面张力概念和 Claus Eckardt 的临床观察结果（在 OCT 上大多数裂孔在术后 72 h 内即关闭）后，笔者改用了 25% SF_6 进行填充。裂孔闭合后的典型 OCT 显示，黄斑中心凹结构正常或接近正常，并没有胶质瘢痕形成，这证实了裂孔愈合的机制并不是胶质细胞的牵拉。在液-气交换之后，应使用非膨胀的 SF_6 混合气体进行空气-气体交换（图 19.5）。

有关术后体位是有争议的，一部分原因是对患者的交待不充分，另一部分是不适当的交待让患者觉得术后俯卧位不是必需的。如果患者术后持续保持仰卧位，裂孔将不会闭合，因为裂孔的闭合需要俯卧位使得气泡与裂孔接触，进而产生一定的表面张力将裂孔边缘拉在一起。具体需要多长时间裂孔才可以完全闭合，解除体位限制后也不会再次开放，目前还不清楚。但在部分患者中时长可能超过 72 h。在有晶状眼中，为防止气体性白内障的发生，俯卧位是必要的。

一些外科医生提倡为术后不能或不愿保持俯卧位的患者使用硅油进行填充。这是一个错误的概念，因为硅油-视网膜界面的表面张力比气体-视网膜界面小约 50%。很大程度上硅油泡会与裂孔及其底部的 RPE 相适应贴合，这大大降低了裂孔闭合的可能性。

玻璃体切割术在几乎所有患者中都会加速晶状体核的硬化，但对于术前晶状体透明的患者，其并不会导致白内障的发生，术前晶状体透明这种情况在黄斑裂孔患者中很少见，因为这部分患者的年龄通常在 50 多岁或 60 多岁。正如 Nancy Holekamp 展示的，晶状体核硬化的进展很可能是由于玻璃体腔黏滞度的下降引发持续的氧分压升高（达 12 mmHg），从而增加了氧气向前部玻璃体腔的弥散。

一些外科医生提倡白内障手术联合玻璃体切割术治疗黄斑裂孔，即使在一些白内障很轻或没有白内障的患眼。按照他们的观点，玻璃体切割术后总是会合并白内障的发生发展。我们不建议对黄斑裂孔进行超乳-玻切联合手术，因为它会产生不太精确的屈光结果。术后玻璃体腔的气泡也会增加虹膜与晶体囊袋的

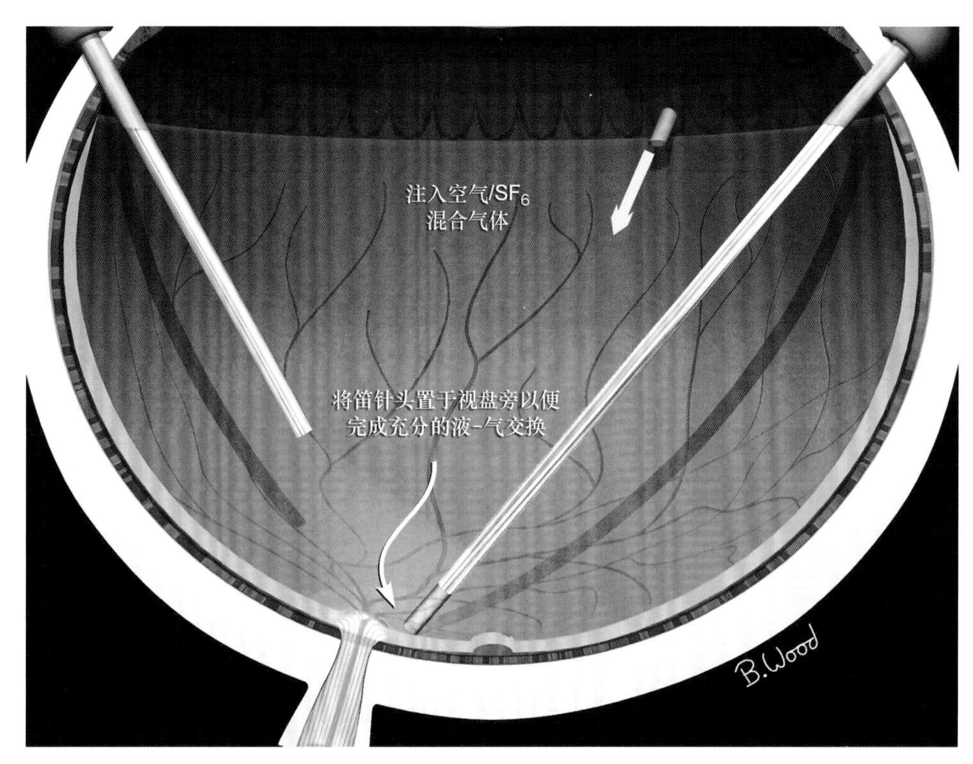

图 19.5 ■ 在充分的液-气交换之后，使用不膨胀的 SF_6 进行空气-气体交换

粘连、人工晶状体偏位或散光人工晶状体旋转的可能性。如第 10 章（超声乳化联合玻璃体切割术）所述，独立于超声乳化手术的黄斑手术才可以实施得最好。如果白内障妨碍视野进而影响了内界膜的剥除，可以在玻璃体切割术前数周由经验丰富的白内障手术医生进行白内障超声乳化联合人工晶状体植入术。在黄斑疾病患者中低相干干涉测量或扫频生物测量相比 A 超可以更准确地计算人工晶状体度数，因为低相干干涉测量或扫频生物测量可测量直达 RPE 的眼轴长度，不受黄斑裂孔、黄斑劈裂、玻璃体黄斑牵引综合征或视网膜前膜的影响。

弧形视网膜切开术

Aneesh Nikhra 曾向笔者建议，使用视网膜松解切开术来修复大的、手术失败的黄斑裂孔，后来笔者发明了弧形视网膜切开术。这种技术不应用于治疗初发的黄斑裂孔。Alcon 25 G 一次性 DSP 弯剪可以用来在黄斑颞侧制造一个弧形的视网膜切开（图 19.6）。这一操作主要是分离神经纤维，而不是切断全层视网膜。弧形视网膜切开的长度一般为 100°，沿颞侧水平子午线为中心，距黄斑裂孔边缘约 250 μm。使用小直径笛针将颞侧视网膜桥向内移动，之后反复进行视网膜下液内引流可以促使表面张力将颞侧视网膜保持在合适的位置。在手术结束时，颞侧视网膜位置的移动将视网膜切开的裂缝扩大，同时也产生了一个垂直方向的椭圆形黄斑裂孔（图 19.7）。使用 25%SF_6 进行空气-气体交换是最后一步。大约有 2/3 的黄斑裂孔可以用这种方法闭合，但笔者现在使用全层、自体视网膜移植片来治疗大的、手术失败的黄斑裂孔。

视网膜移位用于大直径黄斑裂孔修复

Carl Claes 发明了一种视网膜移位技术用于修复大直径黄斑裂孔。一个与 Constellation 驱动的 VFC 相连的、充满灌注液的 38 ～ 41 G 聚酰亚胺套管被用于在黄斑裂孔周围形成数个融合的水泡，将黄斑旁的视网膜与 RPE 分离，以此达到移动黄斑周围视网膜的目的。这种技术在初次手术失败，裂孔内缘附着在 RPE 上的黄斑裂孔特别有用。然后使用一个 38 ～ 50 G 的笛针通过黄斑裂孔引流出视网膜下液，特别注意不要接触视网膜或 RPE。Claes 在硅油下使用该技术，而笔者在空气下进行跨孔引流，然后进行不膨胀气体-空气交换。

全层自体视网膜植片黄斑移植术

Tamer Mahmoud 发明了全层自体视网膜植片黄斑移植术用于修复大直径、手术失败的黄斑裂孔。他使用周边视网膜植片，基于 Müller 细胞是视网膜前体细胞这一理念（虽然在哺乳动物中可能并不如此）。

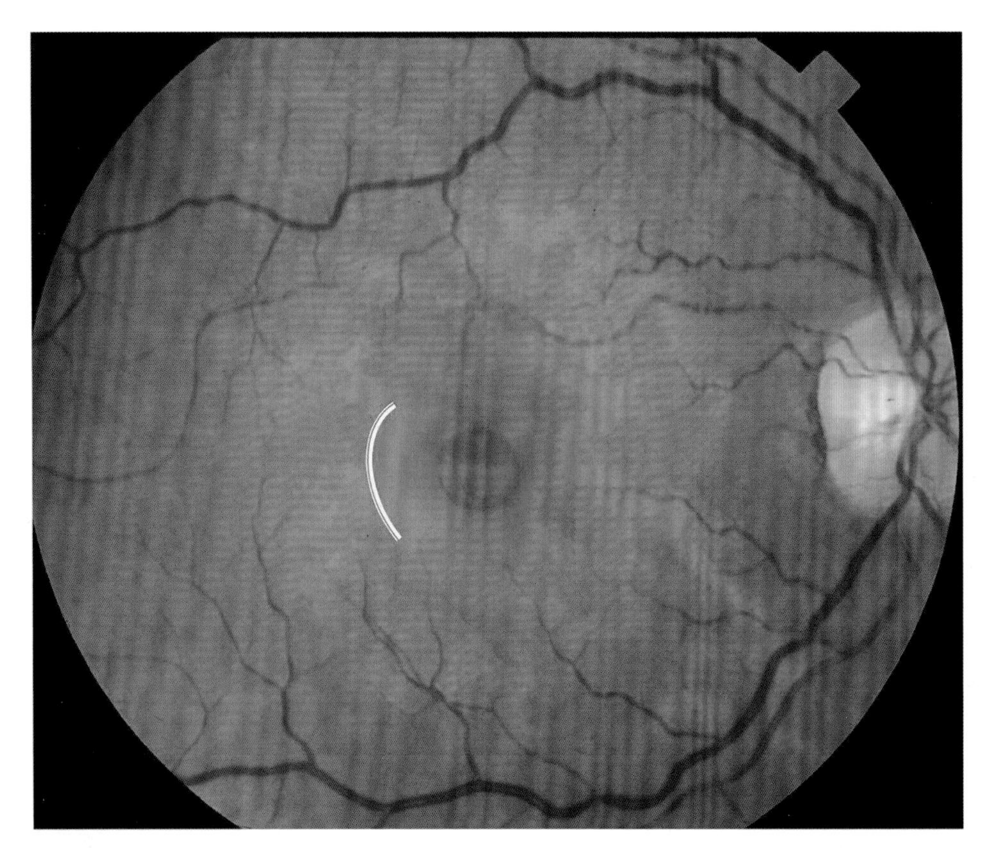

图 19.6 ■ 用弯剪在黄斑颞侧做一个 120°的视网膜切开，距离黄斑裂孔约 200 μm

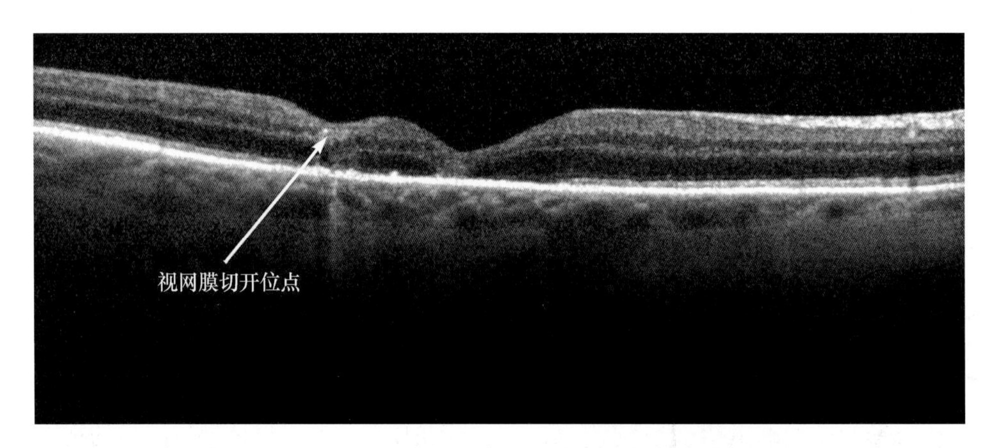

图 19.7 ■ 大直径黄斑裂孔行弧形视网膜切开术后 OCT 显示视网膜愈合

笔者使用的视网膜植片位于或非常接近颞侧血管弓，以期植片能带有一些视锥细胞、相关的双极细胞、水平细胞和无长突细胞，以改善患眼的感光功能和视力预后（图 19.8 和 19.9）。Mahmoud 利用重水定位移植物，然后直接进行重水-硅油交换。笔者最初使用这种方法，但很快改用适时（1 周）重水，以改善植片氧供（图 19.10）。重水被开发为一种血液替代品以及透气液体。脉络膜毛细血管从后部提供植片氧供，重水使氧气能在前部从邻近视网膜扩散至植片。与重水相比，硅油的携氧率非常低，而重水的携氧量超过了血红蛋白。

在供体部位剥除内界膜时，用 38 G 聚酰亚胺套管制作水泡以防止卷曲尤为重要。制作水泡的目的是防止在切割供体视网膜时发生 RPE 损伤。移植片必须超过 500 μm，因为它会因弹性而发生收缩。应该选择避免较大的小动脉走行的供体部位，并在水泡外缘对所有跨过区域的血管进行电凝。使用弯曲或垂直的剪刀切断供体组织后会在周边残留边缘毛糙的组织。应注意避免剪刀对 RPE 的损伤。重水应使用 MedOne 双套管进行注射；柔软的聚酰亚胺套管头可

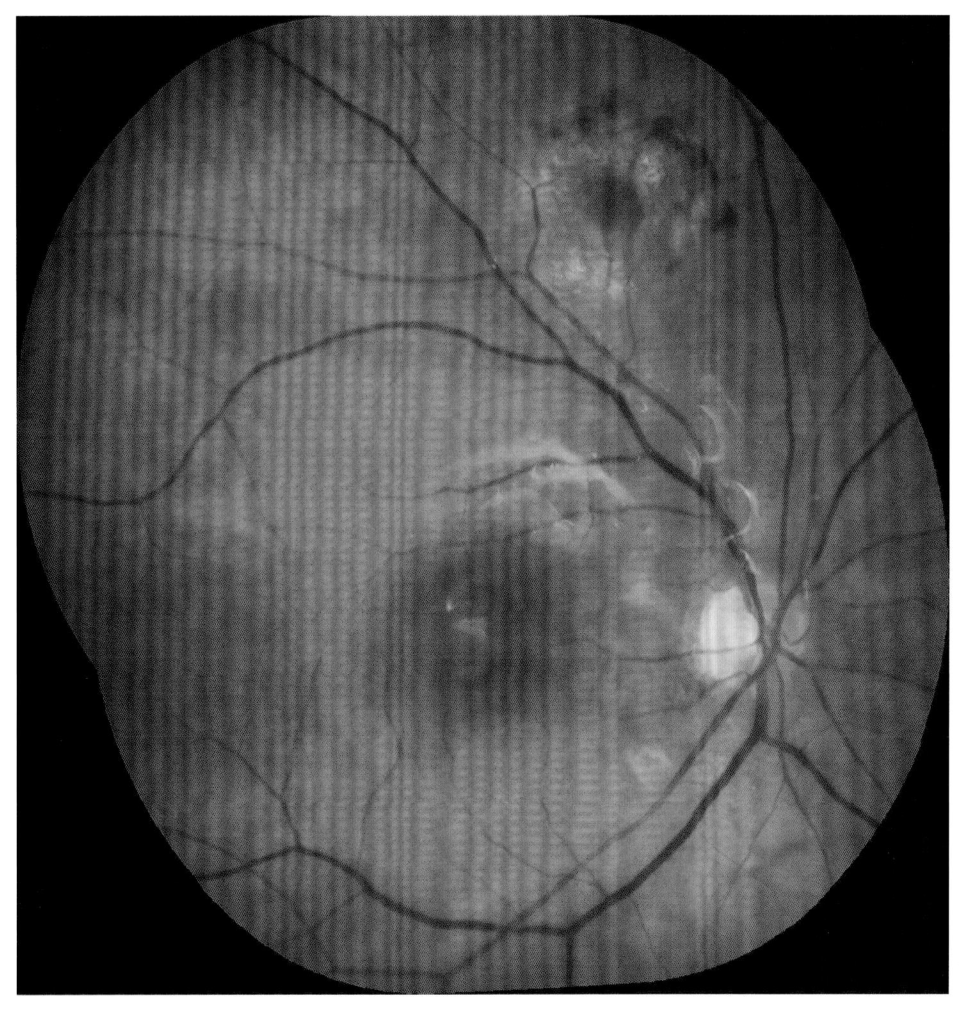

图 19.8 ■ 视网膜植片黄斑移植术后，图示供体组织周围的激光斑，以及黄斑区在位的视网膜植片

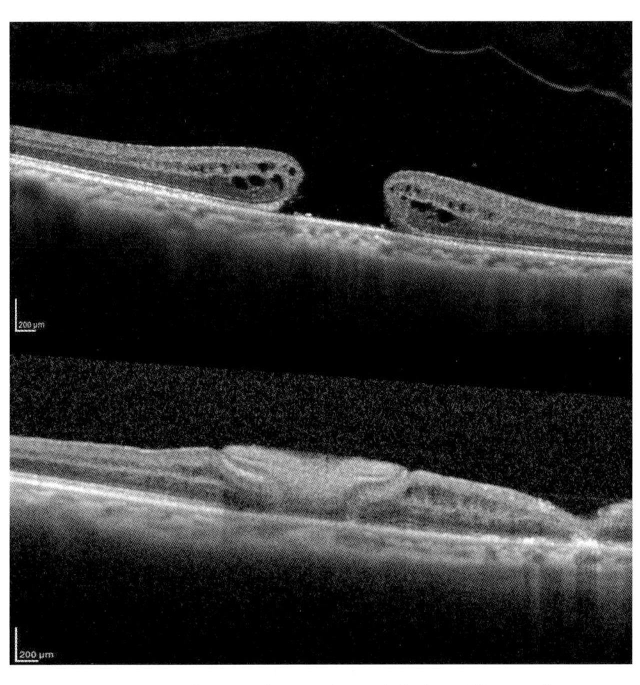

图 19.9 ■ OCT 图像显示黄斑植片处功能完整的视网膜

以阻止供体植片翻转，从而使重水位于植片上面。需要充分填充重水，以避免患者坐位或站位时植片移位。此时可以使用内界膜镊来撕除植片，将植片从切缘拖拽至黄斑裂孔处而不是提起。用镊子将植片固定于植床中心后，供体部位缺损的视网膜边缘应使用眼内光凝进行融合连续光凝，尽量减小视野暗点。灌注管应该在先于其他套管操作前拔除，并随着重水注入的量调整眼压的波动，以避免灌注液冲击，从而导致植片移位。不建议将植片放置在视网膜下。

相较于内界膜反转瓣技术，自体视网膜植片中的神经组织成分可以赋予患者更好的视力预后。术后微视野检查和患者视力预后都可以反映出植片中形成了适应性神经突触。常见的解剖预后为接近正常的中心凹，某些患者中心凹甚至可以完全成型。虽然有些人推荐使用羊膜修复大直径黄斑裂孔，但这一操作非常昂贵，并增加了操作的复杂性和眼内

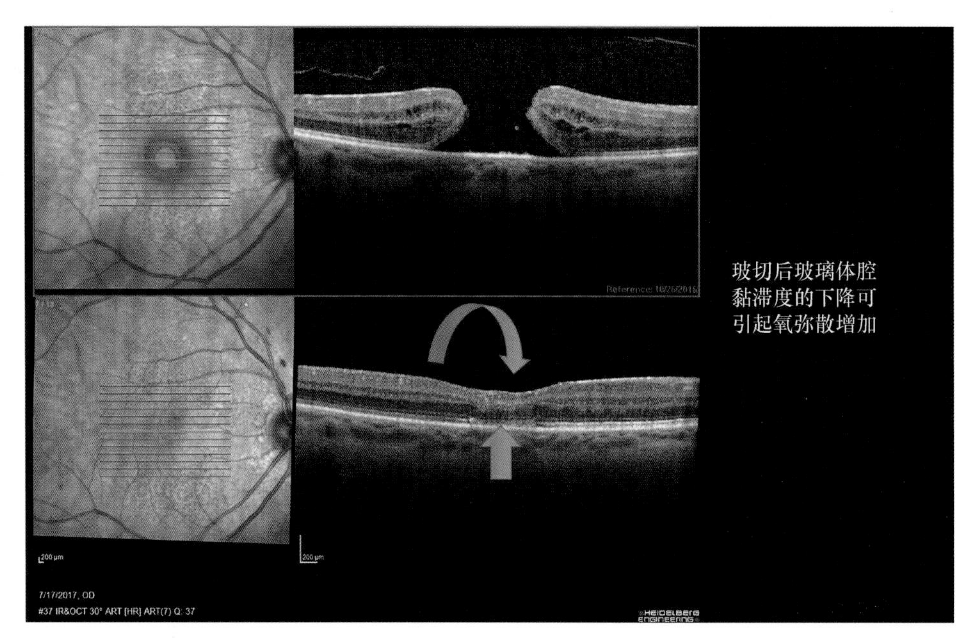

图 19.10 ■ 图示使用适时重水以增强黄斑植片的氧供，包括前部从植片周围视网膜扩散的氧供及从后部脉络膜毛细血管层扩散的氧供

感染的风险。

术后体位

大多数外科医生建议在气泡大小合适的时间内，患者应采取全天或接近全天的面朝下体位[2]。笔者建议在术后的第 1 周避免仰卧位或斜卧姿势。如果患者为有晶状体眼，坐位或站立时需保持低头位以预防气体性白内障。如果患者为人工晶状体眼，则允许有正常的坐位或站立位。患者可以步行、工作、阅读、观看放在地上的电视机、乘车（非驾驶），以及使用跑步机或固定的自行车进行锻炼。虽然患者会经常询问，但面朝下的姿势并不会影响吃饭、沐浴、阅读或使用卫生间。面朝下驾驶是不被允许的，其风险超出了玻璃体视网膜手术相关的讨论范畴。

生物修饰

目前已经有很多生物成分被用来加速黄斑裂孔处神经胶质细胞的增生以促进裂孔的愈合，如纤维蛋白、血清、自体血小板、凝血酶、全血、冷冻沉淀物和转化生长因子 - β（来自牛的、重组的或自体的）[3-5]。使用这些生物制剂后，无菌性眼内炎、葡萄膜炎、炎性增殖性玻璃体视网膜病变和细菌性眼内炎都有过相关报道。笔者和其他许多外科医生不再使用这些药物，因为其效果的不确定性以及上面提到的潜在危险因素。Freeman 在随机对照临床试验中显示血清对于裂孔愈合无明显作用。

结果

有报道指出，对于小直径、病程短的黄斑裂孔，术后成功率高达 100%。笔者认为，去除玻璃体后皮质、黄斑前膜及内界膜，SF_6 填充，联合术后俯卧位 1 周，90% 的手术成功率是可以被复制的[6]。

参考文献

1. Gandorfer A, Haritoglou C, Kampik A. Toxicity of Indocyanine Green in vitreoretinal surgery. In: *Vital Dyes in Vitreoretinal Surgery. Developments in Ophthalmology*. Karger; 2008:69-81.
2. Madreperla SA, McCuen BW 2nd, Hickinbotham D, et al. Clinicopathologic correlation of surgically removed macular hole opercula. *Am J Ophthal*. 1995;120:197-207.
3. Glaser BM, Michels RG, Kupperman BD, et al. Transforming growth factor-beta 2 for the treatment of full thickness macular holes. A prospective randomized study. *Ophthalmology*. 1992;99:1162-1173.
4. Gass JD. Idiopathic senile macular hole. Its early stages and pathogenesis. *Arch Ophthalmol*. 1991;106:654-659.
5. Gass JD. Reappraisal of biomicroscopic classification of stages of development of a macular hole. *Am J Ophthalmol*. 1995;119:752-759.
6. Thompson JT, Sjaarda RN, Lansing MB. The results of vitreous surgery for chronic macular hole. *Retina*. 1997;17:493-501.

推荐读物

Claes CC. Internal repair of very large, myopic and recurrent macular holes by creation of a central retinal detachment and silicone oil tamponade. *Retina*. 2019;39(Suppl 1):S72-S73.

Grewal DS, Charles S, Parolini B, Kadonosono K, Mahmoud TH. Autologous retinal transplant for refractory macular holes: multicenter international collaborative study group. *Ophthalmology*. 2019;126:1399-1408. pii: S0161-6420(18)32595-8. doi: 10.1016/j.ophtha.2019.01.027

Grewal D, Mahmoud TH. Autologous neurosensory retinal free flap for closure of refractory myopic macular holes. *JAMA Ophthalmol*. 2016;134(2):229-230.

Parolini B, Grewal DS, Pinackatt SJ, et al. Combined autologous transplantation of neurosensory retina, retinal pigment epithelium and choroid free grafts. *Retina*. 2018;38(Suppl 1):S12-S22. doi: 10.1097/IAE.0000000000001914

Thomas AS, Mahmoud TH. Subretinal transplantation of an autologous retinal free flap for chronic retinal detachment with proliferative vitreoretinopathy with and without macular hole. *Retina*. 2018;38(Suppl 1):S121-S124.

第 20 章

糖尿病性视网膜病变

（顾瑞平　译　秦要武　审校）

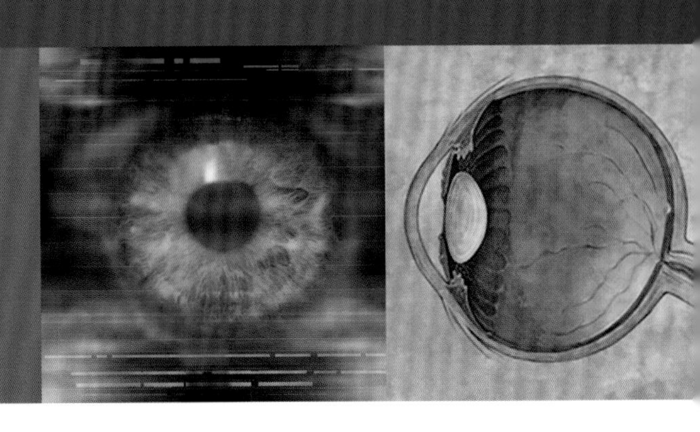

医学现状

很多原因造成糖尿病的全球患病率日愈增长。日益改进的血糖监测，肾透析，肾和胰腺移植技术，完善的心血管评估，以及药物的发展，使得糖尿病患者生存期延长。与此同时，触手可及的高热量、高碳水、高脂肪食物，随处可见的快餐店，当下流行饮食文化及饮食导向等，导致糖尿病发病率不断增加。Joslin 观察到在 1921 年糖尿病患病率为 0 的皮马印第安人，如今的糖尿病患病率已经高达 70%。Friedaman 以及其他学者认为存在“节俭基因”，由此提倡只需“偶尔的”饮食维持生存，而不是当下的一日三餐式饮食模式。牛肉、猪肉、鸡蛋、快餐及乳制品等是人体主要的营养来源，政府也为此做了很大的投入。如果我们的营养师、教师、父母、医生、护士、官员以及教练饮食不当，民众就没有了积极的榜样。血糖控制、预防动脉粥样硬化、抗癌、减肥、长寿、维持健康的身体、保持完美的身材跟健康的饮食是密不可分的。如果医生能健康饮食并积极锻炼，就可以给家人和同道树立很好的榜样。我们应该引导遇到的每位患者及其家属，使其养成健康的生活习惯。

玻璃体切割术

更好的血糖控制、视网膜激光光凝，尤其是抗血管内皮生长因子（VEGF）药物的应用，显著降低了增殖性糖尿病性视网膜病变（proliferative diabetic retinopathy，PDR）的玻璃体切割术需求，对符合指征的患者进行玻璃体切割术可以获得良好的预后[1]。

患者的选择

糖尿病性视网膜病变导致的盲分为两个亚组有实际指导作用，即急需手术的病例和择期手术的病例。牵引性视网膜脱离累及黄斑（traction retinal detachment involving the macula，MTRD）、玻璃体前皮质纤维血管增殖（anterior vitreous cortex fibrovascular proliferation，AVCFVP），尤其继发新生血管性青光眼（neovascular glaucoma，NVG）的患者，如果没有及时处理，可导致永久性失明。相反，玻璃体积血或者视网膜前出血的糖尿病患者，适当延迟手术并不会对视力预后造成严重影响。

玻璃体积血

早期的研究曾错误地认为玻璃体血凝块机化后导致视网膜新生血管的产生。事实上，玻璃体积血是视网膜新生血管的“果”而绝非“因”。长期的玻璃体积血虽然可以造成眼内组织铁沉积，但其对视网膜的损伤可以忽略不计。牵引性视网膜脱离（traction retinal detachment，TRD）、黄斑水肿、缺血和糖尿病性视神经病变的存在与否将决定玻璃体积血患者的术后视力，而不是玻璃体积血本身。

对侧眼视力良好的单眼玻璃体积血患者可以长期 B 超随访，除非并发 TRD，或者在玻璃体前皮质见到新生血管，或者发现虹膜红变。对于从未接受过全视网膜光凝（panretinal photocoagulation，PRP）治疗的眼，出现新生血管并发症及发生 TRD 的风险非常高，需要非常密切的随访并积极使用抗 VEGF 药。玻璃体积血患者每次随访都应该复查 B 超，最好是每月一次，直至玻璃体积血吸收或者完成手术。如果 B 超提示牵引性视网膜脱离，需要尽快手术，而玻璃体积血持续时间的长短对手术决定的影响不大。双眼玻璃体积血且短期内积血吸收可能性不大的患者，应该先对视力预后较好的患眼进行手术。对独眼玻璃体积血或者双眼玻璃体积血预后较好的患眼进行手术是为了尽快改善患者视功能和恢复患者日常活动。此外，不论是出于心理需求还是社会经济需求，多系统疾病患者均需要快速的视觉重建。玻璃体后皮质下的血以及视网膜前的积血要比位于玻璃体腔内的积血吸收得更快，因此只要患者的心理与社会经济情况许可，双眼或者独眼的玻璃体后皮质下或视网膜前积血患者，可以适当延长观察时间。如果一眼发生黄斑缺血，同时对侧眼发生玻璃体积血，我们需要尽快对预后相对好的眼进行玻璃体切割术，使患者能够独立工作和生活自理。

牵引性视网膜脱离

TRD 可通过间接检眼镜、光学相干断层扫描（OCT）或超声进行诊断。如果发生黄斑脱离，排除禁忌后应尽快在几周内完成玻璃体切割术。如果有活动性视网膜新生血管，在进行玻璃体切割术前建议进行抗 VEGF 药注射或完善 PRP，同时在玻璃体切割术中还需要进一步完善眼内 PRP。如果玻璃体切割术前先进行抗 VEGF 药注射或 PRP，或是视网膜新生血管自发退化，术后新生血管性青光眼和玻璃体前皮质纤维血管增殖的发生率会降低。极端情况下，对严重的视网膜新生血管患者行玻璃体腔内抗 VEGF 药注射会导致牵引性视网膜脱离的发生，即所谓的收缩综合征[2]，然而对于这样的患者，如果术前不给予抗 VEGF 药物，术后将会发生严重的致盲性并发症，比如新生血管性青光眼和（或）玻璃体前皮质纤维血管增殖。因此所有伴活动性视网膜新生血管的患者均应在玻璃体切割术前 1 周内进行抗 VEGF 药物注射，同时手术结束后需要再次注射抗 VEGF 药物，因为手术造成了药物的洗脱。

玻璃体切割术存在一定的风险，因此未累及黄斑的牵引性视网膜脱离并不是玻璃体切割术的指征，即使牵引朝着黄斑进展或者对侧眼也是即将“威胁”黄斑的状态。根据患者实际的视力而不是预计可能发生的情况来决定是否进行手术治疗更为合理。未累及黄斑的牵引性视网膜脱离进展到黄斑受累的年发生率约为 15%[3]，之后数年，黄斑受累的牵引性视网膜脱离的累积发生率将稳定在 30% 左右。许多患者的牵引性视网膜脱离围绕黄斑而不累及黄斑，视力良好，长期无需手术。

此外，白内障手术偶尔会使玻璃体前移，导致黄斑外的牵引性视网膜脱离进展至黄斑区。总而言之，只有当牵引真正累及黄斑时，才应考虑玻璃体切割术。

黄斑水肿、囊肿和黄斑下渗出

Hilel Lewis 等首次对局部激光治疗无效的弥漫性黄斑水肿患者行玻璃体切割术并剥除粘连紧密的玻璃体后皮质。OCT 能有效判断是否存在玻璃体黄斑牵引，同时测量黄斑厚度。即使不存在玻璃体黄斑牵引，玻璃体切割术依然可以减轻或者消除糖尿病性黄斑水肿（diabetic macula edema，DME）。Steffanson 和 Holekamp（已故）提出，黄斑水肿行玻璃体切割术的理论基础是玻璃体切割降低黏度（800 倍），促进氧弥散，玻璃体腔内的局部氧分压可升高 12 mmHg[4]。还有学者认为玻璃体切割可以稀释玻璃体腔内的 VEGF 并且加速其代谢，进而减轻黄斑水肿。激光及抗 VEGF 治疗均无效的 DME 行内界膜剥除可能有助于黄斑水肿的改善[5]。少数外科医生还报道了手术移除黄斑下渗出，但是目前有没证据显示该方法是否有效，而且该操作会对感光细胞及视网膜色素上皮造成损伤。

禁忌证

无光感提示存在青光眼性视神经萎缩、缺血性视神经病变或者严重的视网膜血管闭塞，这是玻璃体切割术的绝对禁忌证。角膜混浊，角膜、眼睑或结膜感染，全身感染，不能耐受局部麻醉，也是玻璃体切割术的禁忌证。

糖尿病性牵引性视网膜脱离患者如果出现虹膜红变，提示应该及时行玻璃体切割术[6-7]。玻璃体腔内注射贝伐珠单抗可诱导前段新生血管退化，阻止进展为新生血管性青光眼[8]。而新生血管性青光眼患者则需要通过视网膜复位、PRP 或者反复抗 VEGF 药物注射等手段来持续降低眼内 VEGF 的浓度。虹膜新生血管活跃的无晶体眼患者，除非在术前或术中完善 PRP 和联合抗 VEGF 治疗，否则玻璃体切割术后会迅速进展为新生血管性青光眼。

病程持续数年的患者会出现显著的视网膜血管白线化及视网膜萎缩。如果颞侧血管弓不供养黄斑，则不建议行玻璃体切割术，因为没有提高视力的可能性。如果严重视网膜萎缩患者此前未行 PRP 治疗，意味着视网膜复位后视力可能会有些许提高。晚期萎缩的视网膜产生 VEGF 的能力有限，因此进展为新生血管性青光眼和玻璃体前皮质纤维血管增殖的概率较低。

手术操作和技术

玻璃体积血或者牵引性视网膜脱离进行玻璃体切割术，需要根据术中的实际情况进行多种操作相互结合的有章有序的操作。如同所有的玻璃体切割术，随时准备好可用的已消毒的完整手术器械和手术材料。

麻醉

糖尿病患者常合并心血管疾病及肾功能异常，在术前需要请社区医生、内科医生、心血管专家以及内分泌专家等进行充分的评估。麻醉医生还需在术前完善全身情况评估。实际上所有病例都应在监测局部麻醉（即 MAC）下进行手术。如果由注册麻醉护士进行麻醉管理，必须要有即刻能呼叫到的、可监督的、具有麻醉学研究生资质的上级。所有病例都必须建立静脉通路，监测心电图、脉搏和血压，还需要提供接氧气管的面罩以防止患者发生高碳酸血症。麻醉师或者麻醉护士在术中还需要随时准备监测患者血糖。1 h 以内，尤其是半小时左右可以完成的手术，首选局部麻醉，这样可以避免全身麻醉相关的恶心、呕吐及其他一些全身并发症。使用 27 G、1.25 英寸（约 3.2 cm）长的针头从眶外侧“角”进行阻滞麻醉后，可合并使用最少量的镇静药。

晶体的处理

去除晶状体会增加玻璃体切割术后新生血管性青光眼的风险，但可降低术后玻璃体前皮质纤维血管增殖的风险[9-10]。前部玻璃体和晶体可作为一道屏障，阻挡 VEGF 向前段弥散，进而降低术后新生血管性青光眼的风险。但若术中保留晶体，那么应该尝试保留相应的玻璃体前皮质，以减少术后后囊下白内障的发生。

角膜接触镜矫正术后无晶体眼对相当一部分患者是有效的，然而因为角膜知觉降低和感染风险增加，仍需谨慎施用，而且这些无晶体眼患者对框架眼镜的耐受也意外的好。保留囊袋的晶状体切除术（ECL）或超声乳化植入后房型人工晶状体，由于保留了玻璃体前皮质和完整的后囊膜，并为患者提供最佳的光学效果，除最复杂病例外，所有病例都可应用。

如果存在严重的纤维增生或新生血管，用超声粉碎头行 ECL 并去除全部囊膜要优于超声乳化联合玻璃体切割术。在术前或者术毕注射抗 VEGF 药物可以减少术后并发症，提升了玻璃体切割联合超声乳化术的利用空间。超声乳化联合玻璃体切割可以减少手术次数。如果先行超声乳化再行玻璃体切割，瞳孔状态以及角膜透明度会受影响，从而降低玻璃体切割的可视性；如果先行玻璃体切割再行超声乳化及人工晶状体植入，人工晶状体植入时的低眼压会有出血的可能性。如果在术前发现严重的白内障，最佳做法通常是将患者转诊至白内障专家处行超声乳化联合人工晶状体植入。如果术前评估晶体状态足以允许完成玻璃体切割术，那么超声乳化联合人工晶状体植入应该在玻璃体切割后 1 个月以后再进行；如果术前评估晶体状态尚可，但是术中发现可视度差，可行保留前囊膜的 ECL。如果患者保留了足够的前囊膜且出血风险较低，可行丙烯酸三体式可折叠人工晶状体置于前囊膜前的睫状沟内。如果有出血风险且囊袋不适合行后房人工晶状体植入，可行前房型人工晶状体植入。

玻璃体切割术

玻璃体后皮质的连续性是理解和设计玻璃体切割术过程中一个重要的概念。玻璃体后皮质与视网膜可能是完全粘连、部分脱离或者完全后脱离。“核心部”玻璃体切割这一错误的观念源于早期，当时是使用高负压和低切速模式，把玻璃体拉到眼球中央部进行切割。想要成功施行手术，就必须理解将玻璃体后皮质做 360°截断（图 20.1），而不是“条带切断”或者“核心部”玻璃体切割，无论玻璃体是致密出血还是透明，这一理论均适用。

已发生玻璃体后脱离时的操作

如果玻璃体后皮质已经与视网膜分离，应该在远离黄斑的位置做一个玻璃体后皮质切口，如果玻璃体后皮质后有破碎的血细胞或者溶血性物质，用切割头或 25 G 的移液手柄比例式吸出（图 20.2），这个步骤也称为负压吸引清除或排除。当从该切口引流的液体变澄清时，再用切割头扩大该切口，直至玻璃体前、后皮质融合处仅残留小的“裙摆”。术中需要彻底清除上方周边混浊的玻璃体皮质“裙摆”，因为术后其可能会下垂并遮挡患者坐位时的视野。术中需用钝头可反流的 25 G 移液手柄（笛针）负压吸引清除所有视网膜前出血，一方面可获得更好的手术视野，另一方面也会减少术后红细胞溶解性青光眼的发生。此外，在 PRP 前移除网膜前出血可减少激光对视网膜神经纤维的热损伤。如果玻璃体完全后脱离，虽然在垂直方向或者斜向上对视网膜没有牵引，但是视网膜前膜的存在还是会在切线方向牵拉视网膜，也会造成

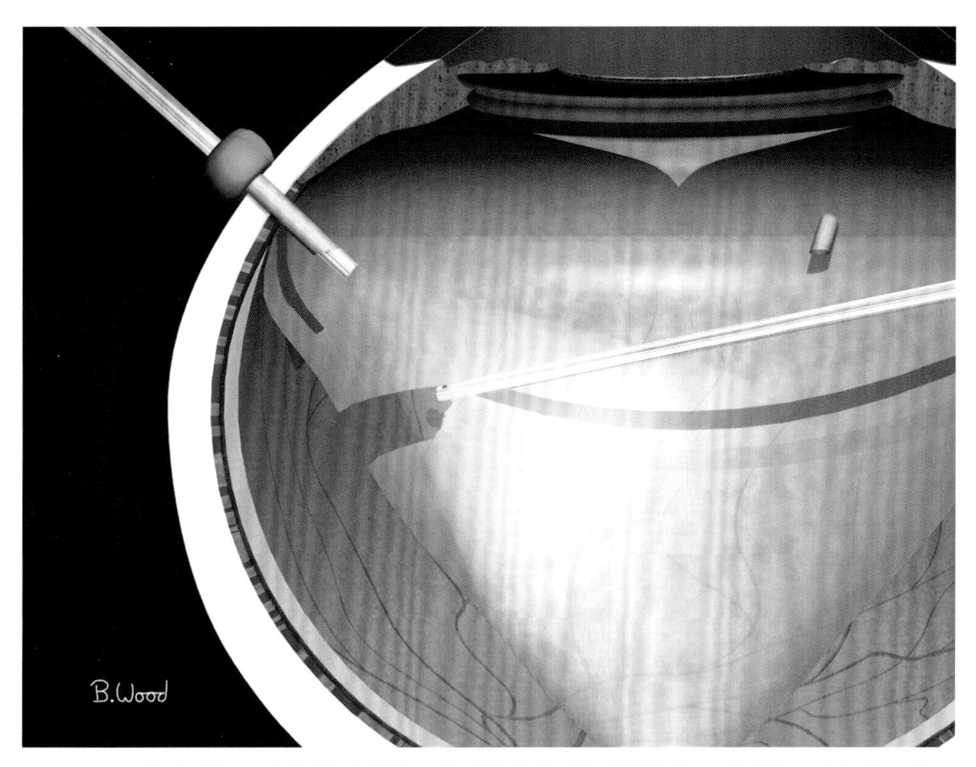

图 20.1 ■ 用切割头切吸紧绷的玻璃体后皮质会造成后部或周边视网膜裂孔。最好使用剪刀截断玻璃体后皮质

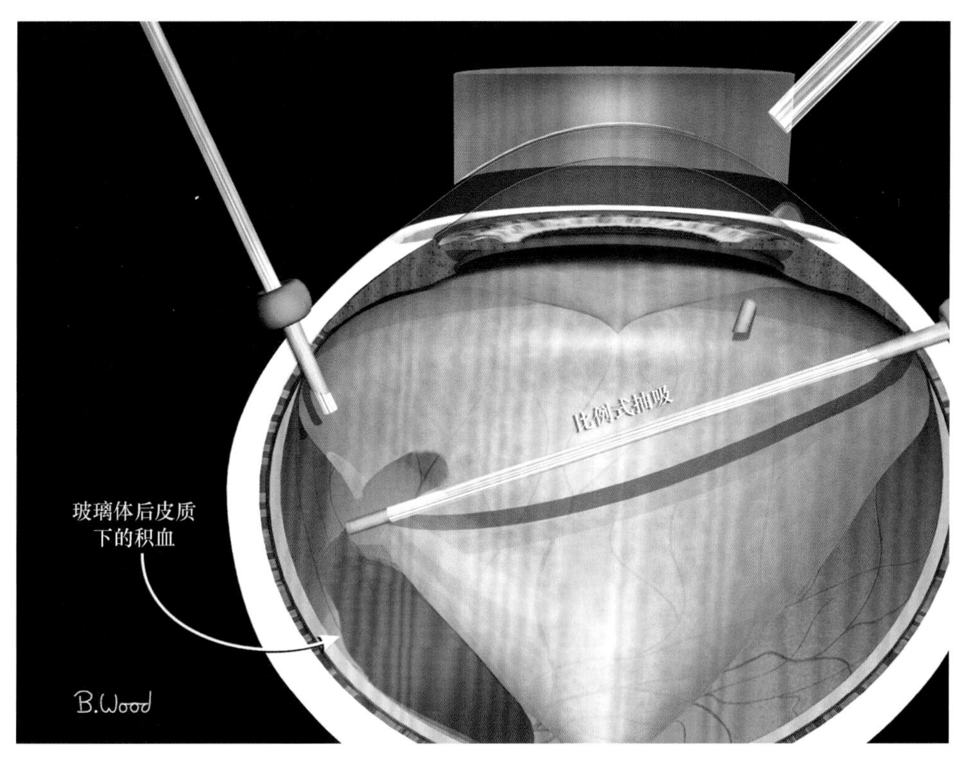

图 20.2 ■ 用直的 25 G 软头移液手柄线性吸出所有视网膜前血性物质，这样可以有更好的术野清晰度，减少红细胞溶解性青光眼的发生，也避免在激光时损伤视网膜

牵引性视网膜脱离。此外，只有当术中有活动性出血或者出血活跃时，才需用眼内激光对视网膜前膜血管附着点进行激光止血。

部分玻璃体后脱离时的操作

25 G 或 27 G 玻璃体切割系统是糖尿病性视网膜病变病例的最佳选择。23 G 玻璃体切割术在术后第

1 天眼压偏低，这可能会增加出血的风险。如果只有部分玻璃体后脱离，玻璃体与视网膜就会有一处或者多处粘连，同时视网膜前膜点状附着在视网膜上。由于视网膜新生血管的产生会诱导 Müller 细胞活化及胶质纤维化，典型的粘连位于视乳头和视网膜血管上。当玻璃体收缩时，这些附着点会成为圆锥形玻璃体后皮质的顶点，这是 PDR 最常见的玻璃体形态。成功施行 360°玻璃体后皮质切除或截断，能无牵引地彻底解除前后方向的牵拉（图 20.3）。术中激进地制作玻璃体后脱离有可能造成视网膜裂孔和过度使用硅油。其实并不存在玻璃体条带，只是延续的玻璃体后皮质更易被看见的部分。玻璃体后皮质的切口应选在术前超声或者间接检眼镜显示玻璃体视网膜黏附处。如果没有以上信息协助判断，应该在避开黄斑的鼻侧做切口，大约位于视乳头至鼻侧周边 1/3 的距离，因为即使出现视网膜裂孔，也比较容易处理。打开切口后，通过切口进行持续的负压吸引，直至引流液变得澄清。在此操作中，初学者可能会将位于玻璃体皮质后的大量陈旧性积血误以为是活动性出血。当透过切口见到清晰的视网膜时，才能更加安全地从该切口处开始环形切断玻璃体后皮质并延伸至 360°。不建议打开多个玻璃体后皮质切口或者反复多次“剥洋葱”式分层切除玻璃体后皮质。“裙摆”则用之前所述的方法进行修剪，与视网膜前膜粘连的玻璃体皮质，应该尽可能往下修剪，直至贴近视网膜。如果有足够的间隙允许插入斜面切割头或 25 G 弯剪，便以截断 / 剥离技术去除网膜附着点之间桥接的玻璃体后皮质。极少数情况下，如果桥接的玻璃体后皮质内有血管网，可以用一次性双极电凝笔进行预防性电凝止血。

没有玻璃体后脱离时的操作

部分糖尿病性视网膜病变患者的玻璃体后皮质与视网膜完全粘连，少数情况下玻璃体后皮质与视网膜仅有轻微粘连，可以用镊子进行剥离。用镊子尝试将玻璃体后皮质整片剥除时，需要格外谨慎，因为可能会在镊子抓握位置的远端出现视网膜裂孔（图 20.4）。视网膜光凝能量过度时会导致玻璃体后皮质与视网膜、脉络膜，甚至还可能与巩膜产生粘连。如果这些部位粘连过于紧密，应该保留该部位的玻璃体后皮质，并用剪刀或者切割头解除该位置所有切线方向的牵引，如果玻璃体后脱离浅，可以用剪刀完成，有 TDR 时则在视网膜牵引膜被由内向外逐层剥除之后行玻璃体后脱离。后一种方法由笔者提出，后被他人称为“整块切除（en bloc）”，但他们是采用不太安全的由外向内的方向操作。更糟的是，“en bloc”技术的倡导者们提出“有意的”玻璃体牵引利于玻璃体与视网膜分离，然而在没有玻璃体后脱离的情况下用玻

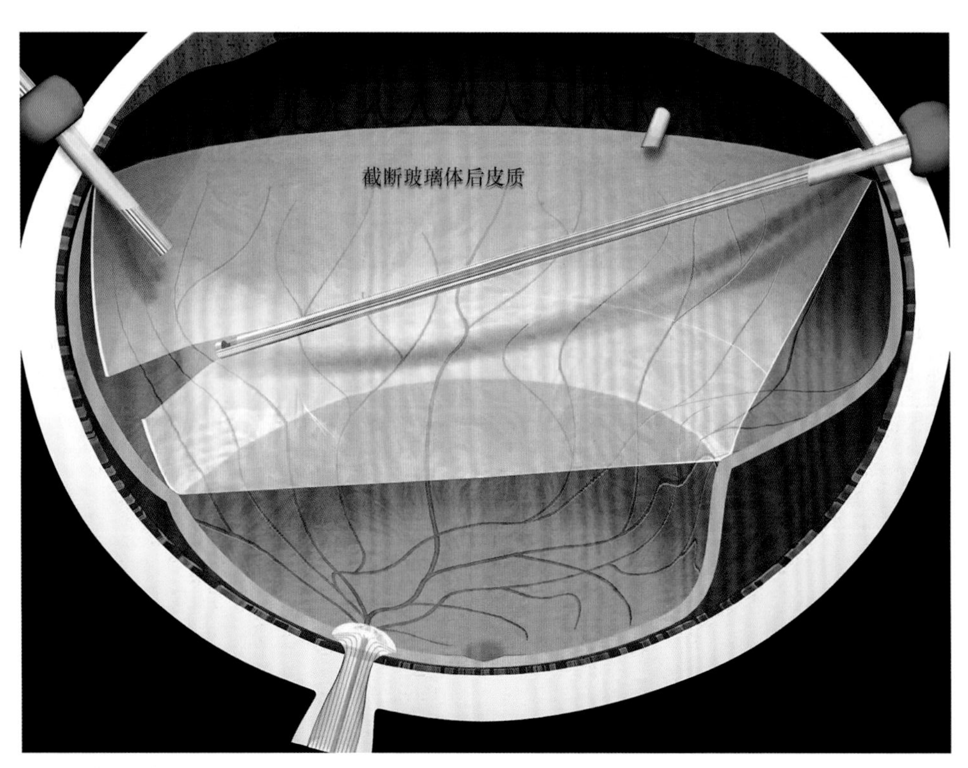

图 20.3 ■ 截断玻璃体后皮质，解除糖尿病性牵引性视网膜脱离的前后向牵引

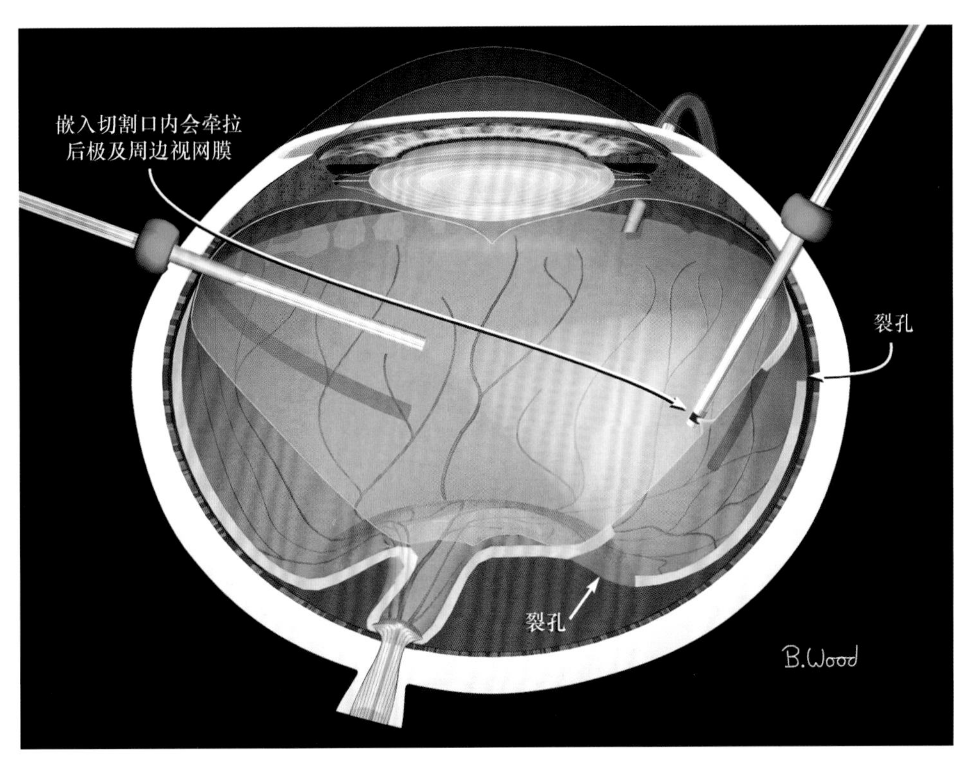

图 20.4 ■ 激进地制作玻璃体后脱离会导致医源性视网膜裂孔的产生以及过度使用硅油

璃体去提起视网膜前膜，反方向作用力有导致周边视网膜裂孔的风险。

糖尿病性牵引性视网膜脱离

对手术解剖的充分理解是手术成功的关键，核心内容是：玻璃体后皮质的连续性、玻璃体视网膜在前后方向的牵引，以及视网膜前膜在切线方向的牵引。术者对 TRD 眼的解剖及手术原则的理解存在偏差常见于下面三种说法：①“核心部玻璃体切割”；②“牵引条带切除”；③“剥膜”。首先从“核心部玻璃体切割”和“牵引条带切除”这两个错误概念说起：其实并不存在“核心部”玻璃体，也没有所谓的“牵引条带”，整个透明的玻璃体后皮质都会造成 TRD，而不仅仅是由于慢性玻璃体积血使得部分玻璃体变得不透明或所谓的玻璃体牵引条带。因此，第一个也是最重要的手术目的是将锥形的玻璃体后皮质在前膜黏附区域外缘与周边之间行 360°截断（如果 TRD 的顶端呈桌面样，那就在顶端切断玻璃体后皮质）。其次是剥膜（撕膜）的错误观点需要纠正，大多数糖尿病性 TRD 患者的视网膜前膜粘连非常紧密，使用膜钩或者类似器械剥膜或撕膜时常会导致医源性视网膜裂孔的产生，因此笔者提出用剪刀剪断视网膜前膜，再用剪刀对视网膜前膜剥离来处理紧密的粘连（图 20.5）。

截断玻璃体后皮质时，应该用最高的切速和最低的负压，并尽可能把切割头置于玻璃体后皮质表面。用较大的负压和水流量将玻璃体吸入切割头开口来做核心部玻璃体切割低效且危险。当玻璃体后皮质非常紧绷时，选用剪刀剪断皮质要优于用切割头切割。对于这种情况，较小的切割头（25 G 或 27 G）更有优势。广角照明系统，比如吊顶灯，会降低术者对透明玻璃体后皮质的观察，因此需要利用曲安奈德颗粒来对玻璃体皮质进行标记。同样，广角照明系统（比如 BIOM、ReSight、EIBOS、Volk 和 AVI）降低了侧向和轴向的分辨率，正如吊顶灯阻碍了对透明玻璃体后皮质的观察一样。切断玻璃体后皮质后应该紧接着处理视网膜前膜，除非没有任何玻璃体后脱离。如果没有玻璃体后脱离，应该从视盘或其周围开始由内向外进行视网膜前膜剥离，并沿着颞侧血管弓延伸，而不是暴力制作玻璃体后脱离（图 20.6）。“整块切除（en bloc）”方法如最初描述的那样，采用从外向内的技术，并主张利用玻璃体后皮质来提起视网膜前膜。当外科医生专注于处理视网膜前膜时，对玻璃体后皮质的牵拉会导致周边视网膜裂孔的产生。采用“en bloc”的方式进行视网膜前膜的分离并不是一个好办法，只有在肿瘤手术时才有意义，因其目的是尽可能减少肿瘤细胞的扩散。解决这一问题更好的办法是首先摒弃过时的所

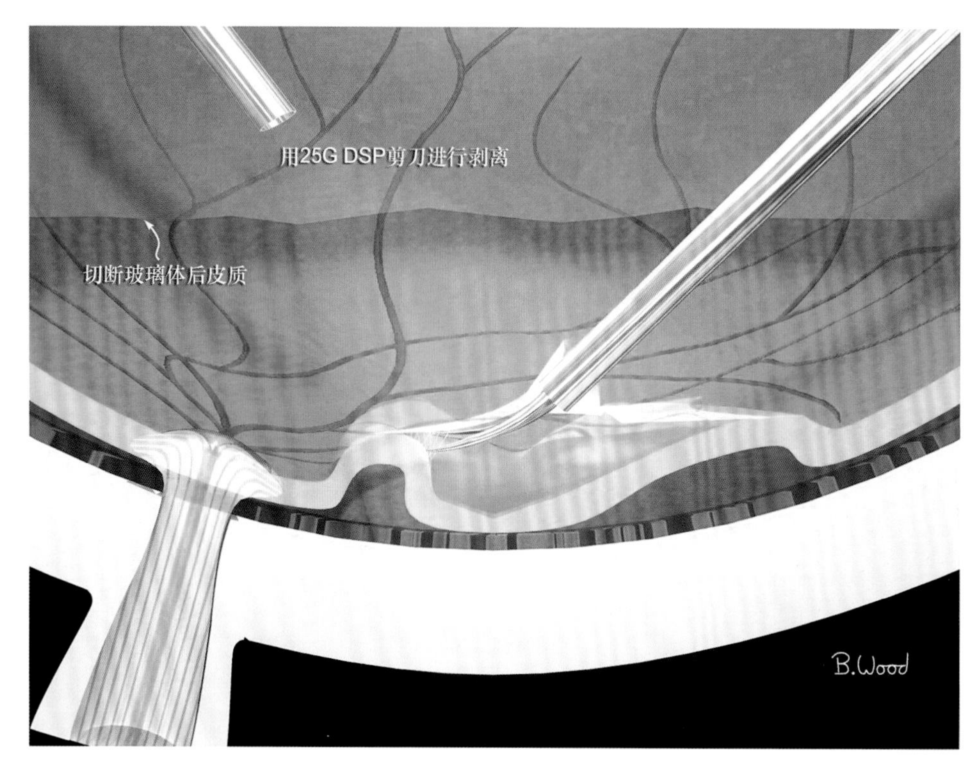

图 20.5 ■ 由内向外剥离与玻璃体后皮质相连的视网膜前膜

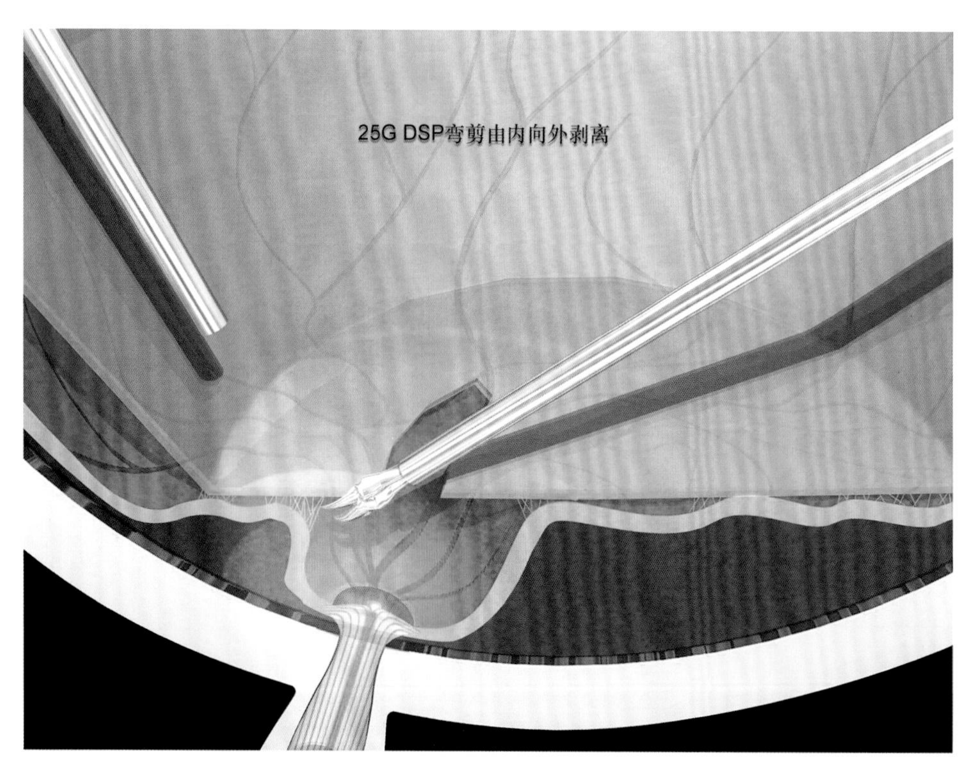

图 20.6 ■ 由内向外剥离去除视网膜前膜，未制作玻璃体后脱离

谓的标准手术方法，即先行核心部玻璃体切割，接着制作玻璃体后脱离，最后剥除视网膜前膜。在糖尿病性 TRD 中，如果没有玻璃体后脱离，更好的方法是直接由内向外从视盘或其周围开始进行前膜剥离，当全部或绝大部分前膜均按前述方式成功分离时，玻璃体后脱离也随之形成，或者说玻璃体后脱离的形成与否已经无关紧要，因为已经没有任何后粘连存在（图 20.7）。没有必要如“en bloc”所提倡的把所有前膜一片式整体切除，而最好采用分块方式（图 20.8），把前膜切割成数个跟玻璃体后皮质粘

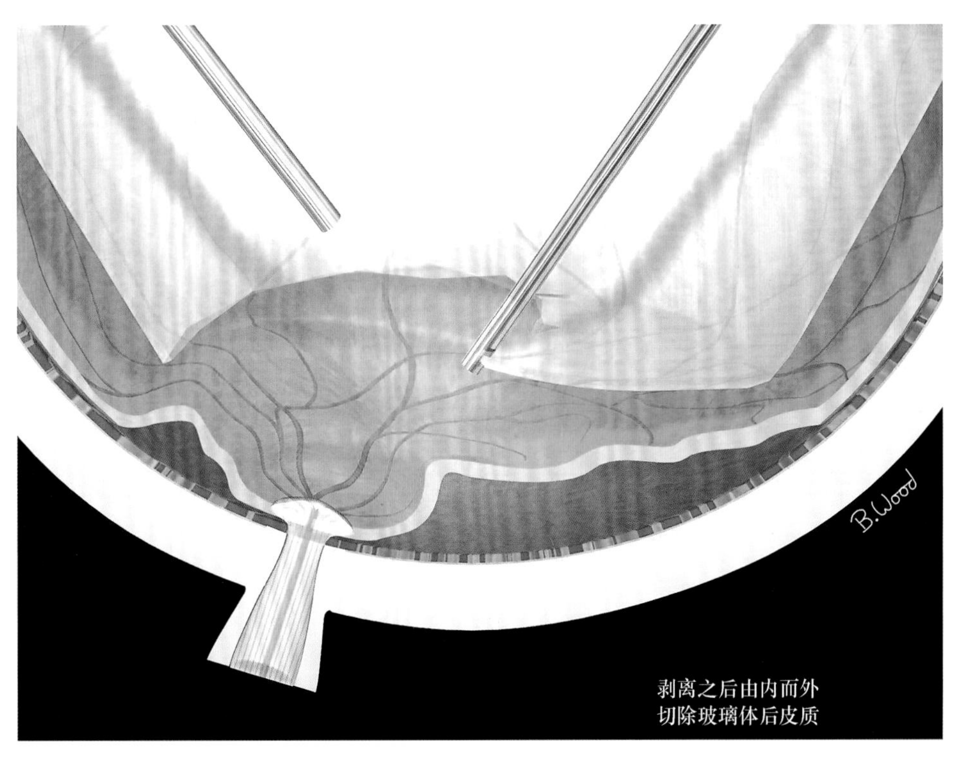

图 20.7 ■ 由内向外剥离后切除相连的玻璃体后皮质和视网膜前膜

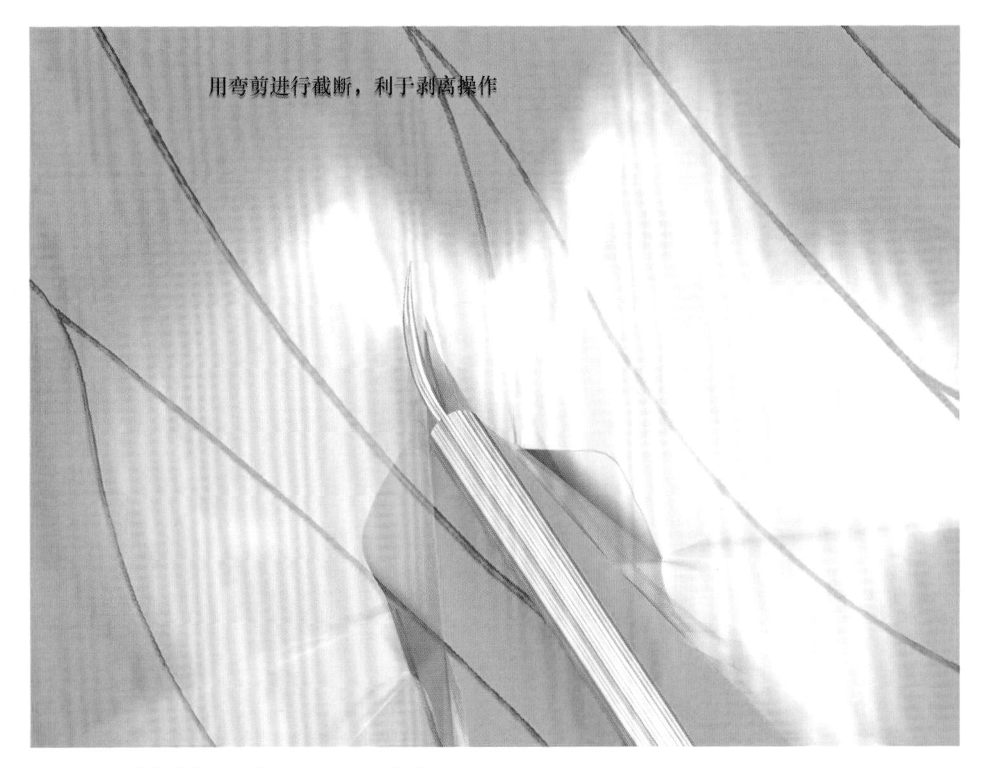

图 20.8 ■ 截断制造出可由内向外剥离的平面

连的片段。

剪刀截断和剥离

剪刀截断视网膜前膜的目的是解除视网膜在切线方向的牵引，将视网膜前膜截断成所谓的小中心块，或者更确切地称之为“血管黏着点”。用剪刀截断视网膜前膜时，将剪刀的一叶放在前膜下面——视网膜与前膜之间，另一叶位于前膜之前。尽管最早使用直剪进行操作，但是弯剪更为适用（图 20.9），因为剪刀的宽度远大于刀刃厚度（图

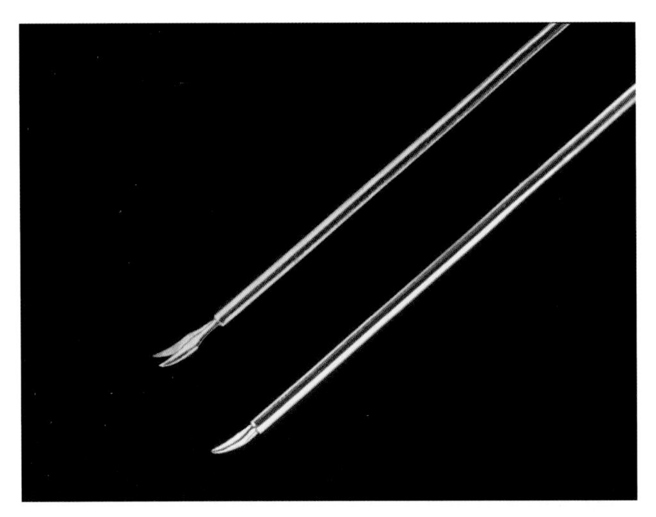

图 20.9 ■ 弯剪符合视网膜弧度，是进行截断和由内向外剥离的最佳工具

20.10）。与弯剪相比，直剪需要在视网膜与视网膜前膜之间存在更大的空隙。在开始使用剥离方法后，笔者减少了截断操作，因为此时截断主要用于暴露剥离的平面。使用弯剪利于从截断切换至剥离，且无需更换器械。在提出截断视网膜前膜概念的 2 年后，笔者即提出用剪刀剥离处理截断后残余的视网膜前膜。在糖尿病性 TRD 患者中，残余的视网膜前膜会导致小范围视网膜长期隆起，最终产生萎缩性视网膜裂孔，然后发展成孔源性视网膜脱离。剪刀截断是将剪刀的两叶插入至视网膜与前膜之间的潜在腔隙内，剪断它们之间的粘连点。简而言之，截断是将视网膜前膜切碎，而剥离则是将其切除。最初用所谓的水平剪刀行视网膜前膜剥离，其实水平剪刀实际上也有 135°角，在过去的 20 多年，笔者只使用弯剪进行视网膜前膜的剥离。自从 25G Alcon DSP 弯剪投入使用以来，已用于几乎所有病例。与“水平剪刀”相比，弯剪更好用，因为其刀刃弧度与视网膜的弧度相吻合，减少其尖端刺穿视网膜的风险。如果剪刀在张口很大的情况下进入视网膜前膜下，然后闭合，那么粘连点是被撕裂而不是被剪切，这会导致视网膜裂孔的产生；同样，如果剪刀闭合的情况下进入视网膜前膜下，然后再打开（图 20.11），这类似于一般外科手术中的钝性分离，粘连点也是被撕裂而不是被剪切，也会导致视网膜裂孔。最佳的方法（图 20.12）是打开剪刀至刚好能将视网膜前膜-视网膜附着点咬合，剪切，稍稍退出，横向移动到下一个附着点，略微前进，然后剪切并移至另一个附着点。使用一次性剪刀分离视网膜前膜时，不需要提起或固定视网膜前膜，视网膜前膜本身具有弹性，而且视网膜存在一个压力梯度，分离后的视网膜前膜会自动卷起，无需提拉即可从视网膜上分离下来。

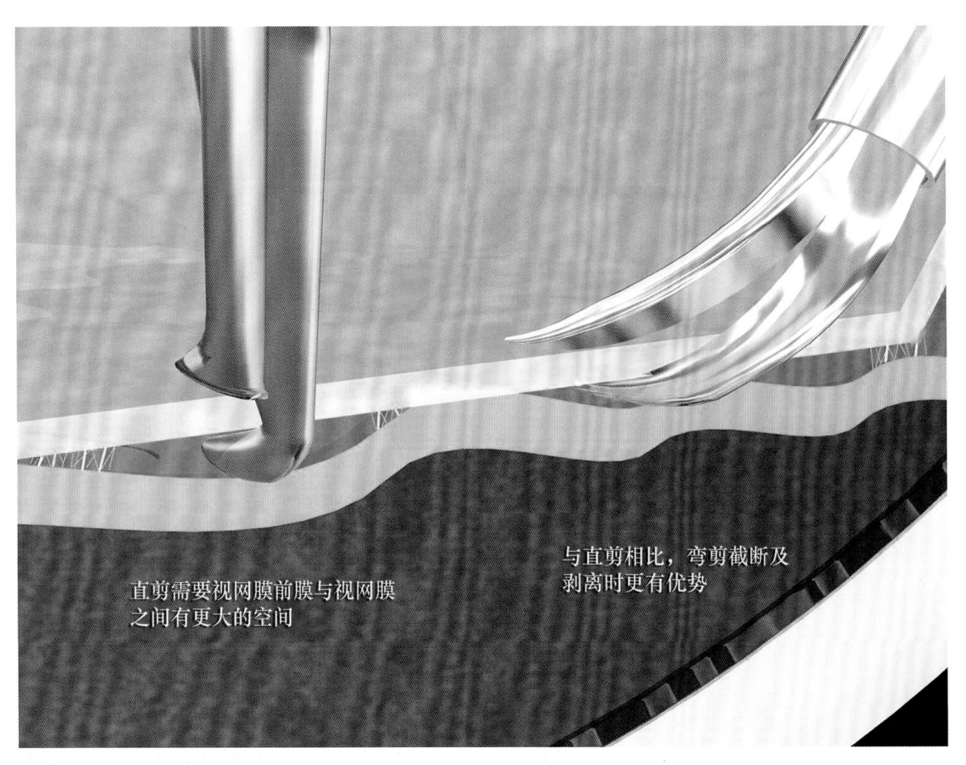

图 20.10 ■ 弯剪刀片的宽度远远大于刀刃厚度，更容易进入视网膜前膜和视网膜之间的潜在腔隙内

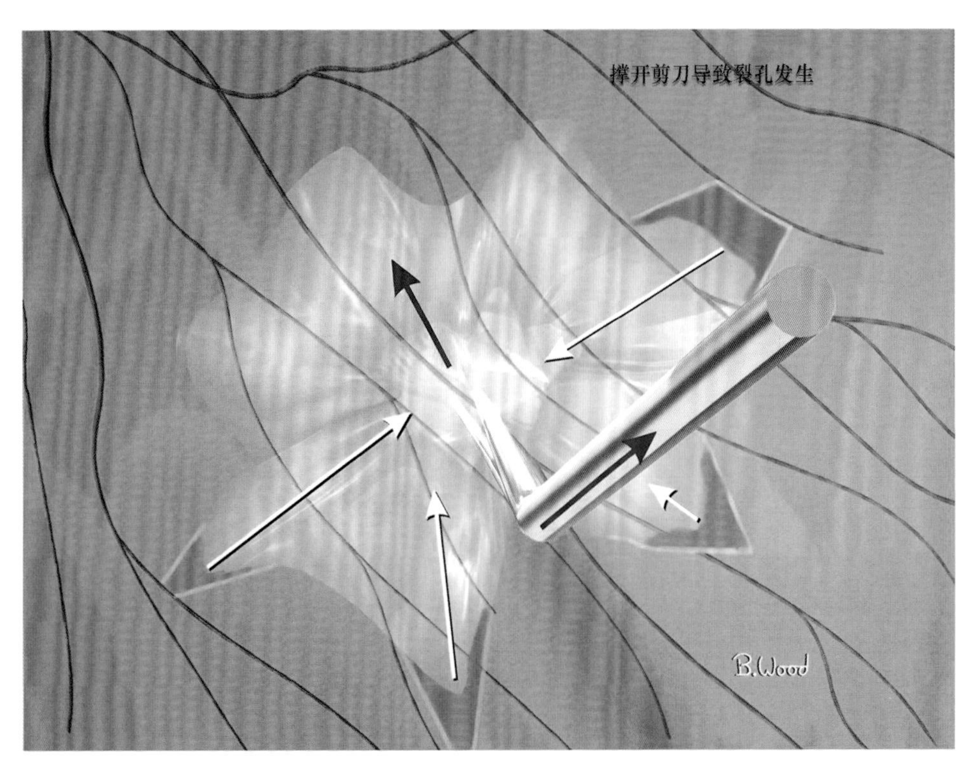

图 20.11 ■ 在视网膜前膜和视网膜的腔隙内撑开剪刀叶片，粘连点容易发生视网膜裂孔

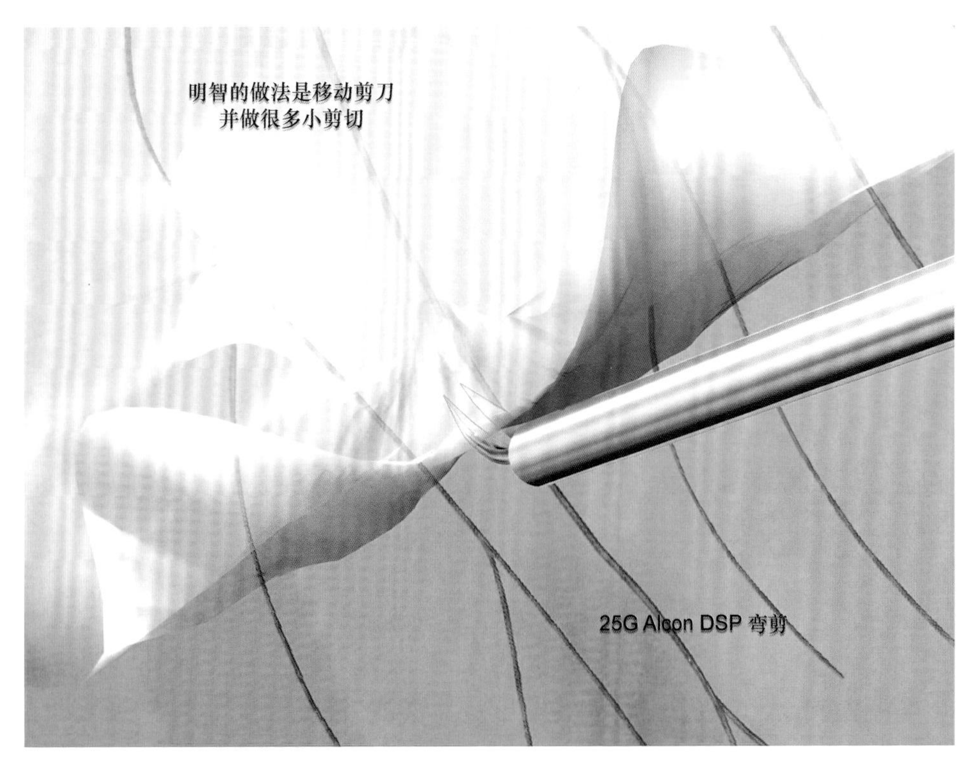

图 20.12 ■ 在剥离视网膜前膜时剪刀轻微张开，然后沿着切线方向移动，剪断视网膜前膜与视网膜的粘连点

使用切割头行视网膜前膜剥离

最新玻切机的切速可达 20 K，切割头呈斜面，被越来越多地用于糖尿病性 TRD 的视网膜前膜的截断和剥离，但仍不能完全替代剪刀。在糖尿病性 TRD 手术中，斜面切割头有三种不同的使用技巧：①折返式剥离（图 20.13）；②保持形状的剥离（图 20.14）；③黏附点之间的玻璃体后皮质截断。保持形

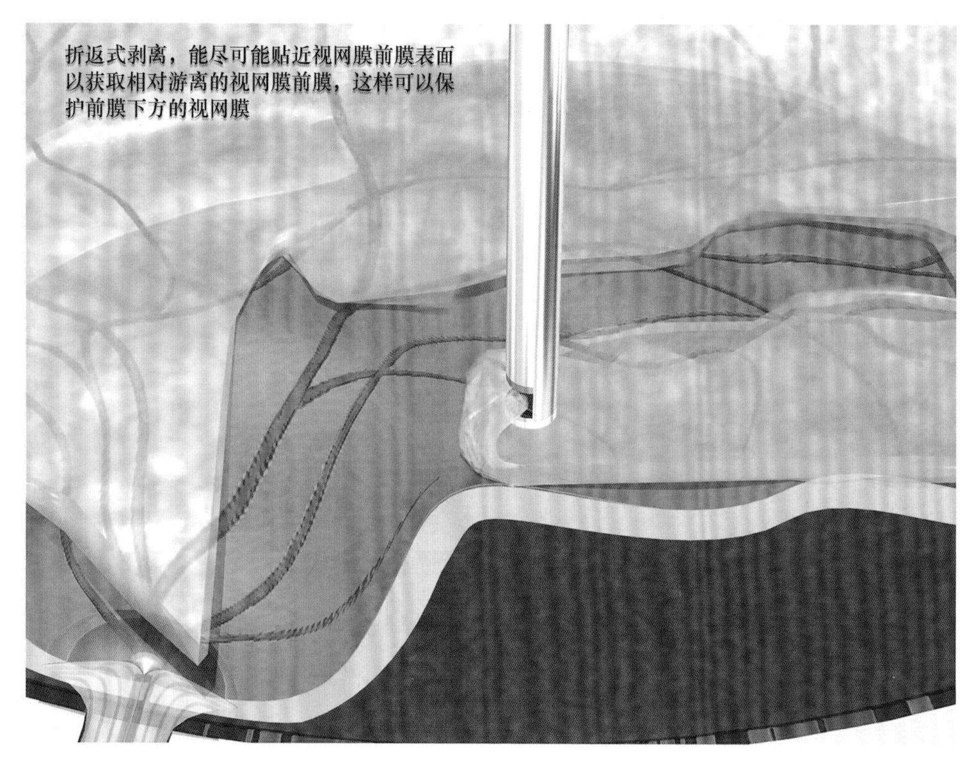

图 20.13 ■ 折返式剥离是把切割头置于视网膜前膜边缘的前表面，通过负压吸引将视网膜前膜折返入切割口内

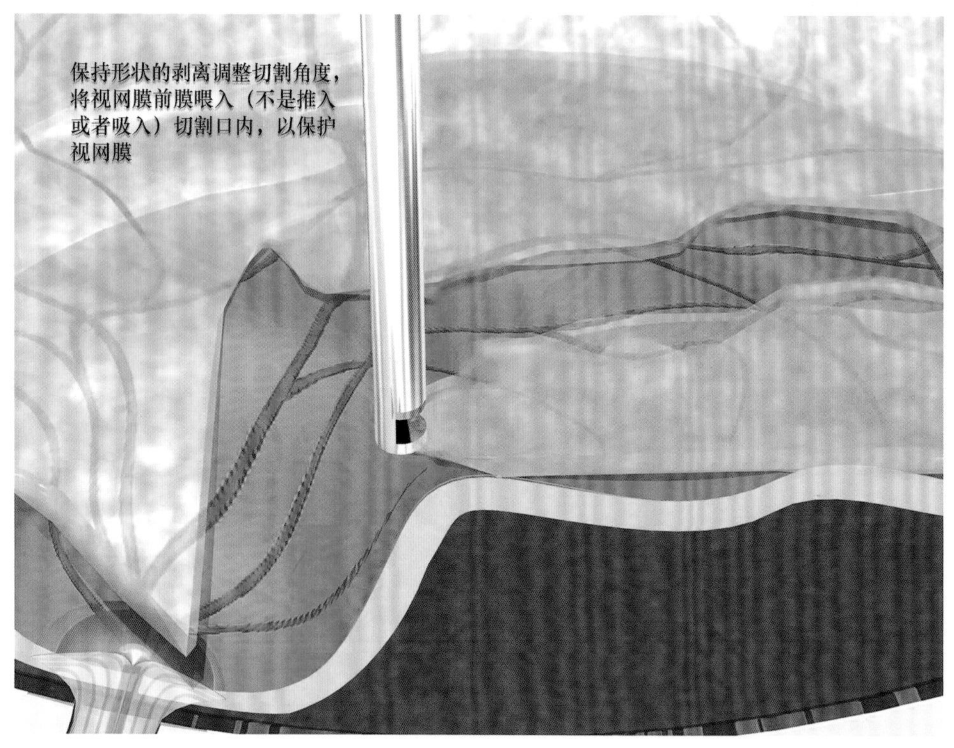

图 20.14 ■ 保持形状的剥离是通过沿着纵轴旋转切割头改变切割角度，视网膜前膜与局部视网膜成 90°角“喂入”切割口内

状的剥离是将切割头置于视网膜前膜的边缘进行“喂入”，不做负压吸引或将视网膜前膜推入切割口。之所以称为保持形状的剥离，是因为通过不断调整旋转切割头开口方向，在切割头沿着 TRD 的凹面或者凸面移动时，保持切割头开口背向视网膜表面。该技术多用于不易行折返式剥离的硬且厚的视网膜前膜。折返式剥离是把切割头置于视网膜前膜边缘的前表面，通过负压吸引将视网膜前膜折返入切割

口内，视网膜前膜的存在可以防止其下方的视网膜卷入切口内。切割头越小（比如 25 G 或 27 G），越有利于行折返式剥离以及黏附点之间的玻璃体后皮质截断，因为刀口更靠近末端，且末端直径小，可以减少视网膜前膜造成轴向及横向上的阻碍。无需剪刀辅助，Alcon 斜面切割头可以完成大多数病例的视网膜前膜切除，但并不是所有。

由内向外和由外向内技术

最初 Mchemer 是采用从外向内的技术进行弯针剥膜，以后很多医生在剥离视网膜前膜时也效仿了这个技术。比用镊子更好的剥膜方法是用剪刀截断并剥离膜，从中心开始往外逐步推行，此方法更加安全，因为后极部视网膜比周边视网膜厚且坚韧约 100 倍尤其是在缺血或 PRP 治疗后的病例中，而且后极部视野更加清晰，另外 TRD 患者后极部视网膜有冗余。

黏弹剂分离

黏弹剂分离是将黏弹剂注入视网膜前膜及视网膜之间的潜在腔隙内进行分离，这种方法目前很少使用，因为不仅没有优势，而且增加费用和手术时间。用黏弹剂压力扩大视网膜前膜与视网膜之间的潜在腔隙时，如果前膜粘连紧密，会导致液压性视网膜裂孔的产生。如果视网膜前膜与视网膜紧密粘连，没有任何间隙，黏弹剂针头进入视网膜前膜下时会造成视网膜裂孔。黏弹剂的存在会显著降低硅油的表面张力，可能加剧硅油乳化。而且黏弹剂一旦注入，几乎不可能清除干净，残留的黏弹性剂保留了视网膜表面的细胞、纤维连接蛋白和细胞因子（如 VEGF、碱性成纤维细胞生长因子和 TGF-β），潜在地增加胶质复发的概率。

止血

糖尿病性 TRD 术中剥离视网膜前膜时，如果发生血管黏附点出血，用眼内激光凝固断裂血管末端要优于用二极管电凝（图 20.15），因为对视网膜表面出血的血管进行电凝会导致亚临床视网膜坏死及后期萎缩性视网膜裂孔的产生。在极少数情况下，较大的血管可能需要在做断面切开前或后行电凝止血，尤其是在进行视网膜切除时。

全视网膜光凝

在糖尿病性 TRD 手术时，所有在位的视网膜区域均需要 PRP 治疗（图 20.16）。然而术前有视网膜脱离的地方，术中不应行 PRP 治疗，因为液-气交换或内引流后视网膜下总会残留少量视网膜下液，结合视网膜水肿，容易导致激光过量，并引起纤维

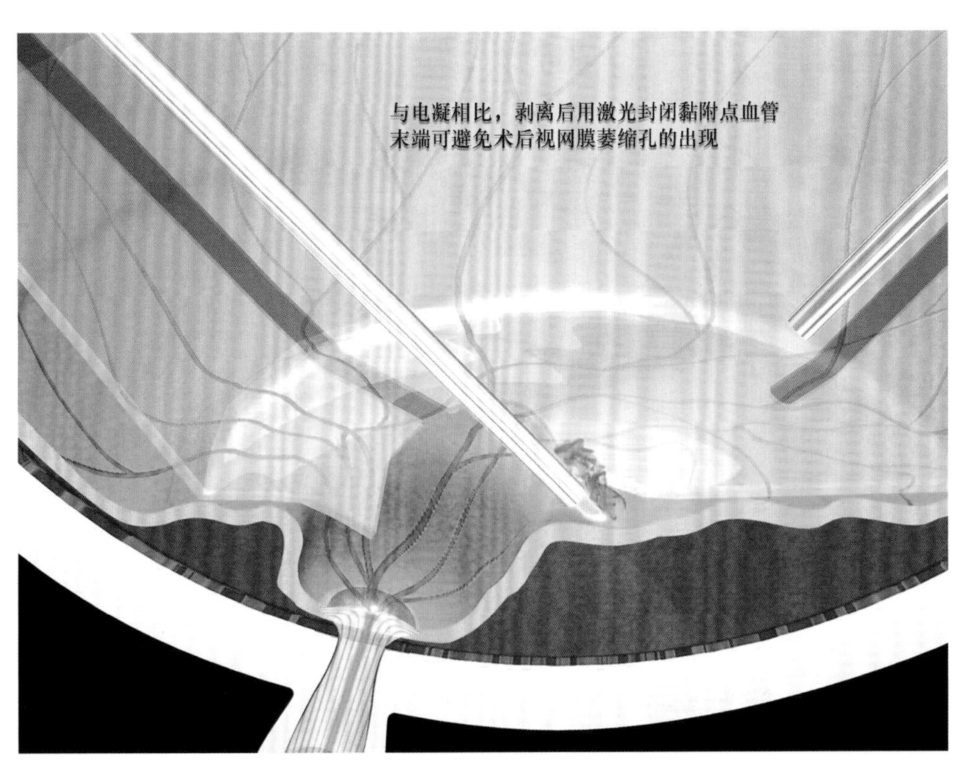

图 20.15 ■ 25 G 激光头光斑直径小，是剥离后血管黏附点光凝的最佳选择

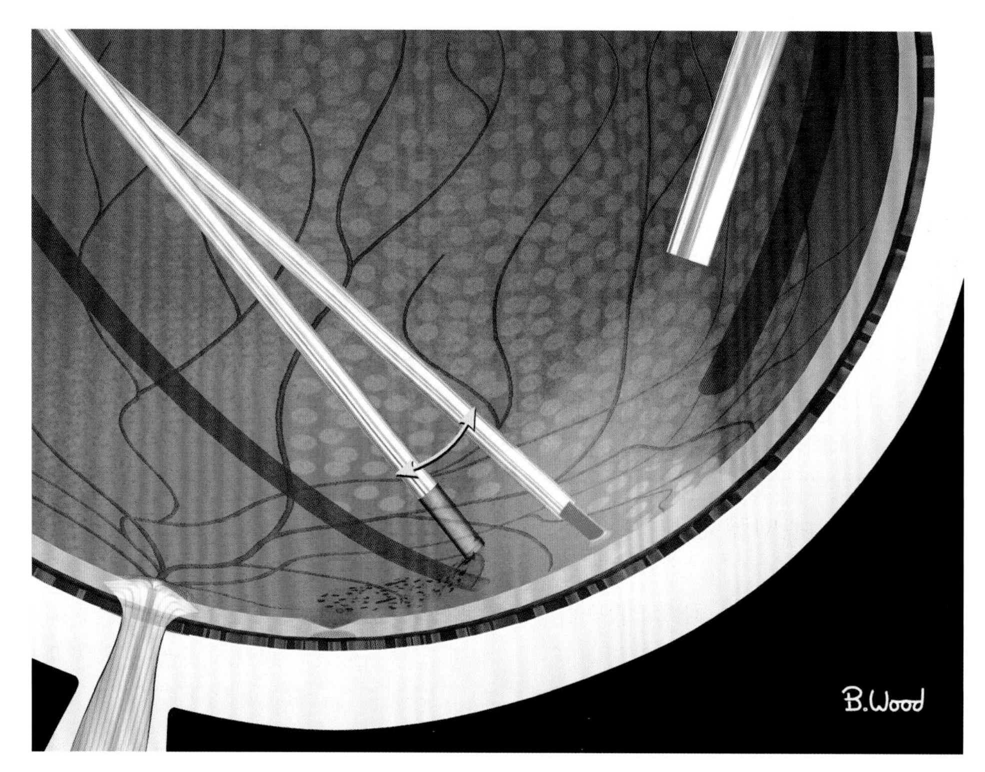

图 20.16 ■ PRP 应该与视网膜新生血管、视网膜内微循环异常以及远离黄斑的微动脉瘤的局部治疗相结合。新生血管的激光持续时间为 200 ms，但微动脉瘤激光治疗时间则为 20 ～ 23 ms

蛋白综合征。

抗 VEGF 治疗

几乎所有的病例术前抗 VEGF 治疗均能迅速诱导新生血管消退和极大减少术中出血。需要注意的是，快速的纤维化在极少数情况下会导致 TRD，但若注射后 4 ～ 7 天内行玻璃体切割术，可以避免这一现象的发生。正如 Avery 提出的，手术结束后再次注射抗 VEGF 药可以避免病情反弹。笔者推荐，伴有活动性新生血管的糖尿病性视网膜病变患者，在玻璃体切割结束时需再次注射抗 VEGF 药，因为 PRP 的起效时间比抗 VEGF 晚，PRP 和抗 VEGF 有协同作用。在高危病例中，眼内 PRP 可以降低新生血管性青光眼和玻璃体前皮质纤维血管增殖的风险，但若新生血管已经完全退化，则不需 PRP。跟出血相比，TRD 患者更有发生新生血管的风险，然而在隆起的视网膜上行眼内 PRP 并不安全。

硅油

TRD 患者手术时均应尽可能避免医源性裂孔的产生和使用硅油。视网膜前膜紧密黏附在萎缩的视网膜上，行局部视网膜切除，但未行视网膜固定术，此时用硅油来限止孔源性视网膜脱离。这种情况常见于长期的黄斑外 TRD 最终出现视网膜裂孔并逐步累及黄斑而需要手术的病例。中周部以及鼻侧区域需要行视网膜切除的概率更高。在首次手术是由其他医生完成，且在剥离粘连紧密的前膜时造成了大量医源性视网膜裂孔的情况下，笔者往往行视网膜切除而不做视网膜固定术。在这些复杂的病例中，硅油表面张力的应用很关键。过度的视网膜固定会导致胶质复发及纤维蛋白综合征，永久的硅油填充减少了视网膜固定术的需要，因此提出了“孔源限制”和“避免视网膜固定”的概念。过分强调取出硅油并无益处，在复杂病例中视网膜常在取油后再次脱离。

辅助性视网膜前膜处理技术

吊顶灯已被用于实现所谓的双手操作技术。通常认为剪刀会产生一个推力，而膜钩产生受力，在剥离视网膜前膜时会撕裂视网膜。镊子的目的是抵消这些不必要的力量。双手操作技术常被错误地用于提起视网膜前膜，更容易造成视网膜撕裂。笔者从不使用双手操作。

视网膜切除术

如果极其致密的视网膜前膜紧密黏附在视网膜萎缩处，通常建议直接行视网膜切除术，把视网膜前膜及视网膜一起切除。视网膜切除术最好是在气下用切割头进行，同时切割头还可以做液-气交换和视网膜下液内引流。如果视网膜切除面积小，可以用眼内激光封闭。如果大面积或者多个视网膜切除，空气-硅油交换要优于气体填充。如果决定使用硅油，应免做视网膜固定，这样可以减少组织损伤和胶质的再增殖。如果预计要取出硅油，激光可以在术后分阶段进行。大多数情况下永久保持硅油在眼内是最明智的做法。

表面张力的管理

只有在有萎缩性或医源性视网膜裂孔时，才使用液-气交换后气体填充。相比 C_3F_8，笔者更偏向于使用等膨胀的 SF_6，因为长效气体气泡周围可能会纤维增生，尤其在糖尿病性 TRD 患者中。如果术中发现视网膜裂孔，应该分离所有的视网膜前膜并解除牵引，然后再行液-气交换和视网膜下液内引流。跟软头移液手柄相比，不带软头的 25 G 移液手柄在引流视网膜下液时，引流口视网膜嵌顿的概率更小。部分术中复位的视网膜不应行 PRP，因视网膜下液以及视网膜水肿的存在会导致激光过度，进而导致纤维蛋白综合征的风险。只有在怀疑或者看到视网膜裂孔时才使用眼内空气填充。使用空气填充的唯一目的是通过气体的表面张力来恢复跨视网膜压力梯度。当 TRD 没有合并视网膜裂孔时，空气的表面张力没有任何意义（“没有孔，不用气”）。

硅油表面张力的管理

当视网膜裂孔较大或较多或行视网膜切除时，应该使用硅油填充，因为硅油填充允许长久（或永久）的表面张力顶压视网膜裂孔，可以消除视网膜固定的需求并降低术后再增殖的风险。此外，在空气-硅油交换之前，利用控制台气源行线性推挤，完成液-气交换和视网膜下液内引流。

如未做下方虹膜根切，硅油可以作为一道屏障阻挡 VEGF 弥散到前段，减少前段新生血管。但是由于硅油再分隔了眼球，纤维血管增殖往往出现在视网膜硅油界面（图 20.17）。基于这个原因，充分的 PRP 和抗 VEGF 药对这些病例是更佳的选择。而且硅油还会显著降低氧气从有灌注视网膜区域弥散至缺血区域，加剧了视网膜缺血。

可视化

广角镜是孔源性视网膜脱离、增殖性玻璃体视

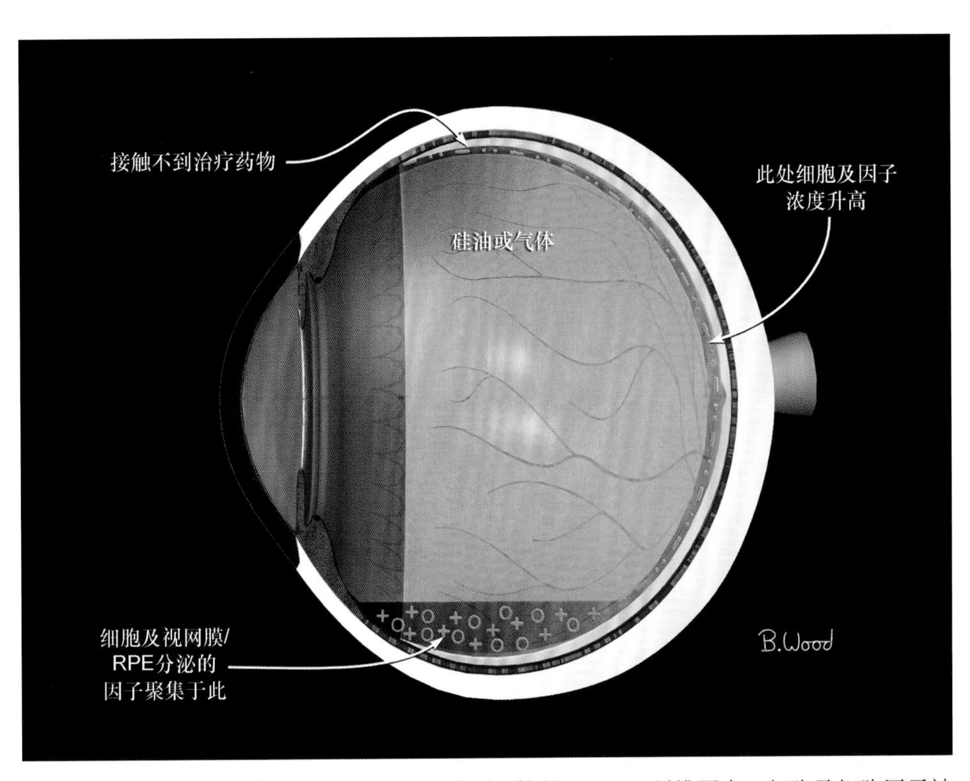

图 20.17 ■ 硅油和气体导致眼内形成新的分隔，使得 VEGF、纤维蛋白、细胞及细胞因子被困在视网膜-泡界面

网膜病变和巨大视网膜裂孔的理想选择，但是对多数糖尿病性 TRD 患者并无优势。与广角镜相比，扁平注水或自贴隐形式接触镜能提供更好的轴向分辨率和横向分辨率，是大多数糖尿病玻璃体切割的首选，但是当 TRD 延伸至中周部时，则需要使用广角镜。广角照明系统，比如吊顶灯，无法实现局部照明、镜面照明和后照明，而这对观察透明的玻璃体至关重要。NGENUITY 技术增加了视野景深并有更高的放大倍数，是 TRD 手术的理想选择。

灌注液

在术中血糖监测问世之前，预防潜在低血糖最佳的办法是术中静滴 5% 右旋糖酐。血清葡萄糖水平很高，常需要在灌注液内加入右旋糖酐。自从 BSS Plus 问世以来，笔者不再添加右旋糖酐或者其他药物至灌注液内，也从未观察到术中或术后早期后囊下白内障的发生。当然，更小流量的三通道系统、更好的流体学、更佳的技术，以及目前的 25/27 G 灌注系统，也有助于改善这一情况。

视网膜固定术

尽管偶有裂孔不处理也不发生视网膜脱离的情况，但仍然要求对所有视网膜裂孔行视网膜固定术，除非裂孔位于黄斑区、乳斑束或者视乳头周围。所有视网膜裂孔均应用一排融合的（连续的）眼内激光进行封闭，除非面积非常广需要长期硅油填充来限制孔源性视网膜脱离。

巩膜扣带术

尽管经过膜剥离、液-气体交换、视网膜下液内引流仍然无法和 RPE 贴附的所有视网膜裂孔都可以行巩膜扣带术，但是更为明智的选择是行视网膜切除术。自从 20 世纪 80 年代早期，随着玻璃体切割头、流体力学以及技术的进步，笔者就再没有使用过预防性环扎手术。

预后

经过上述治疗后，超过 80% 的糖尿病性 TRD 患者的视力会持续改善并优于 5/200[11-13]。术后 2 周随访，患者视网膜复位率高达 97%，但是即使再手术后，仍有 5% 的患者[14]会因前部玻璃皮质纤维血管增殖而失明和因胶质再增殖继发视网膜脱离而失明[15-17]。与视网膜截断相比，视网膜前膜分离显著降低术后胶质再增殖的风险，而单纯的玻璃体皮质截断不会发生胶质再增殖。

部分无晶体眼患者经过细心治疗后虽然视网膜复位，但由于继发新生血管性青光眼而最终失明，新生血管性青光眼与活动性视网膜新生血管的存在相关；前部玻璃皮质纤维血管增殖则会导致部分有晶体患者永久性失明[18]。

一些患者虽然视网膜成功复位，但由于存在光感受器损伤和视网膜缺血，视力没有改善；极少数情况下，手术非常成功，却因缺血性视神经病变而最终失明。病例选择对术者的手术成功率有很大的影响，但医生的目标是尽可能地帮助每个患者，而不是通过剔除困难病例来提高个人成功率。术后 6 个月效果良好的患者通常远期预后也会很好[19-23]。

并发症

出血

术后立即出现的眼内出血可能来源于血管附着点、未处理的新生血管以及巩膜穿刺口。有 30% ～ 50% 的有晶状体眼患者术后会立即发生玻璃体积血[24]。无晶状体眼患者的玻璃体积血通常会在 1 ～ 2 周内清除，但有晶状体眼患者则可能需要几个月的时间。如果 B 超显示视网膜复位，且另一只眼视力良好，则不需要再手术；但是如果 B 超提示视网膜脱离，则需要立即再次手术。如果患者为双眼盲，情感和社会经济的需求决定了再次手术的必要性。无论是初次手术还是再手术，都建议对视力潜在恢复空间更大的眼进行手术。

采用 25 G 标准三通道设置的玻璃体切割系统来处理要优于单纯玻璃体灌洗。因为这样可联合眼内 PRP，可以处理视网膜前膜，解除玻璃体对视网膜新生血管簇的持续牵引及处理出血的血管。但是如果医疗条件不允许在监测局部麻醉（MAC）下进行手术，可以在诊室内使用双针头行液体-液体交换。如果出现新生血管，抗 VEGF 药物和眼内 PRP 与此手术联合使用。

术后白内障

视力较好的眼或者独眼出现严重的白内障，应该行超声乳化摘除和后房型人工晶状体（posterior chamber lens，PCL）植入治疗；视力较差眼出现严重白内障，如果医学状况不允许行手术治疗，可以用 B 超进行随访。

红细胞性（溶血性）青光眼

阻止红细胞性（溶血性）青光眼的最好办法是：用 25/27 G 移液手柄排出积血、修剪玻璃体“裙摆”和凝固所有出血血管。如果眼压高于 25 mmHg，常规的局部青光眼药物常能很好地控制眼压。在极少数情况下，可能需要再次手术来控制眼压。

新生血管并发症

正如视网膜新生血管是未手术 PDR 眼最严重的并发症一样，新生血管性青光眼和玻璃体前皮质纤维血管增殖是玻璃体切割术后最严重的并发症，理解其发病机制有助于减少及处理这些新生血管并发症。

前段和玻璃体前皮质新生血管是由缺氧尚未梗死的视网膜释放的 VEGF 导致的[25-29]。PRP 通过破坏缺氧区域的视网膜、短暂性释放抑制因子[30]和增加脉络膜供氧来减少视网膜分泌 VEGF。位于小梁网的新生血管无周边虹膜前粘或明显的虹膜红变也会导致严重的青光眼。现不再认为前段新生血管继发于循环障碍，也不再认为小梁网新生血管是由虹膜新生血管移行而来。尽管玻璃体切割可以改变眼内氧的分布，但氧分布的改变无法解释眼内新生血管从玻璃体样本到生物检测系统（临床见到新生血管）的传递，这只能用 VEGF 来解释。

玻璃体腔注射贝伐珠单抗可以诱导前段新生血管消退，因此必要时应用贝伐珠单抗治疗有活跃的虹膜新生血管的糖尿病患者。这一治疗同时还应该联合足够的 PRP，以长期控制 VEGF 的产生，减少新生血管复发。

屏障的概念

VEGF 从眼内到通过小梁网排出这一向前扩散过程中存在一系列屏障（图 20.18）。如果未行玻璃体切割术，那么视网膜新生血管（neovascularization elsewhere，NVE）和视乳头新生血管（neovascularization of the disk，NVD）沿着玻璃体后皮质的后表面生长；如果玻璃体切割术切除了玻璃体后皮质，那么新生血管则沿着玻璃体前皮质后表面生长。笔者首次报道了玻璃体前皮质纤维血管增殖，以前被错误地认为是来自巩膜切口的“纤维血管向内生长”。

在无晶体眼或者眼内 VEGF 浓度很高时，VEGF 遭遇小梁网的拦阻导致新生血管性青光眼。虹膜红变

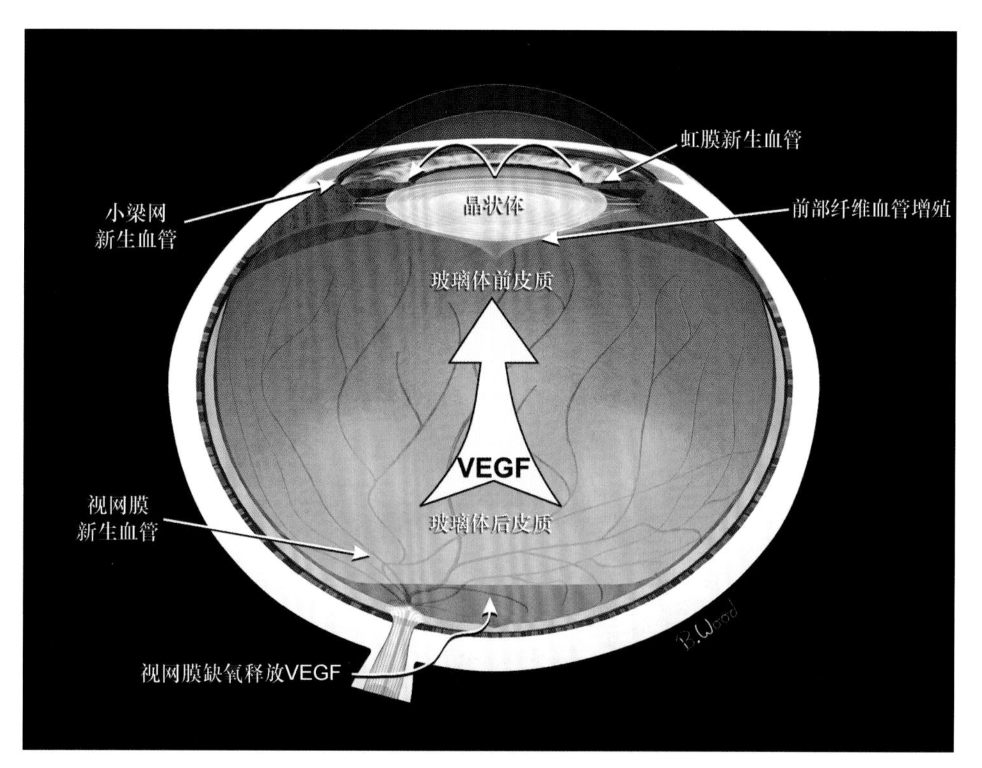

图 20.18 ■ VEGF 向前扩散的一系列屏障，屏障也可以成为新生血管和纤维血管增殖的支架

提示眼前段存在VEGF，而小梁网的新生血管则直接导致新生血管性青光眼。玻璃体切割术后无晶体的糖尿病性视网膜病变患者有过成功的滤过手术，前段新生血管通常会消退，正如玻璃体切割清除玻璃体后皮质后，NVE和NVD也会消退一样。这类患者如有滤过泡，在滤过泡的内侧会发现新生血管，因为滤过泡的壁是VEGF排出眼球的最后一道屏障。

术后一旦观察到新生血管，就应立即注射抗VEGF药物，同时尽可能地完善PRP，不建议等眼压升高了再干预，因为视野会变得模糊，并会导致不可逆转的新生血管性青光眼。虽然PRP可能不会直接降低眼压，但可以减少虹膜血管释放的纤维蛋白，从而避免眼球萎缩。尽管极少数虹膜新生血管会自发消退或保持稳定，但还是建议对所有出现虹膜红变的患者行抗VEGF药物治疗，并尽可能完善PRP。

如果眼压超过25 mmHg，可以给予局部噻吗洛尔，同时还可以联合溴莫尼定、拉坦前列素和局部碳酸酐酶抑制剂。如果局部治疗后眼压不能维持在25 mmHg，则需要行青光眼手术。可能是因为本身眼内灌注不良，糖尿病性视网膜病变患者对眼压升高的耐受性更差。绝大多数患者行滤过手术后眼压可维持稳定，但有导致低眼压并致反复眼内出血的倾向。

有条件的情况下，眼内睫状体光凝联合眼内PRP治疗优于睫状体冷冻、经巩膜光凝和超声睫状体破坏术，因为前者术后炎症反应轻、疼痛少，并有较好的视力预后。

玻璃体前皮质纤维血管增殖

发生玻璃体前皮质纤维血管增殖时，VEGF和其他细胞因子会引起细胞在玻璃体前皮质上迁移和增殖。这层纤维膜会导致特征性的赤道部环状TRD，随之出现全视网膜脱离。B超可观察到这一形态，一旦发现应立即手术。同时应当在裂隙灯下用斜照法仔细检查是否在晶体后或人工晶状体后有纤维膜或睫状膜，以便尽早手术。治疗包括行囊外晶体摘除，去除囊袋和睫状膜，还需用双极电凝对切除的边缘进行烧灼，以及液-气交换和长期硅油的表面张力处理。同时广泛的PRP和抗VEGF药物治疗是必要的，以防止进一步的新生血管生成。

孔源性视网膜脱离

在糖尿病患者中，周边孔源性视网膜脱离相对少见。如果发生视网膜脱离，通常与最初手术遗漏裂孔或者玻璃体嵌顿于巩膜切口有关。玻璃体切割术后视网膜脱离常无法通过巩膜扣带术解决，而是需要通过再次玻璃体切割术寻找残余牵引或胶质再增殖，引流视网膜下液，液-气交换，局部光凝，空气-气体或空气-硅油交换，以获得更高的手术成功率。视网膜裂孔可能恰在巩膜穿刺口后缘，因为玻璃体嵌顿在穿刺口，随后发生收缩并牵拉产生视网膜裂孔。

胶质增殖复发

视网膜前膜的手术操作，特别是剥膜会造成胶质增殖的复发。与之前所讲（增殖性玻璃体视网膜病变）不一样，胶质复发不需要玻璃体作为基质（常称“支架”）。Müller细胞可直接在视网膜表面进行反应性胶质化并增殖，来自视网膜前膜粘连点处的纤维蛋白可以形成桥状基质，胶质可以沿此物质再次增殖。内界膜剥除可减少胶质增殖复发。

胶质增殖复发时，可以用剪刀进行增殖膜剥离，内引流视网膜下液，进行液-气体交换和眼内光凝等。如果有孔源性因素存在，可以使用长期硅油填充来限制视网膜裂孔。胶质增殖膜常与视网膜粘连紧密，无法通过剥膜解决，常需要行该处视网膜切除。

参考文献

1. Machemer R, et al. vitrectomy: a pars plana approach. *Trans Am Acad Ophthalmol*. 1971;75:813-820.
2. Arevalo JF, Maia M, Flynn HW Jr, et al. Tractional retinal detachment following intravitreal bevacizumab (Avastin) in patients with severe proliferative diabetic retinopathy. *Br J Ophthalmol*. 2008;92(2):213-216.
3. Flinn C, Charles S. The natural history of diabetic extramacular traction detachment. *Arch Ophthalmol*. 1981;99:66.
4. Holekamp NM, Shui YB, Beebe D. Lower intraocular oxygen tension in diabetic patients: possible contribution to decreased incidence of nuclear sclerotic cataract. *Am J Ophthalmol*. 2006;141(6):1027-1032.
5. Hartley KL, Smiddy WE, Flynn HW Jr, Murray TG. Pars plana vitrectomy with internal limiting membrane peeling for diabetic macular edema. *Retina*. 2008;28(3):410-419.
6. Blankenship GW. Preoperative iris rubeosis and diabetic vitrectomy results. *Ophthalmology*. 1980;87:176.
7. Scuderi JJ, Blumenkranz M, Blankenship G. Regression of diabetic rubeosis iridis following successful surgical reattachment of the retina by vitrectomy. *Retina*. 1982;2:193.
8. Lupinacci AP, Calzada JI, Rafieetery M, Charles S, Netland PA. Clinical outcomes of patients with anterior segment neovascularization treated with or without intraocular bevacizumab. *Adv Ther*. 2009;26(2):208-216.
9. Blankenship G, Cortez R, Machemer R. The lens and pars plana vitrectomy for diabetic retinopathy complications.

Arch Ophthalmol. 1979;97:1263.
10. Rice TA, Michels RG, Maguire MG, Rice EF. The effects of lensectomy on the incidence of ins neovascularization and neovascular glaucoma after vitrectomy for diabetic retinopathy. *Am J Ophthalmol*. 1983;95:1.
11. Blankenship GW, Machemer R. Pars plana vitrectomy for the management of severe diabetic retinopathy, an analysis of results five years after surgery. *Ophthalmology*. 1978;85(6):553.
12. Michels RG. Vitrectomy for the complication of diabetic retinopathy. *Arch Ophthalmol*. 1978;96(2):237.
13. Aaberg T. Clinical results in vitrectomy for diabetic traction retinal detachment. *Am J Ophthalmol*. 1979;88(2):246.
14. Diabetic retinopathy Study Research Group. Four risk factors for severe visual loss in diabetic retinopathy: the third report from the DRS. *Arch Ophthalmol*. 1979;97:654-655.
15. Rice TA, Michels RG. Complications of vitrectomy. In: Little HL, JAck RL, Patz A, Forsham P, eds. *Diabetic Retinopathy*. Thieme-Stratton, Inc.; 1983:315-340.
16. Michels RG. Vitreous surgery in proliferative diabetic retinopathy. In: Shimizu K, Oosterhuis IA, eds. *Acta XXIII Concilium Ophthalmologicurm*, Part 1. Excerpta Medica; 1979:420.
17. Michels RG. Vitrectomy for complications of diabetic retinopathy. *Arch Ophthalmol*. 1978;96:237.
18. Charles S. Vitreous Surgery for Diabetic Traction Detachment. Presented at Frontiers in Ophthalmology. Phoenix, AZ, February 18, 1982.
19. Rice TA, Michels RG. Long-term anatomic and functional results of initially-successful vitrectomy for diabetic retinopathy. *Am J Ophthalmol*. 1980;90:297.
20. Blankenship CW. Stability of pars plana vitrectomy results for diabetic retinopathy complications, a comparison of five-year and six-month postvitrectomy findings. *Arch Ophthalmol*. 1981;99:1009.
21. Rice TA, Michels RG, Palmer L. Late results of initially-successful vitrectomy in diabetes. *Dev Ophthalmol*. 1981;2:286.
22. Blankenship GW, Machemer R. Long-term diabetic vitrectomy results, report of 10 year followup. *Ophthalmology*. 1985;92:503.
23. Blankenship GW. Pars plana vitrectomy for diabetic retinopathy, a report of 8 years' experience. *Modern Problems in Ophthalmology*. S. Karger AG, Medical and Scientific Publishers; 1979:376-386.
24. Schachat AP, Oyakawa RT, Michels RG, Rice TA. Complications of vitreous surgery for diabetic retinopathy. ll. Postoperative complications. *Ophthalmology*. 1983;90:522.
25. Glaser BM, D'Amore PA, Michels RG, Patz A, Fenselau AH. Demonstration of vasoproliferative activity from mammalian retina. *J Cell Biol*. 1980;84:298.
26. Glaser BM, D'Amore PA, Michels RG, et al. The demonstration of angiogenic activity from ocular tissues: preliminary report. *Ophthalmology*. 1980;87:440.
27. Glaser BM, D'Amore PA, Lutty GA, Fenselau AH, Patz A. Chemical mediators of intraocular neovascularization. *Trans Ophthalmol Soc UK*. 1980;100:369.
28. Glaser BM, D'Amore PA, Michels RG. The effects of human intraocular fluid on vascular endothelial cell migration: correlation with intraocular neovascularization. *Ophthalmology*. 1981;88:986.
29. Vallee B. Isolation and characterization of angiogenin, an angiogenic protein from human carcinoma cells. *Biochemistry*. 1985;24:5480.
30. Glaser BM, Campochiaro PA, Davis JL, Saito M. Retinal epithelial cells release an inhibitor of neovascularization. *Arch Ophthalmol*. 1985;103:1870.

第21章

视网膜静脉阻塞的处理

（雷博雅　译　周旻　审校）

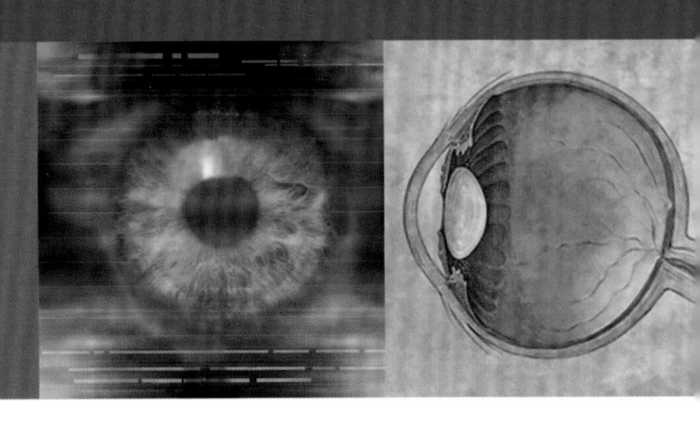

在过去的20年里，在视网膜中央静脉阻塞的确切发病机制方面取得的进展很少，关于静脉受动脉压迫的机制及血栓形成所起的作用仍存在争议。关于视网膜分支静脉阻塞的发病机制争议较少，分支动脉压迫静脉的观点已被广泛接受，血栓形成在其中起作用的可能性不大。

虽然许多医生进行了一系列的实验室研究，但meta分析显示只有同型半胱氨酸和抗心磷脂抗体与视网膜静脉阻塞有关[1]。系统性高血压、动脉粥样硬化性心血管疾病的相关危险因素也是视网膜静脉阻塞发生的危险因素。全身疾病在发病中的作用并不能引导我们对视网膜静脉阻塞进行系统性治疗，尽管这强调了健康的生活方式对于预防疾病发生的重要性。

全身抗凝治疗并不能预防视网膜静脉阻塞的发生，许多进行抗凝治疗的患者仍然同时发生了静脉阻塞。同样，也没有随机对照试验证据表明全身抗凝能有效治疗视网膜静脉阻塞。

药物治疗

抗VEGF药物如贝伐珠单抗、雷珠单抗和阿柏西普是视网膜静脉阻塞的标准治疗药物，玻璃体腔激素注射可能伴有不可逆性激素性青光眼的发生。

玻璃体切割术的作用

玻璃体切割术对部分合适的视网膜静脉阻塞病例有治疗效果。存在瞳孔传入阻滞是玻璃体切割术治疗的相对禁忌证。光学相干断层扫描（OCT），特别是频域光学相干断层扫描（SD-OCT），较传统的接触镜眼底检查对玻璃体黄斑牵引综合征有更高的诊断率。在这些病例中，治疗时机很重要，合并玻璃体黄斑牵引的黄斑囊肿如果在1～3个月的抗VEGF药物治疗后进行手术，会有更好的视力预后。内界膜的剥除确保了玻璃体黄斑牵引的完全解除。

对于无玻璃体黄斑牵引的糖尿病性黄斑水肿和视网膜静脉阻塞患者，玻璃体切割术也有一定的治疗效果。Stefanson的实验室研究和Holekamp的临床观察显示，玻璃体切割术可以永久性提高眼内氧分压达7～12 mmHg，这被认为是玻璃体切割术治疗这两种疾病的潜在机制[2-4]。氧分压的提高也被认为是“视网膜血管鞘膜切开术”和放射状视神经切开术治疗有效的可能机制。

分支静脉减压术由本书第一位作者提出，随后由Opremcak再次发展并命名为“鞘膜切开术”[5]。Seitz和Green都强调了鞘膜并不存在，视网膜动脉和静脉存在的是一个共同的血管外膜[6-7]。Opremcak在治疗了15例患者后摒弃了这一手术方式，但回想起来应该进行随机临床试验。幸运的是，大多数外科医生也放弃了这个手术。观察到的视力改善可能是由于自然病程或是玻璃体切割术后氧分压的提高。此外，由于研究样本量较小，该手术的结果难以评估。Figueroa已经证明，分支静脉减压术后的毛细血管再灌注并没有得到改善[8]。

放射状视神经切开术治疗视网膜中央静脉阻塞由Opremcak提出[9]。D'Amico提出了一种类似的手术方式——筛板穿刺[10]。D'Amico实施了一项仔细的内部审查的临床对照试验，确定了该手术方式没有明显的治疗效果，此后也没有随机临床试验显示其有效。除了这些问题之外，考虑到该手术可能出现的严重并发症，此类手术已逐渐被淘汰。

参考文献

1. Stefansson E. The therapeutic effects of retinal laser treatment and vitrectomy. A theory based on oxygen and vascular physiology. *Acta Ophthalmol Scand*. 2001;79(5):435-440.
2. Barbazetto IA, Liang J, Chang S, Zheng L, Spector A, Dillon JP. Oxygen tension in the rabbit lens and vitreous before and after vitrectomy. *Exp Eye Res*. 2004;78(5):917-924.
3. Holekamp NM, Shui YB, Beebe DC. Vitrectomy surgery increases oxygen exposure to the lens: a possible mech-

anism for nuclear cataract formation. *Am J Ophthalmol.* 2005;139:302-310.
4. Opremcak EM, Bruce RA. Surgical decompression of branch retinal vein occlusion via arteriovenous crossing sheathotomy. *Retina.* 1999;19:1-5.
5. Seitz R. *Die Netzhautgefäße.* Georg Thieme Verlag; 1962.
6. Green WR, Chan CC, Hutchins GM, Terry JM. Central retinal vein occlusion: a prospective histopathologic study of 29 eyes in 28 cases. *Trans Am Ophthalmol Soc.* 1981;79:371-422.
7. Figueroa MS, Torres R, Alvarez MT. Comparative study of vitrectomy with and without vein decompression for branch retinal vein occlusion: a pilot study. *Eur J Ophthal.* 2004;14(1):40-47.
8. Narayanan R, Mungcal JK, Kenney MC, et al. Toxicity of triamcinolone acetonide on retinal neurosensory and pigment epithelial cells. *Invest Ophthalmol Vis Sci.* 2006;47:722-728.
9. Jaffe GJ, Martin D, Callanan D, et al.; Fluocinolone Acetonide Uveitis Study group. Fluocinolone acetonide implant (Retisert) for noninfectious posterior uveitis; thirty-four-week results of a multicenter randomized clinical study. *Ophthalmology.* 2006;113:1020-1027.
10. D'Amico DJ, Lit ES, Viola F. Lamina puncture for central retinal vein occlusion: a pilot study. *Arch Ophthalmol.* 2006;124:972-977.

第 22 章

脉络膜新生血管膜的手术治疗

（顾瑞平　译　江睿　审校）

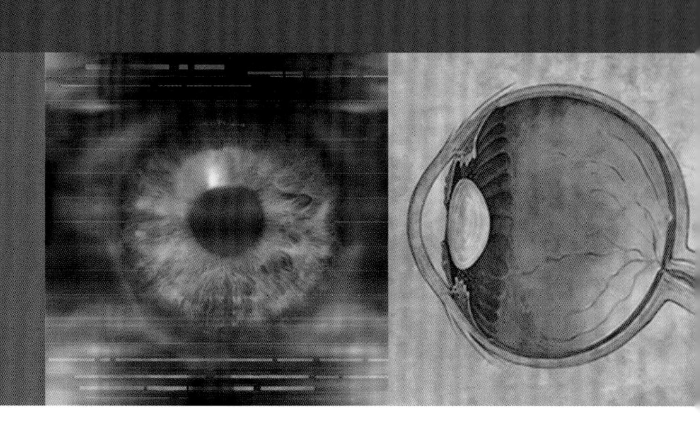

在过去的10年内，年龄相关性黄斑变性（age related macular degeneration，AMD）、眼组织胞浆菌病综合征、近视和其他原因导致的脉络膜新生血管膜的治疗取得了重大进展。激光和光动力治疗（photodynamic therapy，PDT）已逐步被更为安全有效的抗血管内皮生长因子（vascular endothelial growth factor，VEGF）药物所取代。

玻璃体切割移除黄斑下出血

从 20 世纪 90 年代开始，就有手术取出黄斑下出血的报道，由于病因各异以及手术本身的损伤，这些病例的预后差别很大[1-3]。有人向视网膜下注射组织型纤溶酶原激活剂（tissue plasminogen activator，tPA）后约等待 45 min，待血凝块明显液化后再进行抽吸[4-7]，但抽吸操作本身会破坏光感受器外节和损伤视网膜色素上皮（retinal pigment epithelium，RPE）。还有人选择提前约 24 h 行玻璃体腔注射 tPA 来液化网膜下血凝块，然后再行手术取出[8]。也有人报道在诊室行玻璃体腔注射 tPA 后紧接着注入气体，然后保持俯卧位来液化黄斑下血凝块[9]，然而 Hilel Lewis 却发现 tPA 并不能穿透灵长类的视网膜[10]，因此这种创伤性略小的操作可能只是把黄斑下的出血迁移至黄斑外，目前尚缺乏随机临床对照试验来证实其有效性。

稀薄的黄斑下出血单独抗 VEGF 药物治疗即可自发吸收，无需手术，只要不合并黄斑下脉络膜新生血管，视力预后往往还可以。

tPA 移除黄斑下出血以减少出血对黄斑区光感受器的损伤对部分患者有效，但更多时候是黄斑下脉络膜新生血管病灶限制了该类患者的视力预后。浓厚的黄斑下出血会导致黄斑隆起，造成光感受器损伤，这种情况应考虑手术。黄斑下出血的患者行频域光学相干断层扫描（spectral-domain optical coherence tomography，SD-OCT）非常必要，RPE 下脱离或 RPE 下出血通常很难鉴别，且临床上都极容易误以为是严重的黄斑下出血。如果 OCT 证实黄斑中心凹下 RPE 脱离或 RPE 下出血合并少量视网膜下出血，则不建议手术移除，抗 VEGF 治疗是最佳选择。只有当 OCT 证实是中心凹下浓厚的出血时才建议行手术移除治疗。

手术移除黄斑下出血另一个重要的临床考量是从出现症状到手术的时间窗。黄斑下大量出血的自然演变是先表现为黄斑下深红色外观，数周之后由于出血去血红蛋白化而变成灰白色。当出血变成灰白色时，因血凝块过于致密而无法行手术移除，此时已经造成光感受器损伤。因此，在初始症状出现后的 2 周内，出血还是深红色外观时是手术的最佳时间窗。

采用 25/27 G 核心玻璃体切割技术进行手术，如果没有玻璃体后脱离，应该小心谨慎地分离玻璃体后皮质，然后用 38 G 聚酰亚胺导管把 tPA 注入血凝块内。也可以用 VFC 和 Constellation 系统注射 tPA，这样术者可以通过脚踏来控制注射的压力，注射的压力不应超过 12 mmHg，以防视网膜下腔隙的压力过高，产生液压性黄斑裂孔。视网膜下的 tPA 液腔再逐步扩大至下方视网膜血管弓处，使出血通过这条通道移至下方。

行液-气交换后，先让患者保持仰卧位 45 min，然后再保持坐位，这样气泡可以使液化的血凝块向下移位，垂直体位应该维持 48 ～ 72 h，这样使积血更远离黄斑中心凹，注射至视网膜下的液体也能被吸收。时机选择非常重要，2 周以上的陈旧性血块不应行手术移除。手术抽吸视网膜下积血会直接损伤光感受器外节和 RPE 细胞，因此应尽量避免该操作。成功清除黄斑下出血后，再行玻璃体腔抗 VEGF 药物注射，以治疗潜在的脉络膜新生血管膜。

黄斑下手术和黄斑转位术

1991 年，Thomas 和 Kaplan 报道了对眼拟组织胞浆菌病综合征导致视网膜下新生血管膜的患者进行黄斑下取膜手术[11]。随后，这些作者和其他许多外科医生将这种手术拓展到特发性黄斑下膜以及继发于 AMD 或者其他疾病的黄斑下膜的治疗。1993 年，笔者提出了一种简化的黄斑下手术，随后将结合既往黄斑下手术效果欠佳而抗 VEGF 药物治疗有效等因素一起进行讨论。

虽然最初的文章提到了去除“新生血管”膜，但实际上切除的是纤维瘢痕。瘢痕（膜）通常明显大于血管造影上看到的“血管网”，这可能是由于某些区域的退化血管（图 22.1）。

黄斑下手术处理中心凹下膜的适应证

在决定行黄斑下手术之前，需要评估光感受器以及 RPE 细胞的活性。黄斑下膜在光感受器与 RPE 细胞之间形成一道障碍，先导致光感受器外节变性，并最终导致内节变性。视网膜下腔隙内积血游离的铁离子对光感受器内节具有长期毒性。由于光感受器损害不可逆，超过 6 个月的黄斑下膜患者在膜移除术后几乎没有视力提高的可能。Ⅰ型膜位于 RPE 下，常见于 AMD 患者，移除这些膜时必然会损伤 RPE；Ⅱ型膜位于 RPE 表面，见于特发性或者继发于组织胞浆菌病的患者，这些患者手术结果会更可控一些。抗 VEGF 药是所有脉络膜新生血管膜的一线治疗，但大片中心凹下无渗漏且相对新鲜的脉络膜新生血管膜可以行黄斑下手术。

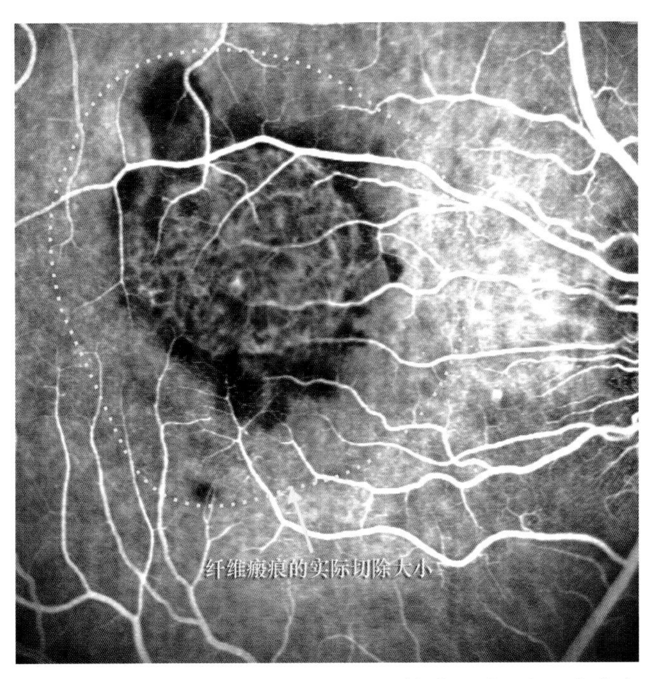

图 22.1 ■ 通常纤维血管瘢痕（新生血管膜）明显大于在荧光血管造影上看到的“血管网”

AMD 患者行黄斑下膜切除的视力预后很差，术后大约 20% 的 AMD 患者视力有改善，60% 的患者视力不变，而 20% 的患者视力会进一步下降。这些患者术后视力差的原因可能包括：①弥漫进展的 RPE 病变；②较高的复发率；③瘢痕和出血引起的光感受器和 RPE 损伤；④手术切除了 RPE；⑤脉络膜毛细血管层缺失。只有当黄斑下膜位于视网膜与 RPE 之间而不是 RPE 下，才可能在手术取出膜时不造成严重的 RPE 损伤，然而大部分 AMD 患者的黄斑下膜为位于 RPE 下的Ⅰ型。从 1994 年开始，笔者就不再对 AMD 患者行黄斑下手术治疗。判断患者是否为 AMD 不只是依据年龄，而是要看患眼或者对侧眼是否有玻璃膜疣，一名 50 岁患者可以根据显著的玻璃膜疣而诊断为 AMD，而一名单眼发病且双眼都没有玻璃膜疣的 70 岁老年患者也可以诊断为特发性脉络膜新生血管膜。2004 年 11 月发布的黄斑下手术临床试验结果显示，对于术前视力优于 20/100 的 AMD 患者，手术没有使其获得任何视力收益。

特发性黄斑下膜的手术预后最好，在美国中部行黄斑下手术最多的病例是组织胞浆菌病。少数继发于高度近视的近期出现的边界清楚、中等偏大的脉络膜新生血管病灶，也可能从黄斑下手术中获益。部分继发于血管条纹症或者外伤的患者，也可行黄斑下手术治疗。

手术步骤

先进行核心部玻璃体切割（图 22.2）以方便器械进入和后续进行液体-空气交换。制作 PVD，并 360° 顶压巩膜检查是否存在视网膜裂孔。

Thomas 和 Kaplan 推荐在取膜之前先在视网膜下注射平衡盐溶液（balanced salt solution，BSS）造成局限性视网膜脱离[1]。但是笔者发现这样做有时会造成急性液压性黄斑裂孔，其他的术者也有相似情况，因此，从 1992 年开始笔者便不再进行该操作。该操作不仅易导致中心凹破裂，还可能从 RPE 细胞上将光感受器大范围撕脱（大于膜本身面积）而造成严重损伤。

用 25 G MVR 刀片在新生血管膜的外缘做一个小小的视网膜切开（图 22.3），通常在颞上象限行视

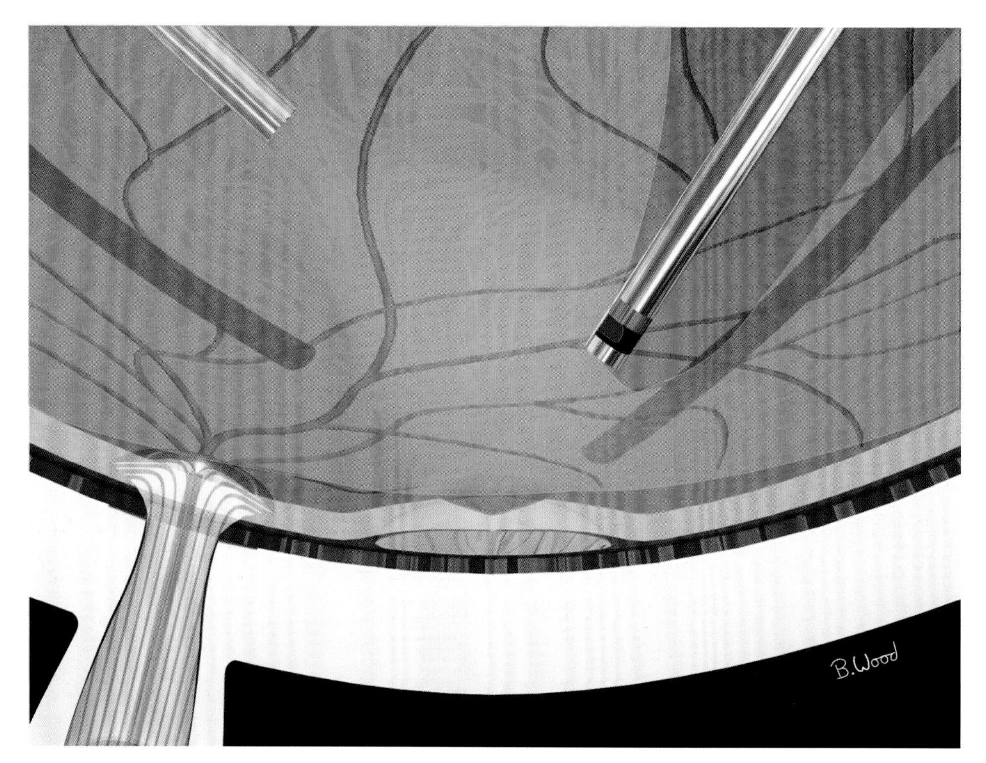

图 22.2 ■ 行核心部玻璃体切割，不特意去尝试制作 PVD

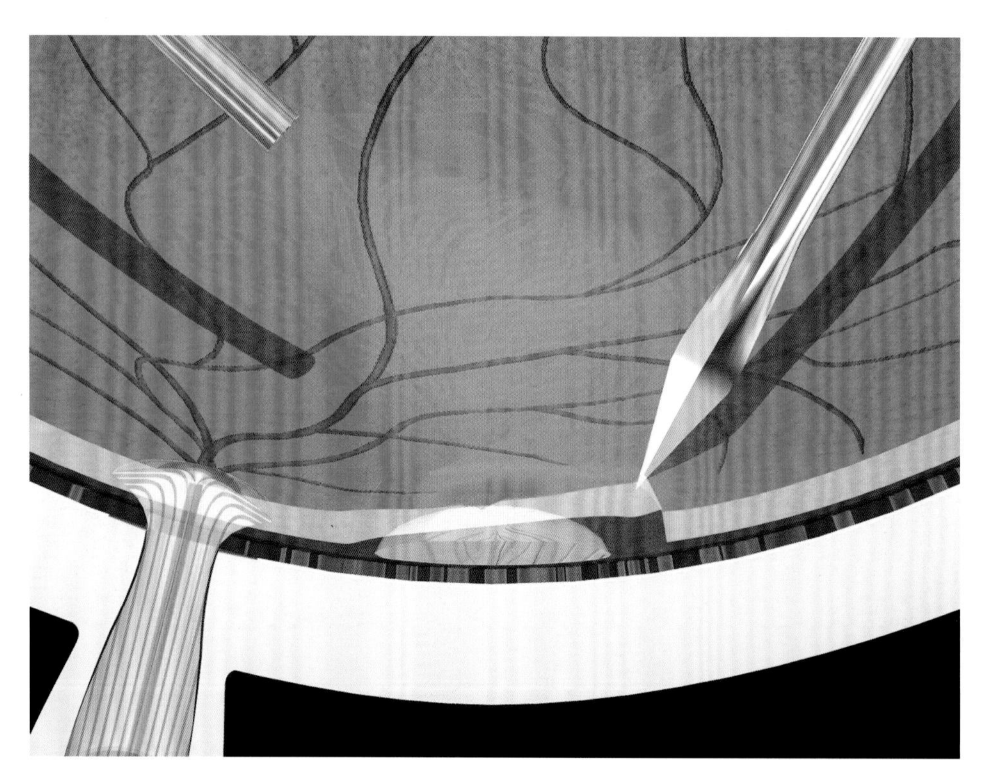

图 22.3 ■ 用 MVR 刀片拨开神经纤维来进行视网膜切开。视网膜切开应该在脉络膜新生血管膜的外缘进行，如果脉络膜新生血管膜从中心凹延伸至乳斑束下，应该在乳斑束处行放射状切开。没有必要注射 BSS 制作视网膜脱离，这样可以避免液压性黄斑裂孔的产生

网膜切开，不过大多数时候新生血管膜位于乳斑束之下，放射状切开乳斑束即可取出新生血管膜。视网膜切开是沿着视神经纤维的方向切开，而不是横向切断神经纤维，这一概念类似于面部整形手术中沿着 Langer 线做切口。由于术中并没有切断视网膜血管，不会有出血的困扰，因此无需对视网膜切开部位进行

电凝，而电凝本身会对神经纤维造成不必要的损伤，还会诱导瘢痕的形成。

用 25 G DSP 镊子夹住新生血管膜外缘前表面（图 22.4），如果镊子的一刃位于新生血管膜下，很可能会撕脱 PRE 或者损伤脉络膜毛细血管层，而钩类工具极易导致 RPE 撕脱和脉络膜毛细血管层出血，应禁止使用。用末端开口的镊子抓住黄斑下新生血管膜的前表面可以减少 RPE 损伤，与处理视网膜前膜的原理一致。在开始取膜前，用 Constellation 系统把眼压升高至 60 mmHg 以上，以减少出血。然后不抬高新生血管膜，通过缓慢转动方向来判断新生血管膜是否与视网膜或 RPE 有特别紧密的粘连。有激光治疗史的患者容易出现新生血管膜粘连过紧，不过自从抗 VEGF 治疗替代无效光凝之后，此类现象有所减少。通常改变取膜角度就可以解决粘连的问题，偶而需用到 25 G 弯头剪刀将新生血管膜与视网膜或 RPE 进行分离。取膜时要非常缓慢，以减少视网膜撕裂，同时可以更仔细地观察视网膜和 RPE，以防不必要的损伤（图 22.5）。在取膜过程中，如果视网膜隆起越来越高，可以用眼内照明头轻轻把视网膜朝着 RPE 的方向推，使其远离新生血管膜。不要对视网膜切开处进行负压吸引，因为剪切力会损伤光感受器和 RPE。

新生血管膜从视网膜下取出之后，继续用镊子夹住，轻轻推动视网膜切开口的边缘使视网膜复位（图 22.6），并通过按压挤出视网膜下液。然后把新生血管膜移至前部玻璃体腔并靠近切割头入口位置，在显微镜的同轴照明下用玻璃体切割头切除新生血管膜（图 22.7）。用镊子把新生血管膜经周边玻璃体皮质从平坦部拽出会造成玻璃体视网膜牵拉，引起视网膜脱离的风险。

用液体-空气交换来调整视网膜切开口的表面张力，避免行激光视网膜固定术。视网膜激光会损伤神经纤维，造成视野暗点，同时激光斑会增加新生血管膜的风险。液体-空气交换时用切割头排除液体，有晶体眼或者人工晶状体眼应该在广角接触式可视化系统下进行，通常无需进行气体、重水以及硅油填充。

结果

疾病本身的进展、手术对视网膜及 RPE 的损伤，以及膜的复发都决定着手术的预后。如前所述，病例的选择对视力预后也至关重要。据报道，黄斑下膜的复发率从 25%（笔者的 250 个病例）至 45% 不等。偶有黄斑中心凹外复发新生血管膜，抗 VEGF 治疗可以获得不错的预后。几乎无需对复发的新生血管膜

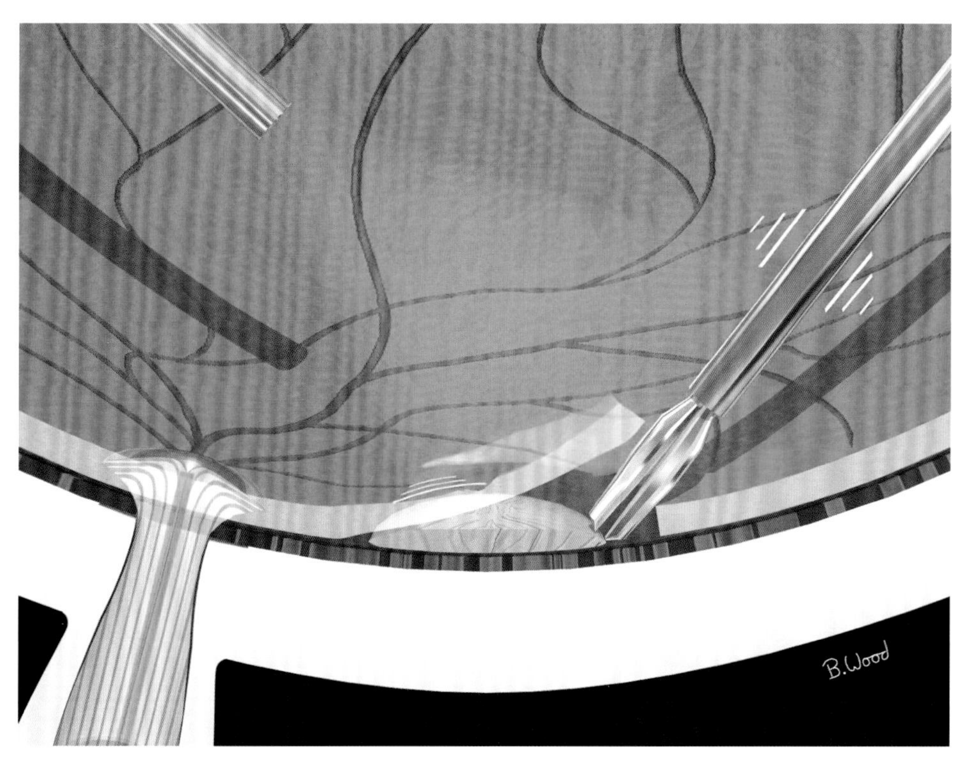

图 22.4 ■ 用末端开口的镊子抓住膜的表面。钩子或镊子的一侧不应该置于视网膜下，以防造成 RPE 撕脱。通过轻轻改变取膜的角度来判断膜与 RPE 的关系，并慢慢游离黄斑下膜

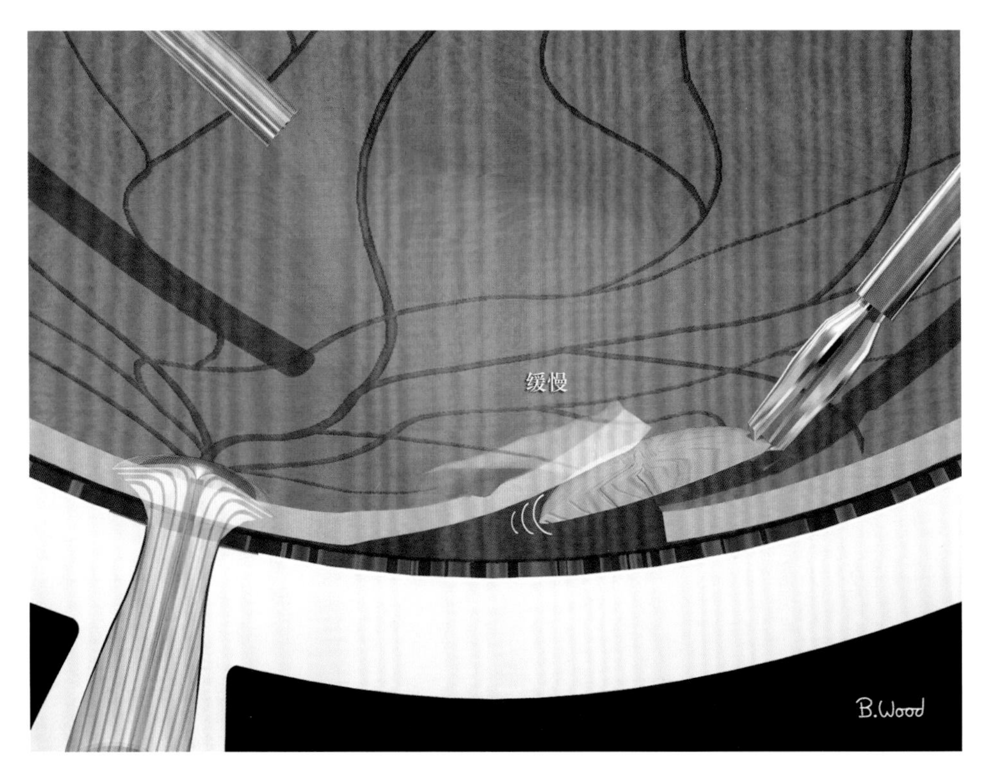

图 22.5 ■ 缓慢移出新生血管膜以防撕裂视网膜和撕脱 RPE。如果有需要，可以用剪刀剪断粘连处

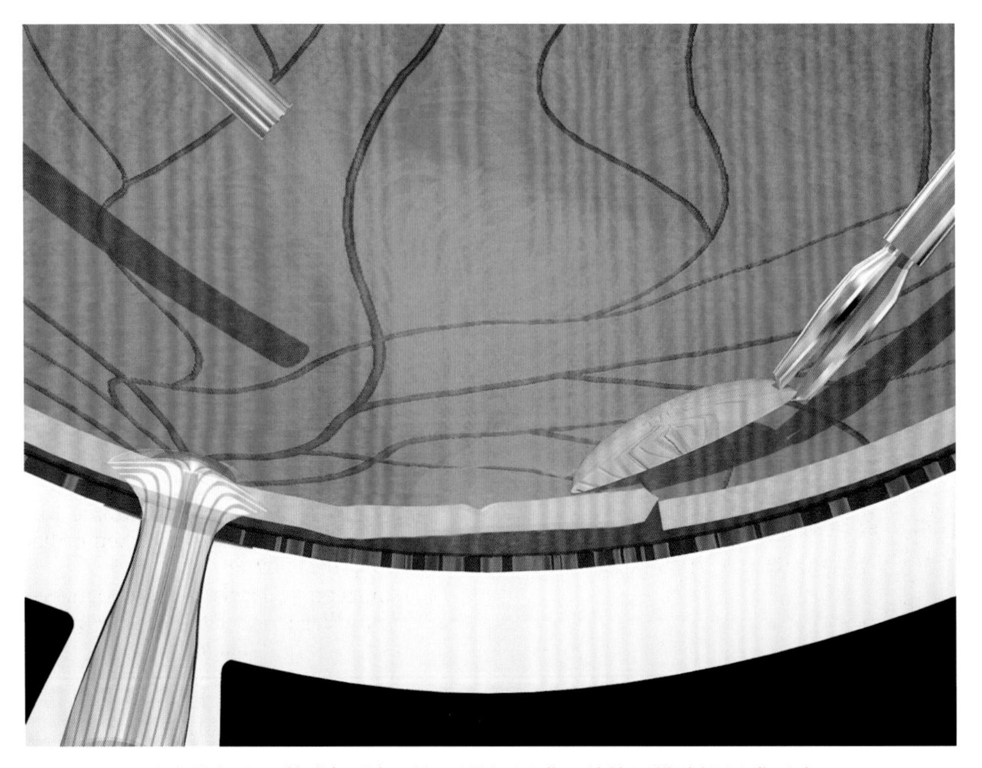

图 22.6 ■ 用取出的新生血管膜轻柔抚平切开的视网膜，并挤压排除视网膜下液

再次行手术治疗，除非视网膜下新生血管膜边界清楚且上次取膜手术使视力有所提升。

黄斑转位

Lindsey 和 Finklestein 最先报道用黄斑转位手术来探究黄斑及黄斑下 RPE 的关系[12]，后由笔者提出用黄斑转位手术治疗黄斑下脉络膜新生血管的理念。Scott Langdon（已故）在汉诺威猪模型上进行了视网膜转位术和转瓣术，发现术后视网膜脱离及增殖性玻璃体视网膜病变（PVR）的风险极高。该项研究的

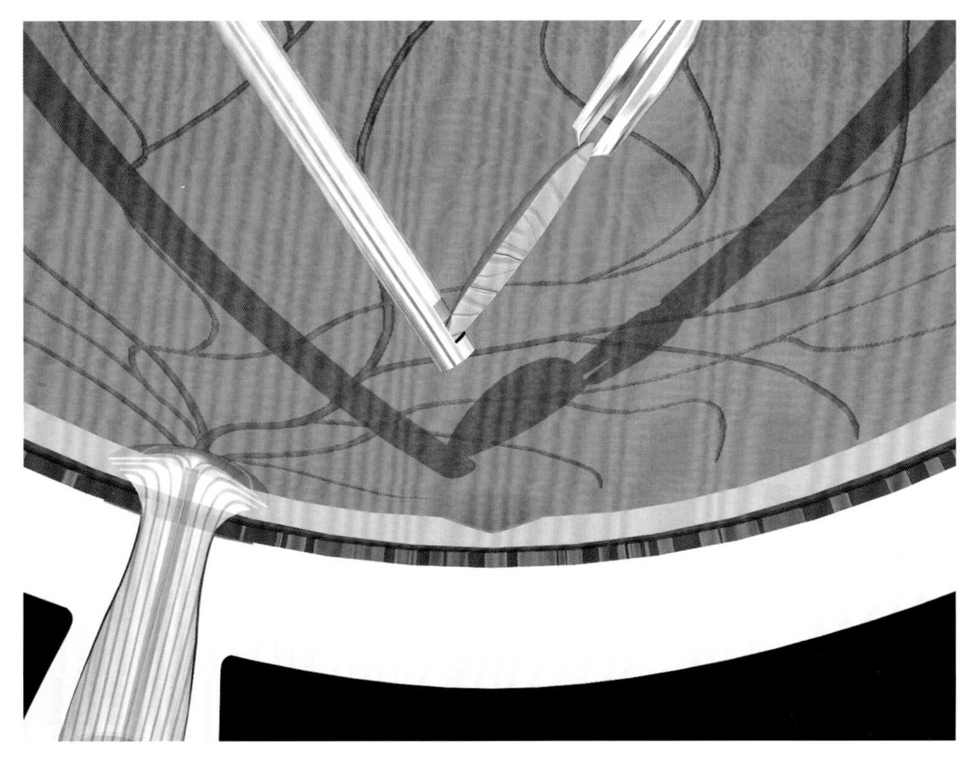

图 22.7 ■ 用切割头切除新生血管膜，不要将新生血管膜经周边玻璃体拽出。显微镜的同轴照明足够完成在前部玻璃体内切除新生血管膜

成果在 1987 年的 Bascom Palmer 眼科研究所年度校友会上进行了报道。笔者在该会议上表示，该手术视网膜脱离和 PVR 风险太高，不应该对患者行该手术，然而同样参加会议的 Machemer 随后就报道了在患者身上进行该手术。随后 DeJuan、Tano、Toth、Lewis、Eckardt 等都开始了该手术的临床研究。所有的研究结论都证实了笔者最初的担心——极高的视网膜脱离及 PVR 发生率。此外，除视网膜脱离及 PVR 之外，还会发生黄斑裂孔、BSS 注射点长出新的脉络膜新生血管膜、出血、视野旋转、复视、眼球萎缩、多次手术、黄斑皱褶、转位后视力不提高甚至视力下降[13-16]。由于并发症发生率太高，笔者认为该手术不应推广。

DeJuan 提出了巩膜切除法，后来又发明了一种称为“限制性黄斑转位”的手术方法[17]，该手术的并发症包括视网膜脱离、PVR、出血、黄斑裂孔、新发的脉络膜新生血管、眼球萎缩、多次手术、严重散光、物像不等大、复视、上睑下垂、眼球凹陷以及术后视力不提高。后来 Hilel Lewis 提出了一种用夹子使巩膜外翻的方法，笔者认为可能比 DeJuan 的巩膜内陷技术有效，尽管这种技术并未减少术后并发症。

在经历了约 2 年的热潮和技术改进之后，绝大多数外科医生均放弃了该手术方法。尽管早期已经有大量实验研究，笔者从未在患者身上施行过该手术。

参考文献

1. Steinhorst UH, Theischen M, Winter R. Subretinal lavage: a technique of continuous irrigation for removal of traumatic submacular hemorrhage. *Ophthalmologica*. 1997;211(6):399-401.
2. Capone A. Submacular surgical procedures. *Int Ophthalmol Clin*. 1995;35(4):83-93.
3. Ibanez HE, Williams DF, Thomas MA, Ruby AJ. Surgical management of submacular hemorrhage. *Arch Ophthalmol*. 1995;113(1):62-69.
4. Humayun M, Lewis H, et al. Management of submacular hemorrhage associated with retinal arterial macroaneurysms. *Am J Ophthalmol*. 1998;126(3):358-361.
5. Claes C, Zivojnovic R. Efficacy of tissue plasminogen activator in subretinal hemorrhage removal. *Bull Soc Belge Ophthalmol*. 1996;261:115-118.
6. Hawkins WR. Intraocular fibrinolysis of submacular hemorrhage with TPA and surgical drainage. *Am J Ophthalmol*. 1994;118(5):559-568.
7. Lim JI, Drews-Botsch C, et al. Submacular hemorrhage removal. *Ophthalmology*. 1995;102(9):1393-1399.
8. Chaudhry NA, Mieler WF, et al. Preoperative use of tissue plasminogen activator for large submacular hemorrhage. *Ophthalmic Surg Lasers*. 1999;30(3):176-180.
9. Johnson MW. Pneumatic displacement of submacular hemorrhage. *Curr Opin Ophthalmol*. 2000;11(3):201-206.
10. Kamei M, Misono K, Lewis H. A study of the ability of TPA to diffuse into the subretinal space after intravitreal injec-

tions in rabbits. *Am J Ophthalmol*. 1999;128(6):739-746.
11. Thomas MA, Kaplan HJ. Surgical removal of sub-foveal neovascularization in POHS. *AJO*. 1991;111:1-7.
12. Lindsey P, Finkelstein D, D'Anna S. Experimental retinal rotation. *Invest Ophthalmol Vis Sci*. 1983;24:242.
13. Macular translocation. American Academy of Ophthalmology. *Ophthalmology*. 2000;107(5):1015-1018.
14. Lewis H, Kaiser PK, et al. Macular translocation for subfoveal choroidal neovascularization in ARMD: a prospective study. *Am J Ophthalmol*. 1999;128(2):135-146.
15. Ohji M, Fujikado T, et al. Foveal translocation: a comparison of two techniques. *Semin Ophthalmol*.1998;13(1):52-62.
16. Ninomiya Y, Lewis JM, et al. Retinotomy and foveal translocation for surgical management of subfoveal choroidal neovascular membranes. *Am J Ophthalmol*. 1996;122(5):613-621.
17. DeJuan E, Vander JF. Effective macular translocation without scleral imbrication. *Am J Ophthalmol*. 1999;128(3): 380-382.

第 23 章

创伤

（邹宸　译　江睿　审校）

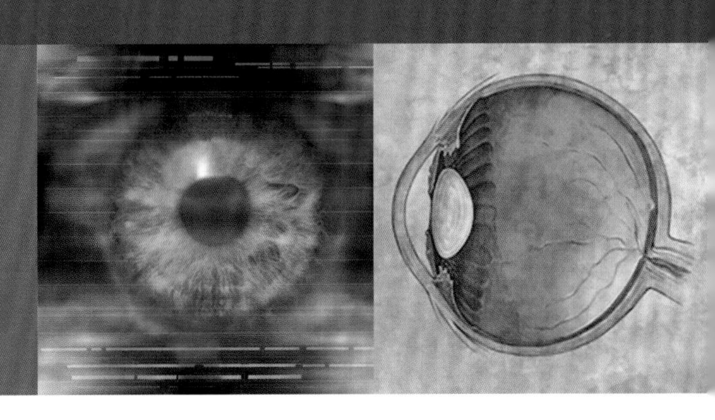

玻璃体视网膜手术极大地改进了眼外伤的治疗现状。工作场合、家具维修、交通事故、烟花燃放、狩猎活动、暴力冲突和娱乐活动都可以造成严重眼外伤。致伤物体的种类和速度五花八门，伤情亦多种多样[1]。本文重点将阐述几个常规的类型。

创伤相关细胞迁移 / 增殖

当组织的完整性被破坏时，受损部位的细胞群即开始增殖。当创面的细胞群丧失接触抑制，便调动受损区域附近的细胞通过迁移或增殖来进行代偿。创面的增殖和修复易产生错位，从而导致组织层的重叠。当受损区域通过相似细胞结合成新的细胞群，从而恢复连续性时，接触抑制便随之复原，迁移或增殖也得以停止。这种新的结构称为膜，它实际上是受损前正常组织的修复性延伸。广泛使用的术语“纤维血管内生”意味着与创伤相关的细胞增殖起源于眼外组织。钝挫伤所致的脉络膜裂伤后的严重增殖（创伤性视网膜炎）在临床上与“纤维血管内生”难以区分。在大多数创伤相关的细胞增殖病例中，几乎没有直接证据表明这种增殖起源于眼外。由于增殖修复源自组织损伤，因此，除非有必须治疗的视网膜缺损，否则应避免使用视网膜固定术，以免徒增二次损伤。硅油可以用于伴有视网膜裂孔的严重创伤，以免于进行视网膜固定术。

增殖的基质

细胞增殖需借助于具有支架作用的基质，如角膜、视网膜、玻璃体、晶状体和虹膜，玻璃体也被认为是支架或基质[2-3]。尽管异物可以穿通玻璃体形成一个通道，引起玻璃体沿着通道增殖，但增殖的常见部位为玻璃体前皮质或后皮质表面，这一点非常重要。由于视网膜的表面是增殖潜在的基质，视网膜前增殖的产生可能与玻璃体关系并不大。

玻璃体切割术时机

除非存在特定类型的眼内异物，否则应避免立即对眼球穿通伤患者行玻璃体切割术。伊拉克战争期间的经验总结显示，一期缝合伤道，二期再取出眼内异物仍可获得良好的疗效[4]。动脉出血、脉络膜水肿、伤口渗漏、角膜褶皱水肿和术前准备不足，都增加了一期玻璃体切割术的难度[5-6]。更重要的是，眼球穿通伤常见于未发生玻璃体后脱离（posterior vitreous detachment，PVD）的年轻患者。如果没有一定程度的 PVD，可能导致术中发生医源性视网膜裂孔、增大手术难度并使术后残留的玻璃体收缩。

通常情况下，创伤引起的出血和炎症会在伤后 7 ～ 14 天内诱发 PVD，这时进行玻璃体视网膜手术会更加安全、有效。细胞增殖开始于伤后 10 ～ 14 天，这是玻璃体手术干预的理想时间窗[7-8]。视网膜清晰可见的患者可以每周观察一次，如果没有发生增殖，则无需进行玻璃体切割术。屈光介质不清的病例需要在 10 ～ 14 天这一时间节点进行玻璃体切割术，继续拖延可能导致细胞增殖。如果超声检查显示眼球运动时玻璃体活动度下降，则表明玻璃体出现了胶原收缩或早期细胞增殖，此时需立即进行玻璃体切割。

眼内异物

玻璃体手术可极大提高可视度、预防术后经玻璃体的增殖，并清除积血、晶体碎片及病原体。由于玻璃体手术培训的开展、技术技巧上的进步以及各种异物镊的广泛使用，用磁铁吸取异物的方式已不合时宜。眼内磁铁可以将异物吸起，再由异物镊夹取出眼内，然而临床上很少用到[9-15]。

惰性异物 *vs.* 毒性异物

含有铁和铜的异物大多需要立即取出[16-17]。不锈钢、铝和铅异物的毒性则要小得多，在某些情况下可以耐受。是否须要取出这些毒性较小的物质必须基于临床情况进行个体化判断。少数情况下，含有铁和铜的异物可能被漏诊，当异物被发现时已被包裹。在这些病例中如果没有发现异物毒性损伤的证据，应密切随访，而不是手术。临床上，观察异物邻近结构（角膜、虹膜、晶状体和视网膜色素上皮）的侵蚀表现比起视网膜电流图检查更直观。塑料和玻璃异物在特定位置和情况下可以保留不予取出。黄斑下异物和嵌入视神经的异物应根据具体情况处理，因为手术取出存在极大的风险。任何外源性生物物质（如有机物），应立即予以取出，因为这类异物极易引起感染和炎症。内源性的睫毛和骨碎片因为耐受性好，一般不需处理，除非引起炎症或合并其他原因需要进行玻璃体切割术时可一并处理。

手术时机

只要患者条件和环境允许，所有较大的、毒性、生物性及尖锐的眼内异物都应立即取出，如此可减少继发性机械创伤、急性毒性反应和眼内炎的发生。塑料、玻璃异物和铅霰弹枪颗粒可以仅观察，除非有其他进行玻璃体切割术的指征。恰逢深夜或周末行玻璃体手术会增加后勤和医疗成本，但如果异物有毒或是生物材料，仍应进行手术以降低发生眼内炎和毒性损伤的风险。

手术步骤与操作

伤口修复

行玻璃体切割术之前，应缝合所有角膜和（或）巩膜伤口。单股尼龙缝合线富有弹性，耐受性好，而可吸收缝合线不具弹性。小直径尼龙缝合线（10-0）通常用于角膜中央伤口的缝合，9-0线用于角膜中周部的缝合，8-0线则用于周边部角膜或巩膜的缝合。这是一种避免角膜散光，也免于在玻璃体切割术中发生伤口渗漏的妥协方案。

手术中应判断是否需要切除脱出的组织。如果受伤时间窗很短，尚有活性的虹膜或睫状体可在冲洗后用黏弹剂重新还纳，而组织若出现任何坏死或感染征象，便均应切除。过度与不必要的冷冻固定会加重创伤相关的细胞增殖和炎症。眼内光凝视网膜固定术应仅用于玻璃体切割术中对确定的视网膜裂孔进行封闭，同时避免使用多排激光。

只有确保对眼球完全不施压时，才应进行后部伤口的探查，因此应避免进行赤道部后的探查。打开全周球结膜并牵引眼外肌进行探查时，玻璃体和视网膜可能从后部伤口中脱出，明显弊大于利。而大多数后部的伤口可以自闭，即使费力进行缝合也并不能减少外伤导致的增殖。视网膜固定术也可能加重外伤引起的增殖，得不偿失。

球结膜切开

笔者现在使用25 G免缝合线玻璃体切割术治疗所有外伤病例，只有当修复巩膜伤口时才会选择性地切开球结膜，或在需要扩大颞上方25 G穿刺口取出眼内异物时才制作约一个钟点长的结膜切口。

巩膜切口

玻切头、灌注管和眼内照明的切口常规应在角膜缘后3 mm（无晶体）或4 mm（有晶体）位置。因为外伤患者经常存在低眼压和脉络膜增厚的情况，必须特别谨慎以避免脉络膜上腔灌注，6 mm灌注管应垂直进入玻璃体腔，不能倾斜进入，以减少脉络膜上腔灌注的可能性。必须在显微镜下看到灌注管位于玻璃体腔内才可打开灌注。

通常在切除玻璃体后，使用宝石刀或一次性穿刺刀扩大颞上方切口以取出异物。

晶状体摘除

除非是特大异物需要经角膜缘取出，否则应尽量保留透明晶体。许多轻度的、局部性的创伤性白内障不会进展，因此不需要立即切除晶状体。如果前房或囊袋内有玻璃体，应用玻切头进行前部玻璃体切割。粉碎头速度比玻切头更快，但绝不能用于清除玻璃体。如果玻璃体进入囊袋，可先用玻切头清除玻璃体，再用粉碎头完成晶状体切除。在大多数情况下，应用末端抓取镊撕去晶状体囊膜，以后再使用Yamane法行二期人工晶状体悬吊，不必为在睫状沟植入人工晶状体而特意保留晶状体前囊膜。

玻璃体切割

在新鲜的眼内异物病例中，玻璃体可能有严重血性混浊，但也可能十分干净，无论哪种情况，玻璃体都必须被完全切除。首要目标是充分去除所有附着在异物上的玻璃体。即使术者判断异物可以轻易取出，事先完成玻璃体切割也要安全得多。玻璃体切割术一个很大的优点是避免了眼内异物取出时引起的玻璃体牵引。在取出异物之前，绝对需要进行较完全的玻璃体切割。

异物取出

一些外科医生推荐使用眼内磁铁，但由于异物镊的普适性，笔者没有使用这些器械。当眼内异物周围的所有玻璃体被切除后，扩大颞上切口使其足以容纳异物镊的最大外径（图 23.1），用镊柄作为抗衡。

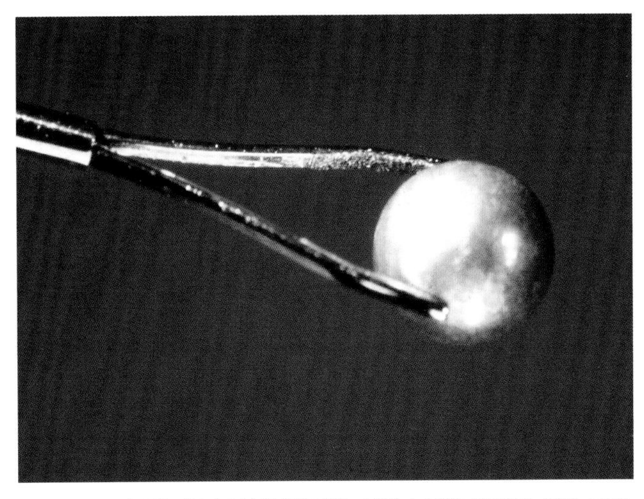

图 23.1 ■ 金刚石涂层异物镊可防止眼内异物掉落和抓取导致的滑脱

中等大小的异物

用镊子抓取异物带到玻璃体前部可以更好地观察其大小。如果异物小于 6 mm，但无法安全地经巩膜切口取出，可用钻石刀或一次性手术刀扩大巩膜切口（图 23.2）。无需在鼻侧的套管中插入导光纤维来防止渗漏，这样术者可以腾出另一只手自由操作以扩大切口。使用刀延长异物镊入口的巩膜切口的一端，同时用镊子的柄抵住切口的另一端。使用这种方法，在扩大切口过程中不需要松开异物，在寻找和抓取眼内异物时也不会因切口过大产生渗漏。

柱状异物

长条形、圆柱形、直径较小的异物，如电线，常延切线轨迹“躺”在视网膜上。一开始抓取异物时会导致眼内异物几乎垂直于镊子的轴。如果从这个方向操作，势将无谓地扩大切口。因此最好使用第二个镊子重新抓住异物调整其方向，以便其可以

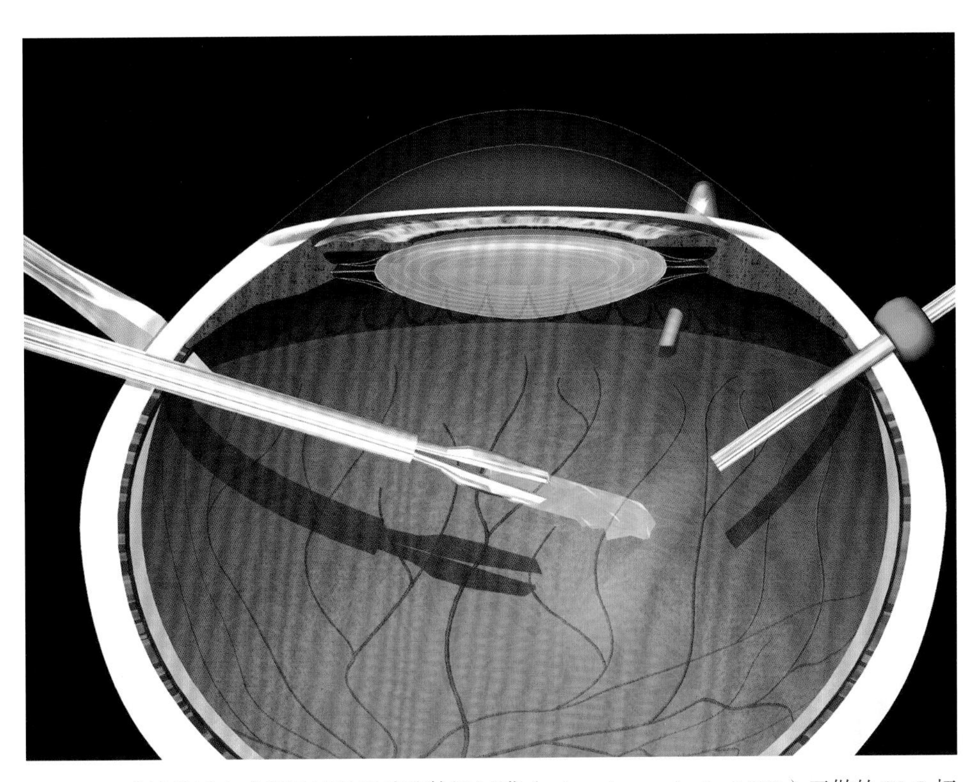

图 23.2 ■ 当异物过大难以通过微型玻璃体视网膜（microvitreoretinal，MVR）刀做的 20 G 切口时，可以用另一只手使用钻石刀或一次性手术刀来扩大切口。这步操作应该在抓住异物并将其带到平坦部附近以后完成，以避免抓取眼内异物时切口渗漏

顺着长轴取出（图 23.3）。

较大的异物

如果异物被带到玻璃体腔前部时发现过大以至于无法经平坦部取出，则应经过角膜缘取出（图 23.4）。此时晶状体已被玻切头或粉碎头切除，抓取异物后可以直接带到角膜缘，中途不需要松开换手。接着用另一只手持刀片制作一个白内障式的角膜缘主切口。灌

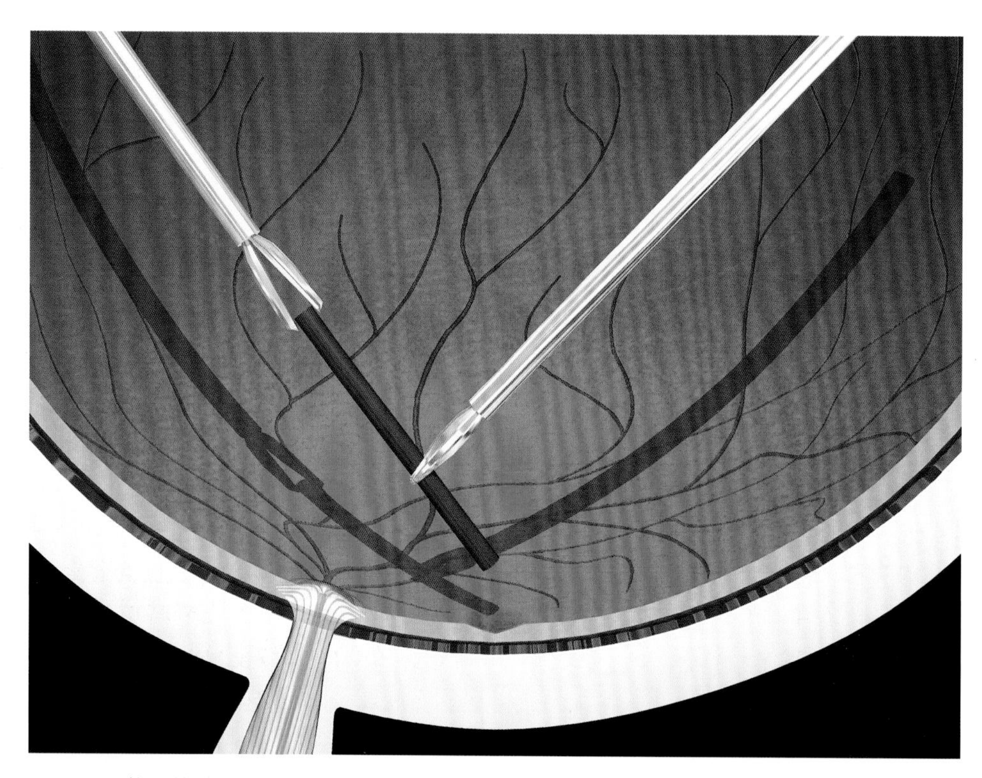

图 23.3 ■ 使用第二个镊子重新抓取长条形的眼内异物，以便顺其长轴取出

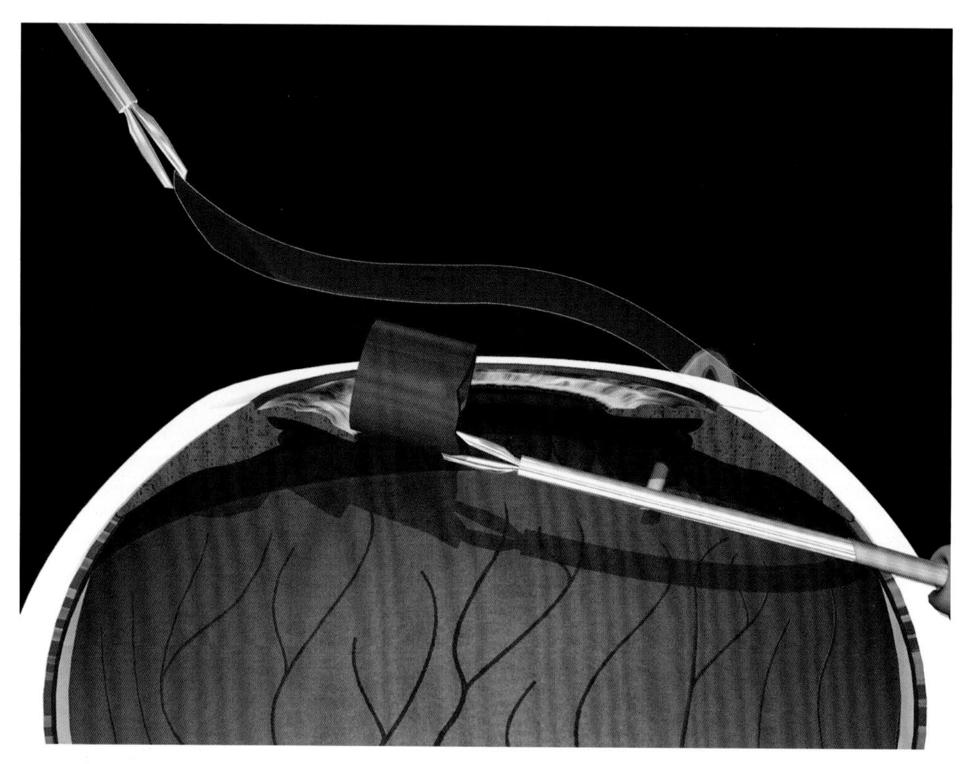

图 23.4 ■ 很大的异物应在切除玻璃体及晶状体后通过角膜缘取出，抓住异物后直接送到前房，中途不需要松开异物

注系统可防止制作主切口时眼压过低，但也会导致切口扩大时虹膜组织脱出。瞳孔较大且虹膜无需切除的情况下则应关闭灌注，同时前房注入黏弹剂以避免虹膜脱出。制作好切口后，使用第二把镊子取出眼内异物，然后用单股尼龙缝合线缝合切口。

包裹的异物

为了安全地取出被包裹的眼内异物，必须先切开纤维包裹膜（图23.5）。首先完成玻璃体切割术，彻底清除所有可能牵引到异物的玻璃体，用剪刀切开异物表面的包裹（图23.6）。在使用异物镊取出异物之前，在包裹上做一个十字切口来使眼内异物完全游离（图23.7和23.8）。根据异物的形状大小，使用如上所述的标准的异物镊操作方法来取出。视网膜下的眼内异物用异物镊经视网膜裂孔或视网膜切开处取出（图23.9）。

取出眼内异物后，用8-0尼龙线缝合伤口。然后切除残留玻璃体或眼内异物部位留下的纤维蛋白、包膜物质或含铁血黄素。在新鲜的年轻病例中可能无法去除黄斑和视盘处的玻璃体后皮质，但必须切断所有这些区域之间及其与周边视网膜之间的连接。从理论上讲，去除整个玻璃体后皮质对患者有益，但在年轻患者中要做到这一点往往难以避免损伤视网膜。若沿残留的玻璃体后皮质发生细胞增殖，必要时可以行二期处理。

视网膜固定术

视网膜光凝固定术只有在能看到明确的视网膜裂孔时才进行，无需对眼内异物接触部位和伤口部位进行预防性光凝。与视神经、乳斑束或黄斑相邻的裂孔几乎不会发生视网膜脱离，无需处理，若在上述区域行视网膜光凝固定术，可导致旁中心视野缺损。

表面张力管理

如果存在明确的视网膜裂孔，应进行液-气交换并随后注入惰性气体。如果存在视网膜脱离，在液-气交换的同时进行视网膜下液（subretinal fluid，SRF）内引流，视网膜复位后再行激光光凝视网膜裂孔。

虽然重水已被推荐用于眼内异物取出和视网膜脱离的处理，但笔者觉得没有必要。如果有视网膜脱离，出现视网膜下重水残留的风险较大。

在治疗小至中等大小的视网膜裂孔时，在视网膜复位激光固定后，以SF6行空气-气体交换。

较大的视网膜缺损或严重的创伤病例中应进行空气-硅油交换，而不进行视网膜固定术。调整术后视网膜表面张力是为了防止房水通过未被发现的视网膜裂孔、牵引引起的新发裂孔和无需治疗的裂孔进入视网膜下。避免使用视网膜固定术是预防PVR和纤维

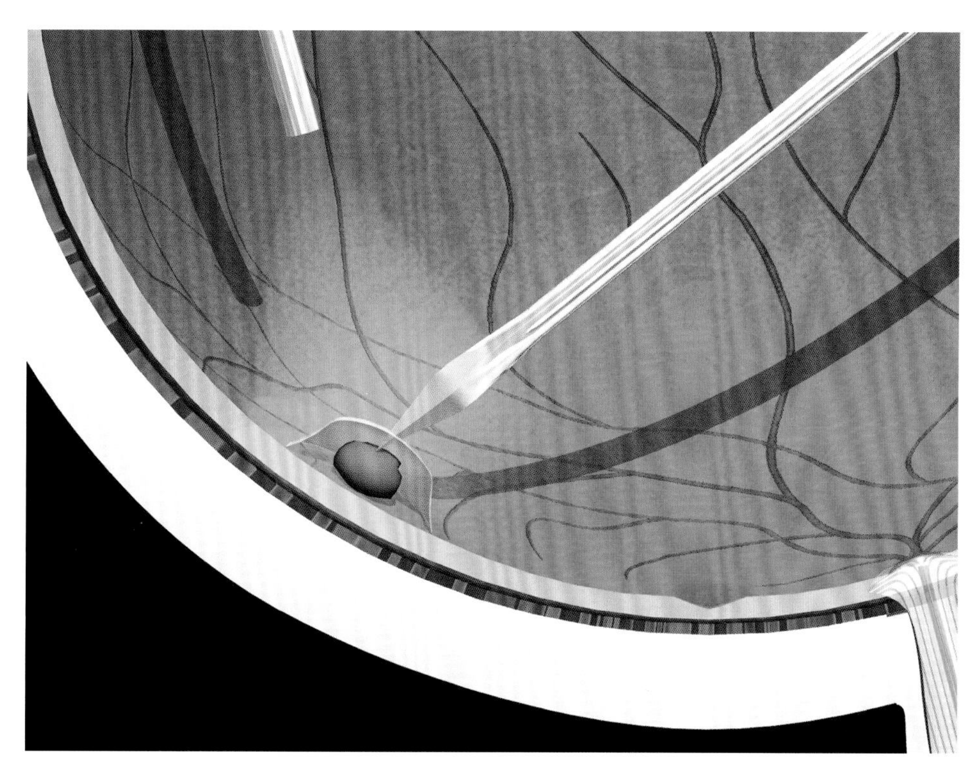

图23.5 ■ 完全切除玻璃体后，使用MVR刀切开包裹，再取出异物

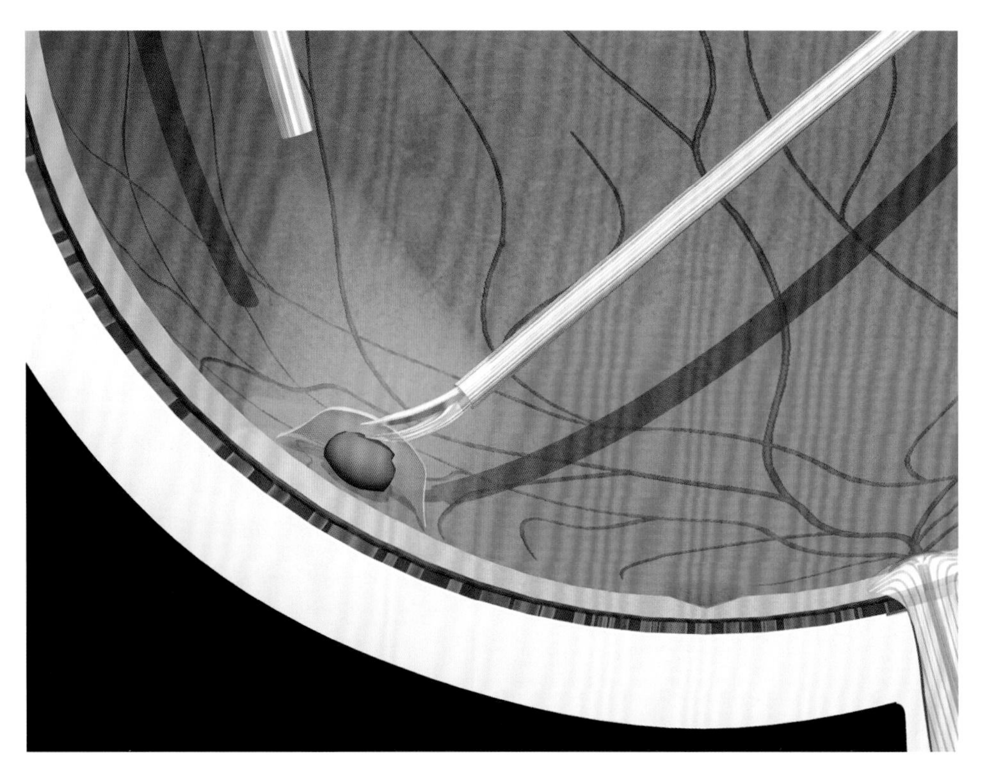

图 23.6 ■ 包裹顶部应使用剪刀剪开

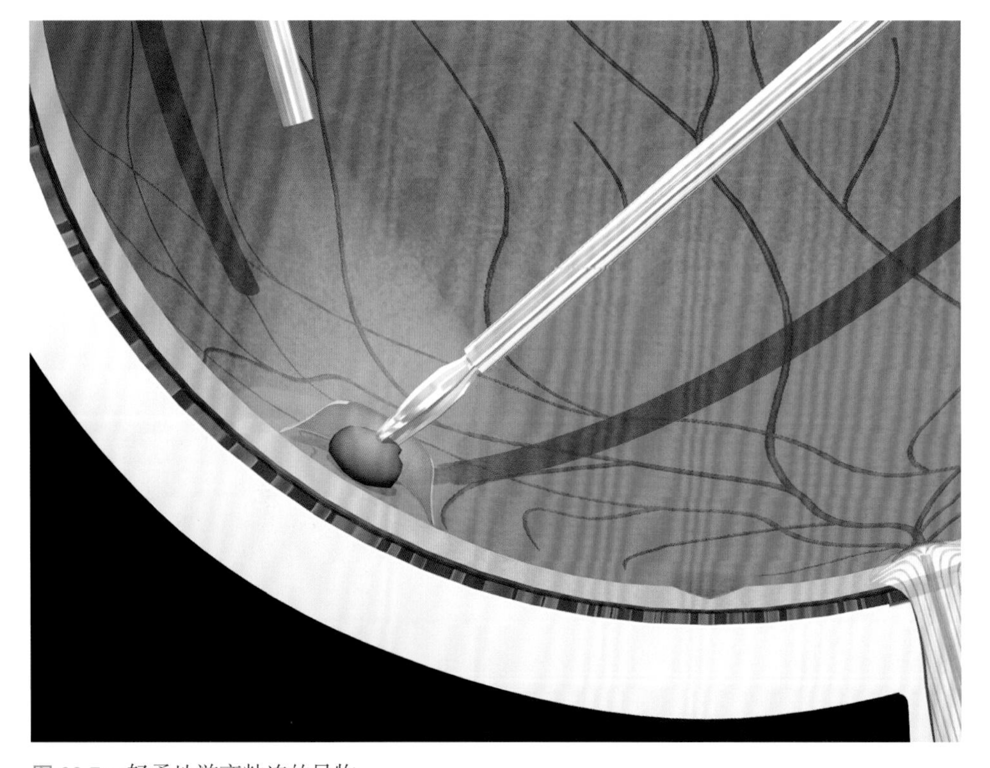

图 23.7 ■ 轻柔地游离粘连的异物

血管增殖的一种很好的方法。

巩膜扣带术

笔者发现，在对外伤患者的治疗中，无论用于一期修复还是治疗继发性视网膜脱离，巩膜扣带术都没有体现出任何益处。采用玻璃体切割术不联合巩膜外加压，对复杂的伤情往往才具有最好的疗效。最初的眼内异物撞击、异物的取出或玻璃体切割术导致的牵引会产生相对较高的锯齿缘截离和类似无晶状体性

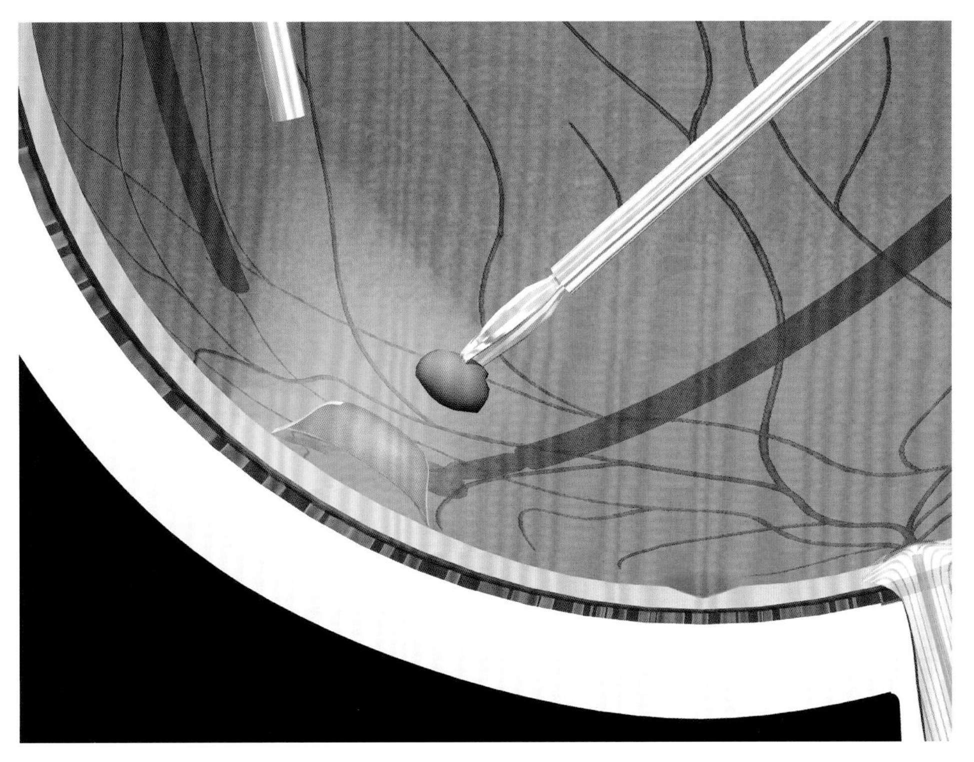

图 23.8 ■ 异物松动后用钻石涂层镊子取出异物

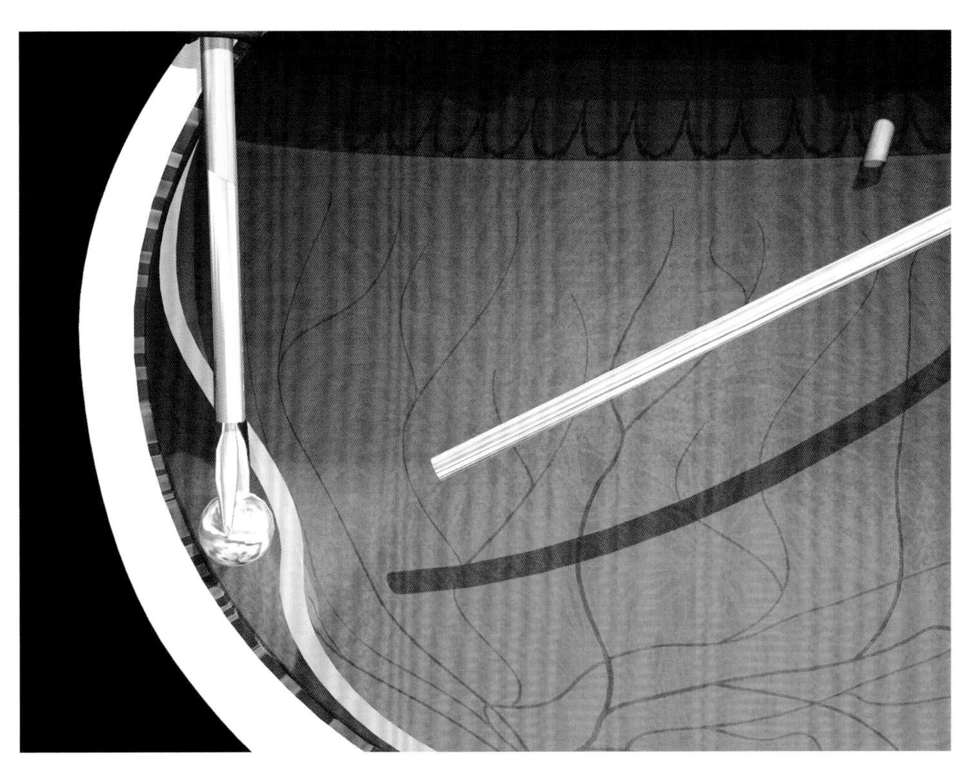

图 23.9 ■ 用钻石涂层镊子经过视网膜裂孔或切开视网膜取出视网膜下的眼内异物

视网膜裂孔的发生率。这些裂孔在手术时可能难以明确，在复杂的病例中需要进行仔细检查并予以硅油填充。巩膜切口处玻璃体嵌顿所造成的晚期牵引也是术后视网膜脱离的重要原因。

抗生素和类固醇治疗

结膜下注射抗生素对抑制革兰氏阳性和阴性菌均有效。结膜下注射缓释类固醇（如地塞米松）可用于减少术后纤维蛋白形成和瘢痕。

贯通伤

霰弹枪和爆炸性伤害产生的高速物体通常从前部进入眼球并向后穿出眼球，造成一前一后两个眼部伤口[18]。低速物体的损伤，如用金属敲击金属，通常会导致眼内异物[19-25]。

初步修复

任何角膜或前部巩膜伤口都应在接诊后立即缝合，在尝试进一步的探查之前，应关闭所有可以看到的伤口。缝合伤口时必须非常小心，以避免手术操作导致组织脱出。单股尼龙缝线的使用如上所述。尽量避免进行后部伤口的探查，如必须进行，探查时不能对眼球施加任何压力。

玻璃体切割术时机

玻璃体切割术应在伤后 7 ～ 14 天进行，除非晶状体膨胀导致房角关闭或出现眼内炎。即使超声显示视网膜脱离，也并不一定要早期行玻璃体切割术，等待 7 ～ 14 天可以促使 PVD 产生，减少脉络膜水肿和出血，角膜透明度也更好。

手术步骤与操作

晶状体处理

透明晶状体或局限混浊的晶状体可以予以保留。中央或后囊下的混浊在玻璃体切割术后几乎无一例外会加剧，因此都需要行晶状体切除术。睫状体平坦部的伤口促使细胞沿着玻璃体前皮质-晶状体界面产生外伤性增殖，形成睫状膜。虽然无需对透明晶状体进行预防性摘除，但这些病例术后必须每周观察是否有睫状膜生长的征象。用粉碎头切除晶状体，并小心避免玻璃体嵌入粉碎头。如前房或囊袋有玻璃体，应使用玻切头切除，并使用玻璃体镊撕去整个晶状体囊袋。仅在绝对必需的时候才进行虹膜切除以看清后段，过度激进地切除虹膜会导致术后炎症和畏光。

玻璃体切割

除非伤口非常靠后，且前部视网膜和玻璃体正常，否则应切除玻璃体前皮质，以减少睫状膜形成的机会。接着通过鼻侧或任意玻璃体后皮质与视网膜附着之处做一个开口，用笛针清除 PVD 下空腔中的游离血性物质。当获得足够的视野以观察视网膜时，可以通过环形玻切的方式扩大这个开口。如果出现视网膜脱离，应使用极低的吸力进行切割。发现视网膜裂孔时，应间歇性地通过视网膜裂孔引流视网膜下液。逐层切除玻璃体可能更易引起视网膜裂孔，且比上述全层、环形的切除方法更耗时。

在保证不进一步损害视网膜的前提下，所有附着在伤道出口上的玻璃体都应被切除。嵌顿在伤口内的玻璃体不宜强求切除，否则易导致出血、视网膜裂孔、伤口渗漏并加重细胞增殖（图 23.10）。伤后 14 天仍出现伤道渗漏非常少见。与糖尿病性牵引性视网膜脱离的玻璃体切割术一样，截断锥形结构（玻璃体后皮质）的关键目的是解除前后牵引。

表面张力管理

当发现视网膜裂孔时，常规使用液-气交换。如果存在视网膜脱离，应在内引流和液-气交换后将视网膜下液完全引流。空气填充也可用于止血，并通过表面张力效应使渗漏的伤口密闭。前文已描述了重水、气体和硅油的用途。高压气体灌注应绝对禁止，因为可能压迫气体通过伤口进入脉络膜，从而引起致命的空气栓塞。

视网膜固定术

仅在视网膜裂孔明确时方可使用眼内激光光凝。后极部的伤道大多不会引起视网膜脱离，此时盲目使用视网膜固定术只会加重外伤相关的增殖，并产生恼人的视野盲点。

巩膜扣带术

笔者不再使用预防性巩膜扣带术。其原因是巩膜扣带术增加了手术时间、术后疼痛、屈光不正、斜视、上睑下垂以及手术成本，也有环扎带进入眼内的远期风险。

角巩膜裂伤

角巩膜裂伤的多变性使其难以概括，但某些原则需要阐述。显微手术和玻璃体切割技术提高了治疗这些病例的成功率。

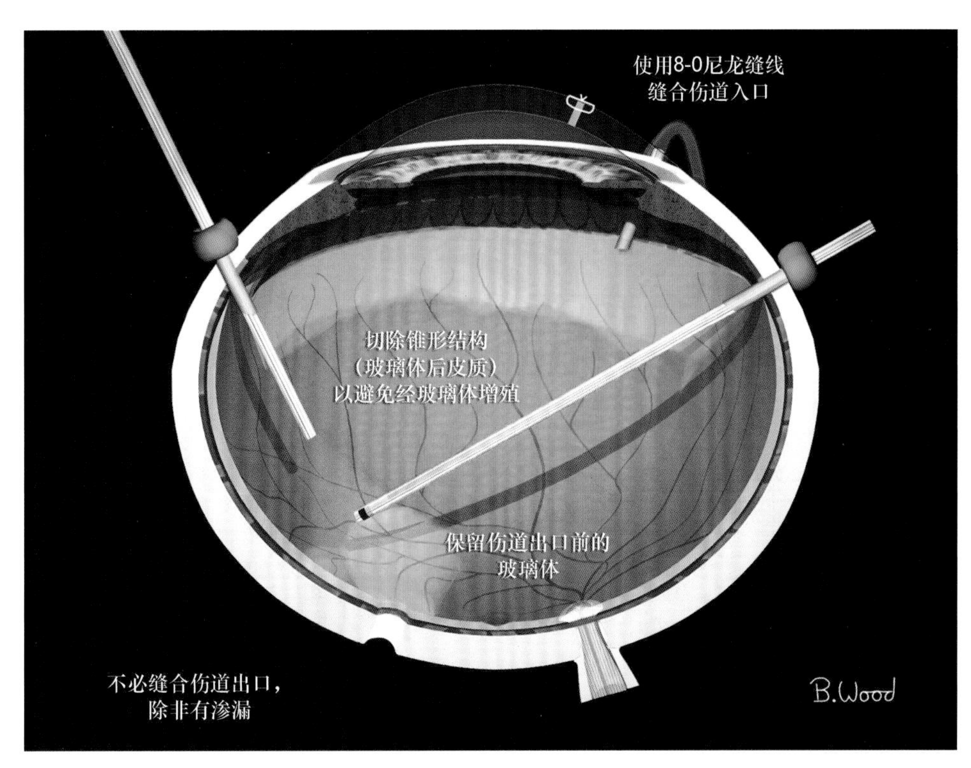

图 23.10 ■ 截断锥形结构（去除玻璃体后皮质）

伤口修复

如前文所述，单股尼龙缝线是闭合角巩膜裂伤的最优选。采取间断缝合时应把所有线结埋入角巩膜下。

巩膜裂伤应通过缝合-探查-继续缝合的方法来闭合。除非有大片巩膜缺损，否则一期闭合优于巩膜移植。由于这些病例经常发生创口相关性细胞增殖，巩膜缺损一期闭合后发生的巩膜缩短可能是有益的。

晶状体摘除时机

是初次手术时即行晶状体摘除还是另择期摘除，这个论题受许多因素影响。低眼压引起的脉络膜水肿、角膜皱褶和小瞳孔使医师在初次手术时难以安全切除晶体。动脉出血和手术引起的角膜基质肿胀也很常见。择期行晶体摘除可能操作更易，因为晶状体吸水软化，内皮细胞迁移促使角膜伤口闭合，扩瞳效果也更好，动脉出血也已经停止。当然如果环境和条件允许，初次手术时也可以行晶状体切除术以避免患者再次手术。

后部玻璃体切割的作用

锯齿缘（直肌止点环）前的裂伤在早期不需要进行后部玻璃体切割术，但这些患者必须密切随访，观察是否出现玻璃体活动性降低，由此推断眼内是否出现细胞增殖并产生牵引。当玻璃体沿着应力线通向伤口时，极易出现视网膜脱离。这种情况下如果屈光介质混浊，则需要更频繁进行超声检查，包括周边网膜，以排除视网膜脱离。一旦出现玻璃体紧绷伴缺少细胞的胶原收缩，需行玻璃体切割术。如果玻璃体清晰，便须经常观察视网膜是否有脱离和（或）增殖的征象。当玻璃体机化时意味着病程进入晚期，这是绝对不应出现的。

并发症

感染

立即手术并预防性于结膜下注射抗生素，同时切除所有坏死的脱出组织，这些措施显著降低了眼内炎的发病率。当疑似眼内炎的病例确实发生，则按照本书下一章节的描述进行处理。

角膜混浊

现代广角接触镜系统几乎完全替代了穿透性角膜移植和临时术中人工角膜来治疗伴有角膜裂伤或混浊的严重眼外伤。如果由训练有素的助手手持接触镜，通过一个 2 mm 直径的透明角膜区域就足以充分观察视网膜以进行玻璃体切割术。与非接触式间接可视化系统相比，黏弹剂的使用还抵消了角膜伤口造成的不规则散光，并改善了术野。笔者更倾向于钻去角膜行开放性（“开天窗”）玻璃体切割术（图 23.11），即通过这一“天窗”进行晶状体切除、玻璃体切割、眼内异物取出、视网膜表面和视网膜下膜剥离，注入硅油，最后缝上供体角膜。这种方法比使用人工角膜更快、更有效。通过该方法可以去除非常大的眼内异物、去除睫状膜、进行双手操作、进行视网膜及视网膜下切开、抽吸所有眼内液体，并易于注入硅油。虽然在开天窗手术中操作眼内光凝比较容易，仍应尽量通过中长期的硅油填充以免于使用激光光凝。重水也可在开放性手术中使用，比空气更具惰性和重力稳定作用。手术结束时进行重水-空气交换，最后通过角膜切口将硅油注入眼内。

青光眼

玻璃体切割术对于药物治疗无效的溶血性青光眼有很好的效果[26]。晶状体源性青光眼是一个统称，包括晶状体溶解性青光眼和晶状体诱发的瞳孔阻滞。如果对药物治疗没有反应，通过玻璃体切割和晶状体摘除也可以有效地处理这类青光眼。其他类型的创伤性青光眼则不在本书的探讨范围内。

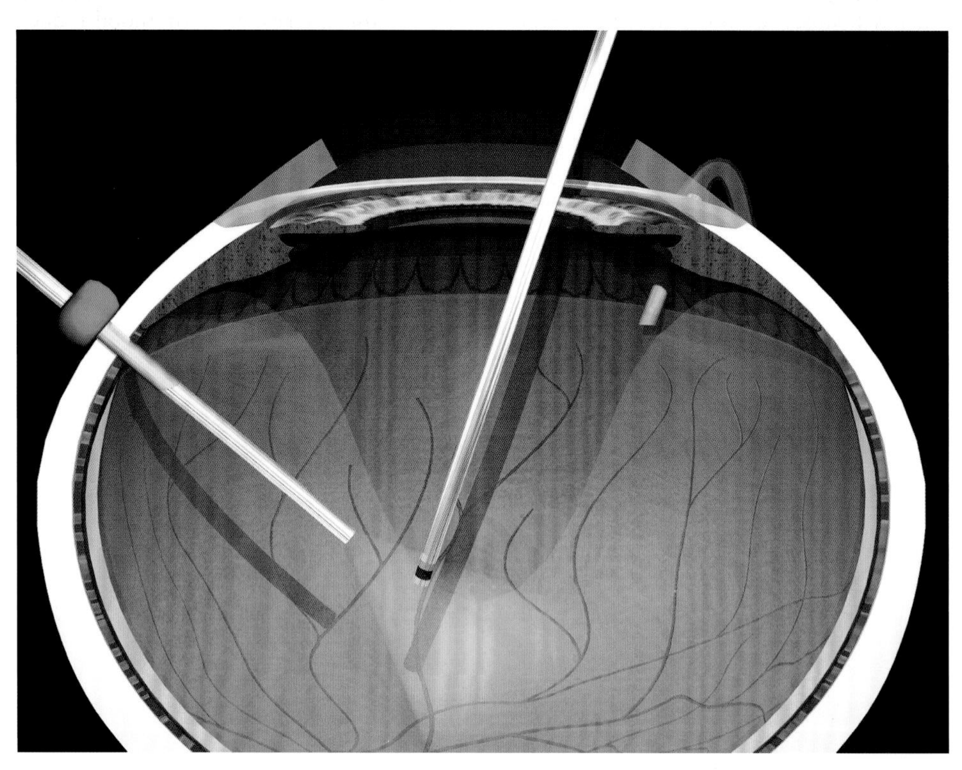

图 23.11 ■ 如果角膜混浊影响术中可见度，开天窗式的玻璃体切割较临时人工角膜更佳。开天窗手术有利于去除所有睫状膜，在必要时更易于到达视网膜下空间

参考文献

1. Goldblum D, et al. Eye injuries caused by cow horns. *Retina*. 1999;19(4):314-317.
2. Cleary PE, Minckler DS, Ryan SJ. Ultrastructure of traction retinal detachment in rhesus monkey eyes after a posterior penetration ocular injury. *Am J Ophthalmol*. 1980;90:829.
3. Cleary PE, Ryan SJ. Experimental posterior penetrating eye injury in the rabbit 11. Histology of wound, vitreous, and retina. *Br J Ophthalmol*. 1979;63:312.
4. Colyer MH, Weber ED, Weichel ED, et al. Delayed intraocular foreign body removal without endophthalmitis during Operations Iraqi Freedom and Enduring Freedom. *Ophthalmology*. 2007;114(8):1439-1447.
5. Ryan SJ, Allen AW. Pars plana vitrectomy in ocular trauma. *Am J Ophthalmol*. 1979;88:483.
6. Ryan SJ. Results of pars plana vitrectomy in penetrating ocular trauma. *Int Ophthalmol*. 1978;1:5.
7. Ryan SJ. Guidelines in the management of penetrating ocular trauma with emphasis on the role and timing of pars plana vitrectomy. *Int Ophthalmol*. 1979;1:105.
8. DeJuan E, Sternberg P, Michels RG, Auer C. Timing of vitrectomy after penetrating ocular injuries. *Ophthalmology*. 1984;91:1072.
9. Chiquet C. Intraocular foreign bodies. Factors influencing final visual outcome. *Acta Ophthalmol Scand*. 1999;77(3):321-325.
10. Coday MP. Nailing down the diagnosis: imaging intraocular foreign bodies. *Arch Ophthalmol*. 1999;117(4):548.
11. DeSouza S, et al. Management of posterior segment intraocular foreign bodies. *J Miss State Med Assoc*. 1999;34(1):23-29.
12. Chiquet C, et al. Visual outcome and prognostic factors

after magnetic extraction of posterior segment foreign bodies in 40 cases. *Br J Ophthalmol*. 1998;82(7):801-806.
13. Kozielec GF, et al. Penetrating eye injury from a metal wedge. *Ophthalmic Surg Lasers*. 1999;30(1):59-60.
14. Azad R, et al. Triple procedure in posterior segment intraocular foreign body. *Indian J Ophthalmol*. 1998;46(2):91-92.
15. Pavlovic S, et al. Management of intra-ocular foreign bodies impacting or embedded in the retina. *Aust N Z J Ophthalmol*. 1998;26(3):241-246.
16. Michels RG. Surgical management of non-magnetic intraocular foreign bodies. *Arch Ophthalmol*. 1975;93(10):1003.
17. Michels RG. Closed vitrectomy in trauma: selected intraocular foreign bodies. In: Freeman HM, ed. *Vitreous Surgery and Advances in Fundus Diagnosis and Treatment*. Appleton-Century-Crofts; 1977:335-344.
18. Cleary PE, Ryan SJ. Vitrectomy in penetrating eye injury. Results of a controlled trial of vitrectomy in an experimental posterior penetrating eye injury in the rhesus monkey. *Arch Ophthalmol*. 1981;99:287.
19. Hutton WL, Snyder WR, Vaiser A. Vitrectomy in the treatment of ocular perforating injuries. *Am J Ophthalmol*. 1976;81(6):733.
20. Mandelcorn MS. Results after vitrectomy for trauma. *Can J Ophthalmol*. 1977;12(1):34.
21. Benson WE, Machemer R. Severe perforating injuries treated with pars plana vitrectomy. *Am J Ophthalmol*. 1976;81(6):728.
22. Michels RG. Early surgical management of penetrating ocular injuries involving the posterior segment. *South Med J*. 1976;69(9):1175.
23. Conway BP, Michels RG. Vitrectomy techniques in the management of selected penetrating ocular injuries. *Ophthalmology (Rochester)*. 1978;85(6):560.
24. Michels RG, Conway BP. Vitreous surgery techniques in penetrating ocular trauma. *Trans Ophthalmol Soc UK*. 1978;98(4):472.
25. Abrams GW, Topping TM, Machemer R. The effect of vitrectomy on intraocular proliferation following perforating injuries in rabbit eyes. *Arch Ophthalmol*. 1978;96:521.
26. Brucker AJ, Michels RG, Green WR. Pars plana vitrectomy in the management of blood-induced glaucoma with vitreous hemorrhage. *Ann Ophthalmol*. 1978;10:1427.

第24章

眼内炎

（邹宸 译 江睿 审校）

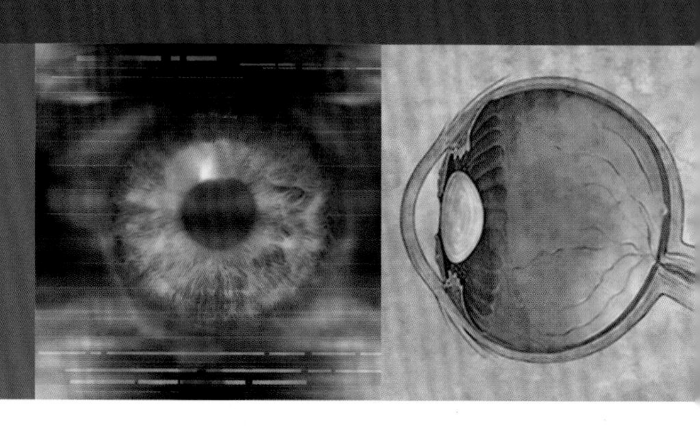

广义上的眼内炎指所有严重的眼内炎症。毒性物质、坏死的肿瘤、非感染性葡萄膜炎和严重的梗死均可引起玻璃体炎症、前房积脓以及眼部疼痛等临床表现。

感染性眼内炎常由细菌、真菌和寄生虫等引起。玻璃体手术可以减少玻璃体内病原体数量，降低中性粒细胞、巨噬细胞、淋巴细胞以及可溶性介质的载量，增强抗生素的渗透和扩散，有助于鉴定病原体的种类，并可减少玻璃体纤维细胞增殖引起的晚期并发症。

及早发现和治疗对眼内炎的控制至关重要。对于所有眼部手术后出现疼痛或视力下降的患者，均应立即接受细致的检查。一旦怀疑眼内炎，术者必须迅速明确诊断并干预。眼内炎的典型症状已被眼科医师所熟知，其相对少见的症状便显得尤为重要，如球结膜水肿、眼睑水肿、人工晶状体纤维蛋白膜形成和视网膜出血。

病因学分类

内源性眼内炎

内源性眼内炎相对少见，其易感因素包括免疫缺陷、免疫抑制、糖尿病、慢性肾衰竭、静脉注射毒品和经静脉营养的患者。这些患者可以在没有任何既往眼部疾病的情况下出现眼内炎。这类患者可能双眼发病，既不利于预后，又增加了诊治的难度。全身检查及治疗在这些患者的处理中非常重要，同时需要感染科会诊。转移性感染占所有内源性细菌性眼内炎的8%。此类患者在一定情况下需要接受玻璃体切割术，但由于相关的麻醉风险和双眼发病的可能，手术往往会十分困难。内源性眼内炎的患眼由于血-视网膜屏障破坏、全身抗生素和抗真菌药物的渗透性增加，通过静脉注射抗生素或抗真菌药物有可能产生充分的疗效。当双侧内源性眼内炎迅速进展，或其中一只眼进展为严重的视力丧失时，便需要对其中一只眼进行玻璃体切割术，以防止双眼失明。与感染科会诊医生进行充分的协调至关重要，如果患者已查明全身感染源，可使用针对性的玻璃体内抗生素或抗真菌药物治疗。如果感染源尚未确定，应尽早行玻璃体切割术以帮助鉴别细菌或真菌感染，并指导全身用药。

外源性眼内炎

眼外伤占细菌性眼内炎的20%。由于手术创口可导致微生物侵入眼内，眼部手术导致的感染占绝大多数（70%）。外伤性眼内炎的处理通常需要玻璃体手术，可能包括取出并存眼内异物。虽然传统外科理念认为一旦感染发生便应取出植入物，但这种理念不适用于人工晶状体。在眼内炎手术中取出人工晶状体有发生虹膜撕脱、角膜内皮损伤、眼内出血、驱逐性脉络膜出血和视网膜脱离的风险。而即使不取出人工晶状体，玻璃体切割术联合眼内抗生素应用在治疗眼内炎时仍有很高的成功率。这可能是因为人工晶状体表面光滑，加上玻璃体切割术中高速液流冲刷可以完全去除人工晶状体表面的微生物，不过微生物可能会留在囊袋中或在植入物上形成菌膜。

值得庆幸的是，术后急性眼内炎的发生率相对较低。白内障手术联合人工晶状体植入并发眼内炎的发生率为0.072%。玻璃体切割术（0.051%）和穿透性角膜移植术（0.11%）眼内炎的风险远低于二期人工晶状体植入（0.30%）。未缝合的透明角膜切口和颞侧超声乳化切口的存在可能会使术后感染性眼内炎的风险略有增加。最常见的病原体包括凝固酶阴性葡萄球菌、金黄色葡萄球菌、链球菌和革兰氏阴性菌。

白内障术后迟发性眼内炎最常由痤疮丙酸杆菌、凝固酶阴性葡萄球菌或念珠菌引起。若是由痤疮丙酸杆菌引起的眼内炎，术中至少必须去除炎性斑块和相关的包膜，大多数情况下人工晶状体也必须被取出。

创伤相关眼内炎的发生率与是否伴有眼内异物残留有关。穿通伤后眼内炎的发生率为 3.2% ～ 7.4%。如有残留异物，发病率则上升到 6.9% ～ 13%（金属 7.2%，非金属 7.3%，有机物 6.3%）。最常见的病原体包括芽孢杆菌属、葡萄球菌属和链球菌属。

链球菌、凝固酶阴性葡萄球菌和嗜血杆菌是迟发性滤过泡相关性眼内炎最常见的致病菌。这些患者往往恶化迅速，必须立即进行玻璃体切割术。

玻璃体内注射抗 VEGF 药物已被广泛应用，但只要遵循严格的无菌操作，注射后眼内炎的发生率是很低的。幸运的是，玻璃体内注射曲安奈德后眼内炎的发生率虽然高于抗 VEGF 术后，但仍然较低（0.1% ～ 0.9%）。

毒性前段综合征

毒性前段综合征（toxic anterior segment syndrome，TASS）与感染性眼内炎的病因和诊治原则有极大的不同，因此必须仔细进行鉴别。TASS 在白内障、青光眼和角膜手术后的发生率为 0.1% ～ 2.0%，常呈现出机构聚集性的爆发趋势。TASS 通常在术后几小时内即可被确诊，所有患者均可出现视物模糊、严重的全角膜水肿（手术创伤仅产生局部水肿）、4 ＋的闪辉，可能有前房积脓、纤维蛋白渗出、轻度的结膜或表层巩膜充血，无疼痛或仅有轻度疼痛（而 75% ～ 80% 的眼内炎患者有疼痛）。虽然 TASS 通常出现在术后第一天，但毒力强的细菌也可在术后第一天导致眼内炎。TASS 的并发症包括由虹膜周边前粘和小梁网损伤引起的青光眼、慢性炎症、黄斑囊样水肿、角膜内皮损伤和虹膜损伤（瞳孔固定和虹膜缺损）。

TASS 产生的原因通常包括器械和药物、流程相关问题及手术操作相关问题。器械和药物因素包括品质较差的输液溶液、眼内肾上腺素［pH 值、剂量、防腐剂、稳定剂（亚硫酸盐或偏亚硫酸盐）］、眼内抗生素（pH 值、浓度、剂量）、眼内曲安奈德（活性药物和防腐剂）以及残留的黏弹剂。流程相关问题包括蒸汽灭菌器（过滤器、水室和高压灭菌器内部）的污染、再消毒的套管的弹性变性、高压灭菌时被杀死的革兰氏阴性菌的内毒素、超声波清洁剂的污染，以及酶或洗涤剂的浸泡。标注一次性使用的设备绝不能重复使用。其他流程原因包括自来水中的内毒素、器械上洗涤剂或化学残留，以及可重复使用的套管的清洁不当。手术操作方面的因素包括晶状体皮质残留、虹膜外伤、虹膜拉钩的使用、黏弹剂、前房注药、人工晶状体和眼内光凝。

一次性镊子、剪刀、拉钩和套管有许多优点：25/27 G 的微创工具在清洗和消毒过程中容易损坏，一次性使用可以保证自始至终都有最佳的夹持和切割性能，并且没有被污染的风险（传染性海绵状脑病 / 牛海绵状脑病 / 朊病毒、微生物污染、肝炎、HIV/AIDS、变性蛋白、细菌内毒素）。剪刀和镊子的驱动杆内部存在腔隙，由于眼压高于大气压，微生物污染被推入此腔隙。使用一次性工具免去了清理、灭菌、包装、存储、备份和库存成本，包括人力和材料成本，因此每台手术的成本都得以降低。

一旦怀疑发生细菌性眼内炎，首要的检查应包括前房穿刺抽液，如果是 TASS，则鉴定结果应为阴性。一旦发现玻璃体存在混浊或聚集的炎症沉积物，应进行玻璃体穿刺抽液。如果怀疑由感染性病原体导致，则需要抽液和注射抗生素，此类情况通常不需玻璃体切割。如果术者对 TASS 的诊断有充分把握，采取局部频点类固醇和抗生素以及密切的观察通常足以控制炎症和恢复视力。另一方面，在考虑患者有感染性眼内炎的可能时，对患者进行玻璃体穿刺抽液和抗生素注射，对医生而言也并不是违反常规的操作。

前房抽液 *vs.* 玻璃体抽液

玻璃体抽液培养的阳性率远高于前房抽液。这两种抽液方式都有眼痛、伤口破裂、眼内出血和视网膜脱离的风险。为此，许多临床医生建议在手术室或治疗室进行抽液。在玻璃体切割术时采样可以获得比玻璃体穿刺抽液更多的样本量，且操作上更安全。笔者使用穿刺抽液和注药来处理大多数患者。门诊和手术日程的繁忙以及对交叉感染的顾虑可能使得疑似诊断和抽样之间出现延迟，但这种疾病的快速进展不容许治疗上的任何拖延。考虑到眼内炎诊断和实施玻璃体切割术之间的时间间隔，笔者往往在患者被诊断为急需手术的眼内炎时，立即在玻璃体手术进行之前行玻璃体内抗生素注射。如果怀疑感染原因为手术室环境、人工晶状体或手术材料，则需要采用流行病学方法进行调查。总而言之，最主要的原则是要及时治疗。

诊室内玻璃体穿刺抽液及注射抗生素

利多卡因球周注射和表面麻醉是此操作的必要条件。对于因急性眼痛而非常焦虑的患者，通常不推荐采取没有静脉镇静的球后麻醉。

术野消毒操作与玻璃体内注射时相同，结膜表面和眼睑皮肤上用5%碘消毒，并使用无菌板状开睑器覆盖睫毛。技术性差异因素如下：①通常联合注射多种药物（通常是万古霉素、头孢他啶和地塞米松）；②这些药物不应该混合在同一个注射器中，否则会产生沉淀；③成功的玻璃体穿刺需要25 G或更大的23 G穿刺套管针；④处于急性炎症中的患眼很难使用局部麻醉药进行麻醉。

可以使用25 G带阀套管进行玻璃体抽液和注射需要的药物。

玻璃体切割术时机

并非所有感染性眼内炎患者都需要接受玻璃体手术。EVS研究显示，发生急性术后眼内炎并且视力为手动或以上的患者可接受玻璃体内注射抗生素治疗。如果视力低于手动，应尽快进行玻璃体手术；如果无法及时手术，则必须立即进行玻璃体穿刺抽液和注药。

病情晚期发生角膜失代偿，导致无法满足玻璃体切割术的视野要求。而开天窗式的玻璃体切割术会有很多并发症，不建议使用。对于这类预后不良的患者和因全身情况无法立即手术的患者，最佳选择是立即前房注射抗生素。

EVS的结论不适用于内源性、术后迟发性、创伤性或滤过泡相关的眼内炎患者。

手术步骤及操作

应提醒手术室准备治疗存在感染的患者，并尽可能采取适当的隔离和术后清理措施。但这些情况不应该作为不及时治疗的借口。

监测局部麻醉（monitored local anesthesia，MAC）适用于这种情况。如果术前治疗计划尚未实施，此时便应开始静脉注射抗生素，不过全身性抗生素的作用尚存在争议。

如果存在白内障切口、手术切口或破裂的滤过泡，必须在玻璃体手术开始前进行缝合保持眼球密闭。如已有可吸收缝线，应拆除后用10-0或9-0单股尼龙线替换。玻璃体切割术前仔细密闭伤口可以减少随后的问题。

经平坦部入路 *vs.* 经角膜缘入路

由于眼内炎患者有时由前段医生处理，可以考虑角膜缘入路行玻璃体切割。然而其缺点在于角膜缘入路会妨碍后部玻璃体切割的术野，并导致更多的角膜和虹膜创伤。只有在极少数紧急情况下，前段医生才可经角膜缘行玻璃体切割术。对于植入后房人工晶状体的患者来说，经角膜缘玻璃体切割术并不适宜，而这类患者往往在眼内炎患者中占比最多。

玻璃体切割

玻切头应使用尽可能小的吸引力、最高的切割速率，最好是10 000～20 000次/分，使用比例式负压控制，以减少撕裂坏死的视网膜和虹膜的可能。对于这种情况，进行25/27 G玻璃体切割术较为理想。在进行负压吸引时，使用尽可能高的切割速率，并且避免在负压开启时使切割头向远离视网膜的方向移动。首先切除玻璃体前皮质，特别注意避免接触虹膜和造成周边（基底部）玻璃体视网膜牵引。潜在的坏死虹膜组织很容易被切破或撕脱。有时眼压过低会导致虹膜血管渗血，在伤口密闭的前提下，可以通过升高眼压来控制渗血。如果纤维蛋白膜覆盖了人工晶状体前表面，可以用玻切头进行虹膜根切，再通过这个根切口去除纤维蛋白膜。角膜缘切口经常渗漏，导致眼压过低和瞳孔过小。

眼内炎属于只需做“核心”玻璃体切割术的特定情况之一，以避免对坏死的视网膜产生牵拉。术中尽量吸切稠密的玻璃体原液进行涂片、培养和药物敏感性试验。Joondeph和Flynn等已表明与手术室接种培养板和培养管相比，血液培养瓶可以达到同样的培养阳性率。使用导光纤维确保清晰视野至关重要。由于眼内炎患者视网膜存在坏死，不应使用负压吸除和剥膜。术中制造玻璃体后脱离常会导致医源性视网膜裂孔。如果有严重的视网膜坏死，视网膜会发白，表面不平整，血管变暗。这种视网膜极容易发生破裂，即使在低负压时也可以看到视网膜跟随距离数毫米远的玻切头移动。

抗生素应用

前房抗生素

几乎所有的患者都使用眼内抗生素。使用抗生素时应遵循公认的最低有效剂量以避免对视网膜产生毒性风险。人工晶状体眼患者均应使用眼内抗生素。不推荐在灌注液中加入稀释的抗生素，因为这样难以评估眼内抗生素的总剂量。万古霉素（1.0 mg/0.1 ml）和头孢他啶（2.25 mg/0.1 ml）是目前最常用的药物。D'Amico 等研究证明，在调配抗生素方面，药剂师比护士更准确，而护士则比医生准确得多。许多毒性病例可能是由于注入的抗生素浓度和（或）用量不正确所致。许多研究者推荐眼内注射地塞米松 0.4 mg/0.1 ml，认为能产生更好的效果，除非怀疑真菌感染。

抗生素应使用 25 G 针通过套管缓慢地注射到玻璃体中央部。在大多数患者中，需要使用 2 ～ 3 次单独的注射，使用这种注射方法可以从同一切口多次注射。将抗生素混合在同一个注射器内容易导致稀释和沉淀，并不适用。

结膜下抗生素和类固醇激素

去除 25/27 G 套管后，应考虑结膜下注射抗生素。截至本书成文时，万古霉素 25 mg 和头孢他啶 100 mg 是目前使用最广泛的药物。因为抗生素耐药性的多变，就抗生素选择的详细讨论另付他刊。建议将一种对革兰氏阳性菌及产青霉素酶菌有效的抗生素与一种主要用于革兰氏阴性菌的抗生素联合使用。炎症细胞和细菌的代谢物会导致严重的组织破坏和炎症。类固醇抗炎的益处远胜过其带来的潜在感染风险。如果高度怀疑是真菌引起的感染，那么应避免使用类固醇激素。

虽然我们建议在玻璃体切割术后常规使用预防性结膜下抗生素（无论是用于治疗眼内炎还是其他手术），但通过玻璃体内注射抗生素或手术得到充分治疗的眼内炎患者，结膜下抗生素可能对病程并无影响。

局部抗生素

局部使用抗生素和类固醇通常被用于所有患者，主要用于抑制潜在的相关的眼睑、结膜囊、滤过泡和伤口感染。医生、护士和技术人员照顾其他患者时应注意防止交叉污染。

结果

致病微生物种类和处理间隔时间是影响治疗成功率的最重要因素。如果是低毒力的病原体，结膜下注射抗生素和系统性应用抗生素治疗，成功率会有所提高。即使接受了最完善的处理，很大一部分眼内炎患者最终也无法保住眼球。鉴于眼内炎的总体预后较差，重点是应该采取预防。术野应严格仔细处理，包括覆盖睫毛和睑缘的贴纸、碘消毒、显微镜罩、使用最优质的灌注液（Alcon BSS、BSS Plus），以及尽可能地清洗重复消毒的管路或其他含有管腔的器械。在玻璃体切割术结束时使用结膜下抗生素可能会减少眼内炎的发生率。

并发症

无论接受玻璃体切割术与否，感染已完全控制的患眼都有可能出现角膜水肿、青光眼、低眼压和视网膜脱离等并发症。及时的治疗可能是预防这些非特异性并发症最重要的因素。

约有 10% 的患者出现与术中视网膜牵引相关或由视网膜坏死引起的视网膜裂孔和脱离。术后随访应使用间接眼底镜对裂孔的易患部位，即视网膜周边部进行仔细检查。

推荐读物

Banker TP, McClellan AJ, Wilson BD, et al. Culture-positive endophthalmitis after open globe injuries with and without retained intraocular foreign bodies. *Ophthalmic Surg Lasers Imaging Retina*. 2017;48(8):632-637.

Cunningham ET, Flynn HW Jr, Relhan N, et al. Editorial: endogenous endophthalmitis. *Ocul ImmunolInflamm*. 2018;26(4):491-495.

Dave VP, Pathengay A, Relhan N, et al. Endophthalmitis and concurrent or delayed-onset rhegmatogenous retinal detachment managed with pars plana vitrectomy, intravitreal antibiotics, silicone oil. *Ophthalmic Surg Lasers Imaging Retina*. 2017;48:546-551.

Doft BH, Kelsy SF, Wisniewski SR. Additional procedures after the initial vitrectomy or tap-biopsy in the Endophthalmitis Vitrectomy Study. *Ophthalmology*. 1998;105(4):707-716.

Doft BM, Kelsey SF, Wisniewski SR. Retinal detachment in the endophthalmitis vitrectomy study. *Arch Ophthalmol*. 2000;118(12):1661-1665.

Grzybowski A, Schwartz SG, Matsuura K, et al. Endophthalmitis prophylaxis in cataract surgery: overview of current practice patterns around the world. *Curr Pharm Des*. 2017;23(4):565-573.

Relhan N, Schwartz SG, Flynn HW Jr. Endogenous fungal endophthalmitis. An increasing problem among intravenous drug users. *JAMA Ophthalmol*. 2017;135(6):534-540.

Results of the Endophthalmitis Vitrectomy Study. A randomized trial of immediate vitrectomy and of intravenous antibiotics for the treatment of postoperative bacterial endophthalmitis. Endophthalmitis Study Group. *Arch Ophthalmol*. 1995;113(12):1479-1496.

Sridhar J, Yonekawa Y, Kuriyan AE, et al. Microbiologic spectrum and visual outcomes of acute-onset endophthalmitis undergoing therapeutic pars plana vitrectomy. *Retina*. 2017;37(7):1246-1251.

Thomas BJ, Mehta N, Yonekawa Y, et al. Pars plana vitrectomy for late vitreoretinal sequelae of infectious endophthalmitis: surgical management and outcomes. *Retina*. 2017;37(4):651-656.

Witkin AJ, Chang DF, Jumper JM, et al. Vancomyicn-associated hemorrhagic occlusive retinal vasculitis: clinical characteristics of 36 eyes. *Ophthalmology*. 2017;124(5):583-595.

Yannuzzi NA, Si N, Relhan N, et al. Endophthalmitis after clear corneal cataract surgery: outcomes over two decades. *Am J Ophthalmol*. 2017;174:155-159.

Yannuzzi NA, Gregori NZ, Rosenfeld PJ, et al. Endophthalmitis associated with intravitreal injections of anti-VEGF agents at a tertiary referral center: in-house and referred cases. *Ophthalmic Surg Lasers Retina*. 2018;49:313-319.

第 25 章

葡萄膜炎的玻璃体切割术

（雷博雅　译　周旻　审校）

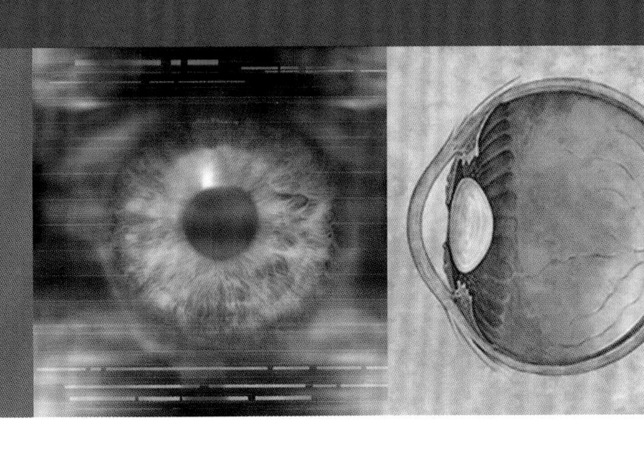

玻璃体视网膜手术在葡萄膜炎中的应用

大多数前、中、后葡萄膜炎都可以靠药物治疗控制。一些相当少见的情况下才需要手术干预。屈光间质混浊影响患者视力和医生进行眼底检查时可能需要玻璃体切割术。葡萄膜炎的病因无法明确时可能需要进行诊断性玻璃体切割术。各种感染性病因也可能导致视网膜裂孔和视网膜脱离，需要手术修复。

诊断性玻璃体切割术

玻璃体取样技术

葡萄膜炎患眼的玻璃体取样需要审慎计划并细致操作。一个训练有素的外科团队至关重要，虽然手术可以很容易地在小诊所手术环境中进行，仍建议选择在具有先进的诊断性检测能力的医院或与其有联系的手术室中进行。手术外的处理应包括对于样本处理的直接指导，以及清楚地说明每个人在样本处理中的任务分配。

不建议在没有灌注的情况下取样，这种方法会导致低眼压和可能的眼球塌陷，这在炎症患眼中具有显著的风险。低眼压会导致脉络膜上腔出血及玻切头与视网膜的意外接触。简单地将玻切头引导到团块状混浊的玻璃体以及致密的玻璃体炎症区域，可以获得高度浓缩的样本，而无关闭灌注后进行玻切可能带来的风险。

25/27 G 套管为标准配制。如果脉络膜厚度增加，应使用较长的 6 mm Alcon 带阀套管针。在各种情况下，带阀套管针均为首选。在极少数情况下，可以采用标准长度或较短的儿童套管针经角膜缘进行手术。

在手术取样阶段，将玻切头连接到一个注射器上。打开灌注，用显微镜检查套管，以确保它不在脉络膜上腔或视网膜下间隙。玻切头应被放置到团块状玻璃体混浊和最致密的玻璃体炎症区域。如果存在炎症性视网膜病灶，病变上的玻璃体应是最有效的取材部位。当手术医生启动玻切头后，助手听到机器驱动阀门声音时缓慢地回抽注射器。取 2 ～ 3 ml 样本可免于稀释样本，如果偏少，就可能难以完成所有可能需要的检测。流式细胞检测需要的样本量最多。一旦获得了足够的样本，玻切头重新连接至玻切机，并切除残余的玻璃体。

对于这些手术患者需要非常谨慎。在诊断性玻璃体切割术中应避免激进地制造玻璃体后脱离（PVD），因为这可能导致视网膜裂孔。大多数接受诊断性玻璃体切割术的患者在进行周边玻璃体切割时视野都不够清晰。当周边视野受限时，不应该制作 PVD。

与所有玻璃体切割术的患者一样，所有的视网膜裂孔都应该被识别和治疗。视网膜坏死的区域应谨慎处理。建议对存在广泛活动性视网膜坏死病灶的患眼预防性使用硅油。这种情况最常见的是病毒性视网膜炎引起的急性视网膜坏死或进行性外层视网膜坏死。在硅油眼中仍可以通过玻璃体腔注射抗病毒药物治疗残留的视网膜感染病灶。

样本检测

获取诊断所需信息的第一步是完成上述改良的手术外的取样程序。在手术取样之前，所有参与该过程的工作人员都需要明确自己的角色和责任，包括在手术室取材、贴标签、转运样本、实施检测、解释检测结果。如果不这样做，可能会无端导致样本的丢失，并使医患错失有价值的检测信息。应与诊断实验室进行直接沟通。手术医生在手术前直接与处理样本的病理专家进行沟通至关重要。他们将指导医生每项检查所需的样本量，并在样本量不足时针对检测的重要性进行优先排序。手术室的所有人员都应在手术前知悉所有检测需要的玻璃体样本量。

细胞学检测

细胞学检测需要仔细处理样本并及时检测，与病理学专家的沟通是必需的[1-2]。如果可能，最好让病理学专家参与收集样本。进行玻璃体细胞学检测最常见的原因是拟诊眼内淋巴瘤。玻璃体炎可能是中枢神经系统淋巴瘤的早期表现，眼内淋巴瘤也可能发生在神经影像学和腰椎穿刺确诊为中枢神经系统淋巴瘤之后。无论处于疾病的哪个阶段，玻璃体取样都是可以提供丰富诊断信息的微创手段。高质量玻璃体标本结合当今的流式细胞检测和基因重排研究，可生成信息丰富的细胞学报告。糟糕的取样技术令诊断率非常低，而且会给患者带来不必要的风险[3]。

聚合酶链反应

聚合酶链反应（PCR）是尽快排除危急的视网膜炎和玻璃体炎的最佳检测项目。虽然眼内淋巴瘤的死亡率非常高，但推迟诊断几周对患者视力的影响比较有限。然而，延迟病毒性视网膜炎的诊断即使1天也会产生灾难性的后果。无数眼球在玻璃体切割术中拟诊为弓形体感染或眼内淋巴瘤，在玻璃体手术后丧失了视功能，因其真正的病因是病毒感染。在相关检测确定诊断之前，应施行更广泛的检测和治疗。

在这些测试中，最重要的是聚合酶链反应[4]。聚合酶链反应对单纯疱疹病毒、巨细胞病毒和水痘-带状疱疹病毒的检测具有较高的敏感性和特异性。虽然很少与巨细胞病毒性视网膜炎的诊断发生混淆，但急性视网膜坏死尤其会伪装为弓形体感染或眼内淋巴瘤。

视网膜活检

视网膜活检是一种风险较高的操作，其应用非常有限。其诊断率可以非常高，但除了少数个别的患者，玻璃体取样对于绝大多数情况来说都能满足。术中出血很常见，术后视网膜脱离和增殖性玻璃体视网膜病变也很常见。周密的知情同意、仔细的手术设计以及后续与病理学专家的协作是必要的。在手术之前，应等待病理学专家的初步报告。最常见的情况是双侧快速进行性视网膜炎和视网膜病灶伴上方的轻微玻璃体炎。在后一种情况下，在进行视网膜活检之前，应该尽量完成所有其他的诊断措施。活检的位置决定了诊断结果。选择错误的活检位置不仅浪费时间，而且对患者有弊无利。在时间紧迫的情况下，可能只有一次取样机会。手术医生应避开所有坏死区域，集中在健康和明显感染组织之间的分界区域。在大多数情况下，看似“健康”的组织其实已经受累。很难找到理想的位置，但应尽可能避开黄斑区，并应尽可能远离血管弓。上半部分视网膜也被认为是活检的理想部位。避开所有大血管。在切除组织之前就要开始预防出血。用融合激光划出视网膜活检范围。激光治疗的宽度取决于取材区域出血可能性的大小。在萎缩区域血流减少，需要的激光更少。激光应中等强度，选择连续激光模式。使用25/27 G弯剪细致剪除预计活检的区域。有医生尝试使用末端抓取镊经过套管从眼内取出视网膜组织。这是错误的方法，因为任何抓取工具都会导致组织的破碎和脱落，在取出过程中取到的组织可能会撕裂，进而丧失诊断价值或在套管中丢失。Constellation允许在低负压下进行精确控制，以防止样本被吸入积液盒。取而代之的是拔出套管针，结膜缘剪开结膜，用20 G MVR刀切开巩膜，然后通过这个通道使用软头笛针（使用Constellation控制负压在10～20 mmHg）抽吸、25/27 G内界膜镊夹取，或直接吸入反流的套管管腔取出样本组织。术者可以选择以镊子取组织的中心或边缘，应根据取样具体情况而定。标本取出后，即用8-0尼龙缝线缝合巩膜切口。

进行视网膜下组织或脉络膜组织活检远比视网膜样本活检的指征少。大多数脉络膜活检是通过细针穿刺技术对眼部黑色素瘤进行基因组测序。细针穿刺技术不在这本书论述范围。视网膜下和脉络膜病变如不考虑肿瘤，就很少有活检的指征。基本上，所有视网膜下或脉络膜占位都可以通过整套无创的门诊检查来诊断，如果诊断仍然难以确定，下一步不是玻璃体手术，而是将患者转诊到眼肿瘤学专家处。

真菌性眼内炎有时是视网膜下活检的指征。偶尔也会遇到与曲霉菌相关的视网膜下脓肿和光滑念珠菌相关的真菌组织条索。在这些情况下，可直接对培养样品进行药物敏感性试验。脉络膜和视网膜下活检始于进入到它所在的部位。玻璃体镊子和剪刀可以很容易地通过一个小的视网膜切开来进行操作，类似于处理视网膜下PVR时使用的方式。如果遇到实性病变，考虑使用吊顶灯照明，然后用颞子抓住病灶的末端，在弯剪将样本从周围组织中分离出来后取出样本。大多数视网膜下的条带可以首先被切断，然后用颞子取出。视网膜下脓肿可以在该可疑病灶边缘做小的视网膜切开，然后吸出脓液。

葡萄膜炎的晶状体处理

在慢性炎症性疾病的情况下，通常会发生白内障。炎症本身就会导致白内障快速进展，糖皮质激素的使用也会加速这一过程。然而，尽管有慢性中重度炎症的情况，晶状体也可能保持透明。即使在这些情况下，虹膜后粘连的形成也会限制或阻挡视力。

对于葡萄膜炎患者玻切手术中白内障的处理，最佳方法是晶状体切除联合囊膜撕除。对于晶状体较软的年轻患者，可以用玻切头清除晶状体，然后使用末端抓取镊或 MaxGrip 镊完全去除晶体囊膜。

瞳孔膜可能紧密黏附于晶状体前囊膜上。在制作透明角膜切口时，这个膜可以小心地用侧刃刀片划开。将刀伸进前房，切开膜做成一个小破口，便于后续器械操作。再在透明角膜上等距离另做三个小切口。通过每个切口，虹膜拉钩可以插入膜的破口内。通过收紧拉钩，瞳孔膜被破坏，瞳孔随之扩大，进而改善对晶状体的观察。然后可以进行晶状体切除以及玻璃体切割。

虹膜可能会紧密黏附于晶状体前囊膜和瞳孔膜复合体。在这些情况下，使用拉钩扩张瞳孔之前，可以使用钝针头注入黏弹剂进行瞳孔扩张和分离。在晶状体切除和囊膜切除术后，玻璃体切割术应正常进行。Tenon 囊下或玻璃体内可以注射曲安奈德。术后应保持无晶状体状态，使用接触镜或框架眼镜进行屈光矫正。

葡萄膜炎患者的黄斑前膜和黄斑囊样水肿

葡萄膜炎患者的黄斑前膜、黄斑裂孔、玻璃体黄斑牵引的手术治疗与无葡萄膜炎患者无明显区别。是否进行手术取决于多个因素，是否需要对既往有眼内炎症的患眼进行此类手术需要更加谨慎。虽然在许多葡萄膜炎患者中玻璃体切割术是一种治疗手段，但它不被推荐作为一种主要治疗。玻璃体切割术会改变以后注射至玻璃体腔的药物的药代动力学。对既往接受过玻璃体切割的患眼，大多数注射到玻璃体腔的药物的清除率都会提高。然而，长效激素植入物如 Ozurdex、Retisert 和 Yutiq 在玻璃体切割术后仍可保持其有效性。在这些情况下，在进行玻璃体切割术前，最大程度的药物治疗是最优的选择。

防治葡萄膜炎相关的视网膜脱离

病毒性视网膜炎常导致视网膜坏死区域的大片视网膜缺损，并进展为孔源性视网膜脱离。

未脱离坏死视网膜边界的预防性视网膜固定术

许多学者建议在视网膜坏死区域的后部进行激光光凝，以降低视网膜脱离的可能性。笔者不建议对坏死视网膜炎进行光凝是基于以下原因：①如果在疾病活动期间进行，手术医生可能会低估视网膜坏死的最终范围；②如果视网膜坏死面积小，脱离的风险低；③那些有视网膜脱离高危因素的患者常常伴有广泛的视网膜坏死，这些患者的视野已经明显受损，不宜用预防性光凝使视野进一步缩小。

视网膜坏死后出现的孔源性视网膜脱离通常相当明显，如能及时得到修复，患者可以保留一定的视觉功能。应向患者解释视网膜脱离的风险，并告知患者在视力下降怀疑视网膜脱离时，需要立即与手术医生取得联系。

视网膜坏死相关视网膜脱离修复的技术考量

与视网膜坏死相关的视网膜脱离通常伴大范围的视网膜缺损且向后延伸。针对这些大裂孔进行巩膜扣带治疗是不可能的。最好的选择是 25/27 G 玻璃体切割术，液-气交换，并通过视网膜裂孔引流视网膜下液。不推荐使用重水，因为重水容易通过后部坏死的视网膜裂孔进入视网膜下。使用硅油进行填充有助于持久的视网膜再附着。进行周边玻璃体切割时应非常小心，选择足以清除玻璃体的最高切速及最低负压。这是因为玻璃体紧密附着在萎缩变薄的视网膜上，很容易产生医源性视网膜裂孔。采用术中激光还是术后激光主要根据术后发生 PVR 的可能性来决定。当眼内有任何炎症征象时，应延迟视网膜激光治疗，直到确定炎症完全消退为止。这减少了对 PVR 的刺激，并将激光治疗的范围限制在绝对需要的区域。

中、后葡萄膜炎的牵引性视网膜脱离

严重的中间葡萄膜炎患眼很少会发生视盘新生血管和周边视网膜新生血管[6]。与糖尿病视网膜病变的视盘新生血管类似，视盘新生血管与玻璃体后皮质的收缩可导致牵引性视网膜脱离[7]。严重葡萄膜炎患眼，即使没有视网膜新生血管，也可能因为严重的玻璃体炎症以及无玻璃体后脱离而发生牵引性视网膜脱离。牵引性视网膜脱离很少见于中间葡萄膜炎、弓形体感染和结节病中，但经常见于弓蛔虫眼病。

技术考量

修复葡萄膜炎性牵引性视网膜脱离的手术目标与其他牵引性视网膜脱离一样，是解除玻璃体视网膜牵拉而避免产生视网膜裂孔。儿童患者中，视盘新生血管相关的视网膜前膜收缩引起的牵引性视网膜脱离为一种不寻常的情况。在这些患者中，乳斑束和紧邻视神经的鼻侧视网膜相互黏附，覆盖了下面的视乳头。这种脱离最好用剪刀在后极视盘新生血管相关收缩发生部位进行截断和分层剥离来复位。

周边玻璃体牵引（如弓蛔虫眼病或更加罕见的弓形体眼病中所见）可产生直达视乳头的周边视网膜皱褶。这些褶皱在混浊的玻璃体遮蔽下可能并不明显，但手术医生应该根据周围视网膜的轮廓来推断它们的位置，以避免产生医源性视网膜裂孔。有时形成以视盘为中心的由玻璃体后皮质形成的漏斗形前后向牵引。截断漏斗可以解除这种牵引力，原理类似于糖尿病视网膜病变。要缓慢、小心地从视网膜表面剥除玻璃体后皮质，以减少术后残留玻璃体后皮质收缩引起黄斑前膜和黄斑皱褶的可能性。

玻璃体黄斑界面病变

黄斑前膜、玻璃体黄斑牵引综合征和黄斑裂孔常发生在严重的葡萄膜炎患眼中。这些黄斑疾病的手术方法与非葡萄膜炎患者没有显著差异。手术医生应尽量推迟玻璃体切割术，直到炎症安静。

许多葡萄膜炎患者可发展为黄斑囊样水肿（CME），玻切医生会被问及何时需要对CME患者进行玻璃体切割术[8]。关键问题包括以下几点：①药物治疗能有效地控制炎症吗？葡萄膜炎患者CME的主要原因是炎症介质引起血-视网膜屏障的广泛破坏。除中间葡萄膜炎这种特定情况，玻璃体切割术可以通过减少炎症反应来减轻CME，对于葡萄膜炎相关CME，药物治疗是最好的选择[9]。②是否存在玻璃体黄斑牵引？光学相干断层扫描（OCT）可以帮助回答这个问题。OCT上黄斑牵引的存在不是仅仅基于直接观察到视网膜前膜的存在，还包括观察到牵引导致的黄斑形态变化。这些征象提示玻璃体切割与剥膜有助于控制CME。

参考文献

1. Davis JL, Miller DM. Diagnostic testing of vitrectomy specimens. *Am J Ophthalmol*. 2005;140(5):822-829.
2. Ulrich Herrlinger MS. Primary central nervous system lymphoma: from clinical presentation to diagnosis. *J Neurooncol*. 1999;43:219-226.
3. White VA, Gascoyne RD, Paton KE. Use of the polymerase chain reaction to detect B- and T-cell gene rearrangements in vitreous specimens from patients with intraocular lymphoma. *Arch Ophthalmol*. 1999;117:761-765.
4. Knox CM, Chandler D. Polymerase chain reaction-based assays of vitreous samples for the diagnosis of viral retinitis. Use in diagnostic dilemmas. *Ophthalmology*. 1998;105(1):37-44.
5. Han DP, Lewis H, Williams GA, et al. Laser photocoagulation in the acute retinal necrosis syndrome. *Arch Ophthalmol*. 1987;105:1051-1054.
6. Kalina PH, Pach JM, Buettner HM, Robertson DM. Neovascularization of the disc in pars planitis. *Retina*. 1990;10:269-273.
7. Radhika M, Mithal K, Bawdekar A, et al. Pharmacokinetics of intravitreal antibiotics in endophthalmitis. *J Ophthalmic Inflamm Infect*. 2014;4:22. doi: 10.1186/s12348-014-0022-z
8. Wiechens BN. Pars-plana vitrectomy in cystoid macular edema associated with intermediate uveitis. *Graefes Arch Clin Exp Ophthalmol*. 2001;239:474-481.
9. Matthias Becker MP. Vitrectomy in the treatment of uveitis. *Am J Ophthalmol*. 2005;140(6):1096-1105.

第 26 章

早产儿视网膜病变

（张萌　译　黄欣　审校）

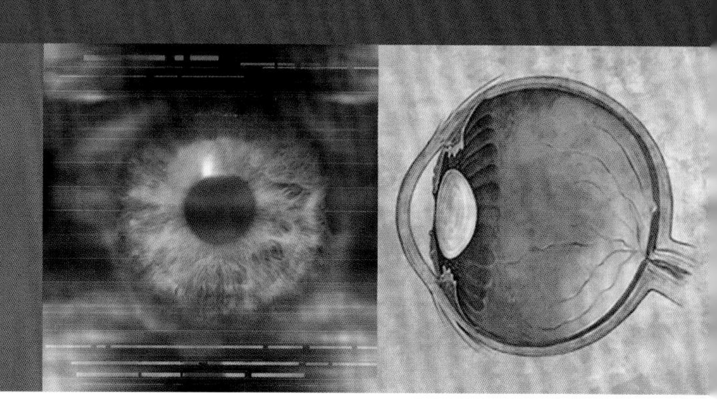

概述

随着新生儿重症医学的发展，早产儿视网膜病变（retinopathy of prematurity，ROP）治疗的主要场所已经从手术室转移到新生儿重症监护病房（neonatal intensive care unit，NICU）。笔者强烈认同对于所有合并 plus 病变的 ROP 患儿的治疗，抗 VEGF 药物均应作为一线用药。不过激光光凝术在治疗 ROP 方面仍有重要的作用。获得良好预后的关键是早期筛查、及时治疗和随访。

早产儿视网膜病变的抗 VEGF 药物治疗

抗 VEGF 药物的应用对于 ROP 的治疗是革命性的。抗 VEGF 治疗具有起效迅速的特点，24 h 内即可观察到病变明显改善。在随后的几周至几个月内，它不仅可以迅速减轻 plus 病变，使新生血管嵴逐渐退化，还可以促进周边视网膜血管继续发育。近年来，随着一些重要研究在抗 VEGF 药物对于新生儿总体安全性方面的论证，有关抗 VEGF 治疗对婴儿其他器官系统发育影响的担忧有所减少。极少患者需要进行二次治疗，但是在抗 VEGF 药物治疗后的数月甚至数年，大多数患者仍有视网膜周边无血管区的存在。对于这些患者，应进行麻醉下眼底检查，并补充激光治疗，以预防晚期复发和视网膜脱离。

玻璃体腔注射操作应该在 NICU 无菌技术条件下进行。首先用聚维酮碘对患儿眼睑及睫毛进行术前消毒，在注射药物前应保证聚维酮碘在眼表至少停留 30 s，所有术者及助手均应佩戴无菌手套及口罩，并且使用无菌开睑器。如果患儿双眼都要治疗，准备 2 ～ 4 个注射器（额外的注射器作为备用，以防原注射器掉落或污染），抽取 0.1 ml 抗 VEGF 药物，更换成 30 G 针头后保留 0.025 ml 药物进行玻璃体腔注射。较小剂量药物也可表现出良好的治疗效果。用无菌标尺在角膜缘后 1 mm 定位。通常不需要用显微镊固定眼球，建议由助手固定患儿头部。术前应由 NICU 护士现场评估患儿的状态，并在手术过程中监护供氧系统。建议采用标准 0.5 英寸（约 1.27 cm）长的 30 G 针头，但是要警惕如果针头刺穿巩膜全部进入眼内，有误伤视网膜的风险。因此，进针长度不应超过针头总长度的一半，角度应该朝向视神经的方向，并远离透明晶状体。将抗 VEGF 药物缓慢注入玻璃体腔。然后用无菌平衡盐溶液将眼表的聚维酮碘冲洗干净。另一眼的眼内注射应更换新的无菌手套和开睑器进行单独的无菌手术操作。

眼内注射完成后，应进行间接检眼镜检查，排查有无晶状体损伤或视网膜裂孔。通常可见玻璃体腔的抗 VEGF 药物。少数情况下，眼内注射后，眼压突然升高会导致角膜雾状水肿。这种水肿通常自行消退，无需前房穿刺。手术医生应当密切观察患儿角膜水肿情况，水肿消退立即检查后极视网膜，以确定视网膜血管灌注正常。该手术的潜在风险包括眼内炎、视网膜损伤和晶状体损伤。

眼内注射后无需敷贴，也不需要其他预防措施。注射后不需要常规使用抗生素滴眼液。患儿应在治疗后的几天至 1 周内接受复查。

早产儿视网膜病变的激光治疗

虽然笔者认为对于所有进展期的 ROP 都可从抗 VEGF 药物一线治疗中获得缓解，但有很多学者持有不同意见，并支持激光治疗作为 ROP 首要治疗手段。争议主要集中在以下几点。

第一，纳克量级的抗 VEGF 药物会进入患儿体循环，一些学者担心这可能会对中枢神经系统的发育产生不利影响。笔者认为，目前为止已有的证据尚无法明确证实这一观点。如前所述，越来越多的最新研究结果证明了抗 VEGF 药物对新生儿的安全性。早期采用激光治疗会延长患儿在 NICU 的住院时间和吸氧时间。如果激光治疗过程中需要插管，则会显著增加拔管后发生喉痉挛等风险，甚至造成患儿死亡。笔者认为，抗VEGF治疗的理论风险远小于已知的激光治疗中的麻醉风险。即使最终仍需要激光治疗来解决持续存在视网膜无灌注区的问题，事先使用抗VEGF药物也将会减少所需的激光总量，并且在多数情况下能够延后激光治疗时间点，可以让患儿在较大周龄且更健康的状态下进行激光治疗。大多数儿科麻醉医生认为，超过50～60周龄的ROP患儿接受激光治疗，其麻醉相关的呼吸暂停和死亡风险显著降低。

第二，抗VEGF药物的使用可能会受到限制。由于责任风险的问题，许多医院不允许对新生儿进行抗VEGF治疗。此外，某些医疗事故保险机构担心抗VEGF治疗的风险，有意不给那些使用抗VEGF药物而不进行激光治疗的医生投保。

第三是ROP治疗过程中对于诉讼的过度且持续存在的担心。在许多医生所在的地区，大多数医院主要采用激光治疗进展期ROP。使用一种不同于当地其他同行的治疗方法可能会使该医生面临诉讼风险。这种医疗责任风险将会一直持续到患儿成年。另外，部分患儿从NICU出院后存在失访的风险。对于持续存在视网膜无灌注区的患儿仍需要密切随访复发情况，并适时进行激光治疗。实际上，许多没有合并plus病变的患儿仍然可能持续存在大片视网膜无灌注区，最终需要激光治疗。

早产儿视网膜病变激光治疗的方法

建议尽量缩短激光治疗过程中的麻醉时间，并且通过一次激光治疗实现充分有效的治疗效果。建议采用融合光斑，覆盖所有视网膜无灌注区。不建议使用强光凝，其原因与成人激光治疗类似。激光功率应根据治疗反应实时调整，以保证足够的效果，同时避免过度治疗。治疗范围应包绕新生血管嵴，并略微向嵴后延伸到正常视网膜。激光治疗的前缘应尽可能达到锯齿缘。首先使用抗VEGF治疗的婴儿比那些起始使用激光治疗的婴儿所需要的激光量要少得多，这是因为抗VEGF药物能促进血管向无灌注区生长。大多数抗VEGF治疗后的患者只需要在3区和2区前部进行激光治疗。

4A期早产儿视网膜病变的治疗

近年来，对于视网膜脱离尚未累及黄斑区的4A期ROP患者，采用保留晶状体的玻璃体切割术的理念得到了推广和认可，旨在改善患儿的视力预后（Antonio Capone，2001）。但是笔者不建议对4A期ROP进行手术，许多无需手术也能保存良好视力的患眼却进行了手术干预。玻璃体切割术的主要风险是医源性视网膜裂孔造成预后甚差的孔源性视网膜脱离，以及长时间全身麻醉对于极低出生体重儿造成的并发症。令人担忧的是，经验不足的眼底外科医生却常认为这些4A期ROP的手术是必需的。抗VEGF治疗已被证明可以解决大多数4A期ROP视网膜脱离的问题，而无需手术干预。尽管如此，即使是4A期的部分视网膜脱离，仍有可能在恢复后对黄斑区产生严重影响。每一个参与ROP诊治的眼科医生都应该尽力阻止患儿病情向视网膜脱离的方向进展。早产儿的视网膜脱离是可以预防的，只有在早产儿全身条件太差而无法及时接受眼科治疗时才会难以避免，如果出现这种情况，眼科医生有必要对其家属进行充分解释说明，并签署相关的知情书。

渗出性和牵引性视网膜脱离

虽然牵引性视网膜脱离是ROP中最常见的视网膜脱离类型，渗出性视网膜脱离亦有发生。这种视网膜脱离形态上表现为视网膜凸向玻璃体腔，通常位于活动性plus病变的下方。如果视网膜下液很少，就很难鉴别是早期牵引性视网膜脱离还是渗出性视网膜脱离。渗出性视网膜脱离无需手术治疗，随着VEGF水平的下降，视网膜下液也会吸收。

4A期早产儿视网膜病变向4B期的进展

4A期视网膜脱离的自然病程尚有待进一步研究。许多4A期患者没有进展到4B期或5期。笔者不建议对4A期ROP患儿进行玻璃体切割术。用抗VEGF药物治疗plus病变是更安全的选择，将玻璃体切割术用于治疗4B期ROP的视网膜脱离似乎效果更好。再次强调，及时对plus病变进行抗VEGF药物治疗能够有效避免患儿发生视网膜脱离。

4B期早产儿视网膜病变的治疗

ROP进行玻璃体切割术的主要手术指征是黄斑受累的4B期视网膜脱离。4B期ROP的治疗预后远好于5期，部分原因归结于4B期玻璃体切割术只需要进行核心玻璃体切割即可，而不需要进行视网膜前膜的手术。5期ROP病变的视网膜经常进展为漏斗状固定皱褶。

5 期早产儿视网膜病变的治疗

视网膜全脱离（5 期 ROP）最主要的问题是这些患者的视力预后差。在一项关于 5 期 ROP 患者玻璃体切割术的大样本临床研究中（Cusick 等，2006），证实了这些患者视力预后非常差（只有 4% 的患者最终视力达到 5/200 及以上）。尽管这组数据报道是在引入激光和抗 VEGF 药物治疗前，但它强调了远期视网膜功能性复位和视力改善的困难。很多因素共同导致了这类患者相对较低的远期治疗成功率：①成功地经截断、分层剥离法去除视网膜前膜后，术后再增殖的发生率很高；②视网膜漏斗状固定皱褶，造成视网膜缩短；③如果术中出现医源性裂孔，会导致手术失败率增高；④弱视也是影响因素之一。

玻璃体手术中保留还是摘除晶状体主要取决于晶状体和视网膜之间用于解除牵引的手术空间是否充足。不幸的是，有些视网膜脱离如果不摘除晶状体，就无法进行视网膜复位手术操作。

图示展示了大量 ROP 手术治疗所采用的操作技术（图 26.1 ～ 26.5），由于历史原因，曾经提倡术中利用剪刀截断和分层剥离视网膜前膜，然而这部分 ROP 患者术后牵引性视网膜脱离复发率很高，视力预后很差，因此现在已经很少采用这种手术操作了。5 期宽漏斗的患者可以进行核心玻璃体切割术，无需剥膜、巩膜扣带或玻璃体腔填充。如果产生医源性视网膜裂孔，注入了硅油，基本上手术失败率为 100%。

闭漏斗状视网膜脱离不建议进行玻璃体切割术。新鲜的宽漏斗状 5 期视网膜脱离无需视网膜前膜的剥离，只需核心玻璃体切割术即可缓解所有玻璃体视网膜牵引，是手术的适应证。

早产儿视网膜病变的远程医疗

远程医疗已被证实对 ROP 患者的筛查是安全的。所有发出的远程医疗图像都要求筛查医生及时读片，大多数医院希望在图像采集后的 24 h 内完成远程读片，这是合理且必要的。应该在尽可能短的时间内完成图像读片和后续治疗。我们通常在图像拍摄后的数小时内即完成读片工作，并在同一天或第二天早上给出治疗方案。这样不仅可以完成合理的知情同意流程，同时也能满足紧急治疗的需要。一些成像系统接收到远程图像后会主动提醒医生，将这些图像自动转发到他们的智能手机，医生可以在智能手机端进行读片诊疗。延迟读片显然没有任何好处。筛查医生如果延迟远程读片，就像是在面对着一群病情随时会变化的极其脆弱的群体玩一场危险游戏。医学委员会绝不看好那些影响早产儿得

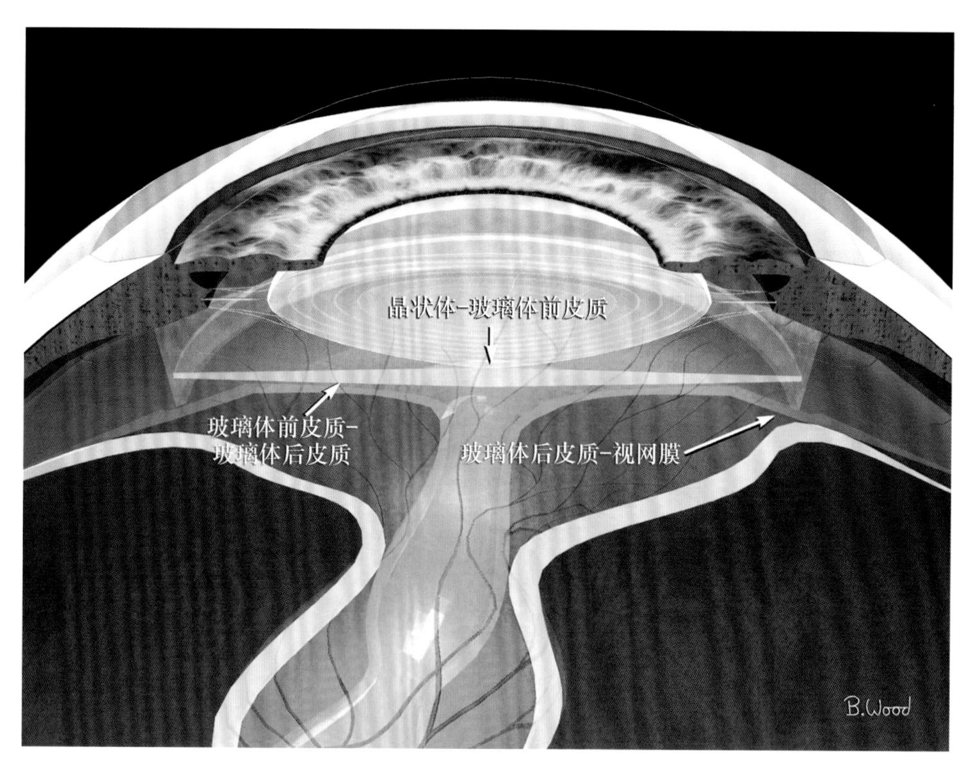

图 26.1 ■ 利用玻璃体切割器械去除晶状体和晶状体后膜

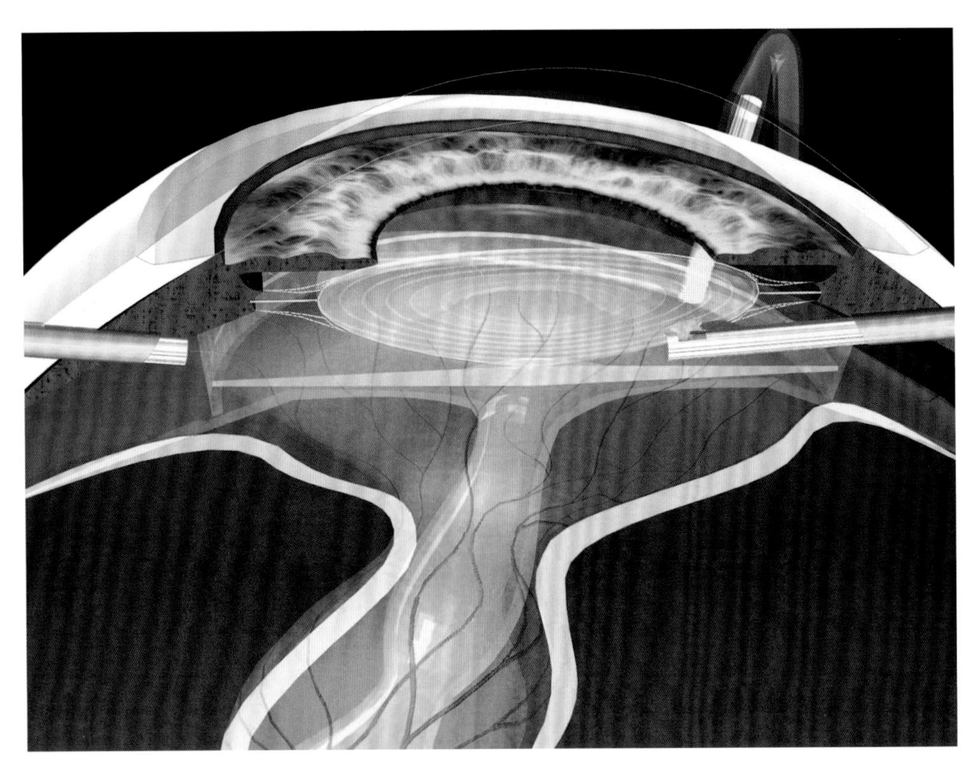

图 26.2 ■ 玻璃体通常呈圆锥形，玻璃体后皮质与增殖条索相连

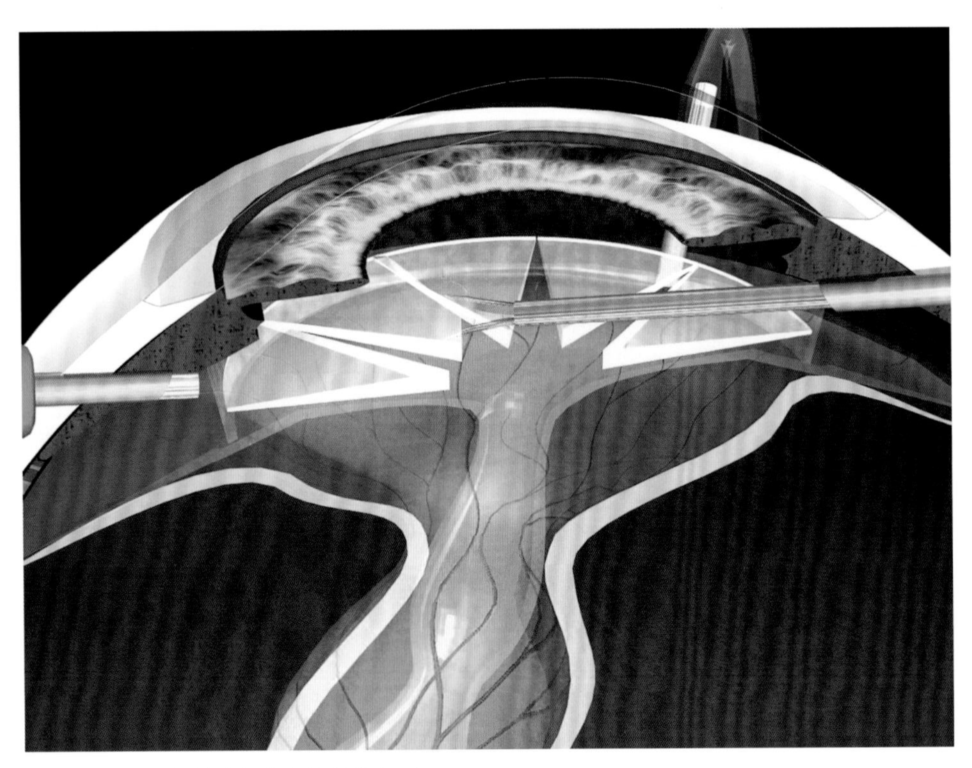

图 26.3 ■ 由内向外进行多个放射状切开

到及时诊治的医生。从 plus 病变诊断到给予治疗的公认时限是不超过 72 h，但对于这种需要紧急处理的疾病来说，这个时间显然是太长了。3 天的时限刚好允许在周五被诊断为 plus 病变的患儿等到下周一进行治疗。请谨记，计时是从图像被相机拍摄记录那一刻算起，而不是从医生读片的时间点计算。如果筛查医生没有及时读片，耽误了患者的治疗，那么由此产生的任何不良治疗后果都将由筛查医生承担。筛查医生完全有责任及时进行读片。NICU 的婴儿应该在出生后适当的周龄接受医生的眼底检查。

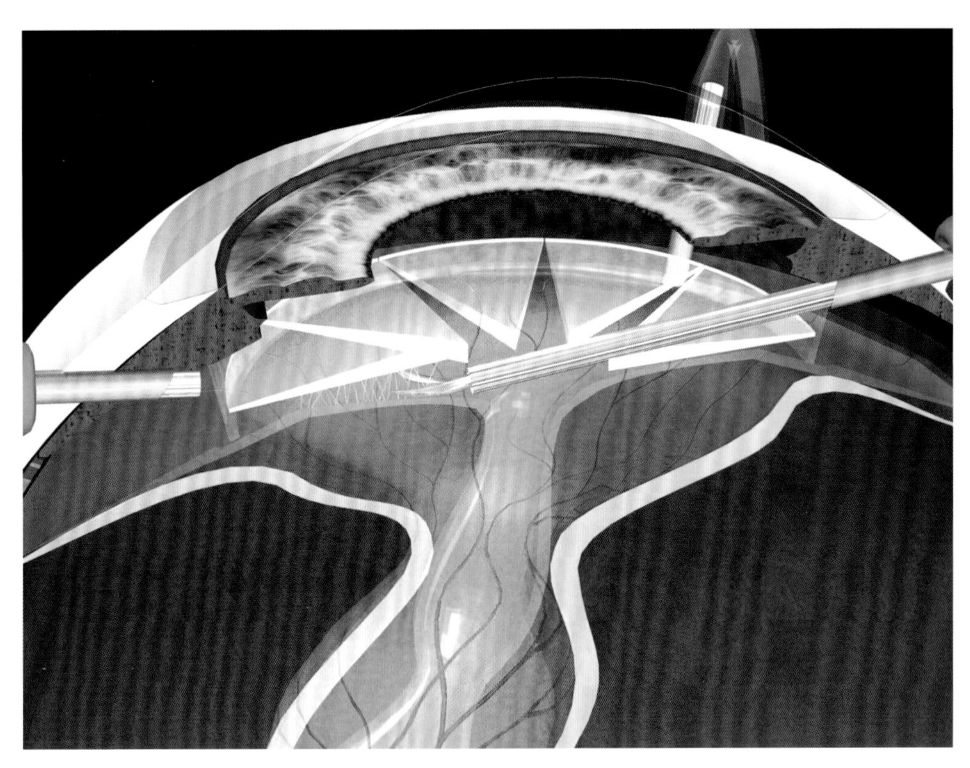

图 26.4 ■ 用剪刀将已分割的节段继续分层剥离

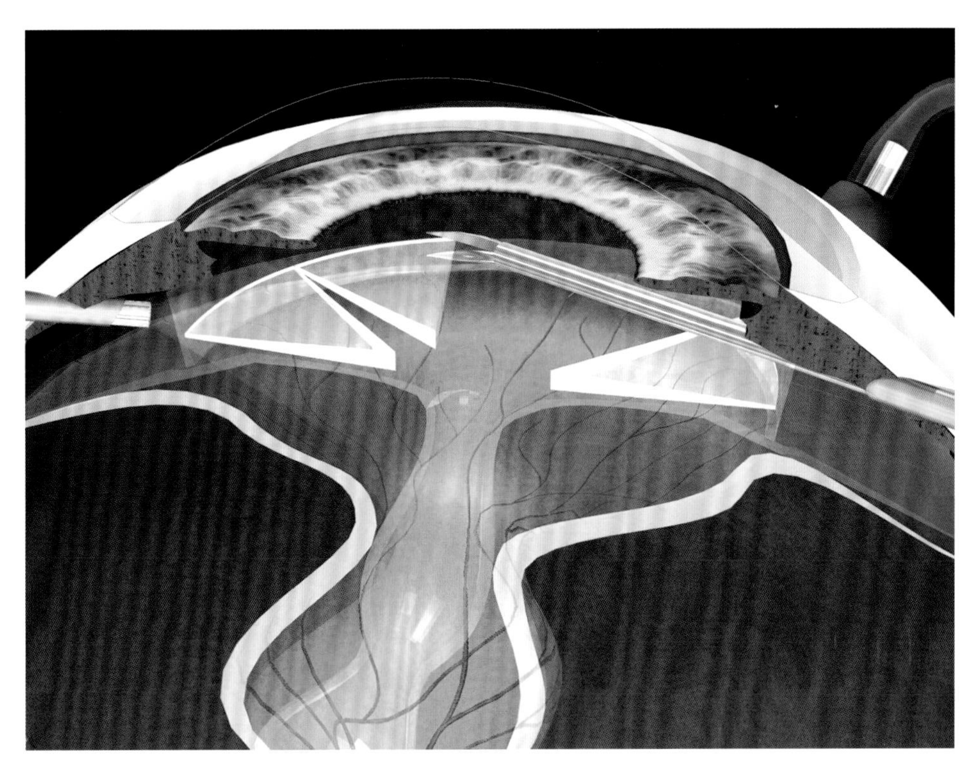

图 26.5 ■ 用弯剪去除视网膜表面已被分层剥离的膜

当周边部视网膜完全血管化时，即可终止随访。遗憾的是，很多患儿可能会在 NICU 治疗几个月。逐渐过渡到人工检查直至完全终止随访，可减少不必要的机器检查。

最完善的筛查系统能够将每周远程医疗和人工检查的结果进行整合优化。最终筛查过程中的误判绝大多数将被归咎于负责读片的医生。医护人员需要保持警觉并与患者充分沟通以保障诊疗质量。

推荐读物

Antonio Capone JM. Lens-sparing vitreous surgery for tractional stage 4A retinopathy of prematurity retinal detachments. *Ophthalmology*. 2001;108(11):2068-2070.

Bergh T, Ericson A, Hillensjö T, Nygren KG, Wennerholm UB. Deliveries and children born after in-vitro fertilisation in Sweden 1982–95: a retrospective cohort study. *Lancet*. 1999;354(9190):1579-1585.

Cryotherapy for Retinopathy of Prematurity Cooperative Group. Multicenter trial of cryotherapy for retinopathy of prematurity: preliminary results. *Arch Ophthalmol*. 1988;106:471-479.

Cusick MM, Charles MK, Agrón EM, Sangiovanni JP, Ferris FL, Charles SM. Anatomical and visual results of vitreoretinal surgery for stage 5 retinopathy of prematurity. *Retina*. 2006;26(7):729-735.

Good WV; Early Treatment for Retinopathy of Prematurity Cooperative Group. Final results of the early treatment for retinopathy of prematurity (ETROP) randomized trial. *Trans Am Ophthalmol Soc*. 2004;102:233-250.

Hideo Kimura AW. Hypoxia response element of the human vascular endothelial growth factor gene mediates transcriptional regulation by nitric oxide: control of hypoxia-inducible factor-1 activity by nitric oxide. *Blood*. 2000;95(1):189-197.

Kinsey VE. Retrolental fibroplasia: cooperative study of retrolental fibroplasia and the use of oxygen. *Arch Ophthalmol*. 1956;56:481-543.

Lien R, Yu MH, Hsu KH, et al. Neurodevelopmental outcomes in infants with retinopathy of prematurity and bevacizumab treatment. *PLoS One*. 2016;11(1):e0148019. doi: 10.1371/journal.pone.0148019

Lingkun Kong MP, Mintz-Hittner HA, Penland RL, Kretzer FL, Chévez-Barrios P. Intravitreous bevacizumab as anti–vascular endothelial growth factor therapy for retinopathy of prematurity: a morphologic study. *Arch Ophthalmol*. 2008;126(8):1161-1163.

Wallace DK, Kraker RT, Freedman SF, et al.; Pediatric Eye Disease Investigator Group (PEDIG). Short-term outcomes after very low-dose intravitreous bevacizumab for retinopathy of prematurity. *JAMA Ophthalmol*. 2020;138:698-701.

Zayek M, Parker K, Rydzewska M, Rifai A, Bhat R, Eyal F. Bevacizumab for retinopathy of prematurity: 2-year neurodevelopmental follow-up. *Am J Perinatol*. 2020. doi: 10.1055/s-0040-1710556.

第 27 章

儿童牵引性视网膜脱离

（张萌　译　黄欣　审校）

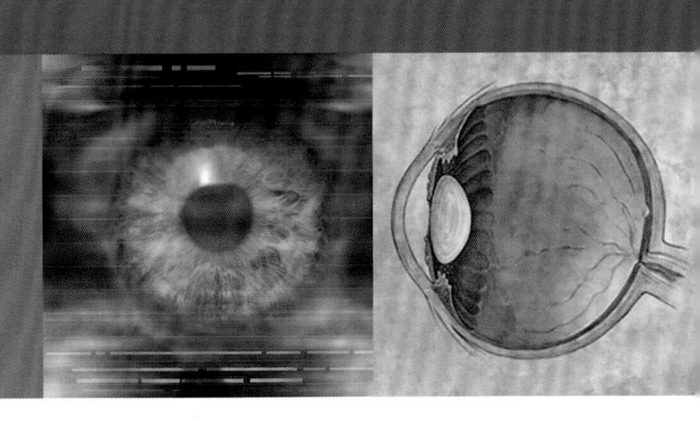

概述

在儿童患者中，很多种疾病都可以导致牵引性视网膜脱离。这些年轻患者的人生道路还很漫长，应该采取最积极的治疗来尽可能恢复他们的视力。即便是病程长达数年的儿童视网膜脱离，术后仍会获得显著的视力提高，这充分证明了对于这类患者采取手术治疗的必要性。相比之下，非常低龄的患儿，特别是早产儿视网膜病变的患儿，属于高医疗风险群体，需要谨慎评估手术的风险-效益比。从视觉发育的角度来看，6 岁前的儿童单眼疾病导致弱视的发生率极高，即使手术成功，视力结局仍然不佳。

永存原始玻璃体增生症 / 永存胚胎血管症

永存原始玻璃体增生症现在被称为永存胚胎血管症（persistent fetal vasculature，PFV），后者更为确切。多单眼发病，眼球较小[1-2]。此类患儿弱视的发生率普遍较高，因此需要尽早手术[3]。支持早期手术的另一个观点是手术可以解决牵引性视网膜脱离并预防瞳孔阻滞[4-5]。该病通常能够被早期发现，如果发生下列情况，比如牵引性视网膜脱离，足以造成视力丧失和弱视的白内障，以及瞳孔阻滞导致浅前房，应进行手术。对于该病的发病机制，胚胎学的解释是患儿的原始玻璃体和玻璃体血管未正常退化，但主要病因尚待研究。双眼发病的男性患者通常与 Norrie 综合征有关。Norrie 综合征的患者不应进行手术治疗，因视网膜发育不良，术中难以区分玻璃体视网膜界面。

手术过程及技巧

25 G 或 27 G 玻璃体切割术是 PFV 的理想术式。玻璃体切割头应该插入晶状体内，除非晶状体是透明的（极少数情况）。如果晶状体是透明的，偶尔可以在无灌注情况下，通过平坦部将剪刀伸到晶状体后面切断晶状体后的纤维血管条索，从而解除牵引性视网膜脱离。实际上更常见的情况是，存在白内障和（或）晶状体后膜，需要去除晶状体。用玻璃体切割头切除中央部晶状体后膜，注意避免切到睫状突而引起出血。切除中央区破口直至靠近睫状突，然后将 25 G 弯剪插入睫状突之间，切断分离睫状环。如果不这样做，周边环形的牵拉今后还将造成睫状突的持续性脱离，限制眼球的生长发育。

当向后延伸的纤维血管条索前部被切除后，经常可以见到残存的玻璃体动脉出血。此时应用双极电凝止血。虽然可以在玻璃体腔内将纤维血管条索从中切断，但有时需要把纤维血管条索的末端从视网膜表面剥离，此操作应注意避免损伤视网膜，因为此时视网膜可能已经被牵拉到了纤维血管条索的中央，围绕视神经区域。如果视神经周围存在小的"桌面样"牵引性视网膜脱离，可使用 25 G 弯剪将膜与视神经和视网膜表面分离。

结果

患者的解剖学复位效果良好，复位率超过 95%。出血和术后视网膜脱离极为罕见。

弱视是这些患者的常见并发症，因此需要尽早通过手术、配戴接触镜和遮盖对侧眼等方式进行积极干预。部分患者会获得非常好的视力预后，但是多数会有弱视。如果没有积极配戴接触镜和遮盖对侧眼，弱视将不可避免。

犬弓蛔虫

寄生虫犬弓蛔虫可以从脉络膜血管经脉络膜和视网膜迁移到玻璃体腔[6]。当它在眼内迁移时，会产生严重的炎症反应，从而诱发眼内炎或严重的葡萄膜炎[7]。初始炎症病程过后，会发生纤维增殖引起的牵引性视网膜脱离。纤维增殖可以起源于寄生虫在后极部视网膜的入口部位或者睫状体平坦部的出口部位。如果由炎症反应产生的膜没有造成牵引性视网膜脱离，则不需要手术处理。较小的牵引性视网膜脱离距离黄斑区较远，也可以观察随访而不予手术。

这些患者因长期牵引导致晚期孔源性视网膜脱离的发生率较高。利用玻璃体视网膜手术切除纤维条索对一些患者有利。有时，累及黄斑部的牵引性视网膜脱离也需要玻璃体手术治疗。

手术步骤和技巧

如果计划摘除晶状体，应选择紧靠虹膜后睫状体冠状部插入 25/27 G 套管。玻璃体通常呈圆锥形，玻璃体后皮质与增殖条索是连续的。没有经验的医生会认为该增殖条索是穿入玻璃体腔内形成的，但事实上，玻璃体后脱离会在这些增殖玻璃体表面发生。如果只切除致密的增殖条索，透明的玻璃体仍然可能导致牵引性视网膜脱离持续存在。因此，首先彻底完成玻璃体切割术，再处理增殖条索。需要警惕的是，应避开增殖条索下方陡峭的放射状视网膜皱褶，很多病例都存在这种病理改变。用剪刀截断和分层剥离技术来解除视网膜的牵拉。与糖尿病性牵引性视网膜脱离相比，其增殖更致密更局限。切断增殖条索可能会出血，可用双极电凝处理，但注意避开视网膜和视神经。

巩膜扣带术不适用于这些年幼患者，因为存在后期环扎带远期侵入眼内的风险。如果存在孔源性视网膜脱离，必须进行视网膜下液内引流、液-气交换及眼内光凝术。

结果

视力预后主要取决于在脉络膜视网膜全层被破坏的过程中，黄斑区是否受累。如果黄斑区脱离是继发性的，未被寄生虫侵犯，仍然可能获得良好的视力预后。幸运的是，术后的炎症复发处理起来也不困难。

参考文献

1. Yanoff M, Fine BS. *Ocular Pathology—A Text and Atlas*. Harper and Row; 1975:698.
2. Goldberg MF. Persistent fetal vasculature (PFV): an integrated interpretation of signs and symptoms associated with persistent hyperplastic primary vitreous (PHPV). LIV Edward Jackson Memorial Lecture. *Am J Ophthalmol*. 1997;124(5):587-626.
3. Hunt A, Rowe N, Lam A, Martin F. Outcomes in persistent hyperplastic primary vitreous. *Br J Ophthalmol*. 2005;89(7):859-863.
4. Gass JDM. Surgical excision of persistent hyperplastic primary vitreous. *Arch Ophthalmol*. 1970;83:163.
5. Smith RE, Maumenee AE. Persistent hyperplastic primary vitreous. *Trans Am Acad Ophthalmol Otolaryngol*. 1974;78:911.
6. Hogan MJ, Kimura SJ, Spencer WH. Visceral larval migrans and peripheral retinitis. *JAMA*. 1965;194:1345.
7. Stewart JM, Cubillan LD, Cunningham ET Jr. Prevalence, clinical features, and causes of vision loss among patients with ocular toxocariasis. *Retina*. 2005;25(8):1005-1013.

第 28 章

眼球意外穿通伤

（张萌　译　江睿　审校）

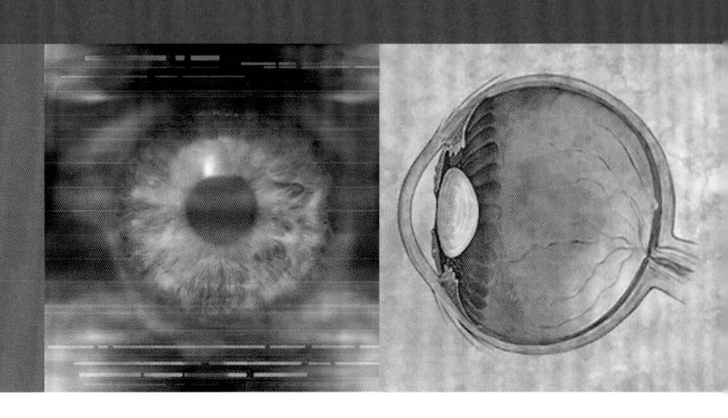

因误操作所致的眼球意外穿通可以发生于很多眼部手术中。谨慎操作可以避免大部分此类事故。预防的关键是谨记那些可能导致穿通伤的因素，并时刻保持警惕。很多因素都与眼球意外穿通有关，包括患者头位移动、后巩膜葡萄肿、近视眼和技术不佳[1-3]。

门诊注射

在下穹隆进行结膜下注射比 Tenon 囊下注射或所谓的球周注射更安全。进针方向应尽量与穹隆部结膜皱褶平行。在球结膜下进行结膜下注射有潜在的危险。相对于正视眼或远视眼，近视眼由于眼轴长、巩膜薄以及后巩膜葡萄肿的存在，更容易发生眼球意外穿通。注射时患者应采用仰卧位，医生的双手应以患者的面部骨骼作支撑点，将针由外侧刺入结膜，平行于睑缘。如果针尖向后，一旦患者突然向前移动，可能会造成眼球穿通伤。

术前麻醉

表面和眼内麻醉在白内障手术中得到了广泛的应用，效果也非常好。但是玻璃体切割术必须阻滞麻醉眼外肌。使用钝的柔软弯管合并结膜小切口的球周麻醉在理论上比多次在前部眼眶组织内注射麻醉药更安全。在球后注射时，应指导患者使眼球保持第一眼位。Grizzard 已证明这种眼位可以减少视神经的移位，而增加视神经张力会增加刺伤视神经的风险[4]。

过度镇静是麻醉过程中导致患者眼球运动并发生眼球意外穿通的一个重要原因。术前充分跟患者解释往往比镇静剂效果好，尤其是对老年患者。没有证据表明钝的、所谓的球后针头比笔者使用的 27 G［1.25 英寸（约 3.18 cm）］锐利针头更安全。尸体眼的 CT 证据表明，1.5 英寸（约 3.81 cm）的针头太长，增加了眶尖部位视神经损伤的风险。与钝针相比，锐利针头进针时只需很小的力量，不会出现钝针硬生生地突破眶隔后的快速进针，引起患者疼痛和移动。进针点应该选择在眼眶外“角”，而不是传统的下眶缘内 2/3 和外 1/3 的交界点。

药物毒性

不慎注入眼内的庆大霉素和其他氨基糖苷类抗生素对视网膜的毒性很大[5-7]。利多卡因相对安全，但透明质酸酶已被证明对视网膜有非常大的毒性[8]。很多随机临床试验并未发现透明质酸酶有任何有益的作用[9-10]。笔者从不使用透明质酸酶，并且怀疑许多常规使用透明质酸酶的手术医生并不知道其无效性和潜在的危害。

眼球穿通的识别

当眼压极度升高时会立即导致角膜水肿。曾有术者报道，如果发生药物注入眼内或眼球意外穿通，患者会感到剧烈眼痛、焦虑和（或）恶心。有些患者会出现低眼压，甚至是迟发性低眼压。如果发生巩膜撕裂伤或贯通伤，可致眼眶组织、眼球壁或眼内出血。

及时诊治

如果怀疑有眼球意外穿通，术者应立即用间接检眼镜检查眼底。一旦确定出现了眼球意外穿通，应取消那些可择期进行的眼前段手术，并立即联系玻璃体视网膜手术医生。即刻观察眼底可以确认有无穿通伤或者贯通伤，以及黄斑、后极部、视神经或视网膜血管是否受损。虽然一些手术医生建议，一旦发生氨基糖苷类抗生素被误注射入眼内，就立即进行玻璃体切割术，然而药物的扩散速度很快，在玻璃体切割术完成之前很可能已经发生了视网膜损伤。间接检眼镜激光（laser indirect ophthalmoscope，LIO）是治疗穿通伤口的理想手段，在玻璃体出血弥散之前即可完成，但黄斑区附近的穿通伤不适用。不要采用冷冻术治疗，因为此种方法需要压迫眼球壁和切开结膜，可能产生更多的修复性瘢痕。笔者认为这些患者不需要进行巩膜探查和巩膜穿通伤缝合。

择期玻璃体切割术

虽然一些手术医生建议立即进行玻璃体切割术，但笔者认为最好延期手术，并发现大部分患者不需要进行玻璃体切割术。玻璃体手术的适应证包括纤维血管束形成、视网膜脱离或形成黄斑前膜。应该密切观察玻璃体积血情况，是否出现少细胞的胶原收缩，表现为玻璃体活动度降低。超声检查可以辅助诊断少细胞的胶原收缩，表现为眼球扫视时玻璃体活动度降低。B 超还可以辅助诊断是否存在视网膜和（或）脉络膜脱离。从不建议采用巩膜扣带术。

手术指征

如果玻璃体积血持续存在 10 天以上，出现了玻璃体活动度降低、细胞减少、玻璃体胶原收缩或纤维血管束形成，又或者发生了视网膜脱离，则应进行玻璃体切割术。如果患眼因视神经损伤已无光感，则不建议进行玻璃体手术治疗。笔者认为没有必要为了清除视网膜下出血或玻璃体腔内的麻醉药物而进行玻璃体手术。

手术方法

按照前文所述，采用治疗眼外伤的标准玻璃体手术方式。只有明确看到视网膜裂孔，才围绕穿通伤口进行视网膜光凝术。不建议进行穿通伤口探查、冷凝或巩膜扣带术。

参考文献

1. Edge R, Navon S. Scleral perforation during retrobulbar and peribulbar anesthesia: risk factors and outcome in 50,000 consecutive injections. *J Cataract Refract Surg.* 1999;25(9):1237-1244.
2. Ginsburg RN, Duker JS. Globe perforation associated with retrobulbar and peribulbar anesthesia. *Semin Ophthalmol.* 1993;8(2):87-95.
3. Modarres M, Parvaresh MM, Hashemi M, Peyman GA. Inadvertent globe perforation during retrobulbar injection in high myopes. *Int Ophthalmol.* 1997–1998;21(4):179-185.
4. Grizzard WS, Kirk NM, Pavan PR, et al. Perforating ocular injuries caused by anesthesia personnel. *Ophthalmology.* 1991;98(12):1757.
5. Campochiaro PA, et al. Aminoglycoside toxicity in the treatment of endophthalmitis. The aminoglycoside toxicity study group. *Arch Ophthalmol.* 1994;112(1):48-53.
6. Peyman GA. Aminoglycoside toxicity. *Arch Ophthalmol.* 1992;110(4):446.
7. Campochiaro PA, et al. Aminoglycoside toxicity—a survey of retinal specialists. Implications for intraocular use. *Arch Ophthalmol.* 1991;109(7):946-950.
8. Gottlieb JL, Antoszyk AN, et al. The safety of intravitreal hyaluronidase. A clinical and histologic study. *Invest Ophthalmol Vis Sci.* 1990;31(11):2345-2352.
9. Bowman RJ, Newman DK, et al. Is hyaluronidase helpful for peribulbar anaesthesia? *Eye.* 1997;11:385-388.
10. Crawford M, Kerr WJ. The effect of hyaluronidase on peribulbar block. *Anaesthesia.* 1994;49:907-908.

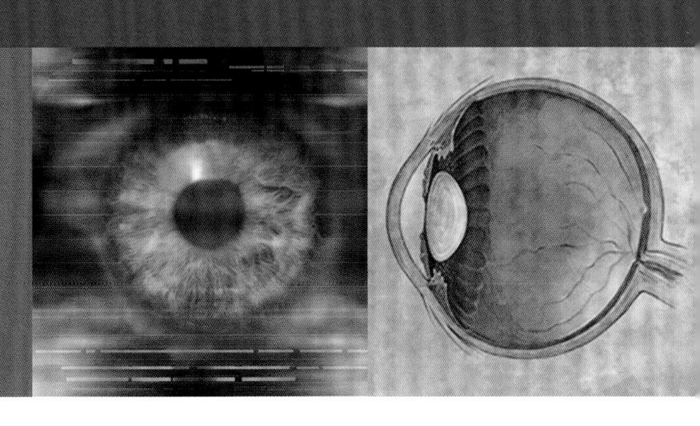

第 29 章 脉络膜上腔出血的处理

（张萌 译 江睿 审校）

脉络膜上腔出血是眼内手术的一种灾难性并发症。难以预测和预防其发生，治疗也非常棘手[1-5]（图 29.1）。术中处理及术后干预的决策都相当困难。如果脉络膜和视网膜被脉络膜上腔的高压推出眼外，则称为驱逐性脉络膜上腔出血。

脉络膜上腔出血的发生率

相较以往的手术方式，小切口白内障手术和黏弹剂的应用降低了脉络膜上腔出血的发生率，但在植入人工晶状体时，眼压仍须短暂降至大气压水平。切口具有自闭属性的小切口手术有助于伤口的快速闭合，使眼压迅速恢复正常。穿透性角膜移植术和青光眼滤过性手术，如小梁切除术和引流物植入术仍是这种并发症的常见原因。如果术中使用丝裂霉素等抗代谢药，会产生持续的很低的眼压，是迟发性脉络膜上腔出血的常见原因。

发病机制和预防

高血压或高静脉压患者术中眼压骤降至大气压水平，产生较高的跨动脉壁压力梯度，是脉络膜上腔出血发病机制中的一个关键因素。出血可能是由于穿过脉络膜上腔的血管被剪切力撕破而产生。球后麻醉时的眼球意外穿破可能是脉络膜上腔出血的一个罕见却经常被忽略的原因。高血压和动脉疾病是发病的高危因素。高危患者在进行白内障手术、穿透性角膜移植术、二期人工晶状体植入术和青光眼滤过性手术时，应保持血压正常。如果采用全身麻醉，建议麻醉医师对这些开放性眼科手术使用神经肌肉阻滞药，防止猛然插管时出现血压升高。如果眼内

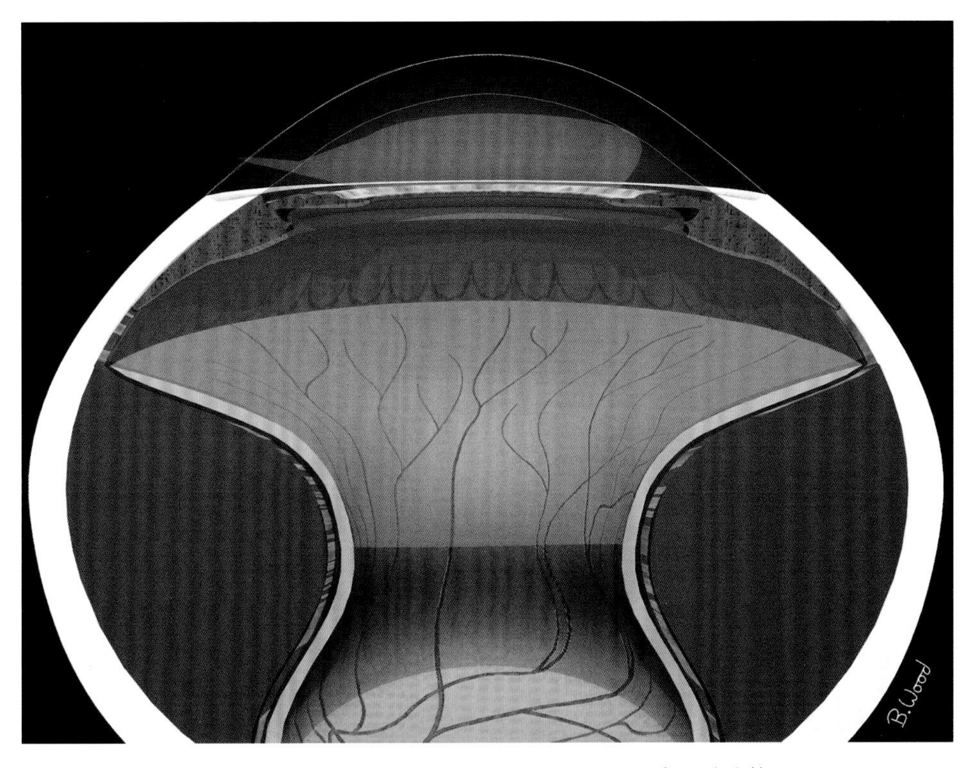

图 29.1 ■ 脉络膜上腔出血将视网膜推向中央和前方，并压缩剩余的玻璃体

组织暴露于大气压，Valsalva 动作和呕吐均可导致脉络膜上腔出血。

脉络膜上腔出血的并发症

非驱逐性脉络膜上腔出血的不良后果通常不是由出血本身直接造成，而是继发于因少细胞胶原收缩和玻璃体与眼前段组织（虹膜、手术切口、晶体囊膜）粘连所导致的视网膜脱离。术后数周和数月内，当脉络膜出血吸收，扣带样效应消失，玻璃体视网膜牵引会逐渐加重（图 29.2）。由于急性眼压升高或高压出血扩散到视神经鞘内，很多患者出现视神经损伤。

紧急处理

如果出现脉络膜上腔出血，不建议打开前房进行人工晶状体植入、复位或置换等操作。出血发生时最好不要切开巩膜，而是尽快用 8-0 尼龙缝线关闭切口。黏弹剂可用于恢复虹膜。如果发现脉络膜上腔出血，前段手术医生应迅速关闭切口并推迟手术。

玻璃体切割术的适应证

少细胞胶原收缩和玻璃体与眼前段组织粘连导致的孔源性或牵引性视网膜脱离是玻璃体切割术最常见的指征。前房消失也是手术干预的指征之一。笔者并不同意根据脉络膜上腔出血时间来武断地决定是否进行玻璃体切割术，但赞同上述手术适应证。相互对接的（接吻样）脉络膜上腔出血不是手术指征。由于视网膜-视网膜黏附而导致视网膜脱离的说法缺乏科学依据。相互对接的视网膜表面之间通常存在一层液体和玻璃体。

脉络膜上腔出血的手术治疗

首先使用 25 G 针头或 6 mm 直插式灌注套管插入眼内，通过手术显微镜检查确认其位置不在脉络膜上腔后再开启眼内灌注。在玻璃体切割术的初始阶段，通常通过各个平坦部套管周围的巩膜切口便可以引流脉络膜上腔的积血（图 29.3）。不需再切开巩膜引流积血，这可能会导致严重出血。如果平坦部巩膜切口周围没有血液流出，可以尝试将无自闭阀的 23 G 或 25 G 套管针经套管进入脉络膜上腔，注意避免刺穿其上的视网膜。用巩膜压迫器挤压巩膜可以使血凝块碎裂，使积血更快地通过平坦部套管周围的巩膜切口排出。没有必要清除所有的积血，因为积血可以起到巩膜扣带的作用，术后会缓慢吸收。

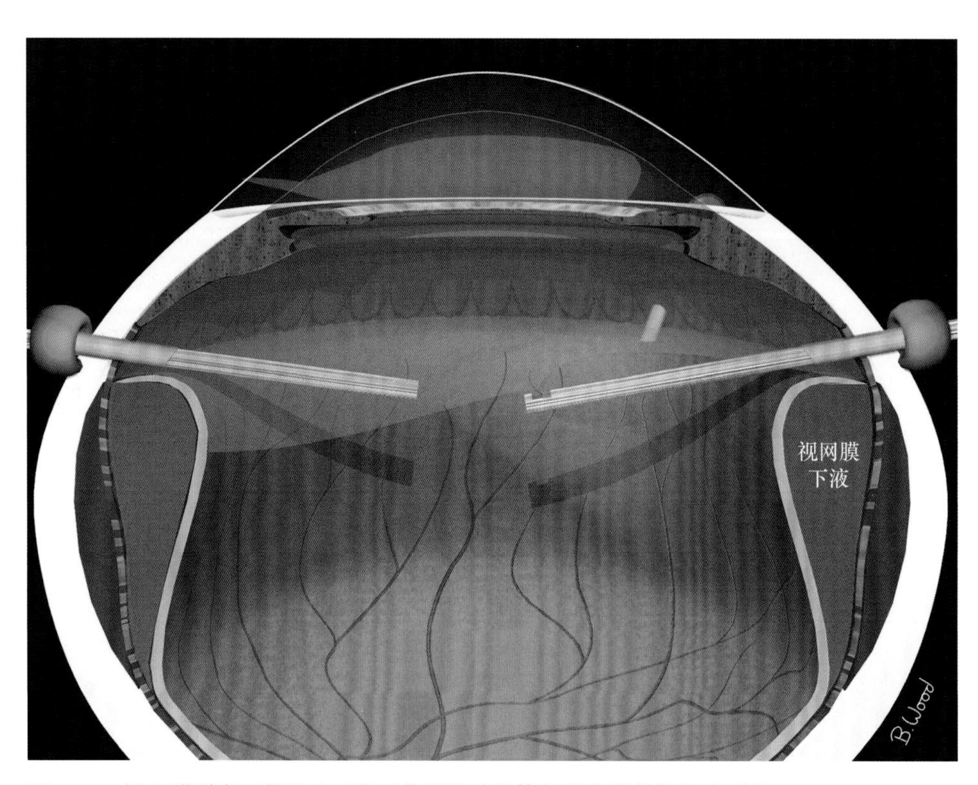

图 29.2 ■ 视网膜脱离可能是由于胶原收缩及玻璃体与眼前段组织粘连引起

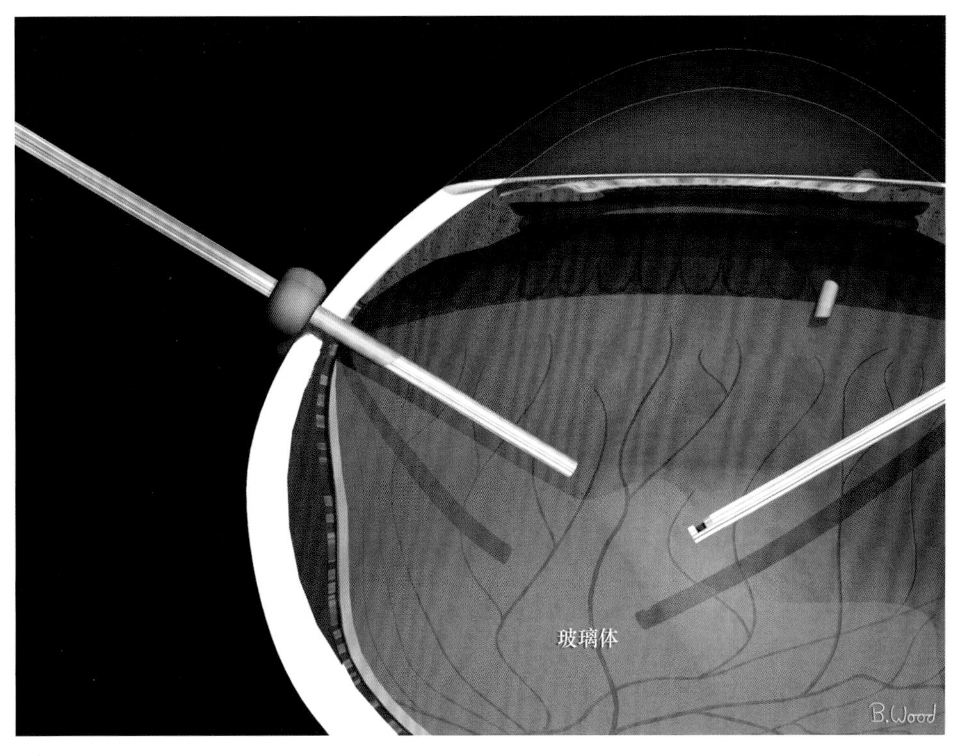

图 29.3 ■ 不需要做巩膜切开，因为玻璃体手术时积血可以通过睫状体平坦部的手术切口排出

相关视网膜脱离的处理

脉络膜上腔出血行玻璃体切割术时填充物通常选择硅油而不是气体。利用硅油表面张力进行治疗的目的是通过其堵塞裂孔的作用来处理那些未发现的裂孔和继发于胶原收缩和视网膜前膜的新裂孔。由于脉络膜上腔出血吸收引起的扣带效应逐渐消退，前后向的放射状玻璃体纤维会牵引视网膜向前移位，常导致赤道部视网膜脱离，甚至造成巨大裂孔。玻璃体常常黏附在晶状体后囊膜上，随着脉络膜上腔出血的吸收，赤道部视网膜被拉起。

总结

如同很多医疗问题一样，预防、早期发现和相对保守治疗处置是减少脉络膜上腔出血不良预后的关键所在。

参考文献

1. Chu TG, Green RL. Suprachoroidal hemorrhage. *Surv Ophthalmol*. 1999;43(6):471-486.
2. Glazer LC, Williams GA. Management of expulsive choroidal hemorrhage. *Semin Ophthalmol*. 1993;8(2):109-113.
3. Beatty S, Lotery A, Kent D, et al. Acute intraoperative suprachoroidal haemorrhage in ocular surgery. *Eye*. 1998;12:815-820.
4. Tabandeh H, Sullivan PM, Smahliuk P, Flynn HW. Suprachoroidal hemorrhage during pars plana vitrectomy. Risk factors and outcomes. *Ophthalmology*. 1999;106(2):236-242.
5. Wirostko WJ, Han DP, Mieler WF, Pulido JS. Suprachoroidal hemorrhage: outcome of surgical management according to hemorrhage severity. *Ophthalmology*. 1998;105(12):2271-2275.

第 30 章

自学手术

（孙中萃 龚若文 译 常青 审校）

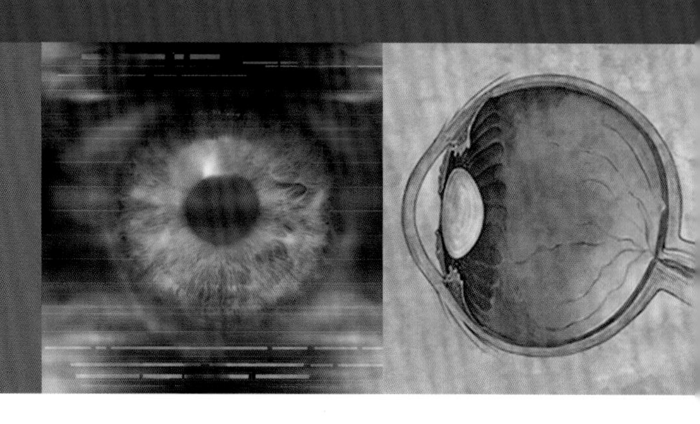

尽管有丰富的玻璃体视网膜手术的优秀课程、文献和在线视频，手术判断和术中技巧的提高仍主要靠自学。玻璃体手术技术要求高，患者病情复杂，手术医生需要不断自我评估手术技术和手术疗效。掌握玻璃体手术需要优秀的显微操作基本功和对视网膜疾病的深刻认识。眼库眼球、猪眼球和模型眼均可用于练习玻璃体手术操作[1-6]。未完成充分训练的医生不得对患者进行玻璃体手术或将新技术用于患者的治疗。可先通过文献阅读、参观其他医生手术或观看手术视频及参加相关培训课程的方式学习手术，随后在实验室进行手术操作训练从而取得进步。年轻手术医生通过实验室训练取得充分技能后，需进一步在手术模拟器上学习组装一次性耗材和设备。近年来，手术模拟器技术不断提高，极大地提升了手术真实感，已具备模拟疾病真实状态和术中并发症的功能。推荐使用 Eyesi 模拟器，它配备了先进的玻璃体视网膜模块，由 Orbis 开发提供。无论同科室是否有更高年资医生，年轻玻璃体手术医生都必须通过手术模拟器学习手术操作。手术医生有责任维护全套设备的正常运转，而实际情况却是许多手术医生误将设备维护的工作交由保洁技师、护士和辅助人员负责。对于从未治疗过的病例应提前数日先进行手术练习，对于不常做的手术应在术后再次反复练习。所有手术练习均应在真实手术室内进行。

玻璃体视网膜手术高度复杂，手术医生需实事求是地评估自身能力是否胜任。立体视觉缺失者不适合开展玻璃体手术。患有红绿色盲的医生不能分辨虹膜新生血管、视网膜小裂孔及退化的新生血管，严重影响手术操作。评估手术医生的性格特征非常重要。玻璃体手术需要术者具备冷静、快速且高效的特质。可因手术压力而精神紧绷、无所适从的医生不适合操作玻璃体手术。性格强势、固执、变化无常的医生会给手术团队带来巨大压力，因而也不适合执刀玻璃体手术。手术医生可能出于个人经济利益考虑更倾向选择手术，而一旦手术预后不佳，不但会导致患者的不满和医源性损伤，甚至可能招致医疗诉讼。因此，医生开展玻璃体手术应量力而行，通过充分练习，提高手术技术，从容胜任各项手术操作。

疗效分析

收集术前、术中和术后的病例资料对于自我评估手术技术和技巧至关重要，这是每一位手术医生自身的责任，绝非所谓学术机构的义务。一些医生会总结较大数量病例的手术疗效用于发表论文，但该组病例的疗效必须与另一组病例相比较后才可得出可靠的结果。对于自己手术疗效的认识比发表论文更重要。仔细、针对性的术前评估和记录是结果研究的第一步。数据应遵循统一格式记录，尽量以名称缩写和系统分级形式进行记录。检查者将临床所见以简略语言口述，由身旁的记录员快速记录，以此可以防止事后追溯病情可能带来的差错。电子病历（EMR）对于疗效研究和现代医疗工作至关重要。研究数据必须通过 Academy Iris Registry 系统或对比同行评议文献的数据进行基准评估。

病例资料最好按病种进行分类，以便确定病例分组。最好在检查当时或检查后立即完成 EMR 数据输入，可以及时发现是否缺少检查结果。手术医生术后应立即填写手术相关信息，仅凭事后大概的口头描述并不能准确反映术中情况。同样，患者每一次术后随访的情况都应立即输入 EMR 系统，以便发现是否缺少检查结果。

通过将并发症发生率与已发表结果进行比较从而确定手术的平均成功率至关重要。至少应每季度以季度报告、论文发表前汇报或讲座的形式进行讨论。这有助于预测患者的手术效果以及自我评估手术是否进步。在对相似疾病分组的结果进行比较之前，须特别注意纳入标准的合理性。例如，不应将玻璃体积血患者与牵引性视网膜脱离患者的术后视力进行比较，因两者疾病性质有着本质差异，前者视力通过简单清除积血即可获得提升，而后者黄斑脱离再复位，要恢复视力显然要困难得多。

术中情况记录

手术医生的一项重要工作是在每次手术结束后完成详实的手术记录，全面描述术中操作及所见。表格式手术记录形式刻板、千篇一律，无法准确反映复杂的解剖结构和术中操作。同样，尽管照片和手绘图是很好的补充，但对术中情况细致的文字描述更有利于患者的随访比较。详实的手术记录既有助于手术疗效研究分析，也有助于个别患者并发症的认识。

通过协助主刀医生术中监测相关指标数据，手术助理团队成员可以更好地了解术中情况。由一名手术组成员总结术中记录不仅可以提高手术记录的公正性和可信度，还可以增进对手术的理解。该成员还可同时参与手术前后访视、临床影像学检查和其他针对性检查项目，从而优化患者管理、强化手术预后因素的认识。

随访反馈

所有来自转诊医生的术后随访信息应立即输入 EMR 系统，这样可以避免信息回顾不完整的问题。每季度定期或每次汇报前对数据进行收集整理可以筛选出未完成随访的患者名单，随即联系转诊医生或将术后随访表格邮寄给转诊医生以完成随访。对随访数据进行多次审查核对可提醒手术医生和随访医生及时完成工作。遗憾的是，许多临床医生未能对其他医生的术后患者进行充分的检查，致使视力数据缺失。手术医生及其团队每次随访必须检查并记录患者的最佳矫正视力。

学习交流

合理运用上述实用研究结果有助于提高与同行交流和学术汇报时的质量。经常参加学术会议并与专业同道交流经验是增进医学和手术知识的重要途径。通过会议交流，临床医生可以更早地获得最新技术的信息，而新技术的相关论文往往在会议报道数月到数年后才正式发表。如果所有发言者使用统一的疗效研究方法并结合一定的统计学分析，则更有助于交流学习。尽管随机临床试验并不能解释一切临床问题，但详实的信息采集仍然必不可少。

与医疗器械公司合作

通过仔细研究不同手术器械的疗效，手术医生可以更好地与医疗器械制造商沟通。不应将术中不成功的操作归咎于器械，而应在术后建设性地提出改良器械的建议。手术器械最好向大型主流设备制造商购买原版手术器械而不是在当地器械商店购买。当地商店购买的器械普及度不高，并且由于不是原版产品，制造工艺更落后。手术医生应与器械公司密切沟通、开诚布公、通力合作，共同促成手术器械的改良进步。手术团各成员之间以及同行之间也应保持上述和谐氛围，将使所有人受益。

参考文献

1. Michels RG. Intraocular fluorescein in experimental vitrectomy. *Ophthalmic Surg*. 1977;8:139.
2. Bensen WE. Vitrectomy in rabbit eyes (appendix). In: *Vitrectomy, A Pars Plana Approach*. Grune & Stratton; 1975.
3. O'Malley C. Learning surgery without risk or anxiety. *Ocutome Newsletter* 1977;2(3).
4. Borirak-Chanyavat S, et al. A cadaveric eye model for practicing anterior and posterior segment surgeries. *Ophthalmology*. 1995;102(12):1932-1935.
5. Eckardt U, et al. Keratoprosthesis as an aid to learning surgical techniques on cadaver eyes. *Ophthalmic Surg*. 1995;26(4):358-359.
6. Moorehead LC. Practice vitrectomy. *Arch Ophthal*. 1980; 98(7):1297-1298.